疑难病例影像诊断评述

第2版

主 编

郭启勇

副主编

孙洪赞 侯 阳

编 者

（按姓氏汉语拼音排序）

白若冰	畅智慧	丁长伟	高玉颖	葛晓雪	郭启勇
侯 阳	李丽一	李秋菊	梁宏元	廖 伟	刘 鑫
马 跃	马羽佳	毛晓楠	乞文旭	任 莹	尚 靳
石 喻	孙洪赞	王晓明	王悦人	温 锋	辛 军
徐微娜	于 兵	于树鹏	岳 勇	张 军	张 倩
	张 伟	张 新	赵 云	赵鹏飞	郑加贺

人民卫生出版社

·北京·

图书在版编目（CIP）数据

疑难病例影像诊断评述 / 郭启勇主编. -- 2 版 .
北京：人民卫生出版社，2025. 4. -- ISBN 978-7-117
-37815-4

I. R445
中国国家版本馆 CIP 数据核字第 2025L9N649 号

人卫智网	www.ipmph.com	医学教育、学术、考试、健康，购书智慧智能综合服务平台
人卫官网	www.pmph.com	人卫官方资讯发布平台

疑难病例影像诊断评述
Yinan Bingli Yingxiang Zhenduan Pingshu
第 2 版

主　　编：郭启勇
出版发行：人民卫生出版社（中继线 010-59780011）
地　　址：北京市朝阳区潘家园南里 19 号
邮　　编：100021
E - mail：pmph @ pmph.com
购书热线：010-59787592　010-59787584　010-65264830
印　　刷：人卫印务（北京）有限公司
经　　销：新华书店
开　　本：889×1194　1/16　　印张：19
字　　数：575 千字
版　　次：2013 年 9 月第 1 版　　2025 年 4 月第 2 版
印　　次：2025 年 6 月第 1 次印刷
标准书号：ISBN 978-7-117-37815-4
定　　价：215.00 元
打击盗版举报电话：010-59787491　E-mail：WQ @ pmph.com
质量问题联系电话：010-59787234　E-mail：zhiliang @ pmph.com
数字融合服务电话：4001118166　E-mail：zengzhi @ pmph.com

前　言

　　时光荏苒,自《疑难病例影像诊断评述》第1版于2013年问世以来,已逾十载。该书自出版以来,以其贴近临床、真实生动的疑难病例影像资料,以及深入浅出的专家讲解与评述,赢得了广大医学影像工作者及临床医生的广泛好评。它不仅是医学影像领域的一部重要著作,更是医学同仁们共同学习、探讨和进步的桥梁。

　　十年间,医学影像技术发展日新月异,无论是设备性能的提升,还是诊断方法的创新,都为医学影像诊断带来了前所未有的发展机遇。与此同时,疑难病例的影像诊断也面临着更为复杂和精细的要求。在这样的背景下,我们深感有必要对既往的疑难病例影像进行再次梳理,结合最新的医学影像技术和诊断理念,对书中的内容进行更新和完善,我们启动了第2版的编撰工作,旨在基于大量的真实数据,对疑难病例影像进行再次梳理和深入评述,以推动疑难病影像诊断技术的不断进步。

　　《疑难病例影像诊断评述》第2版的编撰工作,得到了中国医科大学附属盛京医院我的学生们也是影像专家团队的鼎力支持与参与。第2版的内容涵盖了神经、呼吸、循环、乳腺、消化、泌尿生殖、骨肌、儿科、介入、核医学等多个学科方向的疑难病例影像表现。全书内容详尽、深入浅出,力求体现理论性、实用性、系统性与先进性。

　　我们坚信,《疑难病例影像诊断评述》第2版的出版,将为广大医学影像工作者和临床医生提供更加全面、深入和实用的学习资料,促进医学影像诊断技术的不断提高和发展。在编撰过程中,我们深知时间紧迫和自身水平有限。尽管我们竭尽全力,但书中难免会有不足和错误之处。因此,我们恳请影像界的各位专家、同道和广大读者不吝指正。

　　在此,我们要感谢所有参与本书编撰工作的专家和同仁,他们的辛勤付出和无私奉献,使得这本书得以问世。同时,我们也要感谢广大读者的支持和信任,正是你们的鼓励和期待,让我们有了不断前行的动力和信心。愿《疑难病例影像诊断评述》第2版能够成为医学影像领域的一部经典之作,为推动我国医学影像诊断技术的发展和进步贡献一份力量。

郭启勇

2024 年 8 月

于沈阳

第1版序言一

临床医学是理论与实践相互推进的一门学科。对于临床医师而言，理论指导实践、实践校正理论，循环往复，从而不断提高临床诊治水平。在这个过程当中，以疑难病例的诊治经验积累最为可贵。在日常繁忙的临床工作之余，对于疑难病例诊治的回顾总结，有助于凝练临床思路，提升临床思维，规范临床路径，提高诊治水平。

中国医科大学附属盛京医院（后称盛京医院）始建于1883年，是中国最早进行西医学学院式教育的医院之一。这座百年西医院，秉承"团结敬业、严谨求实、仁爱守信、技精图强"的十六字院训，厚基础，重经典，强临床，实践着"做和谐环境的制造者和优质服务的提供者"的医院核心价值观。在几代盛京人的奋发图强、不懈努力下，对疑难病例形成了自己相对完整且不断完善的诊治体系。

我院组织各相关二、三级学科在本学科领域内国内知名专家教授，对多年来在临床实践当中遇到的具有代表性的疑难病例进行系统整理，分析归纳，总结经验，汲取教训，与国内医学界同行分享，不吝赐教。尤其希冀通过该系列丛书的相继出版，能为业内的中青年临床医师的毕业后继续医学教育以及自主学习能力的培养提供一套高质量的工具书。在信息时代的今天，知识更新的半衰期很短，年轻人的思维更为活跃，更易接受新观念，在这一点上，这套疑难病例诊治评述丛书的后续价值更大，意义更为深远。

"三人行，必有吾师"，该套丛书的编撰工作是盛京医院的临床专家在繁重的临床日常工作之余利用休息时间完成的，由于时间紧、任务重、工作量大，不足之处在所难免，敬请各位同仁批评指正。

郭启勇

2012年3月21日

于沈阳

4

第1版序言二

从伦琴 1895 年发现 X 射线至今已有 100 余年,百余年来医学影像的诊断已从单一的 X 线诊断发展成包括传统 X 线、CT、MRI、PET/CT、PET/MRI、介入诊断治疗等综合的医学影像专业。中国医科大学在 1989 年由卫生部批准在我院最早建立了部属院校中第一个医学影像专业,使医学影像诊断真正从此走向了正规的发展道路,成为培养高级医学影像人才的基地。为了教学和临床实践的需要,在郭启勇教授的倡议和主持下,把 20 世纪的八九十年代有教学意义的 X 线和 CT、MRI 片进行了翻印,并输入计算机保存。尔后我院在全国放射线中较早地建立了影像传输和贮存系统(PACS),又得以把有教学意义、经过多年病理证实的疑难病例大量地存贮在 PACS 内,随时用于教学、疑难病例讨论、国内及国际学术会议的报道和展示。并随着时间的延续,材料积累越来越多,内容越来越丰富,每年集中出一册独具特色的疑难病例、临床病理、图片相结合的病例集锦,至今已有四册,《疑难病例影像诊断评述》一书即是从这些疑难病例集锦中提炼的精华。

本书的出版集合了我科老一代专家们日积月累的知识沉积,也包括了年轻一代医生对影像诊断的全新认识,以及本领域在国内国际上的最新理论认识和科学探索。

本书以身体各系统的疾病为据,共分十章。每个疾病大都涉及常规 X 线、CT、MRI、PET/CT 及介入诊断治疗等。对每个病例的分析诊断从影像表现入手,结合临床、手术、病理等结果,总结它们的影像表现特点及鉴别诊断,并介绍了新的发病理论和影像检查及诊断的展望。体现了本书的先进性、实用性、系统性和理论性。

本书材料丰富、图片清晰、文字生动、趣味浓厚,适合影像专业的学生、研究生、放射科医生阅读,并且是各科青年医生的一本宝贵参考书。所以,我推荐给全国的影像专业和临床各科的学生和青年医生,认真阅读,必有收获和进步。

吴振华

2013 年 6 月

于沈阳中国医科大学附属盛京医院

第 1 版前言

随着几十年来医学影像学的发展,本学科已逐渐成为医学领域最重要的成员之一,包括传统 X 线、CT、MR、超声、核医学及近几年刚刚出现的 PET/CT、PET/MR 成像在内,医学影像学从各个角度涉足于疾病的诊断,同时,基于影像学发展起来的介入放射学也已发展成为除内外科之外的另一主要疾病治疗手段。应该说,医学影像诊断学及介入治疗学已成为医学诊断的骨干、疾病治疗的基础,并代表着疾病诊断与治疗最先进的发展方向。

本书选取了中国医科大学附属盛京医院放射科多年来积累的临床影像病例资料。从日常临床工作入手,充分利用医学影像网络化的平台和优势,收集典型及特殊的病例,以展示影像图像进行讨论,并针对疾病病因、临床表现、影像学表现等方面进行综述。既包括老专家们日积月累的知识沉淀,也包括年轻一代们对疾病全新的认识,以及本领域内国际上的最新探索。从 2008 年开始,形成了每年一本的独具特色的病理读片综述集锦。本书即是在该综述集锦的基础上制作而成的,针对非医学影像专业的临床医生,提炼出临床上常见疾病的非典型影像表现和少见疾病的典型影像表现,增加了可读性与实用性,目的是使读者对疾病的认识更加完善、更加全面。

全书分 10 章,针对临床主治医师的日常工作需要,包括神经、骨肌、心胸、腹部、泌尿生殖、乳腺、五官、小儿、介入等多个亚专业的疑难病例影像表现,涉及 DR、CT、MRI、DSA、PET/CT、ECT 等多项检查技术。从影像表现入手,联系临床表现与病理结果,着重突出疾病的影像表现分析和鉴别诊断。内容详尽,深入浅出,力求体现理论性、实用性、系统性与先进性。书中使用各种影像图片资料上百幅,可谓生动形象、图文并茂。

由于时间仓促且水平有限,书中难免会有缺点及错误,恳请影像界的各位前辈、专家、同道和广大读者不吝指正。

郭启勇

2013 年 6 月

于沈阳

目　　录

第一章　神经系统

病例一　胆红素脑病

病史：患者男，3 天，发现皮肤黄染 6 小时。胆红素测定：总胆红素 136.1μmol/L，直接胆红素 10.6μmol/L，间接胆红素 125.5μmol/L，影像检查见图 1-1。

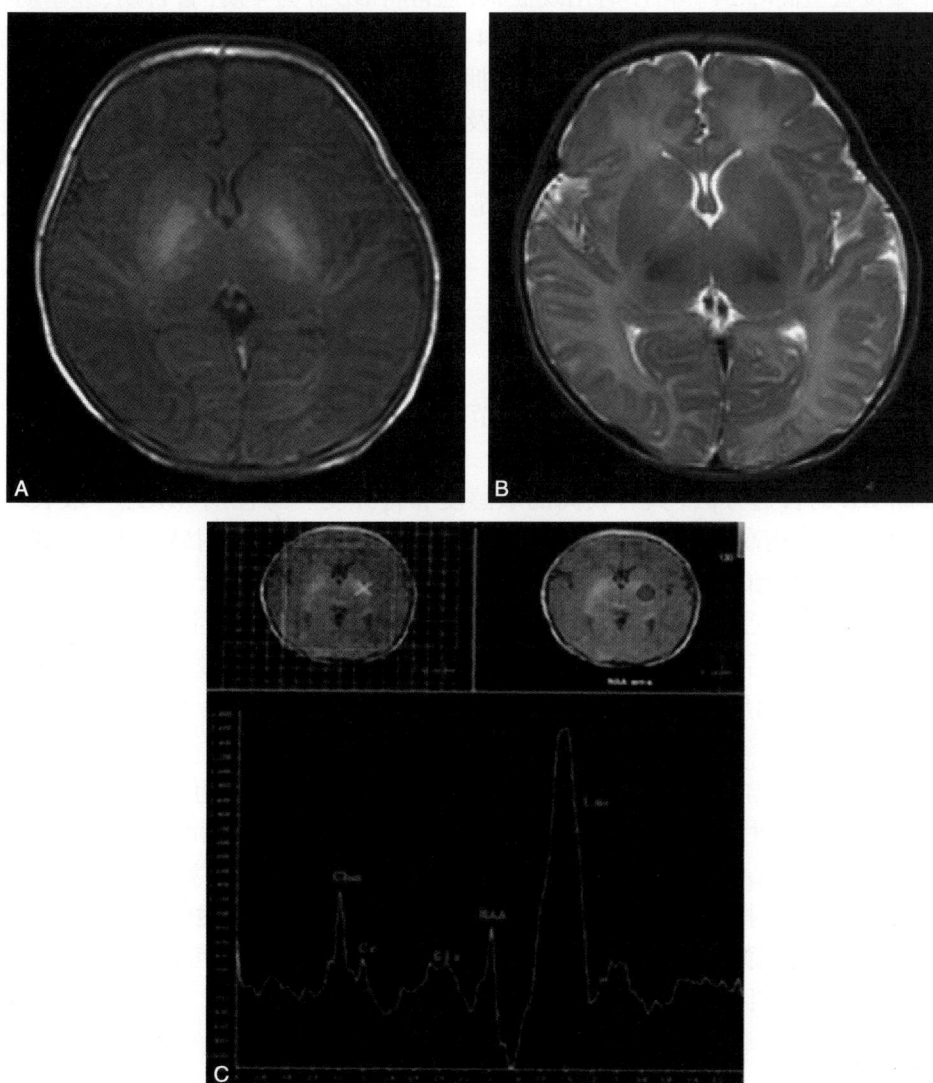

图 1-1　胆红素脑病 MRI 图

脑 MRI 扫描：A. T1WI 横断位，双侧苍白球区对称性 T1WI 高信号；B. T2WI 横断位，双侧苍白球 T2WI 等信号；C. 多体素 ¹H-MRS（磁共振波谱成像）图像中左侧苍白球区体素之一波谱曲线显示明显高耸的 Lac（乳酸）波，Glx（谷氨酸类化合物）呈锯齿状增高，NAA（N-乙酰天门冬氨酸）明显降低，Cho（胆碱）相对增高。双侧基底节平均代谢物水平为 NAA/Cr: 0.87，Cho/Cr: 3.21，Glx/Cr: 1.96，Lac/Cr: 1.12；Cr, 肌酸。

一、概述

胆红素脑病（bilirubin encephalopathy，BE）是新生儿病理性黄疸最严重的并发症，严重威胁新生儿的生命与健康，是临床常见疾病，也是新生儿期重度高胆红素血症最严重后果。感染、生后窒息、头颅血肿、早产、ABO 或 Rh 溶血、葡萄糖-6-磷酸脱氢酶缺乏症、遗传代谢疾病、母乳喂养等因素是临床常见的原因。目前将 BE 分为急性胆红素脑病和慢性胆红素脑病。急性 BE 是指生后 1 周出现的胆红素毒性的急性期表现，持续不超过新生儿期；慢性 BE 又称为核黄疸，是指胆红素毒性所致的慢性、永久性临床后遗症。黄疸最常见的后遗症是听力损害，因此，听力检查如脑干听觉诱发电位很重要。该病是可以被预防的，其前提是预见与及时处理新生儿高胆红素血症，同时配合药物及换血治疗。

二、临床表现

BE 一般于重度黄疸高峰 24～48 小时出现症状，通常将 BE 分为 4 期：警告期、痉挛期、恢复期和后遗症期，现多将前 3 期称为"急性胆红素脑病"，第 4 期称为"慢性胆红素脑病或核黄疸"。临床表现：第 1 期（警告期）表现为嗜睡、反应低下、吮吸无力、拥抱反射减弱、肌张力减低等。第 2 期（痉挛期）出现抽搐、角弓反张和发热。第 3 期（恢复期）吃奶及反应好转，抽搐次数减少，角弓反张逐渐消失，肌张力逐渐恢复。第 4 期（后遗症期）：①锥体外系运动异常，特别是手足徐动症；②注视异常，斜视及凝视性瘫，特别是不能向上视；③听力障碍，特别是神经感觉性听力丧失；④智力障碍，仅少数为智力缺陷。

三、影像学表现

（一）超声、CT
对新生儿 BE 的诊断价值有限，不能显示基底节核团异常改变。

（二）MRI
MRI 是诊断 BE 的首选方法，具有较高的敏感度和特异度。急性期 MRI：一般表现为好发部位 T1WI 高信号，T2WI 等或稍高信号，其中苍白球区对称性 T1 高信号为相对特征表现。部分学者认为这是急性损伤时星形胶质细胞的反应引起，也可能是超急性期水肿或胆红素本身引起。另一部分学者认为这只是一过性表现，消失后与疾病长期预后无必然联系。慢性期 MRI：主要表现好发部位的 T2 对称性高信号影，这可能是 BE 后期的胶质增生。当急性期 T1 表现为高信号，而相应部位并未在慢性期出现 T2 高信号时，一般提示预后良好。

（三）MRS
可以无创地反映脑组织内代谢物质的水平和变化，从而客观反映脑组织代谢情况。可探索 BE 后脑组织能量代谢及物质代谢变化，获得 BE 后的病理生理改变，用于该病的早期预防和治疗。新生儿急性 BE 的 MRS 特征为 NAA 峰普遍较低。谷氨酸类化合物（谷氨酸和谷氨酰胺复合物，glutamine and glutamate，Glx）是重点监测指标，因为胆红素能抑制胶质细胞摄取谷氨酸（glutamine，Glu），可能会导致细胞外间隙 Glx 升高。肌醇（MI）是神经胶质细胞内的神经胶质标记，可用于验证病灶区 T1 高信号变化是否为 BE 后的胶质增生所致。

四、鉴别诊断

（一）低血糖脑病
低血糖脑病（HE）典型征象为顶枕叶白质多发 T1WI 稍低信号，T2WI 信号正常或稍高。弥散加权成像（DWI）能显示大片状高信号，一般发病 24 小时内即可发现病灶。根据实验室检查、临床表现和影像学典型表现可以与 BE 鉴别。

（二）新生儿缺氧缺血性脑病

新生儿缺氧缺血性脑病（hypoxic ischemic encephalopathy，HIE）是由于新生儿窒息引起的脑供血和代谢异常所致的一种全脑性损伤。早产儿 HIE 可表现为：①生发基质出血，分为 4 级。Ⅰ级为室管膜下血肿；Ⅱ级为血肿破入侧脑室内，不伴有脑室扩张；Ⅲ级为血肿破入侧脑室，伴有脑室扩张；Ⅳ级为脑室旁出血性脑梗死。②脑室周围白质软化，表现为脑室周围多个小囊状病灶，形成"瑞士奶酪"样表现，小囊可融合，造成脑室周围白质减少和脑室扩张。③脑梗死和蛛网膜下腔出血，呈相应的影像学表现。足月儿 HIE：①矢状旁区脑损伤，表现为大脑镰旁脑皮质 CT 密度或 MRI 信号异常，常对称，多见于顶枕叶。②基底节和/或丘脑损伤，表现为双侧基底节和/或丘脑对称性异常密度或信号强度。③也可有脑梗死或蛛网膜下腔出血表现。根据窒息缺氧史、临床表现和影像学典型表现可以与 BE 鉴别。

（王晓明 乞文旭）

参考文献

［1］Yueh MF，Chen SJ，Nguyen N，et al. Developmental，Genetic，Dietary，and Xenobiotic Influences on Neonatal Hyperbilirubinemia［J］. Mol Pharmacol，2017，91（5）：545-553.

［2］Jessica L，Wisnowski，Ashok Panigrahy，et al. Magnetic resonance imaging of bilirubin encephalopathy：current limitations and future promise［J］. Seminars in perinatology，2014，38（7）：422-428.

［3］聂磊，郭翠萍，郑彬. 新生儿胆红素脑病脑损伤的 MRI 诊断价值［J］. 中国中西医结合影像学杂志，2017，15（2）：198-199.

［4］李俊，盛茂. 磁共振波谱在新生儿胆红素脑病中的研究进展［J］. 医学综述，2016，22（19）：3874-3877.

病例二 缺氧缺血性脑病

病史：患者女，36⁺¹ 周，新生儿。出生时有窒息史，Apgar 评分 5 分，反应差，影像检查见图 1-2-（1）。

病史：患者女，37 周，新生儿。出生后反应差，无吮吸反应，Apgar 评分 6 分，影像检查见图 1-2-（2）。

一、概述

缺氧缺血性脑病（hypoxic ischemia encephalopathy，HIE）是围产期多种原因引起的脑组织缺氧缺血的脑部病变，是一种全脑缺氧缺血（hypoxic ischemia，HI）后的再灌注性脑损伤。脑白质和灰质的损伤有着共同的作用机制，而且白质具有更明显的易损性。脑在缺氧情况下，糖酵解作用增加 3～10 倍，大量丙酮酸被还原成乳酸，细胞内酸中毒发展快且严重。缺氧时脑血管的自动调节功能降低，脑血流灌注易受全身血压下降影响而减少；血管周围的星形细胞肿胀和血管内皮细胞水泡样变性，使管腔变窄甚至闭塞。当脑血流恢复后血液仍不能流到这些缺血区，造成区域性缺血或梗死，以后发展至脑实质不可逆性损害。缺氧时血管通透性增加，某些代谢产物在组织内积聚，以及抗利尿激素分泌增加等因素，形成脑水肿，使颅内压增高，脑血流进一步减少，引起严重的脑细胞代谢障碍。目前再灌注损伤在缺血缺氧性脑损伤（HIBI）发病中的作用日益受到重视，当脑组织由低灌注转移到再灌注时，会出现一系列病理生理改变。代谢变化往往早于形态学，通过观察代谢物的变化有助于早期发现疾病，新生儿由于脑部发育，需氧量较大，正常状态下，脑部活动所需要的能量来源大部分来自葡萄糖的有氧代谢。生理状态下，脑部的内环境也保持着相对稳态。但当脑内 HI 时，能量代谢障碍，此时糖的有氧分解过程受到阻碍，有氧代谢转为无氧代谢，无氧代谢过程产生乳酸，脑组织内乳酸增多，即 HI 后极早期存在乳酸升高过程，堆积的乳酸可以使糖代谢受到抑制，使 ATP 耗竭，从而使细胞内酸中毒加重，造成恶性循环。由于无氧代谢能量不足，细胞膜无法维持正常的离子泵功能，细胞内 Na^+、Cl^-、Ca^{2+}、H_2O 潴留在细胞内，NA^+-H^+、K^+-H^+ 离子交换紊乱，导致 H^+ 潴留在细胞内，因此 HIBI 发生时，脑组织内乳酸堆积，正常的能量代谢紊乱。正常生理状态下没有或存在极少的乳酸，当 HIBI 时，乳酸生成增多，预示无

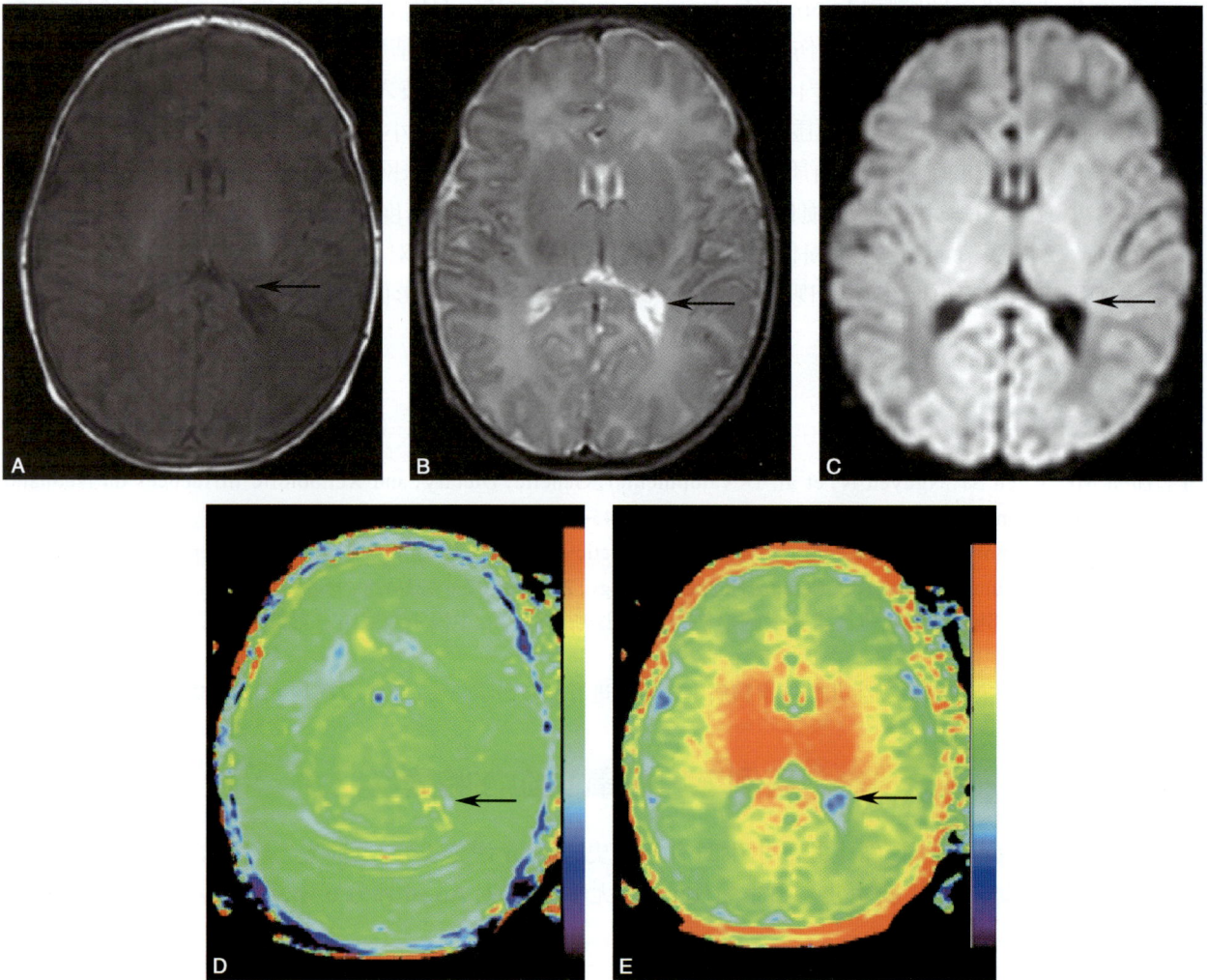

图 1-2-（1）　缺氧缺血性脑病 MRI 影像

A～E. 左侧脑室后角旁软化灶（黑色箭头所示），T1WI 呈低信号（A），T2WI 呈高信号（B），DWI 呈低信号（C），APT（氨基质子转移）序列（D）相应位置显示稍低信号，MTR（磁化传递率）图像（E）显示低信号。

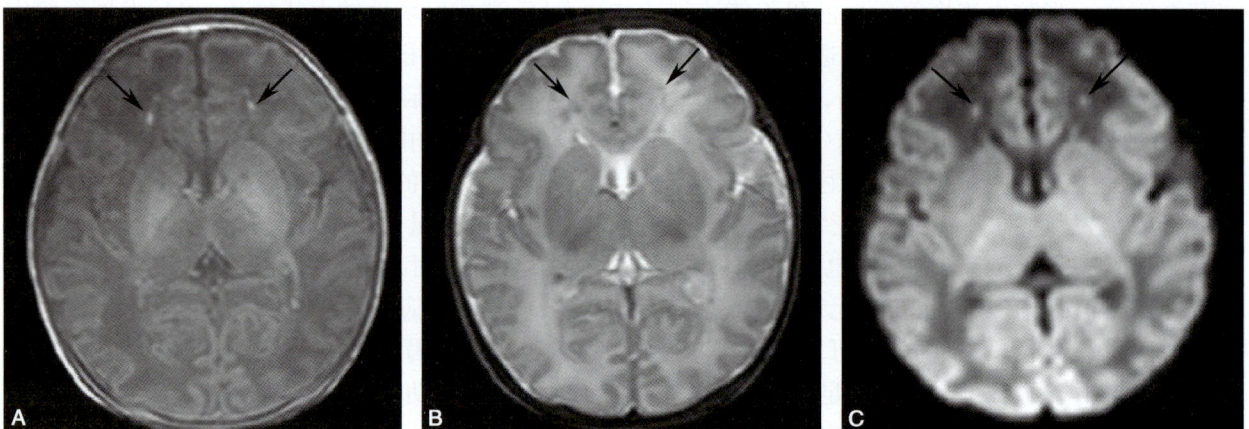

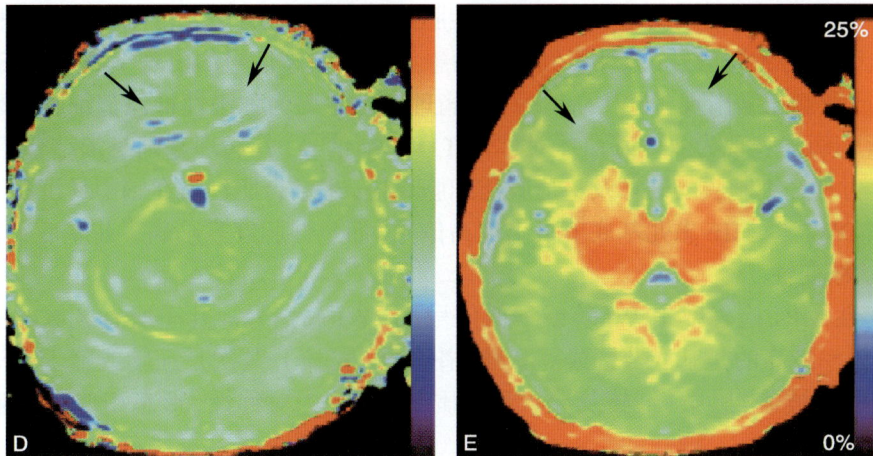

图 1-2-（2） 缺氧缺血性脑病 MRI 影像

A～E. 双侧脑室前角旁脑白质损伤（黑色箭头所示），双侧脑室前角旁呈 T1WI 高信号（A），T2WI 低信号改变（B）；DWI 序列为高信号（C）；APT 序列（D）相应位置显示低信号；MTR 图像（E）显示低信号。

氧代谢加强；若神经元发生坏死，N-乙酰天门冬氨酸（NAA）浓度会下降，MRS 能够检测出这些变化。

二、临床表现

新生儿 HIE 可表现为出生后 Apgar 评分明显低下，或表现为口唇发绀等，需要人工辅助呼吸，而生后不久（12 小时内）可出现以下异常神经症状：意识障碍，如过度兴奋（易激惹、肢体颤抖、自发动作增多、睁眼时间长、凝视等），嗜睡，迟钝，甚至昏迷；肢体肌张力改变，如张力增强、减弱，甚至松软；原始反射异常，如拥抱反射过分活跃、减弱或消失，吸吮反射减弱或消失。病情较重时可有惊厥或频繁发作惊厥。

三、影像学表现

（一）超声

新生儿 HIE 的头颅 B 超检查可发现：①脑实质内广泛均匀分布的轻度回声增强，伴脑室、脑沟及半球裂隙变窄或消失，脑动脉搏动减弱，提示存在脑水肿。②基底神经节和丘脑呈双侧对称性强回声反射，提示存在基底神经节和丘脑损伤，常与脑水肿并存。③在冠状切面中，见侧脑室前角外上方呈倒三角形双侧对称性强回声区；在矢状切面中沿侧脑室外上方呈不规则分布强回声区，提示存在脑室周围白质软化，常与脑室内出血并存。

（二）CT

表现为脑实质密度降低，伴有脑室、脑池受压变小，脑沟变浅，脑回变平。中重度常伴有蛛网膜下腔出血、脑室内出血和脑实质出血。

（三）MRI

新生儿 HIE 的 MRI 早期表现有广泛脑水肿、颅内出血、皮质下及脑室旁白质损害、丘脑及基底节区和脑干背侧异常信号等；晚期可表现为脑室周围脑白质软化、分水岭区脑损伤等。MRI 可根据受损程度不同呈现不同的表现，T1WI 上可呈高低不等信号，T2WI 上呈等、高信号，急性期 DWI 呈高信号，FLAIR（液体抑制反转恢复）序列呈高信号，MRS 表现为乳酸峰升高。

四、鉴别诊断

（一）急性胆红素脑病

由于新生儿可能同时存在缺氧和黄疸两种危险因素，两类疾病的脑损害部位、早期临床症状存在相似性。HIE 患儿苍白球高信号的出现率低于急性胆红素脑病；HIE 患儿可以表现为壳核高信号，急性胆红素脑病患儿壳核均无高信号；急性胆红素脑病患儿底丘脑高信号的出现率高于 HIE 患儿。HIE 患儿苍白球、壳核或背侧丘脑出现 T1WI 高信号，其病理基础主要为弥漫性神经节细胞坏死、出血。新生儿急性高胆红素脑病多表现为双侧苍白球对称性 T1WI 高信号，其病理基础是未结合胆红素在神经细胞沉积和胆红素对神经细胞膜的破坏及星形胶质细胞反应，未结合胆红素在脑中易沉积于神经核，苍白球最易受累。在 DWI 上，HIE 患儿基底节可出现高信号，而急性胆红素脑病患儿基底节无异常信号。

（二）肝豆状核变性

肝豆状核变性 MRI 检查中 T1WI 等或稍低信号，T2WI 高信号。几乎所有区域的灰、白质都可受累，但病灶分布频率最高的是基底节区或豆状核（苍白球、壳核），其次是丘脑或脑干，脑干内病灶往往分布于大脑脚、中脑被盖、黑质、红核及导水管周围灰质，常为对称性，形态相似，丘脑内病灶也是对称性。

（三）一氧化碳中毒

一氧化碳（carbon monoxide，CO）中毒主要表现为基底节区以苍白球为主的对称性异常信号改变，病灶呈类圆形，重者可有脑内其他区域广泛的异常信号改变，对称性分布，额叶为著；急性期病灶边界不清，以后可遗留长 T1、长 T2 信号病灶。

（四）感染

部分病毒性脑炎可表现为典型双侧基底节区对称性异常信号，一般无明显强化，基底节轮廓可勾画分明。T1WI 上呈低信号，T2WI 上呈高信号，有时尚有丘脑受累，伴或不伴有脑内其他部位的病灶。临床病史有重要的诊断价值。

（五）营养缺乏性脑病

主要指维生素 B_1 缺乏性脑病。MRI 上表现为双侧基底节区对称性异常信号，以豆状核最多见，其次为尾状核及丘脑，少数在内囊、外囊和脑室旁白质区；也呈对称性，病灶形态可呈类圆形、三角形，少数为条带状。

（王晓明　乞文旭）

参考文献

［1］Dickey EJ, Long SN, Hunt RW. Hypoxic ischemic encephalopathy：what can we learn from humans［J］Vet Intern Med，2011，25（6）：1231-1240.

［2］Liu Y, Jissendi-Tchofo P, Metens T. MR imaging, diffusion imaging, and proton MR spectroscopy at 3T in full-term neonates with hypoxic-ischemic encephalopathy［J］. Chin J Magn Reson Imaging，2011，2（1）：13-18.

［3］Malik GK, Pandey M, Kumar R, et al. MR imaging and in vivo proton spectroscopy of the brain in neonates with hypoxic ischemic encephalopathy［J］. Eur J Radiol，2002，43（1）：6-13.

［4］Khong PL, Tse C, Wong IY, et al. Diffusion-weighted imaging and proton magnetic resonance spectroscopy in perinatal hypoxic-ischemic encephalopathy：association with neuromotor outcome at 18 months of age［J］. J Child Neurol，2004，19（11）：872-881.

［5］Hugg JW, Duijn JH, Matson GB, et al. Elevated lactate and alkalosis in chronic human brain infarction observed by 1H and 31P MR spectroscopic imaging［J］. Cereb Blood Flow Metab，1992，12（5）：734-744.

［6］Levine SR, Helpern JA, Welch KM, et al. Human focal cerebral ischaemia：evaluation of brain pH and energy metabolism with P-31 NMR spectroscopy［J］. Radiology，1992，185（2）：537-544.

病例三　胎儿 Joubert 综合征

病史：孕 24^{+2} 周，外院超声怀疑右侧脑室增宽。本院超声示胎儿小脑蚓部未见显示，影像检查见图 1-3。

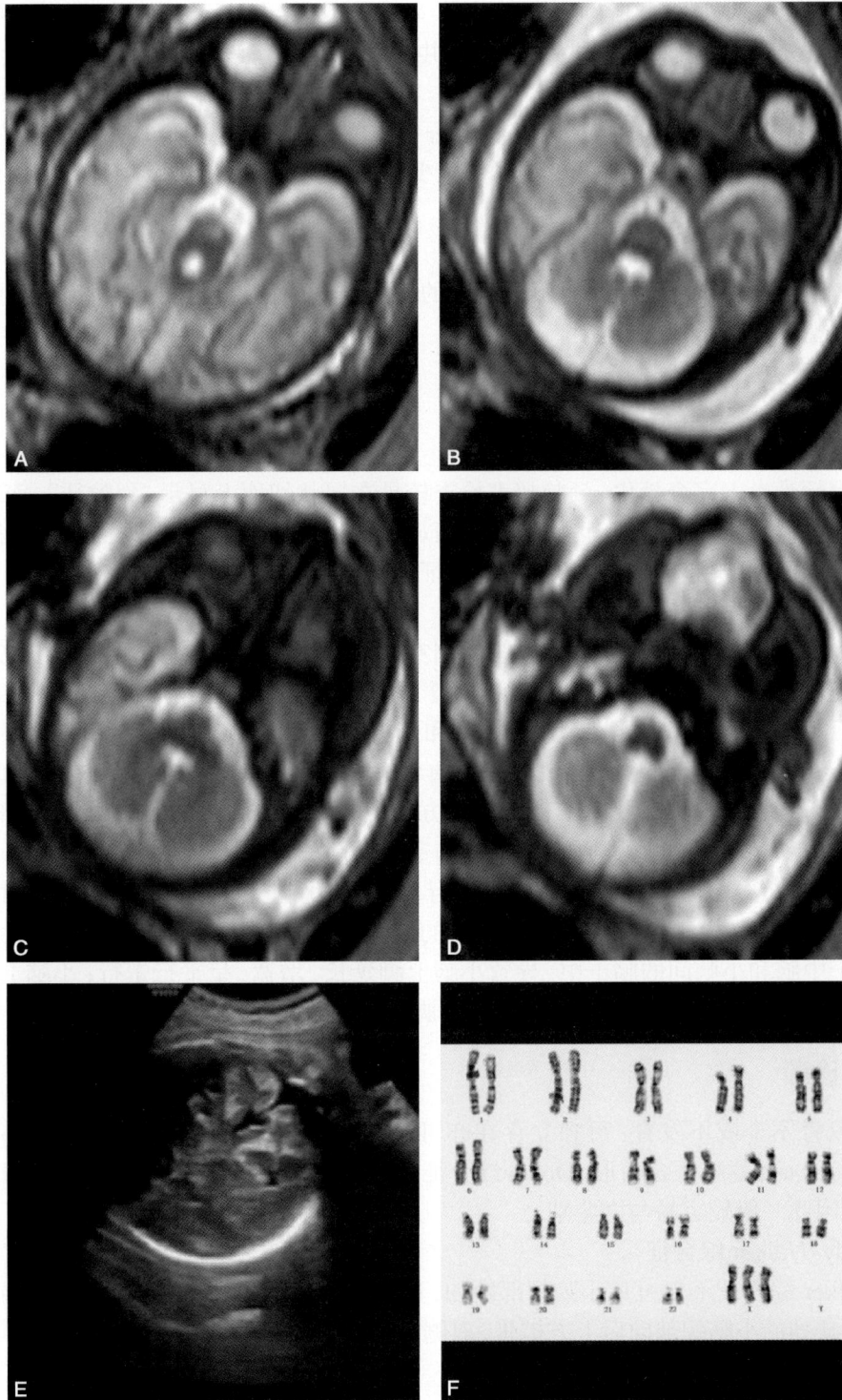

图 1-3　胎儿 Joubert 综合征

脑 MRI 扫描：A～D. T2WI 横断位，示小脑蚓部发育不良，小脑半球之间见裂隙影，双侧小脑上脚延长，中脑呈"臼齿征"，四脑室稍增大，呈"蝙蝠翼"征象；E. 超声示小脑蚓部缺失；F. 核型诊断，47，XXX［1］/46，XX［19］。

一、概述

Joubert 综合征是一种少见的常染色体隐性遗传病,该病男性多见,在婴儿期发病者临床表现常为阵发性呼吸深快或呼吸暂停。其特征为肌张力减低、共济失调、眼运动异常、面部畸形、新生儿呼吸运动失调、儿童期发育迟缓。颅脑 MRI 横断位见"臼齿征"。目前该病的诊断要结合影像学检查和临床表现,二者缺一不可。诊断标准采用 1992 年 Saraiva 和 Baraister 提出的 5 项,其中必须具备小脑蚓部发育不全、肌张力减低及发育迟缓 3 项;异常呼吸、眼运动异常中至少存在 1 项,小脑蚓部发育不全依靠 MRI 检查诊断。

二、临床表现

Joubert 综合征的临床表现包括:①不同程度的智力低下或发育迟缓;②婴儿期肌张力减低;③婴儿期呼吸模式不规则;④异常眼部运动。

三、影像学表现

(一)超声

新生儿期因颅骨尚未完全骨化,颅脑超声检查较易在冠状切面上显示"裂隙征",而"蝙蝠翼征"和"臼齿征"该切面则显示相对不敏感,可以通过轴面观察中脑与小脑结构,该切面可以获得与 MRI 非常相似的"臼齿征"。这也是在宫内诊断 Joubert 综合征的胎儿期重要表现。

(二)MRI

主要表现为小脑蚓部部分或全部缺如、第四脑室变形、小脑上脚增宽,这些异常改变程度不一,几乎可见于所有病例,在 MRI 上分别表现为"中线裂""蝙蝠翼"状和"三角形"第四脑室及"磨牙征",而小脑半球一般无明显异常。"中线裂""蝙蝠翼"状和"三角形"第四脑室均与小脑蚓部的发育异常有关。"中线裂"是由于正常小脑蚓部缺如,导致双侧小脑半球未连接,其间为细线状脑脊液填充。小脑蚓部部分或全部缺如,从头侧至尾侧观察,第四脑室上方表现为"蝙蝠翼"状,而第四脑室中部表现为"三角形"。"磨牙征"是指在 MRI 横断位图像上,第四脑室底向前凸出、中脑增宽、脑干峡部(脑桥与中脑移行区)变窄、脚间窝加深、小脑上脚增宽呈平行走行,中脑和小脑上脚在周围脑脊液的衬托下形态犹如磨牙的侧面观。此征象是由于 Joubert 综合征患者的锥体束及小脑上脚纤维束缺乏正常交叉,致使小脑上脚垂直走行于中脑和小脑间的脑干中,导致小脑上脚延长、增宽,呈平行走行;小脑上脚的纤维缺乏交叉亦使中脑前后径缩短(中线区域更显著),导致脚间窝加深。

四、鉴别诊断

小脑蚓部发育不全或不发育:可独立存在亦可作为其他先天畸形的一部分,如 Joubert 综合征、Dandy-Walker 综合征、菱脑联合畸形、Down 综合征等,后面这些病变由于临床 MRI 表现与 Joubert 综合征差异较大,因此一般较容易与之鉴别。

(一)Dandy-Walker 综合征

Dandy-Walker 综合征不仅可见小脑蚓部缺如,还可见颅后窝扩大,其内可见充满脑脊液的巨大囊肿,第四脑室从缺如的小脑蚓部向后上方扩张,双侧小脑半球向前外方分离退缩。

(二)菱脑联合畸形

虽然也有小脑蚓部缺如,但其双侧小脑半球为融合改变,因而在 MRI 无"中线裂"存在,而 Joubert 综合征双侧小脑半球未连接。

(三)Down 综合征

又称 21 三体综合征,根据特征性的临床表现和基因诊断(第 21 对染色体增加 1 条)即可与之鉴别。

(王晓明　乞文旭)

参考文献

[1] Harting I, Kotzaeridou U, Poretti A, et al.Interpeduncular heterotopia in Joubert syndrome: a previously undescribed MR finding[J]. AJNR, 2011, 32(7): 1286-1289.

[2] Poretti A, Huisman TAGM, Scheer I, et al. Joubert syndrome and related disorders: spectrum of neuroimaging findings in 75 patients[J]. AJNR, 2011, 32(8): 1459-1463.

[3] 伍玉晗, 陈欣林, 赵胜. 超声与 MRI 联合诊断新生儿 Joubert 综合征 1 例[J]. 中国超声医学杂志, 2016, 32(6): 574.

[4] 徐志勇, 范程, 张飘尘, 等.Joubert 综合征的 MRI 表现[J]. 临床放射学杂志, 2015, 34(5): 937-840.

病例四　脑静脉血栓形成

病史：患者男, 24 岁, 头痛伴视力障碍 2 天, 影像检查见图 1-4。

一、概述

脑静脉血栓(cerebral venous thrombosis, CVT)是一类累及脑静脉及静脉窦的相对少见的卒中类型, 占 0.5%～1%, 推测成年人群中的发病率为 3～4/100 万。CTV 形成与多种因素有关, 其临床表现复杂且无特异性, 早期诊断及治疗困难, 易造成不良的预后。2014 年的一项研究发现 CVT 的病死率呈明

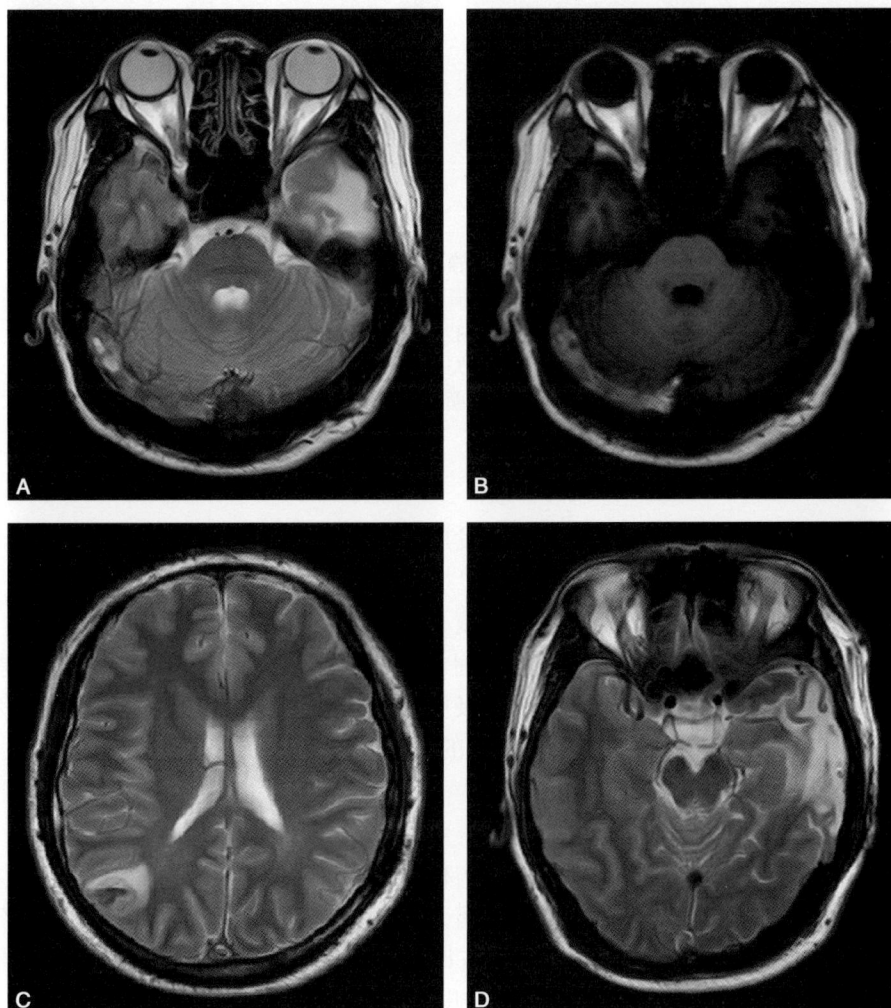

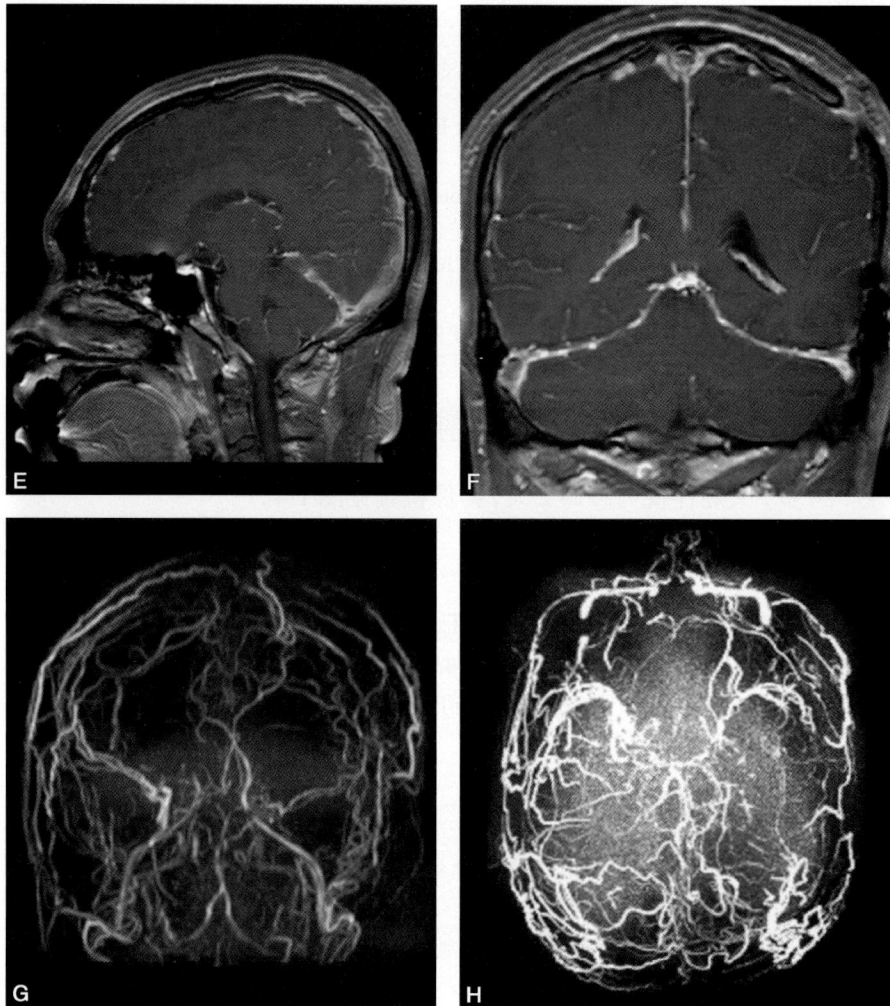

图1-4 脑静脉血栓形成

脑MRI扫描：A、B. T2WI横断位和T1WI横断位，显示右侧横窦扩大、高信号为主的混杂信号；C、D. T2WI横断位，显示多处脑内水肿、出血及梗死表现；E、F. 增强矢状位及冠状位，显示右侧横窦、乙状窦、窦汇、上矢状窦窦壁明显强化，窦腔无信号，呈现"空三角征"；G、H. MRA（磁共振血管成像）前面观及足侧观，脑内各大静脉窦均未见显影，脑内见多发侧支循环形成。

显下降趋势，其重要的原因就是神经影像学技术发展使得越来越多CVT在急性期就能得到诊断和及时治疗。

CTV主要包括硬膜窦或脑静脉阻塞，其病因复杂，主要分为感染性和非感染性两类。常见病因有妊娠高血压综合征、外伤、肿瘤、全身感染、各种血管病、吸毒等。感染性病因及产后是最常见诱因。常见阻塞部位是上矢状窦、乙状窦、横窦、海绵窦及脑表面皮质静脉。大脑内静脉较少发生，大脑内静脉栓塞可引起深部灰质核团、上部中脑及邻近结构的静脉性梗死。

二、临床表现

静脉性阻塞的临床症状取决于患者的年龄、病程的长短、阻塞部位、病因、大小、血栓形成的速度以及脑实质病变的发生。可隐袭发病，表现为头痛、视力障碍，亦可突然发病，表现为卒中、昏迷。许多研究中头痛是CVT的主要和首要的症状，所占比例为75%～95%（成人），伴或不伴恶心、呕吐以及视盘水肿等颅内高压症状。另外44%的CVT患者会出现因脑实质受损害引起的局灶性神经功能缺损症状。

目前临床上常将 CVT 分为 3 类：静脉窦血栓、皮质静脉血栓（isolated cortical vein thrombosis, ICVT）和脑深静脉血栓。静脉窦血栓最常见，颅内各静脉窦均可被累及，尤其是上矢状窦，其次是横窦。上矢状窦血栓形成者的主要症状是运动性癫痫发作或者意识障碍，单纯的颅内高压少见。侧窦（横窦及乙状窦）血栓形成者，颅内高压是最主要的症状。深静脉血栓形成者，症状多较严重，表现为昏迷或者运动障碍。皮质静脉血栓非常少见，仅占 CVT 的 6.3%，由于患者中央沟附近的静脉常被累及，所以常见癫痫、运动及感觉功能障碍。

三、影像学表现

（一）CT

平扫 CT 显示栓塞硬膜窦及静脉密度增高，其引流区域脑静脉回流障碍可出现水肿，严重的水肿得不到缓解可以继发静脉性梗死。静脉压力增高亦可伴有皮质及皮质下出血。增强 CT 可见栓塞的静脉窦内部无对比剂而边缘的硬膜强化呈典型的"空三角征"（empty delta sign），或发现静脉窦旁的脑表静脉扩张。亚急性及慢性硬膜窦栓塞时，天幕及大脑镰显著增厚、肿胀。深部静脉阻塞可出现大脑内静脉、Galen 静脉及直窦高密度，继发双侧基底节静脉性水肿、梗死或斑点状出血以及阻塞性脑积水。

（二）MRI

MRI 对静脉窦血栓继发的脑内水肿、梗死或出血很敏感。静脉窦血栓本身的信号变化取决于血栓形成的时间及成像序列的选择。按脑出血的血肿演变规律，急性期在 T1WI 上呈等信号、在 T2WI 上呈低信号；亚急性期在 T1WI 及 T2WI 均呈高信号，慢性期静脉窦血流再通，T2WI 上呈低信号。但是，在 MRI 上血栓和血流信号的变化常常难以把握。典型者为亚急性期的短 T1 和长 T2 信号。增强 MRI 可以直接显示血栓，亦可见"空三角征"，增强对比法 MRA 还可以显示引流受阻扩张的静脉血管。

（三）数字减影血管造影

数字减影血管造影（DSA）显示硬膜窦闭塞或不显影，腔内血栓呈线状或半月状充盈缺损，周围出现扩张的侧支引流通道。静脉相皮质静脉排空延迟，出现"悬空征"。深部脑静脉血栓形成，表现为大脑内静脉或 Galen 静脉显影不良伴侧支循环。

四、鉴别诊断

（一）脑内水肿、缺血或出血病变

在 CT 或 MRI 上容易发现静脉窦血栓形成的继发改变如脑内淤血、水肿、梗死，或出血等，但是如果不注意这些病变的原因，往往造成漏诊贻误治疗。因此临床上，应注意患者的全身状态，由于静脉窦血栓形成同全身血液循环状态有关的患者，临床症状以高颅压为主，因此当患者颅内高压的症状与病变程度不成比例，CT 上静脉窦扩大，MRI 信号异常，造影检查出现"空三角征"。

（二）"假三角征"

小儿脑实质密度减低，静脉窦密度相对较高，CT 表现类似静脉窦扩大和空三角；外伤患者有时在静脉窦附近的硬膜下出血也类似静脉窦扩大；有人静脉窦发育较大，CT 检查也类似"空三角征"。以上情况可以通过病史及 MRI 正常血流信号鉴别。

（三）肿瘤

脑膜瘤等肿瘤压迫、侵犯静脉窦可以造成静脉窦闭塞。临床表现和影像学表现类似。但 CT 或 MRI 可以发现原发肿瘤病变。

（王晓明　乞文旭）

参考文献

[1] 周立新, 倪俊, 朱以诚, 等. 脑静脉血栓的影像诊断[J]. 中国卒中杂志, 2014, 9(10): 838-845.

[2] 关键, 林玲, 黄展坤, 等. CT平扫能否准确诊断脑静脉窦血栓[J]. 影像诊断与介入放射学, 2015, 24(1): 9-13.

[3] Coutinho JM, Zuurbier SM, Stam J. Declining mortality in cerebral venous thrombosis: a systematic review[J]. Stroke, 2014, 45(5): 1338-1341.

[4] Tufano A, Guida A, Coppola A, et al. Risk factors and recurrent thrombotic episodes in patients with cerebral venous thrombosis[J]. Blood Transfus, 2014, 12(Suppl 1): s337-s342.

[5] Souirti Z, Messouak O, Belahsen F. Cerebral venous thrombosis: a Moroccan retrospective study of 30 cases[J]. Pan Afr Med J, 2013, 17(17): 281.

[6] Einhupl K, Stam J, Bousser MG, et al. EFNS guideline on the treatment of cerebral venous and sinus thrombosis in adult patients[J]. Eur J Neurol, 2006, 13(6): 553-559.

[7] Ganeshan D, Narlawar R, McCann C, et al. Cerebral venous thrombosis-a pictorial review[J]. Eur J Radiol, 2010, 74(1): 110-116.

[8] Tanislav C, Siekmann R, Sieweke N, et al. Cerebral vein thrombosis: clinical manifestation and diagnosis[J]. BMC Neurol, 2011, 11(1): 69.

[9] Saposnik G, Barinagarrementeria F, Brown RD Jr, et al. Diagnosis and management of cerebral venous thrombosis: a statement for healthcare professionals from the American Heart Association/American Stroke Association[J]. Stroke, 2011, 42(4): 1158-1192.

[10] Kitamura Y, Hara K, Tsunematsu K. Isolated superficial sylvian vein thrombosis with long cord sign: case report and review of the literature[J]. Neurol Med Chir, 2014, 54(3): 253-259.

病例五 脑脓肿

病史: 患者女, 64岁, 右眼眶及枕部疼痛1周, 影像检查见图1-5。

一、概述

脑脓肿(brain abscess)由化脓菌、真菌或寄生虫感染所致, 常从中耳炎、副鼻窦炎等波及脑部, 亦可经血行感染形成脑炎。化脓性脑炎治疗不及时或不彻底则可发展为脑脓肿。脑脓肿可为单发或多发, 好发于灰、白质交界处。CT及MRI对脑脓肿的诊断敏感性很高。

化脓性病原体侵入脑组织, 引起局限性化脓性炎症, 继而形成脓肿, 分别称为化脓性脑炎和脑脓肿。两者是脑部感染发生和发炎的连续过程。脑脓肿根据感染的来源可分为5类: ①耳源性脑脓肿;

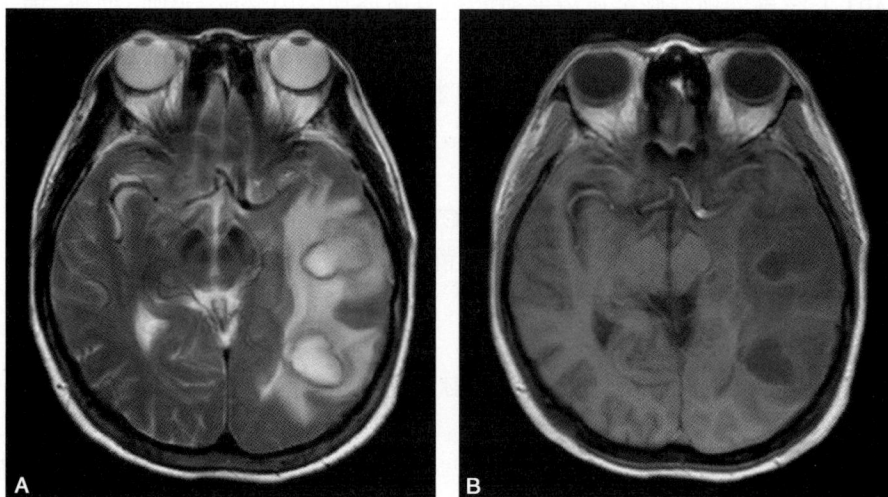

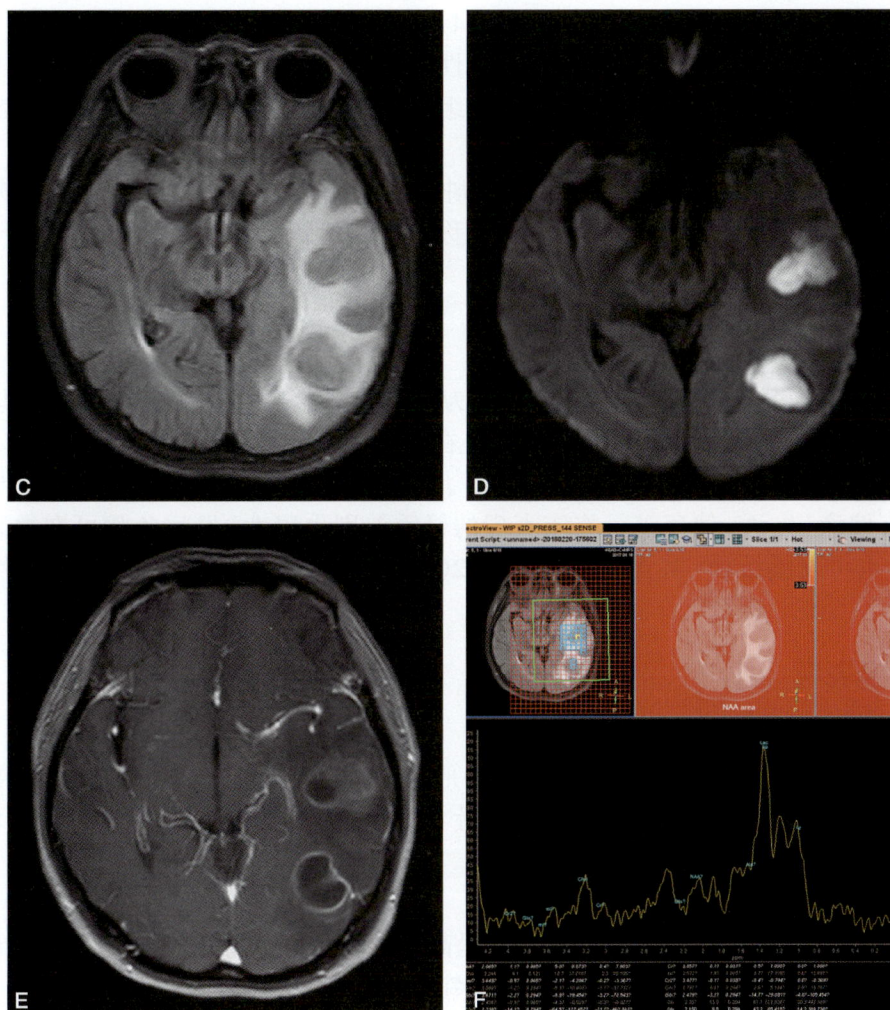

图 1-5　脑脓肿

脑 MRI 扫描：A、B. T2WI 横断位和 T1WI 横断位，示左侧颞叶 2 处团片状长 T1、长 T2 信号影；C. FLAIR 显示不均匀稍高信号；D. DWI 显示明显高信号，周围可见大片状长 T1、长 T2 信号影水肿带，左侧侧脑室受压，中线结构略右移；E. 增强图像（T1WI 增强横断位）病灶增强后大环形强化；F. MRS，示 NAA/Cr=1.79，NAA/Cr（h）=1.51，Cho/Cr=2.68，Cho/Cr（h）=1.93，Cho/NAA=1.50，Cho/NAA（h）=1.28，Lac/Cr=4.39，Lac/Cr（h）=1.85，Cho 峰、NAA 峰降低或消失，乳酸峰增高。坏死改变，未见肿瘤征象。

②鼻源性脑脓肿；③损伤性脑脓肿；④血源性脑脓肿；⑤隐匿性脑脓肿。脑脓肿按感染病原体可分为 3 类：①化脓性细菌；②真菌感染；③原虫。真菌感染和溶组织阿米巴等为少见病原体。

　　脑脓肿幕上多见，以颞叶居多，占幕上脓肿的 40%，也可见于额、顶和枕叶，小脑脓肿少见，偶见于垂体。脑脓肿发生的部位与感染的途径密切相关，耳源性脑脓肿 2/3 发生在大脑颞叶，1/3 在小脑半球，少数可发生远位耳源性脑脓肿，如额叶、顶叶、小脑蚓部及大脑白质深部；鼻源性脑脓肿以额窦炎引起额叶的前部和眶面的脓肿多见；损伤性脑脓肿大都位于伤道或异物附近；血源性脑脓肿可散布于脑的任何部位，但以大脑中动脉分布区最为多见。

　　化脓性脑炎和脑脓肿的发生和发展是一个连续的过程，可以分为 3 个阶段：①急性脑炎阶段，任何类型及原因引起的脑脓肿最初都引起局限性化脓性脑炎，历时 7～14 天，脑组织局限性炎症、充血、水肿、变性、软化、坏死，伴有小静脉炎性栓塞及脑膜反应。②化脓阶段，历时 7～14 天，脑炎继续扩散，脑部软化、坏死区逐渐扩大形成较大脓腔，周围有新生血管及大量结缔组织增生，逐渐形成一不明显和不规则的肉芽组织。③多包膜形成阶段，历时 3~4 周，亦可短至 2~14 天，长至半年以上。脓肿壁不断增厚。显微镜下脓肿壁分为 3 层：最内层为化脓性渗出物、肉芽组织和胶质细胞、大量巨噬细胞和新生血管、中性粒细胞浸润；中间层为大量纤维结缔组织，其厚度及密度不一；外层为神经胶质增生，脑组织水肿，血管增多及白细胞浸润。

脑脓肿可以是单发、多发或多房性的。脑脓肿的形状和大小不一，可为圆形、椭圆形、念珠形、葡萄状或不规则状。小的脓肿仅可为米粒大小，称为粟粒状脑脓肿，大的可占据整个颅容积的 1/3 以上。

二、临床表现

在脓肿形成后主要是颅内压增高症状，表现为头痛和视盘水肿。一般来说患者具有三类症状：急性感染症状、颅内高压症状和脑局灶性症状。在急性脑炎阶段有发热、头痛、呕吐等症状，血白细胞计数升高；脑脓肿形成的阶段有颅内压增高、头痛、视盘水肿等；脑局灶性症状与脓肿发生的部位有关，可有偏瘫、失语、偏盲等。临床表现的轻重差别也很大，发病急骤可在数天之内意识不清，十分危急，也可发展缓慢，甚至感染后长达 20 年才出现明显的脑部症状，如慢性生长的颅内肿瘤。

三、影像学表现

（一）CT

脑脓肿形成前仅有大片水肿和占位效应，脓肿形成后表现为低密度水肿区内有完整或不完整的等密度或略高密度环。增强扫描脓肿形成前可见点片状强化，脓肿形成后表现为典型的环状强化。脑脓肿可以多发，分散存在者一般经血行途径感染而来。

（二）MRI

脓肿中心与水肿带在 T1WI 呈低信号、T2WI 呈高信号，两者之间的脓肿壁为等信号或 T1WI 稍高、T2WI 稍低信号。注射 Gd-DTPA（二乙三胺五醋酸钆）后，脓肿壁呈明显的环状强化。强化环厚度均一为其特点，但部分脓肿壁可由于脓腔压力减轻出现皱缩而折叠变厚，脓肿中心为脓液不强化。脓肿病灶向周围破溃可形成子灶，表现为与脓肿病灶相邻或相连的小脓肿灶形成。脑脓肿在 MRS 上显示特征性的氨基酸峰（NAA 峰，0.9mm），可伴有乙酸峰、琥珀酸盐峰、丙氨酸峰和乳酸/脂质峰，能借此将脑脓肿与其他囊性病变区别。

四、鉴别诊断

（一）脑梗死

少数脑梗死有环状强化，但壁不规则呈花边状，且不完整，并且脑梗死范围常与脑血管供血区相一致，无明显脑水肿或占位效应。

（二）胶质瘤

脑胶质瘤可呈环状强化，但壁厚薄不均，形态不规整，有时可见壁结节，瘤内可有出血。

（三）转移瘤

脑转移瘤常呈环状强化，与脑脓肿相似。瘤壁内侧往往不光整，如为多发，特别是同时发现结节性病灶存在，则更有益于脑转移瘤的诊断。同时，应注意查找原发病灶。

（四）血肿吸收期

血肿吸收期 CT 可疑出现类似脑脓肿的表现。但是病史过程不同，通过病史回顾和原片对比可以做出诊断。MRI 上可见短 T1、长 T2 信号也可做出诊断。

（王晓明　乞文旭）

参考文献

[1] Brouwer MC, Coutinho JM, van de Beek D. Clinical characteristics and outcome of brain abscess: systematic review and meta-analysis[J]. Neurology, 2014, 82(9): 806-813.

[2] 李松柏, 吴振华. 神经系统鉴别诊断指南[M]. 北京: 人民军医出版社, 2005.

[3] 郭启勇. 实用放射学[M]. 北京: 人民卫生出版社, 2006.

病例六 脑 膜 炎

病史：患者男，2岁，发热、呕吐伴嗜睡3天。3天前患儿无明显诱因出现发热，体温最高可达39.7℃，不伴手脚凉、寒战及抽搐，血常规提示：白细胞为13.86×10^9/L，中性粒细胞比例为88.64%，CRP为410mg/L；脑电图提示：异常儿童脑电图，背景节律减慢，影像检查见图1-6。

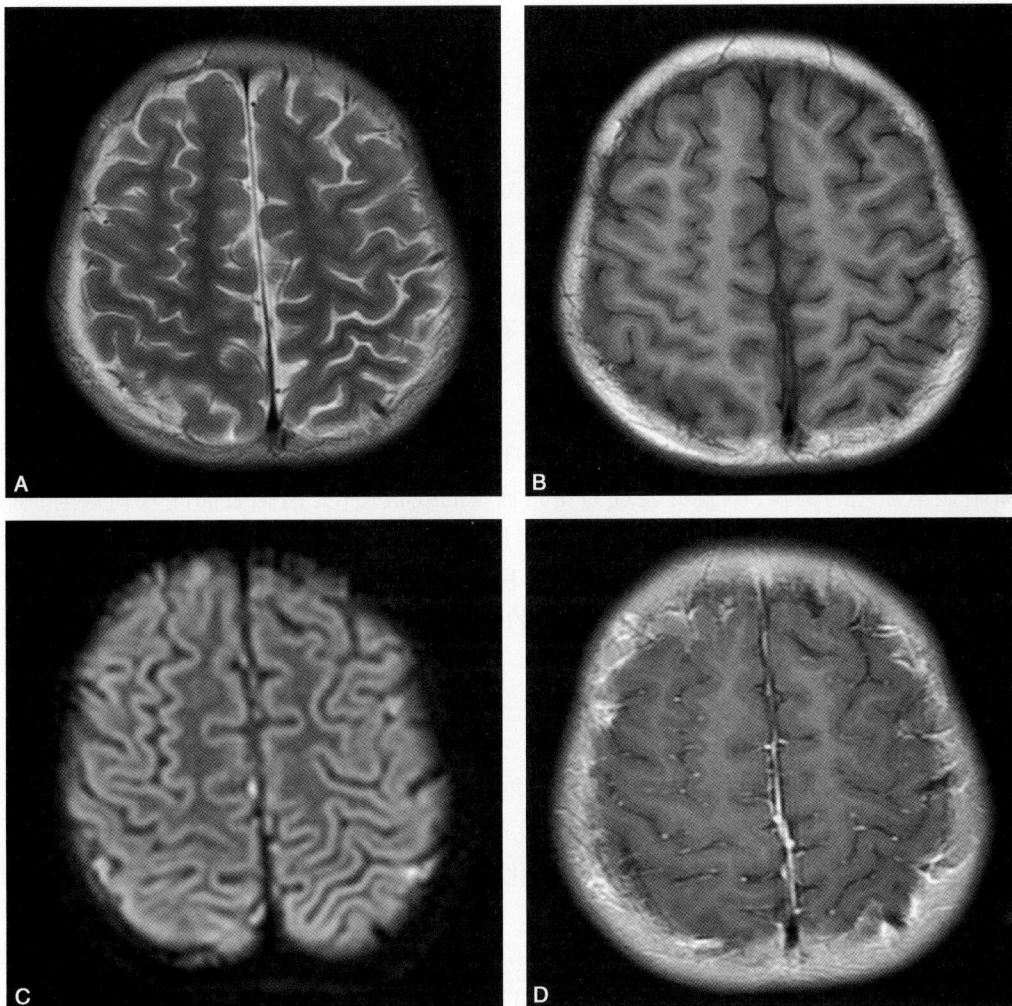

图1-6 脑膜炎

脑MRI扫描：A、B. T2WI横断位和T1WI横断位，双侧额颞顶部脑沟略增宽；C. DWI，弥漫不均匀稍高信号；D. T1WI增强横断位，羽毛状、线状强化。

一、概述

脑膜炎为中枢神经系统的常见病,为严重的颅内感染之一,一般可分为急性化脓性脑膜炎、病毒性脑膜炎、慢性脑膜炎。急性化脓性脑膜炎主要感染途径为血行播散,其次为直接感染。表现为脑膜的炎性充血和炎性渗出物,分布于软脑膜表面,主要的感染菌有脑膜炎双球菌、流感嗜血杆菌和肺炎链球菌;病毒性脑膜炎又称无菌性脑膜炎、淋巴细胞性脑膜炎,临床症状呈急性脑膜炎表现,但可以自限痊愈。慢性脑膜炎引起脑膜增厚、粘连,可有脑神经压迫和脑室外的阻塞性脑积水。室管膜炎很少单独发生,一般由脑膜炎经脑脊液循环通路、脑炎直接感染或手术、外伤继发而来,表现为室管膜、脉络丛的炎性病变。急性脑膜炎常与化脓性脑炎或脑脓肿同时存在。

二、临床表现

大多为暴发性或急性起病。急性期常表现全身症状,有畏寒、发热、全身不适。头痛为突出的症状,并伴呕吐、颈项强直、畏光等。化脓性脑膜炎病程中可出现多种颅内并发症并有相应的表现。腰椎穿刺(腰穿)可以确诊。

三、影像学表现

(一)常规X线检查
新生儿脑膜炎合并硬膜下积液和脑积水时可见颅缝增宽。

(二)CT
急性脑膜炎平扫可无阳性改变,较严重时合并有脑肿胀,表现为脑室变小,脑沟裂变浅。进一步发展则可显示脑池变形,池内炎性渗出物致密度增高,脑室对称性扩大。增强扫描见脑膜强化,但急性脑膜炎的脑膜强化常受到脑表面的血管显影等干扰,有时不能确认。儿童的急性化脓性脑膜炎常合并有硬膜下积液。

(三)MRI
T2WI显示蛛网膜下腔及邻近脑皮质信号增高,T1WI显示脑室变小或扩大等同CT表现。MRI增强扫描可以清晰显示强化的脑膜,脑膜炎表现为受累脑膜的线状强化,沿脑表面深入到脑沟、脑裂之中。

脑膜炎强化也可以硬膜为主,表现为脑表面一层比正常脑膜强化明显的粗线状强化,厚薄不均为其特点,但脑沟强化不明显。小儿常发展为硬膜下积脓,表现为颅板下、小脑幕或大脑镰下方液性信号呈带状、半月形积聚,周围被明显强化的炎症反应的脑膜和包膜包裹。

四、鉴别诊断

(一)正常脑膜
正常情况MRI有时显示脑膜的强化,表现为细线状、连续、柔软的线状影,一般不深入到脑沟之中。轻症急性脑膜炎CT影像诊断较难,MRI可发现脑膜强化,确诊需结合病史及脑脊液检查。一般化脓性脑膜炎的诊断关键在于发现典型的脑膜强化。所以,CT或MRI检查必须行造影增强,而且应该了解MRI的敏感性优于CT。

(二)低颅压
颅内压降低时,脑膜的血管扩张,表现为脑膜的线状强化影增粗,有时可合并硬膜下出血,类似硬膜下积液。但前者为全颅的改变,脑膜强化均一,硬膜下血肿信号不同于积液。诊断需结合病史,低颅压时的头痛随体位变化可加重或缓解,无发热等全身感染表现,腰穿脑压减低。

(三)蛛网膜下腔出血
蛛网膜下腔出血量大而吸收不彻底,造成蛛网膜粘连时,要同慢性脑膜炎鉴别,MRI在脑表面发现T2短信号有利于诊断。关键在于发病史不同。

（四）脑膜转移瘤

影像表现类似，但脑膜转移瘤有原发肿瘤，脑膜病灶相对局限，也可以脑膜为基础形成肿块，可同时有颅内转移。

（王晓明　乞文旭）

参考文献

［1］李松柏,吴振华.神经系统鉴别诊断指南［M］.北京：人民军医出版社,2005.
［2］郭启勇.实用放射学［M］.北京：人民卫生出版社,2006.
［3］Meltzer CC, Fukui MB, Kanal E, et al. MR imaging of the meninges. Part I, Normal anatomic features and nonnoplastic disease［J］. Radiology, 1996, 201（2）: 297-308.

病例七　阿尔茨海默病

病史：患者男,67岁,记忆力减退2个月。海马及头MRI提示双侧海马萎缩,影像检查见图1-7。

一、概述

阿尔茨海默病（Alzheimer's disease, AD）是一种神经系统退行性疾病,是老年痴呆最常见的病因,随着人口老龄化程度加剧,AD患病率逐年增加,且治疗效果差,社会经济负担巨大,AD患者的主要病理特征是β淀粉样蛋白（amyloid β-protein, Aβ）聚集成老年斑、细胞内Tau蛋白异常聚集形成神经原纤维缠结（neurofibrillary tangle, NFT）和神经元死亡,在神经退行性AD大脑内Aβ异常表达,高浓度的Aβ对已分化的、成熟的神经元有毒性作用,其神经毒性涉及复杂的分子机制。过度磷酸化的Tau蛋白异常积聚,形成NFT,是AD的另一重要病理特征,异常磷酸化的Tau蛋白具有不可溶性,与微管亲和力低,从而阻碍微管的组装,导致神经元骨架蛋白结构异常和神经元死亡。AD患者脑脊液中总Tau蛋白和磷酸化Tau蛋白的水平均升高,并与神经心理学测验分值的下降相关,这对AD患者的早期诊断具有重要的意义。

AD以认知功能障碍为主要临床表现,包括语言记忆、执行功能及视空间障碍等多项认知损伤。目前尚缺乏AD诊断的"金标准",临床上主要通过神经心理学量表对大脑的认知功能进行评估,简易精神状态检查量表（mini-mental state examination, MMSE）中文版共包括30题,每题记1分,根据分数量化认知功能,分数高低动态反映认知功能随时间变化的趋势,操作简便,是目前临床应用最为广泛的认知筛查量表。蒙特利尔认知评估量表（Montreal cognitive assessment, MoCA）适用于对有认知功能障碍但功能未受损者,对有认知功能障碍且功能衰退者,应首选MMSE,如未发现异常再采用MoCA。MoCA对受过中等及以上教育的老年人和MMSE在正常范围内的轻度认知功能障碍患者有良好的适用性,文化程度较低或高龄老年人易产生偏倚,且对中、重度AD的敏感性不如MMSE。采用神经心理学量表评估,并结合脑成像影像学检查（MRI、PET、SPECT等）及一些最新的研究方法（脑脊液生物标志物检测、唾液Aβ水平检测等）或许能为临床上AD的早期诊断提供敏感可靠的依据。

二、临床表现

阿尔茨海默病是一种以进行性认知功能障碍为主的神经系统退行性疾病,AD的临床过程分为3个阶段,记忆障碍几乎是本病最突出的首发症状,尤其是遗忘（记住新知识能力的缺陷）,判断能力下降,患者不能对问题进行推理,早期有结构和语言障碍。工作及家务活漫不经心,空间和时间定向障碍亦常早期出现,可表现为患者在熟悉的环境中迷路,尽管仍能做已熟悉的日常工作,但对于任何新的要求都暴露出能力不足。早期人格相对完整,情感淡漠和多疑常为早期症状。精神症状,如抑郁、视和

17

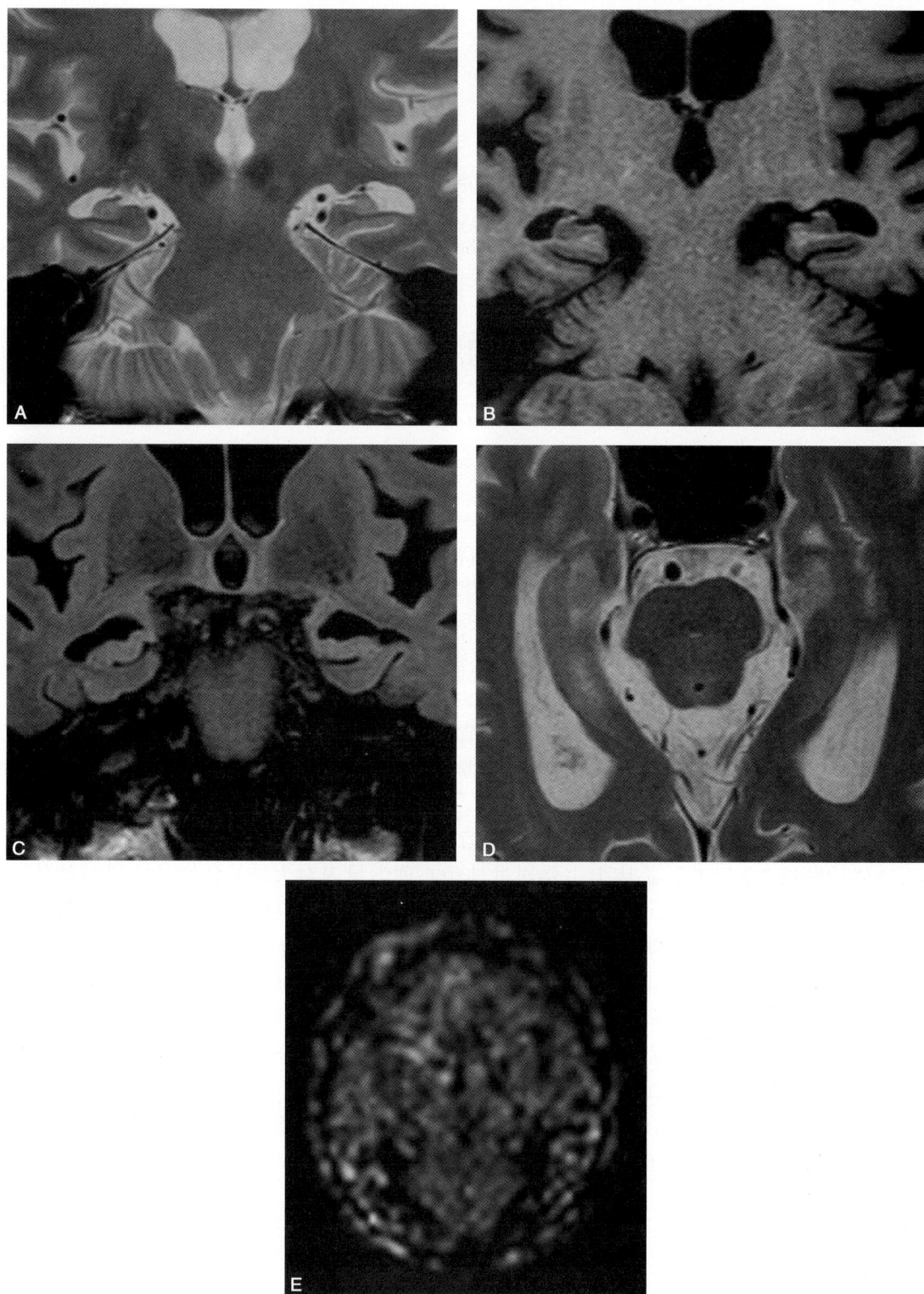

图 1-7　阿尔茨海默病

海马 MRI 扫描：A～D. T2WI 冠状位、T1WI 冠状位、FLAIR 脂肪抑制、T2WI 横断位，示双侧海马萎缩，海马旁间隙增宽；E. ASL（动脉自旋标记）示脑血流灌注减低。

听幻觉、错认综合征等并非少见。中期则出现失语、失用、失认、失算,判断和概括能力下降。此时,初期的情感淡漠变为不安,并频繁走动,偶有尿失禁。晚期智力全面严重衰退,运动障碍至晚期也明显出现,强直痉挛、肌阵挛、癫痫,成为屈曲性四肢瘫,最后出现大小便失禁。

三、影像学表现

（一）MRI

是 AD 的首选影像检查方法,MRI 既可进行结构成像又可进行功能成像。结构性磁共振成像（structural magnetic resonance imaging, sMRI）主要表现为海马、颞叶、内嗅皮质、杏仁核的萎缩,侧脑室增宽,严重者可出现全脑萎缩。MRS（磁共振波谱）显示 AD 患者颞叶和后扣带回 NAA/Cr 比值会有下降,DTI（弥散张量成像）显示 AD 患者脑白质很多区域均有 FA（各向异性分数）值下降,MD（平均弥散率）值增高,包括后扣带回、胼胝体、海马区。SWI（磁敏感加权成像）可显示 AD 患者海马、苍白球、尾状核铁的异常沉积,ASL 图像上 AD 患者灌注减低区域主要位于双侧颞顶枕叶及扣带回,且脑血流量的降低出现在海马萎缩前,可根据此特点对 AD 进行早期的诊断。

（二）PET

^{18}F-FDG-PET 显像是以 ^{18}F-FDG（^{18}F 氟代脱氧葡萄糖）作为显像剂的 PET 显像,通过测定脑葡萄糖代谢率（cerebral metabolic rate of glucose, CMRGlu）以观察阿尔茨海默病患者脑功能变化。阿尔茨海默病 ^{18}F-FDG-PET 显像呈现特征性皮质低代谢,其降低程度和范围与疾病严重程度呈正相关。淀粉样蛋白 PET 显像是近年研制出能够选择性与 Aβ 相结合的放射性显像剂,其中最早应用于临床的是 C-匹兹堡复合物 B（Pittsburgh compound B, C-PIB）,可以评价 Aβ 沉积变化。C-PIB PET 显像研究显示,与正常对照者相比,阿尔茨海默病患者脑组织中有明显的 Aβ 沉积,且 PET 所显示的沉积部位与尸检或活检结果基本一致,主要分布于额顶颞叶,且在出现认知损害症状之前即可观察到 Aβ 沉积,提示淀粉样蛋白 PET 显像可以作为临床前诊断手段。

（三）SPECT

单光子发射计算机体层摄影（single photon emission computed tomography, SPECT）是一种较成熟的核素成像技术,根据脑血流灌注的改变,反映脑血流灌注、能量代谢、神经受体等功能变化,可鉴别 AD 与其他类型痴呆。AD 疾病快速进展者呈现顶颞叶和额叶广泛区域血流量减低,而缓慢进展者呈现半球小片散在的低灌注,轻度认知功能障碍患者呈现扣带回中部及后部低灌注。

四、鉴别诊断

（一）血管性痴呆

虽然血管性痴呆（vascular dementia, VD）与 AD 患者在痴呆程度上无明显差异,但具体的临床表现却不同。一般亲属很难确定 AD 患者的发病具体时间,而 VD 患者多急性起病,亲属能述说发病的具体时间,病情加重常与脑血管疾病有关。AD 患者的认知功能障碍明显而广泛,同一个患者常有多种的认知减退,早期出现明显的记忆、计算及定向力减退,肢体功能障碍及运用相对保存。VD 早期则有肢体的功能障碍,智力障碍出现较迟,远记忆减退,定向力、抽象思维等下降不明显。AD 患者常出现非认知功能受损,情感异常,行为异常,人格障碍及幻觉都较常见。

（二）额颞叶痴呆

AD 和额颞叶痴呆（frontotemporal dementia, FTD）是神经变性疾病引起的主要痴呆类型。临床主要根据患者症状与体征,以及疾病进程进行诊断。由于这两种痴呆类型的临床表现存在交叉,二者鉴别诊断有时十分困难。可以利用 FDG-PET 进行鉴别,FTD 患者代谢降低脑区主要集中在额叶和前颞叶皮质,且双侧大脑半球代谢降低程度与范围不对称,AD 患者代谢降低脑区以颞顶叶皮质为主,额叶皮质呈局灶性轻度降低,病变主要集中在大脑后部,且双侧大脑半球同时受累、大致对称。

（王晓明 乞文旭）

参考文献

［1］董贤惠,柴锡庆.阿尔茨海默病发病机制研究进展[J].中国老年学杂志,2014,34(20):5906-5912.
［2］刘伯源,肖义泽.阿尔茨海默病诊断研究进展[J].现代医药卫生,2016,32(24):3796-3799.
［3］王荫华.阿尔茨海默病的临床表现与早期识别[J].中国全科医学,2001,4(12):937-939.
［4］郝晓勇,王效春.多模态MRI在阿尔茨海默病早期诊断中的研究进展[J].磁共振成像,2018,9(1):69-73.
［5］李坤成.阿尔茨海默病神经影像学研究进展[J].中国现代神经疾病杂志,2014,14(3):176-180.
［6］张生林,辛惠春,高兵兵,等.阿尔茨海默病与血管性痴呆的鉴别诊断[J].中西医结合心脑血管病杂志,2003,1(4):204-206.

病例八　胚胎发育不良性神经上皮肿瘤

　　病史:患者男,18个月,主诉"发作性跌倒2个月余"。患儿近2个月无明显诱因出现发作性跌倒,表现为突然向前跌倒,伴有失去意识,持续1秒钟左右自行缓解,继续其他正常活动,近1个月有加重,表现为活动时突然出现四肢强直,眼神发直,失去意识,发作频繁,几乎每天发作5～7次。发作间隙无明显异常。外院行头部CT提示右侧顶枕叶区囊实性占位病变,侧脑室等密度结节。脑电地形图提示异常脑电图,影像检查见图1-8。

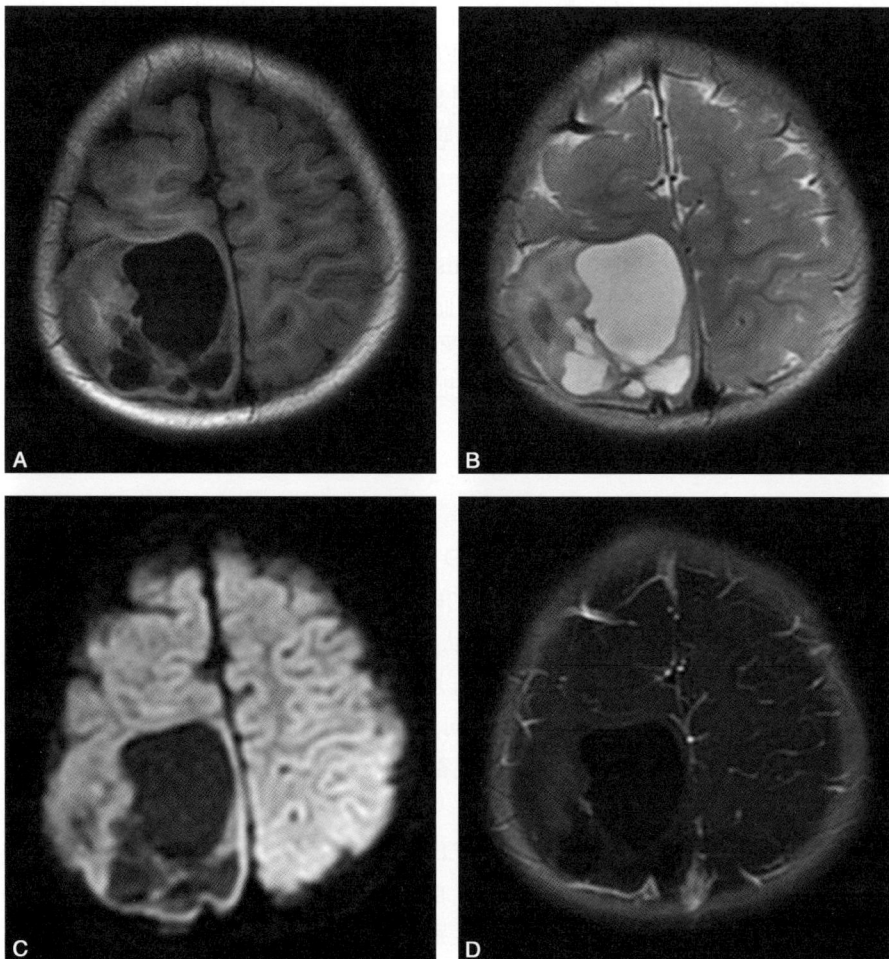

图1-8　胚胎发育不良性神经上皮肿瘤

脑MRI扫描:A～C.T1WI横断位、T2WI横断位、DWI,示占位囊样改变,线样分隔,部分可见壁结节,边界清晰,无瘤周水肿及占位效应;D.T1WI增强横断位,病灶增强后大多无明显强化,部分可见点状强化。

一、概述

胚胎发育不良性神经上皮肿瘤（dysembryoplastic neuroepithelial tumor，DNT）是一种罕见的中枢神经系统肿瘤，由 Daumas-Duport 等于 1988 年首先提出，2007 年世界卫生组织（WHO）中枢神经系统肿瘤分类中将其归类于神经元及混合神经元-胶质肿瘤，分级为Ⅰ级。DNT 好发于儿童及年轻人，男性略多于女性，临床多表现为长期难治性癫痫史，首次发作往往小于 20 岁。

DNT 病理学诊断的四大特征：①少突胶质细胞（oligodendrocyte，OLC）出现是 DNT 最具诊断意义的特征，它常围绕毛细血管分布呈腺泡状或菊形团状结构，缺乏神经元周围卫星现象，细胞核呈圆形或椭圆形，核周有空晕，呈"鱼眼"样，胞质少，细胞形态较一致；②黏液样基质，少突胶质细胞瘤和少量星形细胞间的基质呈黏液样，稀疏处形成多个微囊，有时可见成熟的神经元如"浮蛙"一样漂浮其中，从而构成特异的胶质神经元结构；③DNT 的组织病理学上肿瘤呈多结节状结构分布于皮质，由特异性胶质神经元成分混合而成，包括少突胶质细胞样细胞、星形细胞和漂浮其中的成熟神经元，各成分比例变化很大，以少突胶质细胞样细胞为主；④病灶周围皮质发育不良。

二、临床表现

DNT 好发于儿童或青年，临床常表现为难治性癫痫发作，发作类型多以复杂部分性发作为主，神经系统查体常为阴性，癫痫发作类型多种多样，如以局限性肢体感觉异常和/或抽搐的部分发作，以幻觉、精神行为异常的复杂部分性发作，以伴有意识障碍的全身强直-阵挛性发作，以内脏不适为主的自主神经发作等。

三、影像学表现

（一）CT

表现为低密度似球形病灶，边缘部分不规则，占位效应不明显，病灶周围水肿较轻，有时可伴有小片状高密度的钙化灶和出血灶，颅骨内板可见肿瘤压迹，增强扫描无强化。CT 上有时可见局部颅骨受压变薄，提示肿瘤可能长期缓慢生长。

（二）MRI

该病好发于幕上皮质和皮质下区域，单发，形态多呈脑回状及楔形，MRI 信号呈囊样改变，线样分隔，部分可见壁结节，FLAIR 见肿瘤周边环状高信号，边界清晰，无瘤周水肿及占位效应，增强后大多无明显强化，部分肿瘤可见点状强化。

四、鉴别诊断

（一）低级别星形细胞瘤

常位于大脑白质内，好发年龄为 20～40 岁，极少出现三角征和瘤内分隔，瘤周可见水肿，增强可见轻度强化。

（二）少突胶质细胞瘤

起源于大脑白质的少突胶质细胞，好发年龄为 35～40 岁，额叶最常见，沿脑回分布条索状钙化较具特征性，三角征或瘤内分隔同时出现的概率较小。

（三）神经节细胞胶质瘤

钙化较常见，容易坏死、囊变，病灶边界欠清晰，CT 呈混杂密度，MRI 的 T1WI 呈混杂信号，T2WI 常呈混杂高信号，增强肿瘤实体不均匀强化。

（四）局灶性脑皮质发育不良

MRI 呈局灶性皮质增厚，灰、白质界限不清，白质病变呈 T2WI 高信号的漏斗状，尖端指向侧脑室，以大脑皮质与其下白质局灶畸形为特征。

（王晓明 乞文旭）

参考文献

[1] Louis DN, Ohgaki H, Wiestler OD, et al. The 2007 WHO classification of tumours of the central nervous system[J]. Acta Neuropathol, 2007, 114(2): 97-109.

[2] Honavar M, Janota I, Polkey CE, Histological heterogeneity of Dysembryoplastic neuroepithelial tumor: identification and differential diagnosis in a series of 74 cases[J]. Histopathology, 1999, 34(4): 342-356.

[3] 王燕, 张宗军, 肖俊强, 等. 胚胎发育不良性神经上皮瘤的CT和MRI表现[J]. 放射学实践, 2006, 21(9): 889-891.

[4] 刘红艳, 张雪林, 陈燕萍. 胚胎发育不良神经上皮肿瘤的影像学表现[J]. 放射学实践, 2009, 24(4): 376-380.

病例九　大脑胶质瘤病

病史：患者男，63岁，左侧肢体麻木伴步态不稳3个月，影像检查见图1-9。

一、概述

大脑胶质瘤病(gliomatosis cerebri, GC)是一种少见的弥漫性中枢神经系统肿瘤。1938年Nevin首次报道此病并命名为大脑胶质瘤病。按世界卫生组织最新中枢神经系统肿瘤组织分类，大脑胶质瘤病是来源不明的神经上皮肿瘤，属于胶质瘤的一种特殊类型，2007年WHO工作组将GC归类于神经上皮组织肿瘤中的星形细胞肿瘤。确定GC的诊断标准为：一种弥漫性的胶质瘤，广泛浸润中枢神经系统的一大片区域，累及至少3个脑叶，通常累及双侧大脑半球和/或深部脑灰质，经常蔓延至脑干、小脑，甚至脊髓。绝大部分GC呈现星形细胞瘤表型，少数为少突胶质细胞瘤和混合性少突星形细胞瘤，GC通常是侵袭性的肿瘤，病理学证实，绝大部分GC的生物学行为相当于WHO分级的Ⅰ～Ⅱ级。

二、临床表现

GC可发生于任何年龄，高发年龄为40～60岁，多数文献报道中男女发病率无明显差异。GC几乎可在中枢神经系统的任何位置发生。病变范围比较广泛，通常累及2、3个脑叶，甚至3、4个脑叶，病变部位可能是额叶、颞叶、枕叶、顶叶、胼胝体、基底节、海马、脑干、小脑等，GC临床表现多种多样，无明显特异性症状，病程数周至数年，呈进行性发展。常以进行性加重的头痛、偏瘫和癫痫发作为主要症状。常见临床表现包括精神改变、头痛、震颤、局灶性运动功能损害、发作性抽搐。GC临床表现的不确定性，可能是肿瘤的弥漫生长破坏了大脑皮质间及大脑皮质与下级中枢的联系所致。

三、影像学表现

（一）CT

病变均呈浸润性生长，受累脑结构扩大，表现为边界不清的低密度或等密度病变，没有脑结构的破坏，病变区均无坏死及囊变，增强扫描大多病例无明显强化。

（二）MRI

GC在组织学上表现为"结构性生长"，以此病理学改变为基础，GC在MRI上表现为两叶以上脑叶弥漫性受累，皮质及皮质下白质均可受累，但以白质受累为著，常累及联合结构，最常见为胼胝体，并有学者认为胼胝体弥漫性肥大具有诊断价值。病灶呈斑片状，信号较均一，T1WI病灶呈低或等信号，T2WI及FLAIR像呈高或混杂高信号。由于神经胶质细胞只是弥漫性瘤样增生，保存了原有的神经解剖结构，因而病变多无明显灶性出血及坏死。增强检查由于血脑屏障无明显破坏，病灶区域通常无明显强化或仅轻微强化。

（三）MRS

GC中Cho峰增高、NAA峰降低；Cho/Cr和Cho/NAA的比值增加，NAA/Cr比值降低。这与神经

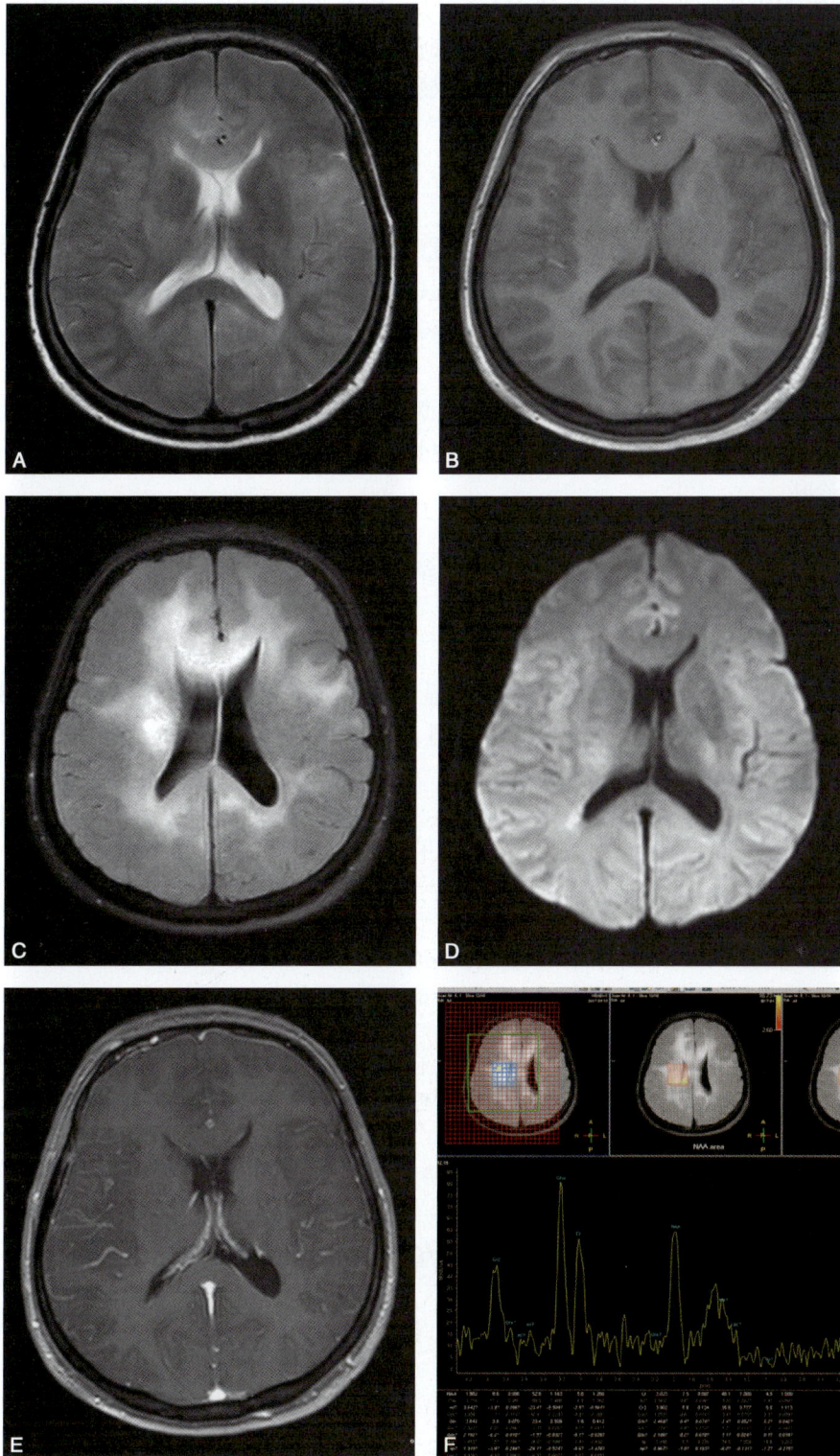

图 1-9　大脑胶质瘤病

脑 MRI 扫描：A～D. T2WI 横断位、T1WI 横断位、FLAIR、DWI，示双侧额顶叶、侧脑室旁、胼胝体及左侧颞叶可见多发片状长 T1、长 T2 信号影，FLAIR 序列显示高信号影，DWI 部分病变呈片状高信号，余病变呈等及稍高信号；E. T1WI 增强横断位，病灶未见明显强化；F. MRS，示右侧额叶病变 Cho 峰增高、NAA 峰降低；Cho/Cr 和 Cho/NAA 的比值上升，NAA/Cr 比值降低。NAA/Cr=1.26，NAA/Cr（h）=1.14，Cho/Cr=1.36，Cho/Cr（h）=1.49，Cho/NAA=1.08，Cho/NAA（h）=1.30，Lac/Cr=0.015，Lac/Cr（h）=0.007。类似胶质瘤波谱改变。

元细胞被异常增生的胶质细胞取代而造成 NAA 降低，以及肿瘤细胞增生引起 Cho 上升有关。另外有学者认为肿瘤中 Lac 及 Lip 峰的出现提示病变恶变；且 Cho/Cr、Cho/NAA 比值升高程度与肿瘤分级有一定的关系。病灶强化、Cho/Cr、Cho/NAA 比值明显升高多提示肿瘤恶性程度高。

四、鉴别诊断

（一）多中心胶质瘤

系脑内同时发生于 2 个以上部位的原发性胶质瘤，表现为多个病灶彼此分离，相互间无联系，病理类型可以相同或不同，且多中心胶质瘤常形成明显的肿块，大小不一，信号不均，占位效应明显，增强扫描有不同形式的明显强化，不同于胶质瘤病弥漫浸润性生长，强化不明显。

（二）感染性病变

如病毒性脑炎，主要累及颞叶，予以抗生素及激素治疗有效。GC 病灶范围广泛、边界不清、临床症状较轻，影像学检查提示病灶进行性增大、占位效应逐渐出现。MRS 可表现为肿瘤性病变波谱特征，有助于鉴别诊断。

（三）弥漫性脑白质病变

病变多发生于侧脑室周围白质内，以邻近中线结构对称性弥漫性病灶常见，病情常反复波动，病理上主要为神经纤维脱髓鞘。

（四）大面积脑缺血

大面积梗死临床症状较重，占位、水肿表现明显，MRA 显示相应部位部分血管狭窄闭塞。GC 常表现为弥漫性大片长 T1、长 T2 信号，占位效应不明显，病灶分布供血区域不一致，血管显示正常，并随病情进展 MRI 及 MRS 可表现出肿瘤性病变特征。

（王晓明　乞文旭）

参考文献

[1] Nevin S. Gliomatosis cerebri[J]. Brain, 1938, 61(2): 170-191.
[2] Fuller GN, Kros JM. Gliomatosis cerebri. In: WHO Classification of Tumours of the Central Nervous System, Louis DN[M]. Lyon: IARC Press, 2007.
[3] 方送化, 胡建斌. 大脑胶质瘤病的 MRI 诊断[J]. 中华放射学杂志, 1999, 33(4): 227.
[4] 王瑾, 刘志钦, 杨光之, 等. 大脑胶质瘤病 2 例临床病理学观察[J]. 临床与实验病理学杂志, 2011, 27(11): 1221-1225.
[5] 陈光礼, 焦俊. 大脑胶质瘤病的核磁共振成像及核磁波谱成像[J]. 贵阳医学院学报, 2005, 30(6): 516-519.

病例十　放射性脑损伤

病史：患者男，39 岁，突发嗅觉异常 1 个月余。鼻咽癌术后，曾行放射治疗，影像检查见图 1-10。

一、概述

放射性脑损伤是一种中枢神经系统或邻近器官的病变症状，一般是由于放疗造成，器官在经过一段时间潜伏期后，产生神经系统损害。放射性脑损伤是放疗产生的最严重的并发症，通常为进行性，并且具有致死性。目前尚不清楚造成放射性脑损伤的机制，但推测为以下几种：①放射线对脑组织的作用导致脑组织损伤；②放射线导致血管损伤；③放射线导致胶质细胞损伤；④人体自身免疫机制的作用；⑤放射线导致自由基损伤以及神经递质出现改变。任何单一的因素都不足以造成放射性脑损伤的所有变化，因此大多学者倾向于是多种因素共同作用而导致的结果。另外放射性脑损伤还具有以下影响因素：分次剂量和总照射剂量；照射方式与受照体积；个体放射敏感性；其他因素（如年龄增长、血管

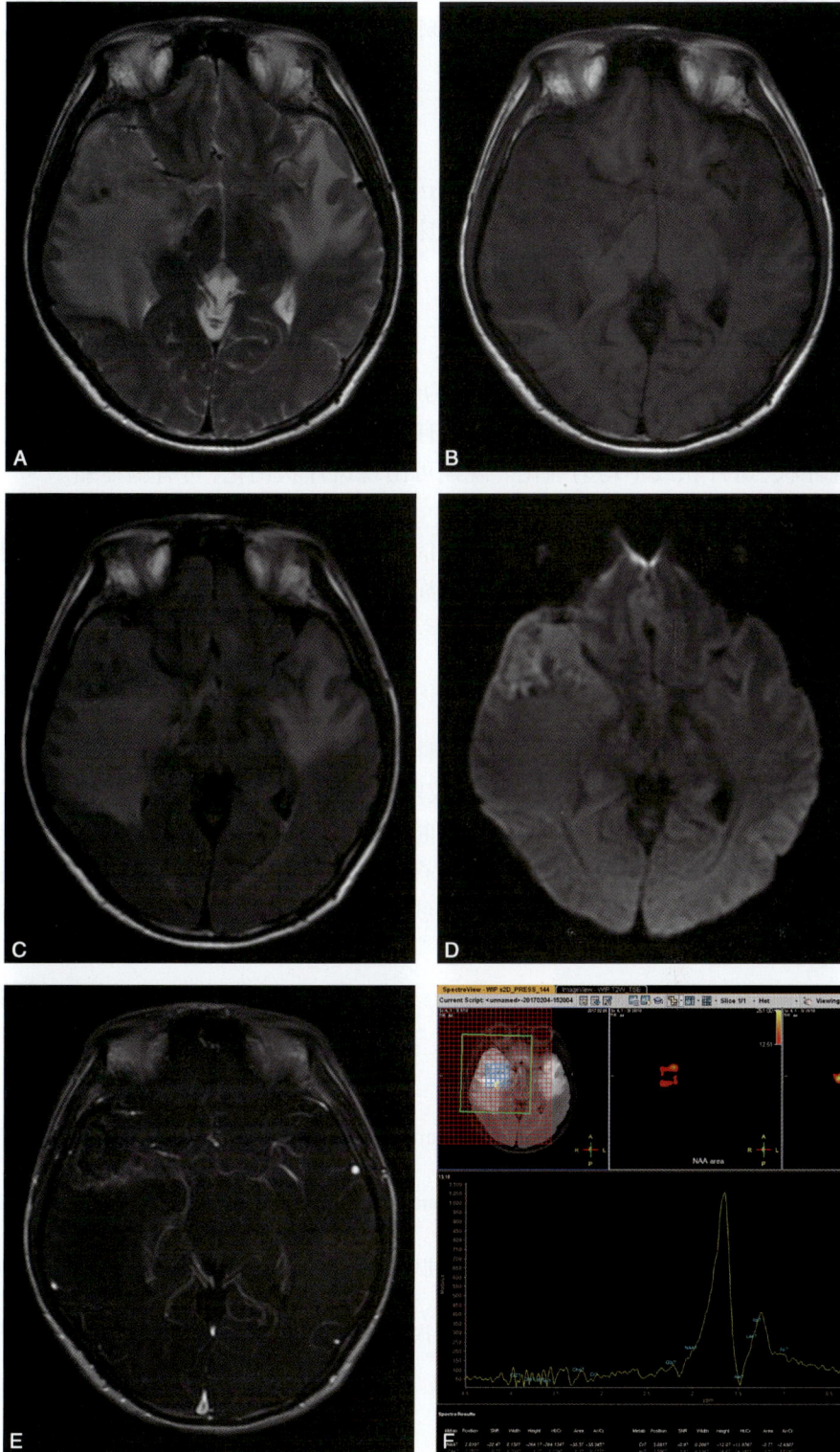

图 1-10　放射性脑损伤

脑 MRI 扫描：A～D. T2WI 横断位、T1WI 横断位、FLAIR、DWI，示双侧颞极不规则团片状高低混杂信号影，以右侧为著，边界不清，周围可见大片水肿带，FLAIR 序列及 DWI 图像上病变呈高低混杂信号，右侧侧脑室受压变窄，中线局限性略左偏；E. T1WI 增强横断位，增强扫描病灶边缘可见明显强化；F. MRS 图像，Cho 峰、NAA 峰降低或消失，乳酸峰增高。坏死改变，未见肿瘤征象。

性病变等）。如何诊断与鉴别放射性脑损伤以及肿瘤复发与其他组织浸润在临床治疗中具有重要意义，若将放射性脑损伤误诊为肿瘤复发或其他组织浸润，会导致患者错过最佳的治疗时机，并可能造成患者出现病情加重的现象。

二、临床表现

放射性脑损伤常导致患者的颅内压升高，从而引起患者出现头痛头晕、记忆力以及智力降低或肢体肌张力减弱，而脑损伤范围较小的患者可能无临床症状或症状较轻。

三、影像学表现

（一）CT

早期可以为局灶性或弥漫性病变。以照射区为中心，脑白质受累为主。表现为脑白质一侧或两侧脑室周围大片状低密度影，边缘不规则、模糊可伴有脑水肿表现，侧脑室变小，脑沟裂变浅。注射对比剂后坏死区出现环状、斑片状或不均匀强化。晚期可出现斑片状钙化，可有脑萎缩。

（二）MRI

T1 加权为不均匀低信号，T2 加权为不均匀高信号。边缘不规则、模糊。可伴有脑水肿表现，侧脑室变小，脑沟裂变浅，但占位效应较轻。注射对比剂后，坏死部有环状、斑片状或不均匀强化。颅骨可见明显的脂肪变，表现为 T1、T2 加权高信号。

四、鉴别诊断

肿瘤复发：在恶性脑肿瘤放射治疗后，肿瘤周围经常出现大片长 T2 信号。诊断这是肿瘤复发出现了肿瘤周围水肿，还是放射性脑白质损伤有时比较困难。通常可以通过增强扫描进行鉴别，如果强化形式为花环状、结节状增大，并伴有明显占位效应时考虑肿瘤复发。但有时复发的肿瘤强化和放射性坏死的强化判断也不容易。这时，动态增强强化高峰较早出现提示放射性坏死可能性大；PET、MRS 显示有脑代谢活动时，提示为肿瘤复发。出现与放射线照射区一致的脑白质低密度或长 T2 信号病灶，是诊断放射性脑损伤的关键。

（王晓明　乞文旭）

参考文献

［1］Chan YL，Leung SF，King AD，et al. Late Radiation Injury to the Temporal Lobes：Morphologic Evaluation at MR Imaging1［J］. Radiology，1999，213：800-807.

［2］Chong VF，Fan YF，Mykherji SK. Radiation-induced temporal lobe changes：CT and MR imaging characteristics［J］. AJR，2000，175：431-436.

［3］白雪冬，孙夕林，王丹. 对胶质瘤术后复发及放射性脑损伤鉴别诊断的影像学研究进展［J］. 国际医学放射学杂志，2013，36（3）：226-231.

［4］宋琼，夏黎明，王承缘，等. 鼻咽癌放射治疗后放射性脑损伤急性反应早期的 ¹H-MR 波谱研究［J］. 中华放射学杂志，2006，40（6）：590-593.

第二章　呼吸系统

病例一　结肠癌肺内多发转移

病史：患者女，55岁，结肠癌术后4年，无不适，定期复查，影像检查见图2-1。

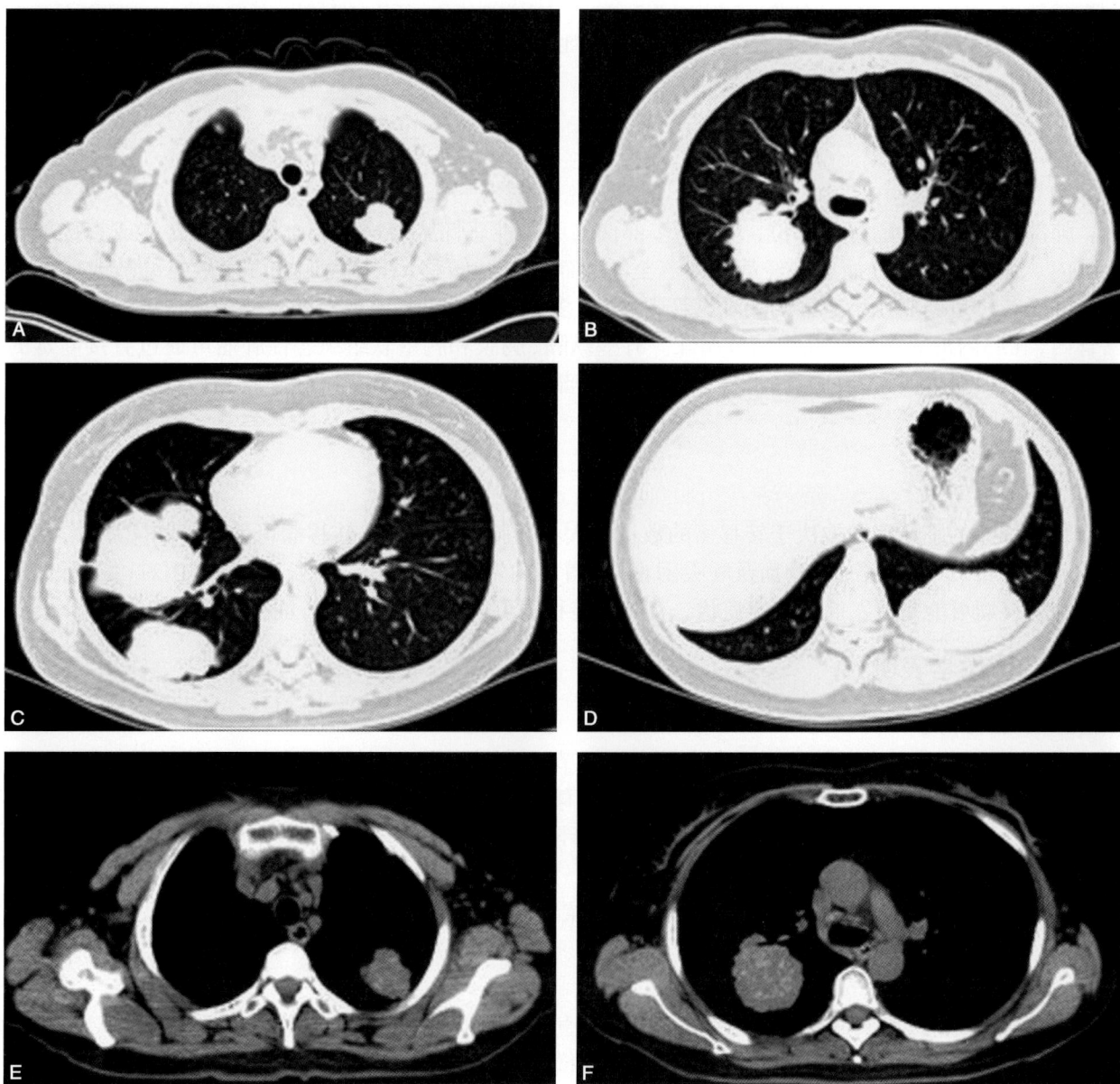

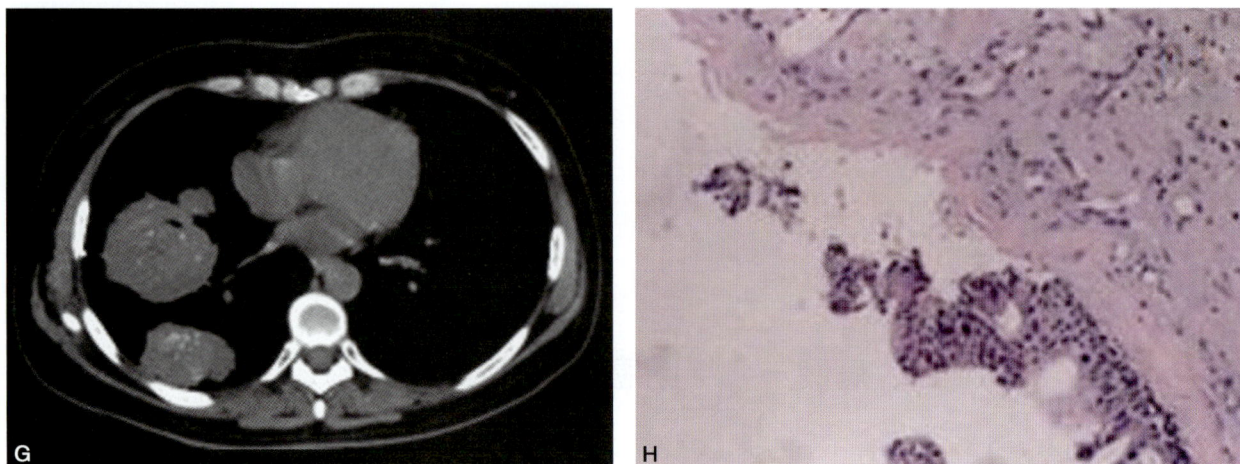

图 2-1 结肠癌肺内多发转移

胸部 CT 平扫：A～G. 肺内多发小结节、不规则球形肿块，病灶内密度不均，可见多发钙化、低密度区；H. 穿刺活检病理镜下所见，小块组织边缘 2 个腺体，核有异型。免疫组化：CEA（癌胚抗原，＋），TTF-1（甲状腺转录因子 -1，－），CK（细胞角蛋白，局灶＋）。病理诊断符合肠腺癌转移。

一、概述

肺部是转移性肿瘤好发部位，人体许多部位的原发性恶性肿瘤均可经血行、淋巴转移或直接蔓延至肺内。血行转移系肿瘤细胞经静脉回流至右心而发生肺转移，在肺内形成多发散在结节或球形病灶。淋巴转移是癌瘤在小血管周围淋巴管内增殖，多为肺门及纵隔淋巴结的转移瘤逆行播散至肺内淋巴管内，在肺内形成多发散在小结节病灶。有些纵隔、胸膜和胸壁软组织恶性肿瘤可通过直接蔓延的方式侵犯到肺部。绒癌、乳腺癌、肝癌、胃癌、骨肉瘤、甲状腺癌、肾癌、前列腺癌、精原细胞瘤及肾胚胎瘤均可发生肺转移。

二、临床表现

肺转移瘤的临床症状取决于转移瘤的数量和大小。肺内单发较小转移瘤可无任何临床症状，两肺多发转移瘤可有咳嗽、咯血、胸痛及呼吸困难，随着肺内转移瘤数量增多、长大，呼吸困难可进行性加重。肺转移瘤可能是原发瘤的初发症状。有时肺转移瘤可以得到病理证实，而找不到原发灶部位。

三、影像学表现

（一）血行转移

在 X 线片上表现为两肺中下野多发散在小结节或球形阴影，病灶密度中等，边缘清楚，也可形成癌性空洞。肝癌、胰腺癌、甲状腺癌及绒癌的肺转移灶以小结节病灶居多。骨肉瘤、结肠癌、肾癌、精原细胞癌及绒癌的转移可呈单发或多发的较大球形阴影。

（二）淋巴转移

在 X 线片上表现为两肺中下野多发小结节或粟粒状阴影及网线状阴影，线状阴影多见于两侧肋膈角部位，可垂直于胸膜面。淋巴转移多见于乳腺癌、胃癌及肺癌。

（三）直接蔓延

见于某些纵隔、胸膜和胸壁软组织恶性肿瘤，直接侵犯肺部时，可于原发灶附近形成结节或肿块。恶性胸腺瘤中肿瘤常沿同侧纵隔、胸膜蔓延至同侧横膈，形成单发或多发肿块阴影。

（四）不典型肺转移瘤

表现多样、大小不一，影像诊断主要依赖 X 线及 CT，X 线片由于分辨力较低，易漏诊。CT 由于其断层扫面的特点和较高的分辨力,对不典型肺转移瘤的检出率较高。

1. **孤立性转移**　当原发肿瘤已确定、肺内短期出现单发结节或肿块时,其为转移瘤的可能性为25%,且原发肿瘤多为腺瘤或软组织肉瘤。孤立性肺转移瘤多数边缘毛糙或光滑,X线及CT平扫表现为类圆形高密度结节,CT增强扫描动脉期周边呈环形中等强化,CT值增加20～40Hu。

2. **多发性转移伴空洞**　空洞型肺转移瘤主要来自鳞癌及腺癌,鳞癌占1/3～1/2,主要来自男性头部与女性生殖器肿瘤;其次为腺癌,主要来自结肠与乳腺癌。空洞型肺转移灶X线表现为类圆形、椭圆形略高密度影,内部密度较低,边界较清晰。CT表现为多薄壁、均匀性空洞,空洞内部为液性密度,CT值15～25Hu,增强扫描周边呈中等环形强化,CT值25～35Hu,病灶内部无强化,与肿瘤血供不足引起的坏死有关。

3. **多发性转移伴钙化**　肺转移性钙化主要来自骨肉瘤、软骨肉瘤、滑膜肉瘤及结肠癌、乳腺癌等。转移瘤的组织学结构常和原发肿瘤相似,因此肉瘤类肿瘤的转移灶最易出现骨化现象。转移病灶的钙化多呈沙砾状、斑片状及蛋壳状,边缘毛糙。X线表现为斑片状、蛋壳状密度不均匀的阴影或肿块影,边界多不光滑;CT上表现为CT值均大于100Hu的形态多样的钙化灶,边界毛糙,增强扫描不均匀强化,CT值增加20～35Hu。

4. **肺炎型转移**　肺炎型转移X线多表现为肺内斑片状、云絮状及不规则阴影,边界模糊,多分布于肺底,CT表现为肺内多发散在不规则高密度影,边界模糊,部分病灶内可见支气管扩张,表现为阻塞性肺炎。X线易误诊为肺炎,因此诊断此病时应结合临床肿瘤病史和病理表现。

5. **转移灶内伴支气管充气征**　此类型多为腺癌,组织学上类似细支气管肺泡癌,癌细胞沿肺泡壁生长,不破坏肺支架结构。X线表现为结节状、团片状高密度影,其内伴"枯树枝样"低密度影。表现为靠近肺门的含气结节或团块,边界多光滑,增强扫描肿块呈中度均匀强化,CT值增加20～40Hu。

6. **结节性转移伴晕征**　肺内转移结节伴晕征的形成机制可能因为新生血管壁脆弱易破裂所致,最常见于血管肉瘤和绒癌。X线表现无特异性,与真菌感染不易鉴别。CT表现为大小不等结节周围伴毛玻璃样密度的"晕",边缘模糊,提示肿瘤出血可能。增强扫描后病灶中心高度均匀性强化,CT值增加40～50Hu,周边轻度强化,CT值增加10～15Hu。

四、鉴别诊断

肺转移瘤需要与肺内一些疾病鉴别,如肺结核,金黄色葡萄球菌肺炎及其他病原引起的肺炎、霉菌病、胶原病、尘肺(肺尘埃沉着病)、恶性组织细胞增生症、结节病、淀粉沉着症等鉴别。其中以肺结核需与转移瘤鉴别的机会较多,特别是发生于两肺中下肺野的血行播散性肺结核及多发肺结核瘤。有时仅根据X线影像鉴别确实有困难的病例可先行抗结核治疗,进行短期观察,或进行经皮穿刺活检确诊。

(岳　勇　李丽一)

参考文献

[1] 郭启勇.实用放射学[M].北京:人民卫生出版社,2007.
[2] 高元安,张松智.肺转移瘤的特殊CT表现[J].中华放射学杂志,2012,36(2):135-136.
[3] Hsu CW, Kind TM, Chang MC, et al. Factors that influence survival in colorectal cancer with synchronous distant metastasis[J]. J Chin Med Association, 2012, 75(8):370-375.
[4] Patel GS, Karapetis CS. Personalized treatment for advanced colorectal cancer: KRAS and beyond[J]. Cancer Management Res, 2013, 5:387.

病例二　肺内 Castleman 病

病史:患者女,45岁,胸闷,来院行胸部CT检查,影像检查见图2-2。

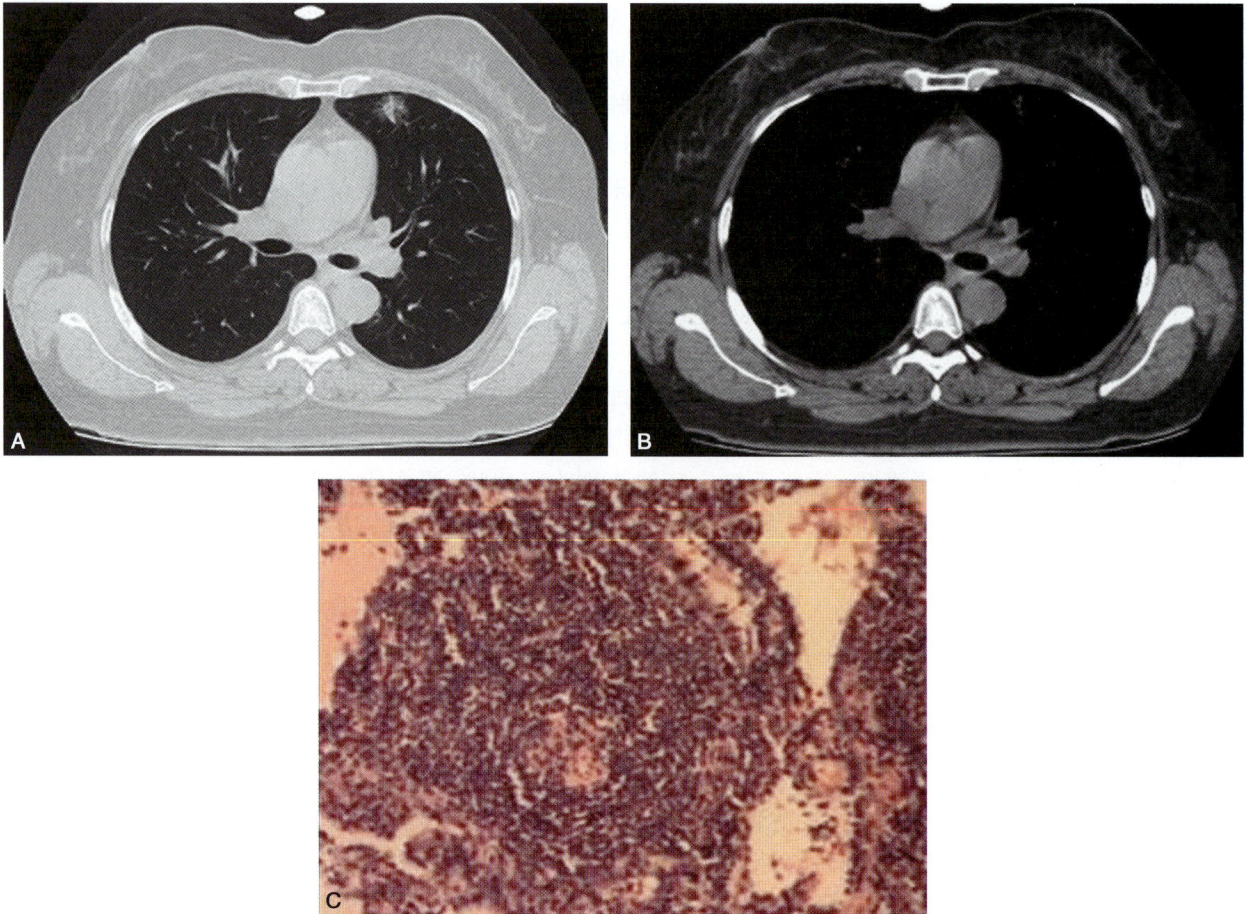

图 2-2　肺内 Castleman 病

胸部 CT 平扫：A、B. 左肺上叶前段不规则结节影，边缘毛糙，纵隔窗范围明显小于肺窗所示；C. 左肺上叶病灶切除后镜下所见，肺组织内弥漫淋巴组织增生，淋巴滤泡形成，滤泡血管增生明显，见生发中心玻璃样变，淋巴细胞于滤泡周围呈同心圆排列。免疫组化：CD20（+），CD21［见 FDC（滤泡树突状细胞）网］，CD3（+），Ki-67（生发中心 + 为主），CK（上皮 +），CD23（见 FDC 网），CD5（+），cyclin D1（散在 +），Bcl-2（+）。病理诊断：（左肺）Castleman 病（玻璃样血管型）。

一、概述

Castleman 病曾称血管滤泡性淋巴样增生，是一种少见的慢性淋巴组织增生性疾病，属良性病变。根据组织病理学分为透明血管型（hyaline vascular，HV）、浆细胞型（plasma cell，PC）及混合型（mixed/HV-PC）。临床上分为局灶型（localize Castleman disease，LCD）与多中心型（multicentric Castleman disease，MCD）。前者局限于单部位的淋巴结，很少有全身症状；后者是一种累及全身的淋巴结病，常伴有多系统、多器官的异常，临床表现复杂。其中肺 Castleman 病大多累及纵隔、肺门，本病的肺内受累是极为罕见的，容易误诊为肺癌等。

二、临床症状

局灶型 CD 患者临床上多无症状，呈良性特征，常为体检或因其他疾病做检查时发现。病灶可表现为局部多发小结节融合较大肿块，可压迫邻近器官引起相应的症状，如发生于纵隔者可压迫气管，引起胸闷、咳嗽。

多中心型 CD 患者呈恶性表现，累及多个器官且全身症状明显，临床上有全身症状，如发热、贫血、血沉加快、消瘦、浮肿、胸腹水、发热、肝脾肿大及实验室检查紊乱等。

三、影像学表现

Castleman 病影像学表现与其病理组织学类型密切相关,病理组织学类型不同其影像学征象常具有明显差异。

(一)局灶型 HV

局灶型 HV(透明血管型)占绝大多数(超过 90%),X 线表现为孤立性肿块,边缘光滑或略呈分叶状,大小不定,病变可位于肺内、纵隔任何区域,最常见于中纵隔或偏后,少数肿块内可以有钙化。CT 表现为:①病灶呈单发的圆形、类圆形结节或多发小结节融合成肿块影,边缘清楚,密度多均匀,病灶较大(直径>5cm)时中心可见低密度影或点片状钙化密度影。②增强扫描早、中期病灶呈均匀一致的明显强化,无囊变、坏死,强化值超过动脉的 2/3,动态变化过程与动脉相似,即早期明显强化,延迟后消失;病灶周围有时可见点状、条状的滋养动脉血管影,强化程度与病灶内丰富的毛细血管增生和周边较多的供血滋养动脉有关,其次与对比剂的注射方式、流率和剂量等均有一定关系。③部分病灶内因增生的小血管主干及其分支的退变、玻璃样变可出现钙化,以树枝状钙化最具特异性,且常常仅出现在 HV 型。

超声检查表现为:①孤立的、包膜清晰完整的低回声结节或肿块,边缘清楚,内部结构正常,皮髓质分界清楚,病灶较大(>5cm)时可表现为不均匀低回声。②病灶内有钙化时可见锐利的伴有声影的强回声。③探及病灶内血流丰富,病灶周围显示有增粗的动静脉血管。④舒张期可见低阻抗波型,为其特征性表现。

(二)多中心型 PC

多中心型 PC(浆细胞型)影像学表现无特异性(约 10%),X 线表现为多发肿块影,边缘光滑或呈分叶状,大小不定,病变可位于肺内、纵隔任何区域,常见于中纵隔或偏前,可有钙化。CT 表现为 1 个或多个区域的多发淋巴结肿大,直径多为 1~3cm,最大达 6cm,但病灶有融合时则可呈肿块样改变,多数边缘欠清晰,密度不均匀,并可浸润周围的脂肪间隙,以致局部筋膜增厚,病灶呈不均匀强化,其强化程度明显低于 HV 型,呈轻至中度强化;可合并有其他脏器受累的表现,如胸腔、腹腔积液,肝脾肿大,肺间质浸润等。

彩色多普勒超声检查呈多部位、多发性低回声结节,回声均匀,多数边缘清楚,直径为 1~3cm,内部结构完整,皮髓质分界清楚,探及病灶内血流信号少。

(三)混合型

在组织病理学上有 HV 型和 PC 型的表现,也可以其中一型为主,其影像学表现复杂多样,兼有 HV 型及 PC 型影像学表现。

四、鉴别诊断

(一)局灶型 HV 型应与下列疾病鉴别

1. **异位嗜铬细胞瘤** 可以发生于包括新生儿在内的任何年龄,以中青年居多,其典型临床表现为阵发性高血压,而间歇期血压正常的患者相对较少,多数为持续性高血压,阵发性加剧,尿中儿茶酚胺及其代谢产物含量升高亦常见。可以发生于身体任何部位,90% 位于腹部,以主动脉旁、肾门、下腔静脉、肠系膜静脉旁最多见。异位嗜铬细胞瘤大多血供丰富,多数动脉期实质部分强化与大动脉同步,部分有引流血管,病理证实细胞团之间有丰富血窦,此征象为本病特征之一。肿瘤易发生出血、坏死、囊变,可能系瘤体较大、血供相对不足或血管变性所致。

2. **颈动脉体瘤(carotid body tumor,CBT)** 又称副神经节瘤(paraganglioma)或化学感受器瘤(chemodectoma),临床上较为少见。CBT 的影像学特点为:瘤体位于颈动脉分叉处,颈动脉分叉角度增大,颈内、外动脉移位;供血动脉以颈外动脉为主,呈网状、丛状分布,血供较丰富。当出现这些征象时多能诊断 CBT。呈单发肿块且均一强化,但可见颈内、外动脉分叉的角度增大,沿主动脉生长,而 HV

型则按淋巴链分布。

3. **神经鞘瘤**　多发于青年人，患者多无症状而偶然行胸片检查时发现。部分患者可以有轻度的胸部不适、刺激性咳嗽、胸闷和气短等症状。肿瘤较大时，患者可以伴有邻近组织或器官受压迫症状，如压迫食管致进食下咽困难，压迫气管支气管致咳嗽和呼吸困难；哑铃形肿瘤压迫脊髓、脊神经及交感神经链时致肢体麻木或同侧 Horner 综合征，严重时出现大小便失禁，甚至不完全截瘫。按病理分类，可分为良性神经鞘瘤与恶性神经鞘瘤。肿瘤多发于脊柱旁沟区，胸内神经鞘瘤主要发生于脊神经根或肋间神经近椎间孔段，极少数发生于迷走神经和膈神经。主要位于后纵隔，极少位于前纵隔或中纵隔。CT 表现沿着神经走行分布，病灶边缘光滑清晰，可有中等强化，可见囊变及钙化，若发生在椎旁可见骨质破坏和神经孔扩大。HV 型则按淋巴链分布，无囊变坏死，其强化程度接近动脉。

（二）多中心型 PC 型应与下列疾病相鉴别

1. **胸腺瘤**　多位于前上纵隔，多为良性，包膜完整。15% 合并有重症肌无力，胸部和纵隔 CT 扫描有助于确定纵隔肿瘤的确切位置及毗邻结构。

2. **生殖细胞肿瘤**　畸胎瘤常见，大部分位于前纵隔，较多位于前纵隔中部，X 线、CT 检查显示前纵隔心底部水平有质地浓密的圆形、类圆形或结节状影，如见到骨质或牙齿有诊断意义。肿瘤穿破至肺或支气管，患者咳出皮脂腺分泌物或毛发，具有特征性诊断价值。此外，还有精原细胞瘤及非精原细胞瘤，行人绒毛膜促性腺激素（HCG）、甲胎蛋白（AFP）及乳酸脱氢酶（LDH）检查具有一定诊断价值，最终确诊待术后病理。

3. **纵隔恶性淋巴瘤**　纵隔肿瘤只不过是这一高度恶性全身疾患的局部表现。在早期即有气管和上腔静脉的严重受压症状，一般气急症状迅速加重，并出现颜面、颈部、上肢肿胀。表浅淋巴结肿大和肝脾肿大也是常见的现象。X 线显示一侧或双侧纵隔典型的气管和支气管周围迅速增长的巨大结节状肿块。有些病例可有胸腔积液。小剂量放疗和化疗能使症状很快改善，X 线所见肿瘤阴影明显缩小。

另外需要与结节病、淋巴结结核等相鉴别，因无特征性表现，故鉴别诊断较困难，需综合临床表现、实验室检查、影像学表现，确诊需病理检查。

（岳　勇　李丽一）

参考文献

［1］范书漩，叶兆祥，孟晓燕，等. Castleman 病的 CT 表现及临床病理特点［J］.放射学实践，2014，29（6）：647-650.

［2］银小辉，陈玲军，李至，等. Castleman 病的多层螺旋 CT 表现［J］.实用放射学杂志，2013，29（2）：271-2300.

［3］Munshi N，Mehra M，van de Velde H，et al. Use cf a claims database to characterize and estimate the incidence of Castleman's disease［J］. Leuk Lymphoma，2015，56（5）：1252.

病例三　肺　栓　塞

病史：患者女，55 岁，宫颈癌、阴道不规则流血 1 个月余，在当地医院输血 400mL 后，来我院进一步治疗。突发胸痛，D-二聚体增高，影像检查见图 2-3。

一、概述

肺栓塞（pulmonary embolism，PE）是以各种栓子阻塞肺动脉系统为其发病原因的一组疾病或临床综合征的总称，包括肺血栓栓塞症、脂肪栓塞、羊水栓塞等，其中肺血栓栓塞症最为多见，临床死亡率高，为三大最危险胸痛疾病之一，据统计在血管疾病中，其发生率在急性冠脉综合征和卒中之后，是第三大常见的血管疾病。引起肺栓塞的血栓主要来源于深静脉血栓形成，常见的继发性因素有创伤、骨折、长期卧床、手术、口服避孕药，慢性心肺疾病等，但也有一部分无明确诱因的患者是由于具有血栓先天易患因素。

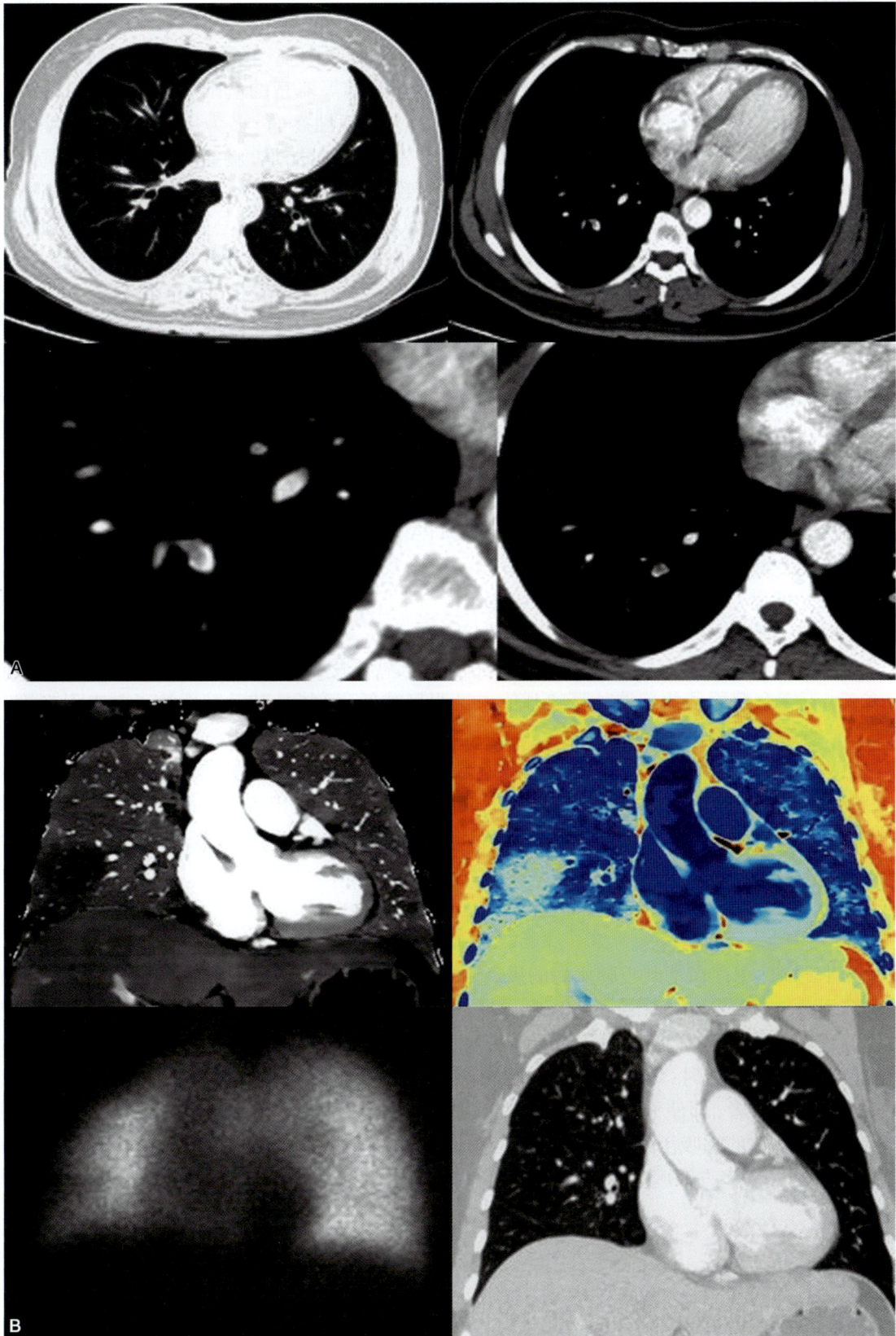

图 2-3　肺栓塞

A. 右下肺动脉内见充盈缺损；B. 右肺下叶基底段多发血流灌注不良灶，局部通气正常。诊断肺栓塞。

二、临床表现

肺栓塞的临床表现复杂，且多无特异性，传统的"胸痛、呼吸困难、咯血"三联征不到1/3，其临床表现主要取决于栓子的大小、数量、栓塞的部位及是否存在心肺等器官的基础疾病。据统计最常见的症状是呼吸困难（80%～90%）和胸痛（40%～70%），胸痛为胸膜性疼痛，多为周围肺动脉栓塞累积到胸膜所致，与其他的胸膜炎性反应类似，疼痛多与呼吸有关，吸气时加重，胸痛的程度主要与局部炎症反应的程度、胸腔积液量与该患者的痛觉敏感性有关，少数为心绞痛样发作（4%～12%）。这可能与体循环低血压、冠状动脉痉挛、冠脉血流减少等有关，应注意是否合并急性右心室心肌梗死。咯血（10%～30%）多为小量，由支气管黏膜下支气管动脉代偿性扩张破裂出血引起，此外，还有咳嗽、胸闷、烦躁等。患者可出现晕厥，肺栓塞所致的晕厥主要表现为突然发作的一过性意识丧失，并在短期内恢复知觉，可伴有头晕、黑矇、视物旋转等症状，同时提示病情危重，死亡率高，常被误诊为心脑血管疾病。意识恍惚，分析原因仍考虑为大面积肺栓塞致体循环低血压，持续低氧血症，脑灌注压下降，致缺血缺氧性脑病，患者出现神志及意识改变，同时出现四肢无力，易误诊为脑血管疾病，同时为进一步排外脑血管病行相关检查而延误治疗。

三、影像学表现

CT肺血管造影（CT pulmonary angiography，CTPA）能很好地提供解剖图像及检出PE的位置、数目及程度，但由于受空间分辨力影响不能很好显示亚段及以下血管的微小栓塞，更加无法显示肺组织灌注受损情况。能谱CT碘基物质图是注射对比剂后通过测量肺组织的碘含量变化得出肺灌注受损情况，反映正常和病理情况下肺组织血流动力学变化。

完全型栓塞表现为对应肺野低灌注区。不完全型栓塞可表现为对应肺野灌注减低，灌注减低与栓塞程度有关；不完全型栓子的远端肺野碘基值未见明显减低，可能是肺动脉内栓子并未引起管腔完全梗阻，加之肺组织的多重供血机制，因而没有造成栓塞区肺组织血流动力学明显改变。患者体位及坠积效应也会对肺野内碘含量及碘基图的灌注产生影响，选取对照区时尽量选取栓塞区对侧肺野相同部位，如果对侧肺野存在栓塞则选取同一肺野邻近部位，以提高PE检出率。部分患者可在碘基物质图上表现为一较大低灌注区，但在CTPA图像上观察并未发现栓子；可能因为该区域靠近右心房，受到上腔静脉内高密度对比剂伪影的影响，或者邻近肺血管内存在小栓子，而在CTPA上显示为阴性。

四、鉴别诊断

在临床上遇到：①存在基础心肺疾病的患者，如呼吸困难突然加重，而常规改善心衰及调整抗生素等治疗病情不改善者；②不明原因休克患者，如同时存在不能解释的低氧血症时；③患者以晕厥为首发原因就诊，用单纯的心脑血管疾病不能解释时；④胸痛患者，同时存在心电图广泛ST-T变异，但不支持急性心梗及主动脉夹层时；⑤无明显诱因反复以劳力性胸闷、呼吸困难就诊的患者，以不稳定型心绞痛治疗后症状不缓解者，即使无低氧血症表现，仍应怀疑；⑥妊娠、骨折、恶性肿瘤、长期卧床及手术后的患者出现不能解释的呼吸困难时，均应考虑到肺栓塞的可能性，尽早进行血气分析、D-二聚体、心脏超声及肺动脉CTA等检查明确。

（岳　勇　李丽一）

参考文献

[1] 陆再英,钟南山.内科学[M].北京:人民卫生出版社,2008.

[2] 杨盛,张涛.影像学在肺栓塞诊断中的应用及新进展[J].医学综述,2014,20(15):2802-2804.

[3] 吴华伟,程杰军,李剑颖,等.CT能谱成像定量碘基物质图对肺栓塞的诊断价值[J].中华放射学杂志,2011,45(8):727-730.

［4］马光明,贺太平,段海峰,等.能谱CT在肺栓塞小栓子检出中的临床应用[J]现代医用影像学,2014,23(6):633-636.

［5］den Exter PL,vanderHulle T,Klok FA,et al. Advances in the diagnosis and management of acute pulmonary embolism[J]. Thromb Res,2014,133(2):10-16.

病例四　特发性肺含铁血黄素沉着症

病史:患者女,54岁,发热、咳嗽1个月余,影像检查见图2-4。

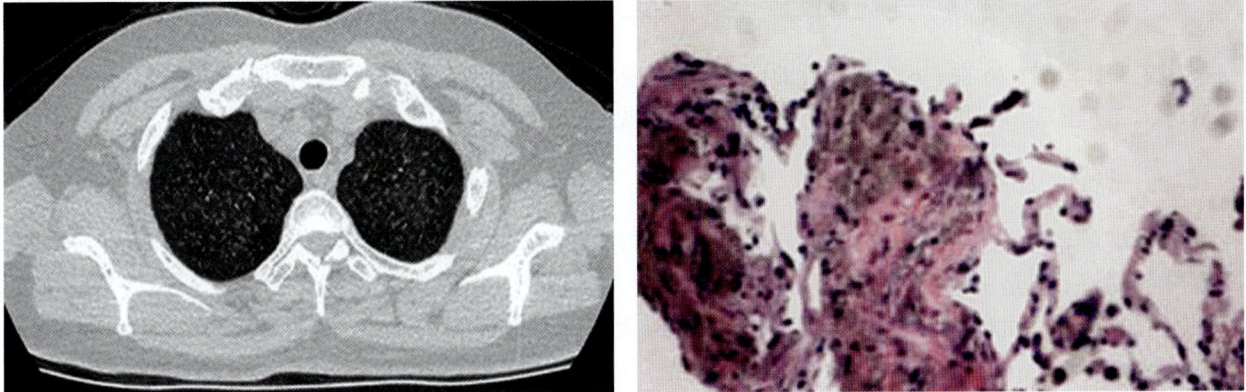

图2-4　特发性肺含铁血黄素沉着症
肺内弥漫分布模糊小结节;病理镜下纤维结缔组织间见含铁血黄素沉积,见游离的柱状上皮,未见异型。

一、概述

特发性肺含铁血黄素沉着症的病因不明,可能与原发性或免疫缺陷所致的肺泡毛细血管异常有关。急性出血期肺部病理改变有肺泡内出血,范围较广泛。细支气管和肺泡内有多量吞噬含铁血黄素的巨噬细胞。病史较长者肺间质内有含铁血黄素沉着,肺泡上皮增生、变性及脱落,肺毛细血管扩张、迂曲,可发生弥漫性肺间质纤维化。

二、临床表现

本病好发于10岁以下儿童,主要临床症状有反复咯血及缺铁性贫血,常伴有发热,肝(脾)大。痰中有吞噬含铁血黄素的巨噬细胞。

三、影像学表现

主要影像表现为肺内斑片状阴影,有的呈磨玻璃密度影像。本病影像表现与肺出血的临床症状一致。病变的范围取决于出血量,出血较多时引起较大范围的斑片融合影。大量咯血时,肺内有较大范围或弥漫分布的片状阴影。咯血好转时,肺内病灶逐渐减少或消失。急性出血时肺内阴影在短期内可有明显变化。

四、鉴别诊断

肺内有多发斑片状及结节状阴影,临床有反复咯血,缺铁性贫血。痰化验见含铁血黄素的巨噬细胞可诊断本病。特发性肺含铁血黄素沉着症的胸部X线、CT表现与肺-肾综合征相似。本病的发病年龄小,在10岁以下,肾脏受累的症状少见,血清中抗基底膜抗体阴性,可与肺-肾综合征区别。

(岳　勇　李丽一)

参考文献

[1] Zhang X, Wang L, Lu A, et al. Clinical study of 28 cases of paediatric idiopathic pulmonary haemosiderosis[J]. J Trop Pediatr, 2010, 56(6): 386-390.

[2] 刘志刚, 何敏, 杨晓霞, 等. 特发性肺含铁血黄素沉着症误诊21例[J]. 实用儿科临床杂志, 2008, 23(4): 279-280.

[3] Miwa S, Imokawa S, Kato M, et al. Prognosis in adult patients with Idiopathic pulmonary hemosiderosis[J]. Intem Med, 2011, 50(17): 1803-1808.

病例五　多原发磨玻璃密度结节

病史：患者男，76岁。6个月前无明显诱因出现右侧背部疼痛，偶伴咳嗽，无咳痰。病来食欲较差，睡眠可，二便正常，近期体重下降约5kg，影像检查见图2-5。

一、概述

肺磨玻璃密度结节（ground glass nodule, GGN）属于临床常见的一种肺疾病，表现为肺局部密度不同程度的增高，但是肺部支气管和血管并不能够全部覆盖，因此表现出磨玻璃的形式。病变可由多种原因引起，包括炎性病变、出血性病变及肿瘤性病变，其中肿瘤性病变包括不典型腺瘤样增生（atypical adenomatous hyperplasia, AAH）、细支气管肺泡癌（bronchioloalveolar carcinoma, BAC）和微浸润性腺癌（minimally invasive adenocarcinoma, MIA）。肺局灶性磨玻璃密度结节的病理基础为病理组织沿着肺泡壁附壁生长，但不会造成周围肺泡结构的破坏，由于肺泡内含有较多的气体，形成炎症或局灶性肺出血后，会出现病理组织的大量增加，可造成机体的肺泡塌陷，当成纤维细胞大量增加时，还可演变为含实性成分的磨玻璃结节，这是诸多疾病发生的基础。

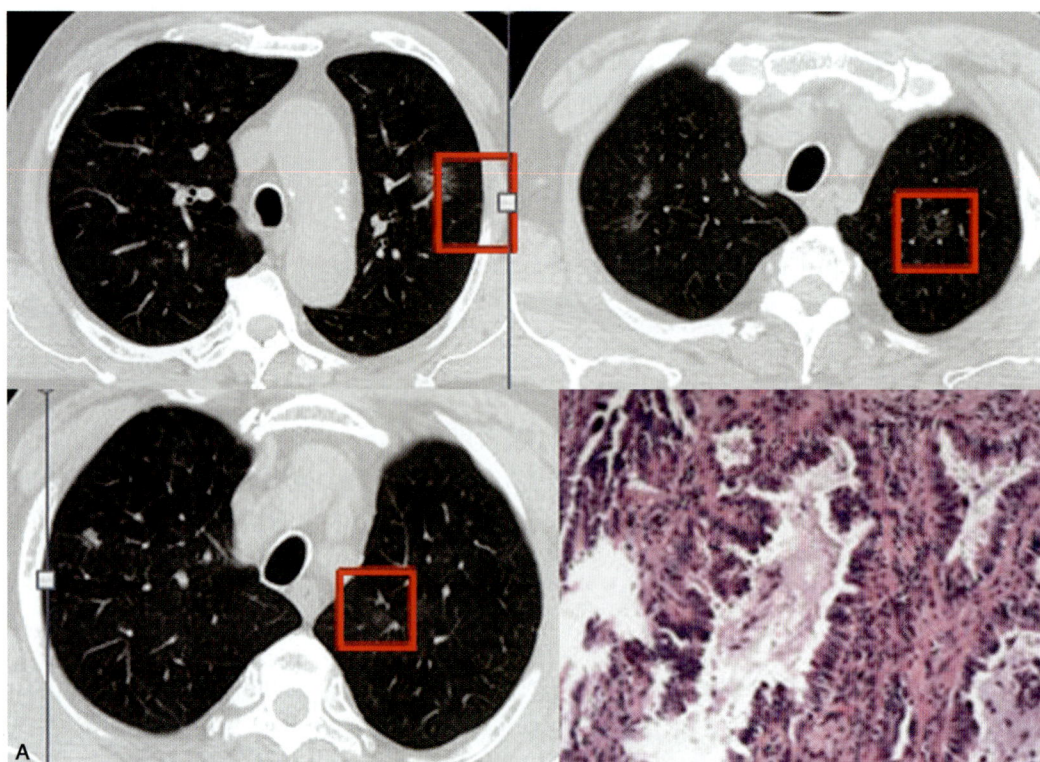

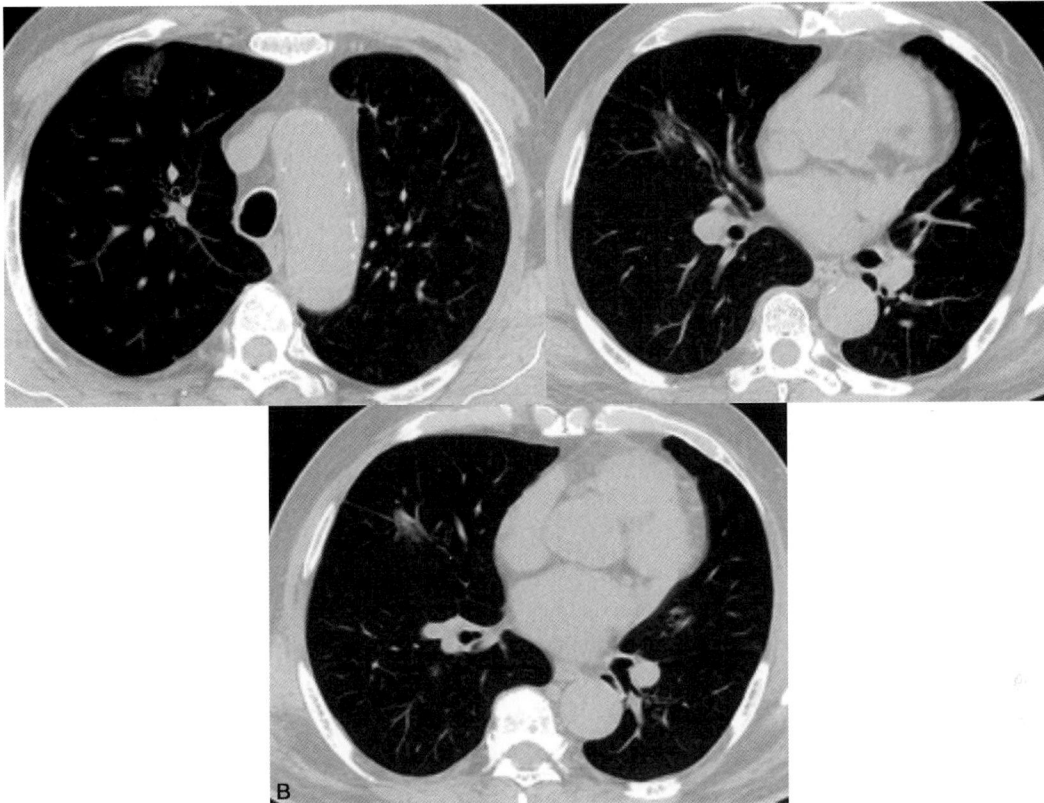

图 2-5 多原发磨玻璃密度结节

A. 左肺上叶多发磨玻璃密度结节，混合型，内见实性成分；病理镜下见癌细胞呈腺样，浸润生长。免疫组化：CK7（细胞角蛋白 7，+），CD34（+），SMA（平滑肌肌动蛋白，+），诊断：高分化腺癌，腺泡为主型。单纯型，内见空泡征；病理免疫组化：CK7（+），CD34（+），SMA（+），诊断为原位腺癌。B. 右肺多发单纯型、混合型磨玻璃密度结节，部分结节直径＞10mm。

二、临床表现

中年或老年，常无症状；胸片无异常，多为 CT 偶然发现。

三、影像学表现

按照肺部实质病变进行分类，包括两种，一种是单纯型，另一种是混合型。单纯型肺部局灶性磨玻璃密度结节是指局部出现磨玻璃样的影像，表现为半透明状；混合型和单纯型有所区别，密度显著增高，显示为片状或者结节状。

AAH，病灶小于 5mm，轻到中度异型核，无间质受侵。

AIS，直径小于 3cm，中到中度异型核，无间质受侵。纯 GGN 直径大于 10mm，AIS 比例增加。

MIA，肿瘤直径小于 3cm，间质受侵，受侵范围小于 5mm。纯 GGO 病灶内出现实性成分，恶性程度增加，即使病灶直径小于 10mm。

浸润性腺癌，主要为附壁样生长，受侵范围大于 5mm。病灶内实质成分增多。

四、鉴别诊断

良性病灶多为感染、纤维化、出血等情况，其病灶范围较大但形态不规则，也可呈斑片状，密度较低，多呈云雾状。恶性病灶则不同，一般直径较大，且呈现不规则形状，以圆形多见，边缘较为清晰，多含有实性密度；不过肺泡癌也可能无实性密度，要区别对待，多为类似于实性周围型肺癌的相关特征，例如形态学表现：分叶征、空泡征、毛刺征、空气支气管征、胸膜凹陷征等，良性病灶中少见。定期开展抗感染治疗和复查也是区别两种疾病的有效方法。必要时还需进行穿刺活检。

如果病灶持续3个月无改变，消失的可能性较小，应定期随访。病灶变小，不一定是良性，除非在一系列扫描中病灶范围减小，而无实性成分增加。

（岳　勇　李丽一）

参考文献

[1] 范丽，刘士远，李清楚，等.肺部局灶性磨玻璃密度结节多排螺旋CT征象良恶性的Logistic回归分析[J].第二军医大学学报，2010，31（10）：1060-1064.

[2] 彭德昌，龚洪翰，余克涵，等.肺部局灶性磨玻璃密度结节MSCT诊断[J].实用放射学杂志，2012，28（1）：29-32，41.

[3] Chang B, Hwang JH, Choi YH, et al. Natural historyof pure ground-glass opacity lung nodules detected by low-dose CT scan[J]. Chest, 2013, 143（1）: 172-178.

[4] Austin JH, Garg K, Aberle D, et al. Radiologic implications of the 2011 classification of adeno carcinoma of the lung[J]. Radiology, 2013, 266（1）: 62-71.

[5] Travis WD, Brambilla E, Noguchi M, et al. lnternational association for the study of lung cancer/American thoracic society/European respiratory society international multidisciplinary classification of lung adenocarcinoma[J]. J Thorac Oncol, 2011, 6（2）: 244-285.

病例六　气管、支气管异物

病史：患者女，61岁。4天前无明显诱因出现咳嗽、咳黄色黏痰，伴发热，体温最高39.8℃，畏寒无寒战，右侧胸部、后背部疼痛，咳嗽时加重，与呼吸有关，周身乏力，无盗汗，有胸闷气短。血常规：白细胞计数$15.4×10^9$/L，中性粒细胞百分比81.7%，淋巴细胞百分比14.5%，影像检查见图2-6。

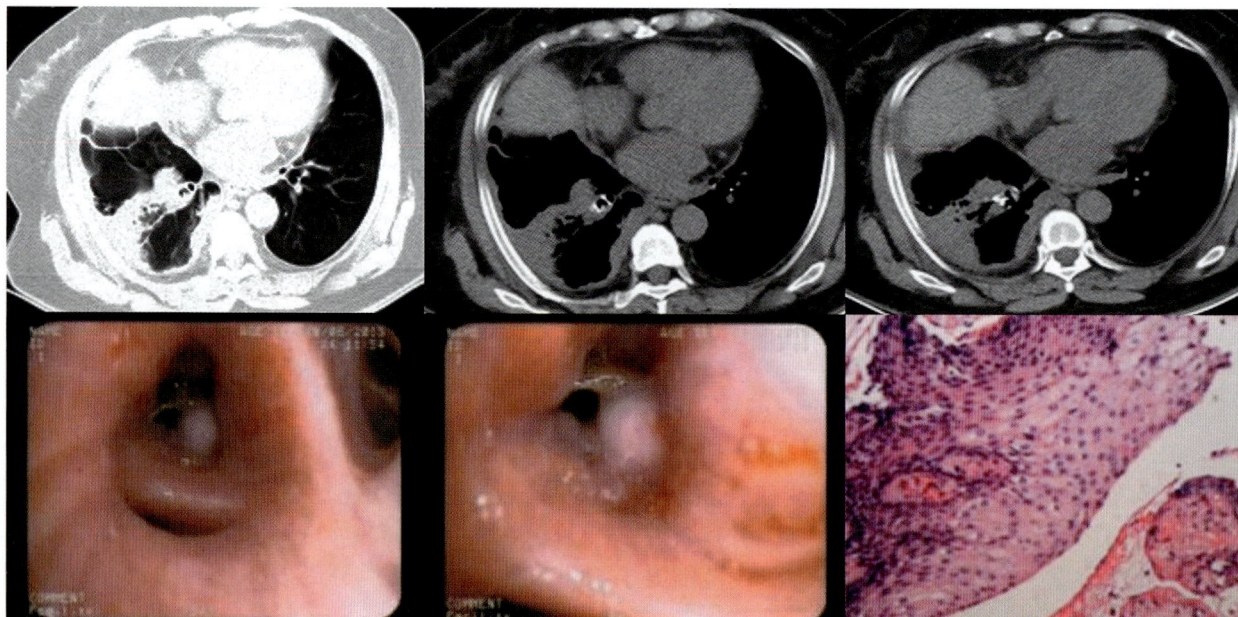

图2-6　支气管异物

右肺下叶支气管基底段起始部管腔内见高密度影。气管镜所见：气管通畅，黏膜光滑，隆突锐利，左主支气管及分支黏膜完整，未见明显异常。右下叶基底段支气管可见一异物嵌顿其中，周围新生肉芽组织明显，余支气管未见明显异常。反复多次钳取异物碎片。病理诊断：符合异物，（支气管黏膜）上皮鳞状化生。

一、概述

气管、支气管异物可发生于任何年龄,以 5 岁以下儿童多见。异物可分为以下 3 种:①植物性异物,如花生、瓜子、谷粒和豆类等。此类异物在支气管内潮湿后膨胀,使阻塞加重。由于花生、豆类等含有游离脂肪酸,刺激呼吸道黏膜,使之发生炎症反应而充血、肿胀,分泌物增多,从而加重梗阻。②动物性异物,如牙齿、骨块、鱼刺等,支气管黏膜反应较轻。③矿物性异物,如金属制品、石子、玻璃等,气道黏膜所受刺激及反应最轻。异物停留在气道的位置与其形态、大小有关。较大且有锐利钩角的异物易停留在上部气道,较小、光滑的异物可进入下部气道。由于右侧主支气管比左侧更接近于垂直走行,故异物易进入右侧。异物引起的病理改变分为以下 4 型:①双向通气,异物较小或管状异物,气道黏膜反应轻微时,吸气及呼气气流均可通过异物所在的部位,远端不发生阻塞性改变。②呼气性活瓣梗阻,吸气时气道增宽,气流可通过,呼气时气道变细,异物将气道完全阻塞,气流不能呼出,逐渐发生阻塞性肺气肿。③吸气性活瓣梗阻,由于气管近端较远端内径大,吸气时,气流使异物向气管远端移动,阻塞气道,气体不能进入远端气道。呼气时异物向气管远端移动,气体可呼出,逐渐发生阻塞性肺不张。④完全梗阻,异物将气道完全阻塞,且位置固定引起肺不张。上述改变不仅取决于异物大小及所在部位,而且与气道黏膜的炎性反应有关。

二、临床表现

异物吸入 12~48 小时可发生剧烈的刺激性咳嗽、胸痛、青紫、呼吸困难及气喘等。较大异物阻塞喉部,或在气管分叉处堵塞双侧主支气管开口,患者很快窒息死亡。多发异物堵塞多个肺叶、肺段支气管也可引起窒息。如果异物在支气管内可移动,咳嗽及呼气时异物向上撞击声门,引起特征性的气管撞击声,手指置于环甲区有撞击感。异物进入支气管后症状暂缓解。当发生阻塞性肺炎时出现咳嗽、发热、白细胞计数增多等感染表现。

三、影像学表现

异物引起呼气性活瓣阻塞时,发生阻塞性肺气肿,使两肺含气量增多。由于吸气时进入肺内气体比正常时少,胸腔负压加大,引起回心血量增多,故心影增大同时膈肌上升。呼气时,因气体不能排出,胸腔内压力增高,使心影变小、膈下降。这些改变与正常吸气时心影变小、膈下降,呼气时心影变大、膈上升的情况相反。

1. **主支气管异物**

(1)一侧肺透过度增高:呼气性活瓣阻塞时患侧肺透过度升高,肺血管纹理变细。

(2)纵隔摆动:透视或拍摄呼、吸气相两张照片比较能判断有无纵隔摆动。呼气性活瓣阻塞时纵隔在呼气相向健侧移位,吸气时恢复正常位置。吸气性活瓣阻塞时吸气相纵隔向患侧移位,呼气时恢复正常位置。

(3)阻塞性肺炎和肺不张:支气管阻塞数小时后可发生小叶性肺炎,较长时间的阻塞后发生肺不张。阻塞性肺炎表现为斑片状阴影,肺纹理增粗、密集、模糊。肺不张发生后,肺体积缩小,呈致密阴影。长期肺不张引起支气管扩张和肺纤维化,阴影密度不均。

(4)其他改变:肺泡因剧烈咳嗽时内压增高而破裂,肺间质内有气体进入发生间质性肺气肿。气体沿间质间隙进入纵隔而发生纵隔气肿,表现为纵隔旁带状低密度阴影。继之发生颈部气肿,面、头、胸部皮下气肿。气体从纵隔破入胸腔发生气胸。

2. **肺叶、段支气管异物**　早期为阻塞性肺炎,为反复发生或迁延不愈的斑片状阴影。发生肺不张后肺体积缩小、密度增高。病变发生在相应的肺叶内。多层螺旋 CT(MSCT)扫描速度快,取层薄,覆盖范围广,获得高质量的横断位图像可以清晰地显示异物。MSCT 的图像后处理如多平面重组(MPR)、曲面重建、容积再现(VR)及支气管仿真内镜,可以对异物准确地解剖定位、判断支气管阻塞或狭窄的范围和程度,全面显示异物的形态。

四、鉴别诊断

患者有吸入异物病史及相应症状,临床诊断可确立。X 线检查的作用在于确诊及定位。X 线片不能直接显示的异物根据气道阴影截断及间接征象判断。

气管内金属异物有时需与食管异物区别。侧位胸片,气管异物位于气道的透明阴影内,而食管异物偏后。气管内异物如为片状或扁形时,最大径位于气管矢状面,最小径位于冠状面。食管异物则与其相反。

正常成人吞咽反射灵敏,咳嗽反射有力,故发生气管、支气管异物者少见。成人发生的原因主要有昏迷、癫痫发作、进食过快、过急,或合并冠心病、颈椎病、高血压等基础疾病而出现心脑血管意外。成人气管、支气管异物诊断主要依靠病史、症状、体征、CT 检查,其中有无吸入史是诊断的重要依据,对于神志清楚的患者,能准确提供异物误吸史及异物特点,但是少数患者原有口咽部疾病,或醉酒后咳嗽反射减弱,或老年人气道反应性低下,缺乏剧烈的咳嗽,有可能误吸异物而不自知。并且异物进入呼吸道后固定于支气管开口(多为段或亚段支气管),随着神经末梢和咳嗽中枢的疲劳,可出现一段无症状期,异物吸入史可能被遗忘,导致这部分患者被漏诊。吸入气道内的异物在支气管内长期存在,刺激局部黏膜发生炎症及水肿,使得肉芽组织增生、包埋、遮盖异物,并阻塞支气管开口。支气管开口堵塞可造成肺充气不全或肺不张,并且因气道远端分泌物引流不畅,易造成同一部位反复感染,极易被误诊为肺结核、肺炎、支气管肺癌。故需要注意以下几点:①肺不张患者,经抗感染等效果不佳时,应及时行电子支气管镜检查或硬性支气管镜检查;②不明原因的肺气肿患者,亦不能排除气管、支气管异物可能,可行电子支气管镜检查进一步明确;③气管切开术后不明原因呼吸困难的患者,注意在外套管周围形成管状干痂等内源性异物可能。

(岳　勇　李丽一)

参考文献

[1] 李梅生,孔秋艳,孙献军,等.特殊类型气管支气管异物手术取出方法探讨[J].临床耳鼻咽喉头颈外科杂志,2007, 21(12):534-536.

[2] 汪芹,伍伟景,谭利华,等.多层螺旋 CT 三维重建对疑似支气管异物的诊断价值[J].中国耳鼻咽喉颅底外科杂志, 2010,16(3):192-195.

[3] Pan H, Lu Y, Shi L, et al. Similarities and differences in aspirated tracheobronchial foreign bodies in patients under the age of 3 year[J]. Int J Pediatr Otorhinolaryngol, 2012, 76(5):911-914.

[4] 李月川,卢喜科,马晖,等.原发性气管肿瘤 11 例临床分析[J].天津医药,2006,34(11):807-808.

病例七　支气管黏液嵌塞

病史:患者男,50 岁。半年前无诱因出现咳嗽、咳白痰,无痰中带血,无发热,无胸闷胸痛,无呼吸困难等不适,于当地医院查胸部 CT 未见明显异常,予以抗炎、对症治疗后好转。后又有反复发作,影像检查见图 2-7。

一、概述

支气管黏液嵌塞为不同疾病的继发改变或合并症;其发病是由于支气管黏膜的炎症、坏死、出血及支气管黏液分泌异常而黏液排出障碍引起的。可将支气管黏液栓塞分为梗阻性和非梗阻性两类。梗阻性支气管黏液嵌塞是由于支气管壁外或管内病变使支气管局部产生完全梗阻,其最常见原因是支气管肺癌,其他原因还有支气管腺瘤、支气管转移瘤、支气管结石、结核性支气管狭窄、肺隔离症、

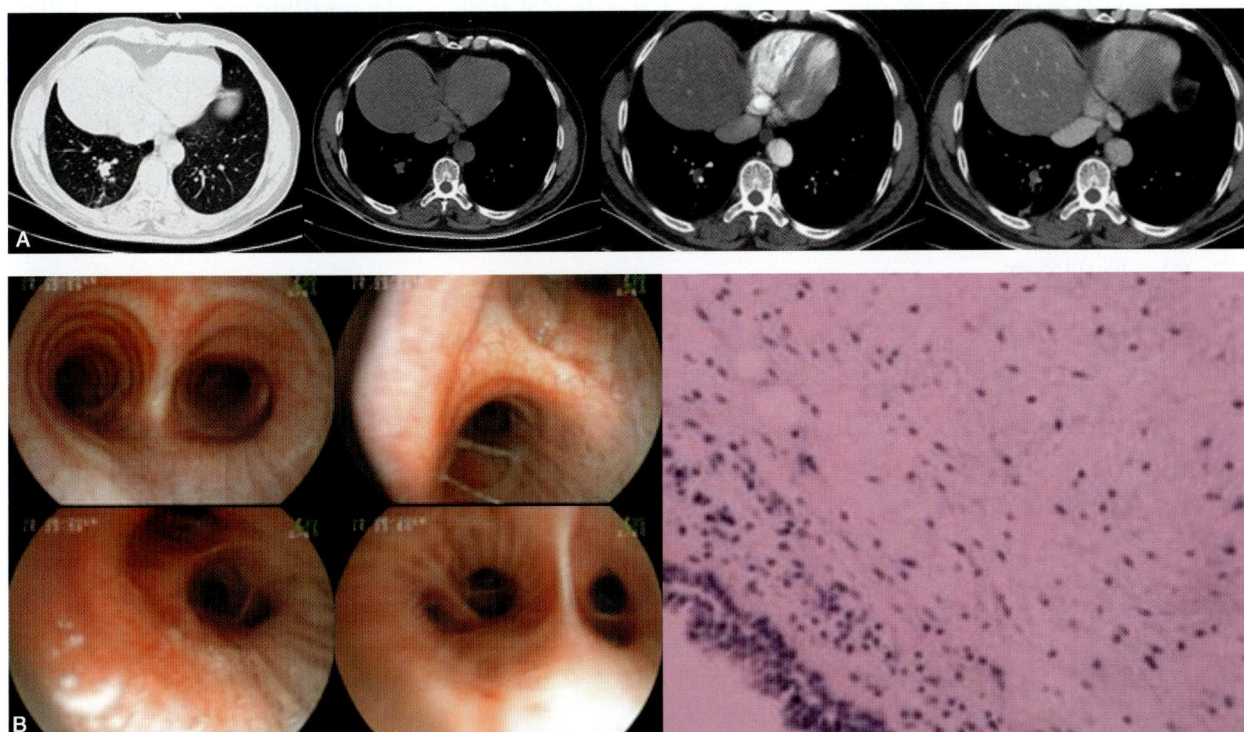

图 2-7　支气管黏液嵌塞

A.肺窗，右肺下叶后底段支气管内见高密度影，纵隔窗及增强支气管腔内低密度影未见强化，CT值约16Hu；B.增生的软骨组织表面被覆纤毛柱状上皮；免疫组化：EMA（+，上皮膜抗原），TTF-1（+），vimentin（+，波形蛋白），CK（+），Ki-67（散在+）；病理诊断：（右肺下叶）错构瘤伴慢性炎症，支气管断端、胸膜未见特殊。

支气管囊肿、异物、支气管断裂和先天性支气管闭锁等。非梗阻性支气管黏液嵌塞的常见原因包括变应性支气管肺曲菌病（ABPA）、支气管扩张、支气管哮喘、慢性支气管炎、囊性纤维化及肺部手术后等。

二、临床表现

患者有间断咳嗽、胸痛、气急、咳痰及痰中带血，咯出黏液栓，黏液栓形状、颜色多种多样，黏液栓形状有豆状、条状、杵状、分支状、粉皮粉丝状、豆渣状、小虫状和面条状；颜色有白色、黄色、灰黑色等。

三、影像学表现

1. **病灶部位**　黏液栓多发生于肺上叶支气管，右叶较左叶多发，且一般单侧发病。上叶支气管容易形成黏液栓的原因可能与上叶通气量小、上叶支气管管径较细、上叶的弹力小、排痰动力差及右上叶支气管与右主支气管呈近90°夹角有关。

2. **病灶形态**　支气管黏液栓为沿支气管树分布的铸形结构，其形态多种多样，主要与黏液栓的位置、扫描线角度、沿支气管分布的程度有关。常表现为指套状、短管状、葡萄状等，但以指套状最为多见，病灶边缘光滑、锐利，MPR可见"指套征"特征性表现。

3. **病灶密度**　支气管黏液栓的密度多低于软组织密度，但少数可呈高密度，主要与黏液栓的成分有关，黏液及蛋白含量高时CT值偏高，若是稀薄分泌物则CT值偏低。同一患者黏液栓密度可不同，可能与黏液栓的形成时间、黏稠、钙盐沉积或出血有关。由于黏液栓本身无血供，所以增强扫描后病灶无强化。

4. **病灶与周围血管关系** 由于肺动脉、支气管及其分支在肺内伴行,故增强扫描大部分病灶可见肺动脉及其分支伴行,病灶本身不位于肺动脉腔内。

5. **病灶与原发病关系** 支气管黏液嵌塞是多种肺部疾病的继发病变或合并症,支气管肺癌是梗阻性支气管黏液嵌塞的较常见原因。肺癌临床症状及体征无特异性,且早期肺癌肿块较小,CT检查无法明确有无肿块,若出现黏液栓,可作为一个间接征象引起重视,如果患者无呼吸系统病史、症状及体征,年龄较大,经治疗黏液栓又不消退者,应高度警惕肺癌可能,并注意随访或进一步检查。

四、鉴别诊断

支气管黏液嵌塞主要与肺血管性疾病(如肺动静脉畸形、肺静脉曲张、肺动静脉瘘、肺动脉栓塞及肺梗死等)相鉴别。肺血管性疾病CT常表现为持久性、分支状、囊状主轴指向肺门的影像。CT增强扫描能清晰显示强化的供养或引流血管延伸至肺门提示为血管病变;而支气管黏液栓本身无血供,所以增强扫描后病灶无强化,大部分病灶可见肺动脉及其分支伴行,病灶本身不位于肺动脉腔内。此外,支气管黏液嵌塞是多种肺部疾病的继发改变或合并症,主要提示一个特定疾病的发展进程,因此原发疾病的鉴别诊断尤为重要。主要包括先天性支气管疾病(先天性支气管闭锁)、继发性肿瘤性疾病(如支气管肺癌、类癌、转移瘤等)及继发性感染性疾病(变应性支气管曲霉菌病)等。

1. **先天性支气管闭锁** 其主要影像学表现是闭锁支气管远端的气道内支气管黏液栓和周围肺的气肿改变。

2. **肿瘤性疾病** 最主要的是支气管肺癌,其黏液栓均发生于肿瘤的远端,近端指向肺门,CT增强扫描示除了不强化的黏液栓,大多有强化的软组织成分。

3. **感染性疾病** 主要是ABPA,长期喘息、咳嗽的患者中出现中上肺野多发的中心性支气管扩张,管径增宽较明显,支气管腔内黏液栓形成和小叶中心结节可以提示ABPA的诊断,结合血清学检查常可确诊。

4. **支气管黏液表皮样癌** 该病起源于支气管黏膜下腺体及其导管上皮,好发于黏液腺较丰富的大气道。临床罕见,多见于青年,平均发病年龄<30岁,但儿童极少见。支气管黏液表皮样癌以叶支气管最常见,约占75%,其次为主支气管或肺段支气管,而主支气管以上气道少见。表现为支气管腔内或腔内外的结节、肿块,形态多较规则,腔内型肿瘤基底较宽,基底部支气管壁可增厚,但范围较局限;平扫密度较肌肉等或略低,可发生钙化,多向支气管腔内生长,易完全或不完全阻塞气管而出现不同程度的阻塞性改变;增强具有多样血供特点,多数中等以上强化,少数可明显强化。

(岳 勇 李丽一)

参考文献

[1]周金柱,夏皓,舒艳艳.支气管黏液栓塞CT诊断的临床价值[J].医学影像学杂志,2014,24(11):2022-2024.

[2]杨诚,白林,周翔平,等.支气管黏液嵌塞的CT表现(附20例分析)[J].临床放射学杂志,2008,27(10):1314-1316.

[3]Yoshida Y, Shirai T, Mikamo M, et al. Development of allergic bronchopulmonary aspergillosis with central bronchiectasis over a 10-year period: the need to recheck allergen sensitization[J]. Intern Med, 2013, 52(18): 2135-2138.

病例八 干细胞移植后真菌感染

病史:患者女,骨髓移植后,肺部感染,影像检查见图2-8。

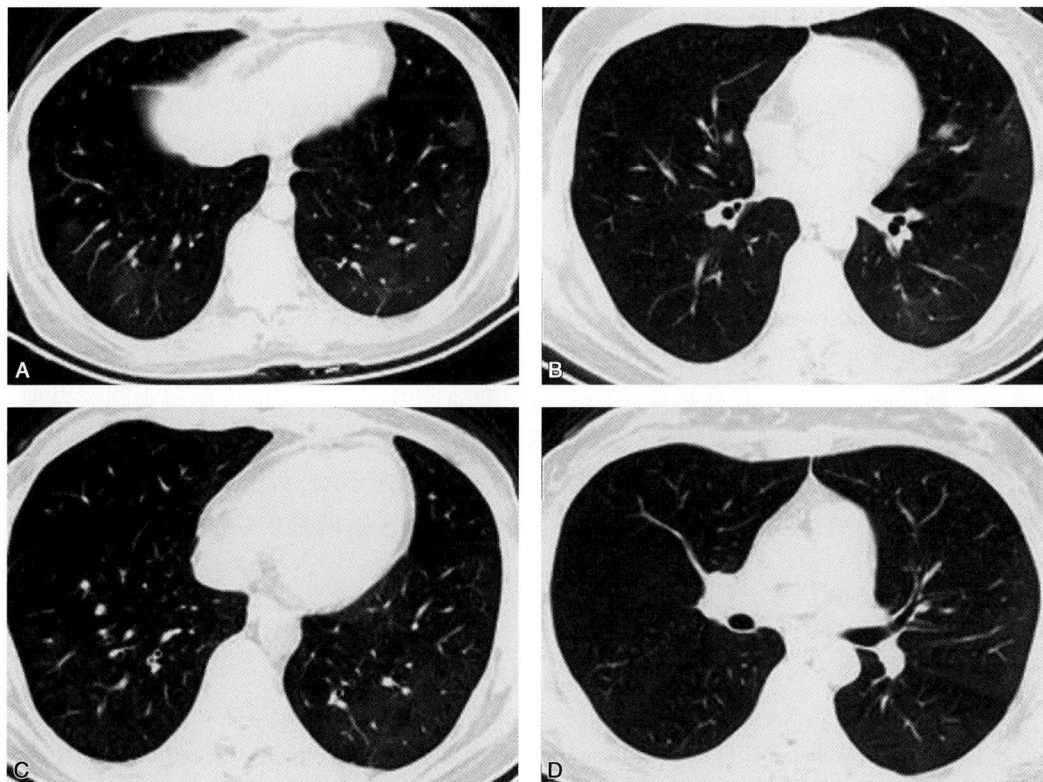

图 2-8　干细胞移植后真菌感染
A、B. 双肺多发模糊斑片影；C、D. 抗真菌治疗后复查，肺内模糊斑片影范围缩小、密度减低。

一、概述

造血干细胞移植是当今白血病、淋巴瘤等血液系统恶性肿瘤最主要和最有效的治疗手段之一，造血干细胞移植患者因接受大剂量的放疗、化疗使中性粒细胞减少，免疫抑制剂及广谱抗生素的使用、黏膜炎的发生、导管的留置使真菌感染的机会大大增加。

造血干细胞移植后感染一般抗生素治疗效果差，且常与移植物抗宿主病互为因果，后果严重。造血干细胞移植后不同阶段感染的主要特点不同：一般预处理和骨髓抑制期，细菌感染为主，粒细胞恢复后病毒感染概率增加；移植物抗宿主病治疗阶段，真菌感染率增高。真菌感染常继发于细菌感染，对慢性移植物抗宿主病伴病原菌不明感染、常规抗细菌治疗无效的病例，即使没有确切的真菌感染病原学证据，也应高度怀疑合并真菌感染可能，给予抗真菌治疗。

二、临床表现

可见重度或非重度感染，可于肺、口腔、上呼吸道、肠道、皮肤、肛周、尿道、软组织等部分发生感染。

三、影像学表现

1. **肺曲菌病**　可见空洞或空腔样病变，内见曲菌球，曲菌球一般 3～4cm，边缘清楚、光滑。球体可在空洞（腔）内活动，总是位于空洞（腔）内最低位置。菌球为软组织密度，较长时间的病变可有钙化。增强扫描一般无强化，但空洞壁可有强化。

2. **肺隐球菌病**　免疫功能低下的患者肺内有多发病灶，广泛的肺泡实变阴影或多发肿块阴影，可合并空洞。发生血行播散时肺内出现多发粟粒影像，可引起骨的异常。胸腔积液和肺门淋巴结肿大不多见。本病影像表现缺乏特征性。痰中找到新型隐球菌的圆形厚壁孢子,对肺内新型隐球菌感染的诊断有价值。

3. 肺念珠菌病　本病的临床及影像表现缺乏特征性。免疫低下患者肺内出现片状或多发结节影时应想到本病的可能。由于正常人的痰中也可找到白色念珠菌,因此只有多次痰检阳性才对本病诊断有意义。

四、鉴别诊断

曲菌病的影像诊断依据为空洞或空腔内的球形阴影,密度均匀,边缘清楚,位置可随体位移动。查痰找到曲菌对诊断有重要意义。内有球形阴影的空洞(腔)除继发的曲菌感染外,还可见于肺结核和肺癌。肺结核内的球形内容物为干酪样坏死团块。周围型肺癌内癌性肿块也可形成类圆形表现。肺结核常发生在上叶尖后段或下叶背段,洞较大,壁薄,圆形或椭圆形。空洞内球形内容物密度不均匀,边缘不规则,无移动性。空洞周围有卫星灶。周围型肺癌空洞壁厚薄不均,外缘呈分叶状,洞内球形内容物形态不规则,不能移动。查痰找到结核分枝杆菌或癌细胞有助于这两种疾病的诊断。

(岳　勇　李丽一)

参考文献

[1] 周绮,楼方定,弼白龙,等.造血干细胞移植患者预防性抗真菌治疗[J].中华医院感染学杂志,2000,10(3):177-178.

[2] Hashino S, Morital L, Takahata M, et al. Administration of micafungin as prophylactic antifungal therapy in patients undergoing allogeneic stem cell transplantation[J]. Int J Hematol, 2008, 87(3): 91-97.

[3] 杨泽刚,裴文军.肺部真菌感染的临床特点及耐药性研究[J].国际呼吸杂志,2008,28(13):775.

[4] 郭启勇.实用放射学[M].北京:人民卫生出版社,2007.

病例九　卡波西肉瘤

病史:患者男,38岁。家属诉言语不清、肢体无力24小时,加重伴昏迷约12小时,影像检查见图2-9。

一、概述

卡波西肉瘤(Kaposi sarcoma, KS)又称多发性特发性出血性肉瘤,1872年由Multiple Kaposi首先提出,它是一种多中心起源的由血管和梭形细胞混合组成的恶性肿瘤。在人类免疫缺陷病毒(human immunodeficiency virus, HIV)感染引起的各种机会性感染和/或恶性肿瘤中,KS是最常见的获得性免疫缺陷综合征(acquired immunodeficiency syndrome, AIDS)相关肿瘤,其发病率呈上升趋势。

二、临床表现

AIDS相关KS几乎见于HIV感染的各个阶段。KS可分为四型:古典型、非洲型、医源性或器官移植后型、艾滋病相关型。KS累及全身各个器官,初期阶段为斑疹期,在皮肤上出现一个或及几个紫红色斑疹。古典型,多发生于波兰、俄罗斯、意大利等国家的老年男性,患者下肢出现无痛性、紫褐色的皮肤损害,口腔黏膜也可出现紫红色的斑块,进而发展为丘疹期,多处出现浸润性丘疹,最后发展为结节期,严重时出现内脏损害,虽然全身各器官都可受累,甚至累及中枢神经系统和心血管系统,但淋巴结、消化道、肺部是最常受累的器官。非洲型,以少年儿童、青年男性为主,主要累及患者的内脏淋巴系统、淋巴结,预后非常不好。内脏KS常发生于皮肤、黏膜之后,约见于50%的KS患者,累及顺序依次为淋巴结、消化道、呼吸系统、肝、心包、肾上腺等,部分患者亦可先于皮肤损害,胃、小肠、结肠被累及,出现腹痛、腹泻,甚至便血。肺部的发病率居内脏第二位,患者常出现咳嗽,亦可出现咯血、气短、呼吸困难等。

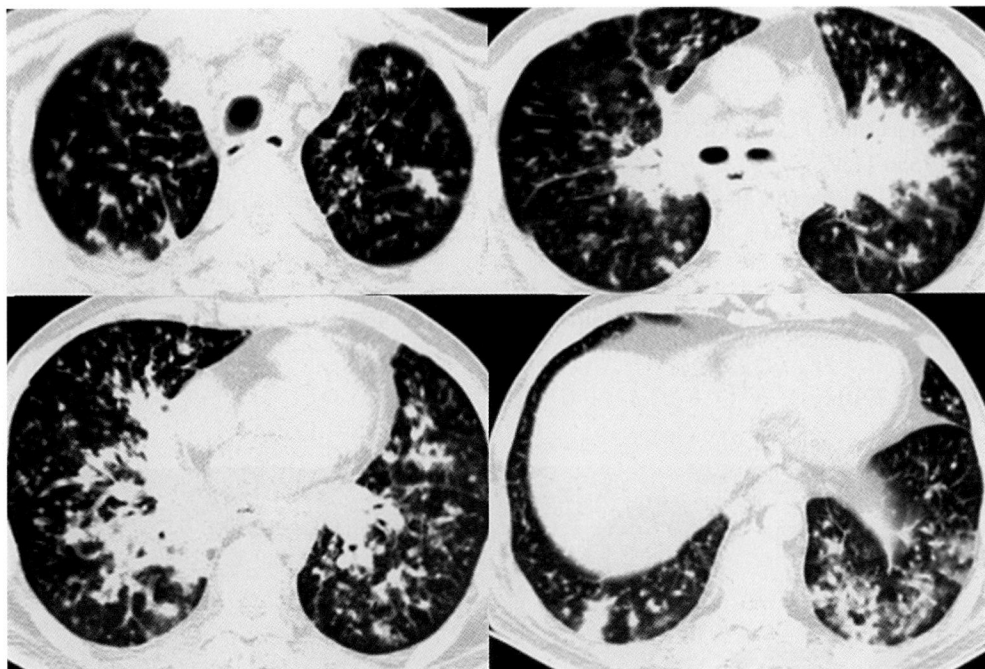

图 2-9　卡波西肉瘤
双肺弥漫多发大小不等结节、斑片影，类似火焰状，边缘模糊；双肺门支气管周围血管束增粗。

三、影像学表现

KS 倾向在支气管周围和血管周围间隙生长，影像表现有一定特征性。艾滋病相关型 KS 累及肺部的影像表现常见小叶间隔增厚，沿支气管血管周围分布的边界不清的结节灶（火焰状病变），结节周围可以看到磨玻璃影（"晕征"），并可见淋巴结肿大（如腋下、纵隔、肺门）、胸腔积液、心包积液。

KS 另有一种特殊类型，即肺部 KS，仅侵犯支气管内壁，而无周围肺野病灶，临床症状包括呼吸困难、顽固性干咳。病灶较小时，动脉氧分压、肺功能可正常；病灶增大时，可堵塞支气管；行支气管镜检查可见气管、支气管树内黏膜红斑，质地较脆。

四、鉴别诊断

鉴别诊断包括淋巴瘤、肺癌、其他细菌感染和血管瘤病。与肺部感染鉴别，如：结核分枝杆菌感染，肺内影像表现粟粒样病灶及胸腔积液常见，患者肿大淋巴结可出现液化坏死，增强扫描常见淋巴结环形强化；青霉菌感染，纵隔及肺门淋巴结相对较大且密度均匀，轻度均匀强化常见；肺孢子菌肺炎肺内表现磨玻璃样改变常见，肺门及纵隔淋巴结肿大少见。KS 与淋巴瘤和肺癌结节鉴别较困难，必要时可以通过活检相鉴别。

AIDS 相关 KS 常见累及肝脏，平扫影像表现为肝实质内见多发边界欠清晰的略低密度占位性病变，沿肝血管走行分布，增强扫描动脉期部分病灶边缘似见轻度强化，门静脉期及延迟扫描病灶范围较平扫缩小，部分病灶与正常肝实质呈等高密度；其影像诊断上需与肝内淋巴瘤及多发血管瘤鉴别，KS 肝内病灶分布较广泛且有沿肝血管走行分布特点，病灶可见轻或中度强化，而肝脏淋巴瘤强化不明显，见所谓"血管漂浮征"可提示对肝脏淋巴瘤的诊断。当肝内病灶血管成分越多，增强扫描强化越明显。淋巴瘤患者全身广泛淋巴结肿大，浅表淋巴结肿大明显，可呈巨块状，淋巴结内可见坏死。KS 患者增大淋巴结密度较一致，未见液化坏死的低密度改变。这些都可在二者影像鉴别上进一步区分。肝内多发血管瘤增强扫描动脉期边缘强化较明显，呈逐渐充填表现，延迟扫描图像呈高密度改变。

（岳　勇　李丽一）

参考文献

[1] Murahaw AT, Muchemwa FC, Duri KA, et al. Presence of Betapapillomavirus in Kaposi sarcoma lesions[J]. Med Virol, 2014, 86(9): 1556-1559.

[2] 刘松涛, 汪雯, 牟丹蕾, 等. HIV 相关 Kaposi 肉瘤 5 例报道及文献复习[J]. 疑难病杂志, 2015, 14(2): 151-153.

[3] 李宏军. 实用传染病影像学[M]. 北京: 人民卫生出版社, 2014.

病例十　肺　癌

影像检查见图 2-10。

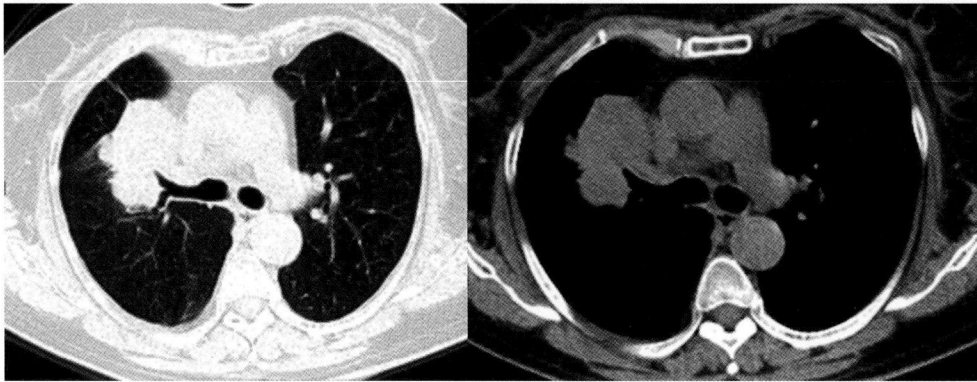

图 2-10　右肺上叶占位
右肺上叶支气管截断,远端肺组织内见浅分叶状肿块。2 次穿刺活检,病理诊断分别为见少许异形细胞和肺间质慢性炎症。

一、概述

目前肺癌是最为常见的恶性肿瘤之一,近年来随着人们生活习惯的改变及环境污染的日益加剧,肺癌发病率和死亡率一直呈现上升趋势。肺癌早期诊治的重要性不言而喻,肺部占位性病变如何获取病理,及时明确病变性质,以利于进一步治疗最为关键,经皮肺穿刺是目前和气管镜检查同等重要的诊断和鉴别诊断手段之一,尤其外周病灶,气管镜检查不易获取病理结果。CT 引导下经皮肺穿刺已经广泛应用于临床。

二、临床表现

患者反复穿刺结果均为炎性、坏死改变,但患者肿瘤标志物水平持续增高,考虑存在穿刺活检假阴性;经抗肿瘤化疗后病灶范围缩小。

三、影像学表现

肺内大片斑片影,边缘模糊,本病内密度不均,见多发坏死。肺门、纵隔淋巴结肿大。

四、鉴别诊断

如果病变为中央型,一般通过气管镜下支气管肺泡灌洗、刷检、活检能获得组织学或者细胞学诊断。如果病变位于肺部外周或者病变虽然在肺部中央,但位于气管或者支气管壁以外时,由于气管镜无法达病变组织,以致不能明确诊断,此时可选择 CT 引导下经皮肺穿刺活检术。尤其对于肺部外周孤立性结节或者肿块，因此 CT 引导下穿刺活检取得病理指导后续治疗尤其重要。穿刺应准确地避开坏死区及周边反应区，选择强化明显的部位穿刺，从而获得真正的病变组织。穿刺最适合周围型病灶，尤其对痰脱落细胞学以及气管镜检查包括灌洗、刷检、活检、经支气管镜针吸活检术（TBNA）、经支气管镜肺活检术（TBLB）均阴性，未能取得病理学依据，而又需要明确其性质的有较高价值，减少开胸活检以及电视胸腔镜外科手术（VATS）等手术风险。肿块较大，中心有坏死或者病变相对较广泛，穿刺后取得的组织为支气管肺组织。

经皮肺穿刺禁忌证：严重肺气肿、肺纤维化、肺动脉高压者；疑为肺内血管病变，如动静脉畸形、动脉瘤等；有严重出血倾向者；恶病质及不能配合者。

穿刺大病灶时应避开病灶内部的坏死区，而选择病灶周边部位进行穿刺；对于病灶周边已经有炎性反应，炎性反应程度超过预先设计范围的情况，穿刺取出的变性组织有可能出现假阴性的情况。对于临床发现肺外周病变较大并可能有阻塞性肺炎患者，为提高穿刺活检确诊率，可参考 CT 窗宽、窗位加边缘强化，初步判定病变炎症反应程度，明确病灶内有无坏死区及坏死范围，做好术前评估，穿刺时尽量避开坏死区及实变肺组织干扰，获得真正病变组织，减少假阴性的发生。

穿刺活检引起的假阴性还可能与病变本身性质有关。部分肺癌病灶形成与癌细胞生长方式关系密切，癌细胞和黏液在肺小叶中心、肺泡腔中完全充填，病变内见纤维组织增生，使支气管扩张或 / 和部分肺泡腔扩大，病灶周围有炎性渗出物，由于这类癌灶在肺泡腔内分泌黏液或病灶周围有炎性渗出物并范围较大时，穿刺活检容易出现假阴性。小部分特殊病例，癌细胞可能侵犯并破坏小叶结构，且肿瘤有分泌黏液的特点，黏液在肺泡内弥散，引起远端肺组织通气不良而出现阻塞性肺炎，临床上合并肺部炎症反应。病灶周边的炎症、分泌黏液、纤维组织增生的叠加作用下，进行穿刺活检取到变性组织，从而出现假阴性。

（岳　勇　李丽一）

参考文献

[1] 黄振国，张雪哲，王武. 影响 CT 导引下胸部病变穿刺活检诊断正确率的因素分析[J]. 中华医学杂志，2002，82：1525-1528.

[2] 郑林方，皇旭辉，郑屹峰，等. CT 引导下经皮肺穿刺肺小结节的临床价值（附 45 例报告）[J]. 影像诊断与介入放射学，2010，19（3）：170-171.

[3] Priola AM, Priola SM, Cataldi A, et al. Accuracy of CT-guided transthoracic neede biopsy of lung lesions：factors affecting diagnostic yield[J]. Radiol Med, 2007, 112：1142-1159.

第三章　循环系统

病例一　川　崎　病

病史：患者男，5岁，主诉持续发热2周，影像检查见图3-1。

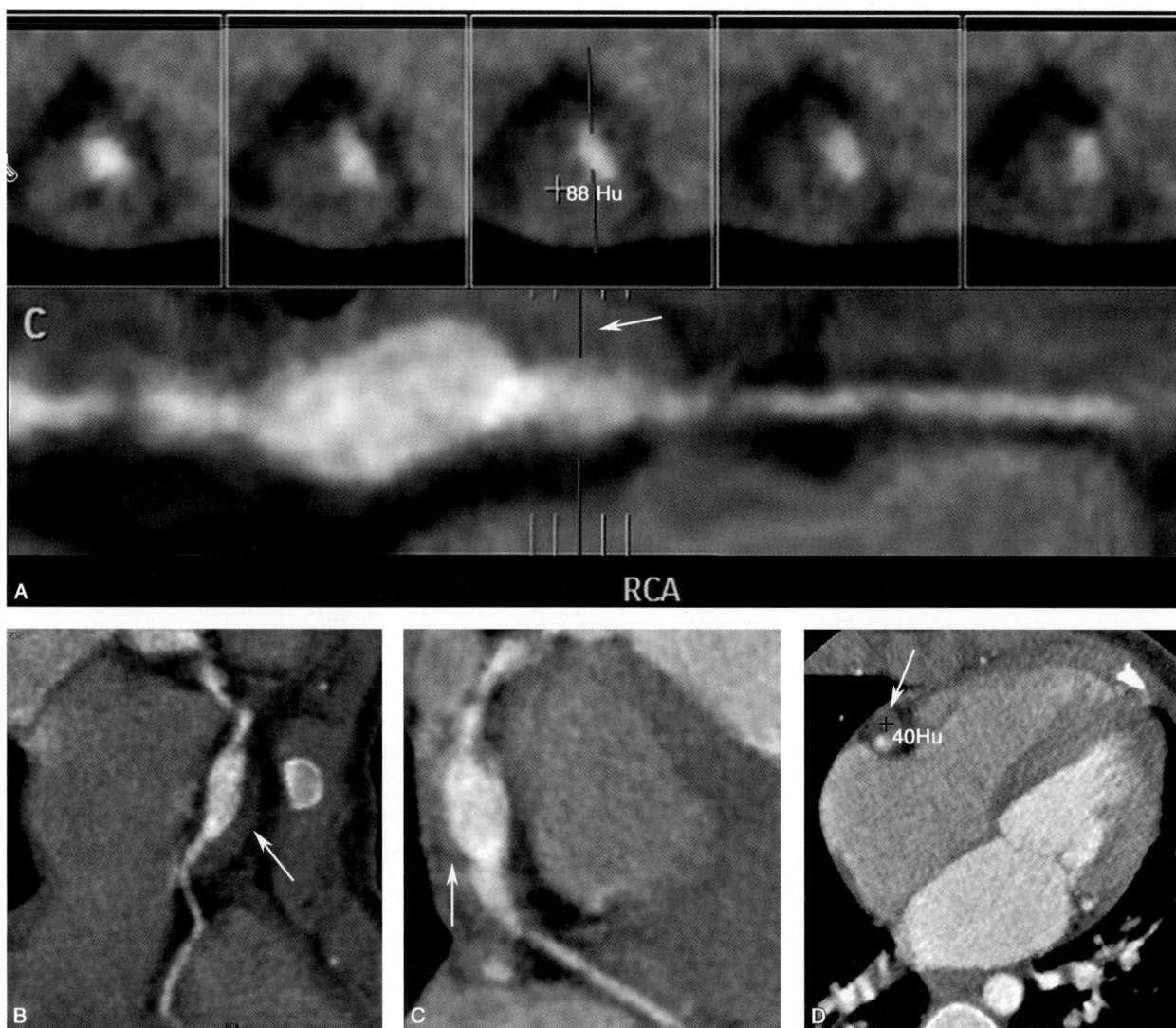

图 3-1　川崎病

A～D.冠状动脉CTA曲面重建示右冠状动脉（RCA）中段呈串珠状扩张，扩张的管腔内见附壁血栓形成。

一、概述

川崎病（Kawasaki disease, KD）又称皮肤黏膜淋巴结综合征（mucocutaneous lymphnode syndrome, MCLS），是一种急性、自限性的全身血管炎，好发于 5 岁以下婴幼儿，男女发病比例约为 1.5∶1。由日本的川崎教授（Dr. Tomisaku Kawasaki）于 1967 年首先报告，世界各国均有发生，以亚裔人发病率为高，是我国儿童最常见的后天性心脏病之一，在美国 KD 已经超越风湿热成为儿童期获得性心脏病的首要原因。本病呈散发或小流行，四季均可发病。KD 的病因、发病机制仍未明确，15%～20% 未经治疗的患儿发生冠状动脉损害，晚期可发生冠状动脉狭窄或血栓，甚至导致心肌梗死。

本病的病理改变为全身性血管炎，好发于冠状动脉；病理过程可分为四期，各期变化如下：

Ⅰ期：1～9 天，小动脉周围炎症，冠状动脉主要分支血管壁上的小营养动脉和静脉受到侵犯。心包、心肌间质及心内膜炎症浸润，包括中性粒细胞、嗜酸性粒细胞及淋巴细胞。

Ⅱ期：12～25 天，冠状动脉主要分支全层血管炎，血管内皮水肿、血管壁平滑肌层及外膜炎性细胞浸润。弹力纤维和肌层断裂，可形成血栓和动脉瘤。

Ⅲ期：28～31 天，动脉炎症渐消退，血栓和肉芽形成，纤维组织增生，内膜明显增厚，导致冠状动脉部分或完全阻塞。

Ⅳ期：数月～数年，病变逐渐愈合，心肌瘢痕形成，阻塞的动脉可能再通。

二、临床表现

KD 可侵犯全身多个系统，临床表现呈多样化。临床上以持续 5 天以上的发热、球结膜充血、皮肤黏膜弥漫性潮红、颈部淋巴结肿大、指（趾）端硬性水肿及膜样脱皮为主要表现。对心血管系统的损害较为严重，于疾病 1～6 周可出现心包炎、心肌炎、心内膜炎、心律失常等。冠状动脉受累较为突出，可造成冠状动脉扩张、瘤形成、狭窄、血栓及心肌梗死等，有一定病死率，甚至导致患者猝死。冠状动脉扩张被定义为管径大于正常，但未显示节段性动脉瘤。冠状动脉瘤可分为 3 型：内径<5mm 为小型冠状动脉瘤，5～8mm 为中型冠状动脉瘤，>8mm 为巨大型冠状动脉瘤。

川崎病的其他表现：可有间质性肺炎、无菌性脑膜炎、消化系统症状（腹痛、呕吐、腹泻、麻痹性肠梗阻、肝大、黄疸等）、关节痛和关节炎。

三、影像学表现

（一）超声

急性期超声检查可见心包积液，左心室内径增大，二尖瓣、主动脉瓣或三尖瓣反流。早期可发现不典型 KD 的冠状动脉内膜对称或不对称性增厚，最早在 3 天出现，一半在病程 9 天内出现；管腔内径相对窄小，管壁厚度及回声异常则提示冠脉损害，也可发现轻度冠状动脉扩张或冠状动脉瘤形成。在恢复期和慢性期，严重的或中等程度的冠状动脉损害处可检测出"线性征"，可作为冠状动脉瘤内狭窄转归的评价指标。此外，超声还可评价左心室整体收缩功能和室壁节段运动，观察有无心包积液和瓣膜反流。

（二）X 线检查

常规 X 线检查可示肺部纹理增多、模糊或有片状阴影，心影可扩大。

（三）CT

CT 表现主要为冠状动脉瘤（≥8mm）、冠状动脉扩张（直径>3mm，≤4mm 为轻度；4～7mm 为中度）及狭窄，病变血管段可见血栓形成甚至管壁钙化。冠状动脉瘤形态可为球形或菱形，多发者呈串珠状改变。CT 可以通过容积重建（VR）、多平面重组（MPR）、最大密度投影（MIP）、曲面重组（CPR）及横断位综合分析等，对各支冠脉进行多时相观察，全面显示其部位、范围、大小、形态及其与主要分支血管的关系。

（四）MRI

MRI可显示冠脉管腔扩张、冠状动脉瘤以及狭窄，此外，通过黑血显影技术能够更好地显示瘤壁增厚和血栓。目前MRA受限于空间分辨率，对远段冠状动脉病变显示欠佳。

（五）心血管造影

目前选择性冠状动脉造影仍然是评价冠状动脉病变的"金标准"，可确定病变的部位、形态、数目及严重程度，特别对冠状动脉狭窄、闭塞、侧支循环形成及远段病变能做出准确评估并在导管基础上进行干预。

（六）血管内超声

血管内超声是近年发展起来的一种超声与心导管相结合的新型诊断技术，其方法是将高频超声探头置于心导管顶端进入冠状动脉内，能提供血管内壁形态的准确信息，如血管壁结构、血管内膜增厚和钙化程度及管腔内径等，它不仅可以对病变进行定性分析，还可以进行精确的定量分析，这些对手术或介入治疗有非常重要的指导意义，被认为是评价KD患者冠状动脉病变新的"金标准"。与选择性冠状动脉造影相比，血管内超声的突出优点是对KD炎症反应引起的动脉粥样斑块进行定性分析，并可同时显示管壁和管腔的变化。血管内超声还弥补了常规超声对冠状动脉远段及分支显示受限的不足，可对冠状动脉的形态和功能做出准确评价，但其属有创检查，价格昂贵、操作复杂，且存在急性冠状动脉阻塞、痉挛或冠状动脉夹层等并发症，使其在临床上的应用受到限制。

四、鉴别诊断

通过结合病史及各项影像学检查，一般对KD不难做出诊断。如影像学检查发现冠状动脉扩张或者冠状动脉瘤形成，需要结合病史，与先天性或者医源性冠状动脉瘤鉴别。

（侯　阳　马　跃）

参考文献

［1］陈树宝.川崎病冠状动脉病变的影像学诊断［J］.实用儿科临床杂志，2011，26（21）：1619-1623.

［2］郁怡，孙锟.川崎病冠状动脉病变的影像学研究进展［J］.上海交通大学学报（医学版），2012，32（3）：371-374，378.

［3］陈玮.川崎病的发病机制及早期诊断研究进展［J］.实用预防医学，2010，17（2）：410-412.

［4］王海永，童明辉.超声心动图技术评价川崎病心肌和左室功能应用进展［J］.中国实用儿科杂志，2017，32（8）：636-638.

［5］汪建华，肖飞鹰，劳国荣.128层CT和超声心动图诊断川崎病冠状动脉病变的对比研究［J］.实用医学影像杂志，2014，15（6）：431-433.

［6］Kim JW, Goo HW. Coronary artery abnormalities in Kawasaki disease：comparison between CT and MR coronary angiography［J］. Acta Radiol, 2013, 54（2）：156-163.

［7］Goo HW. Coronary artery imaging in children［J］. Korean J Radiol, 2015, 16（2）：239-250.

病例二　肺动脉吊带

病史：患者女，1岁，主诉反复咳嗽、喘憋1年，影像检查见图3-2。

一、概述

肺动脉吊带（pulmonary artery sling，PAS）又名迷走左肺动脉，是一种罕见的先天性心血管畸形，在先天性心脏病中的发病率约0.14%。目前认为其病因为胚胎期左肺动脉从胚芽发出，未能与左侧第六弓相连，使其发生迷走。左肺动脉异常起源于右肺动脉的后方，呈半环形跨过右主支气管向左穿行于食管前和气管后到达左肺门，常合并气管下段、右主支气管和食管不同程度的压迫。此外，动脉导管或韧带向左后方与降主动脉相连，此结构与异常的左肺动脉一起形成的血管环可压迫左主支气管。约

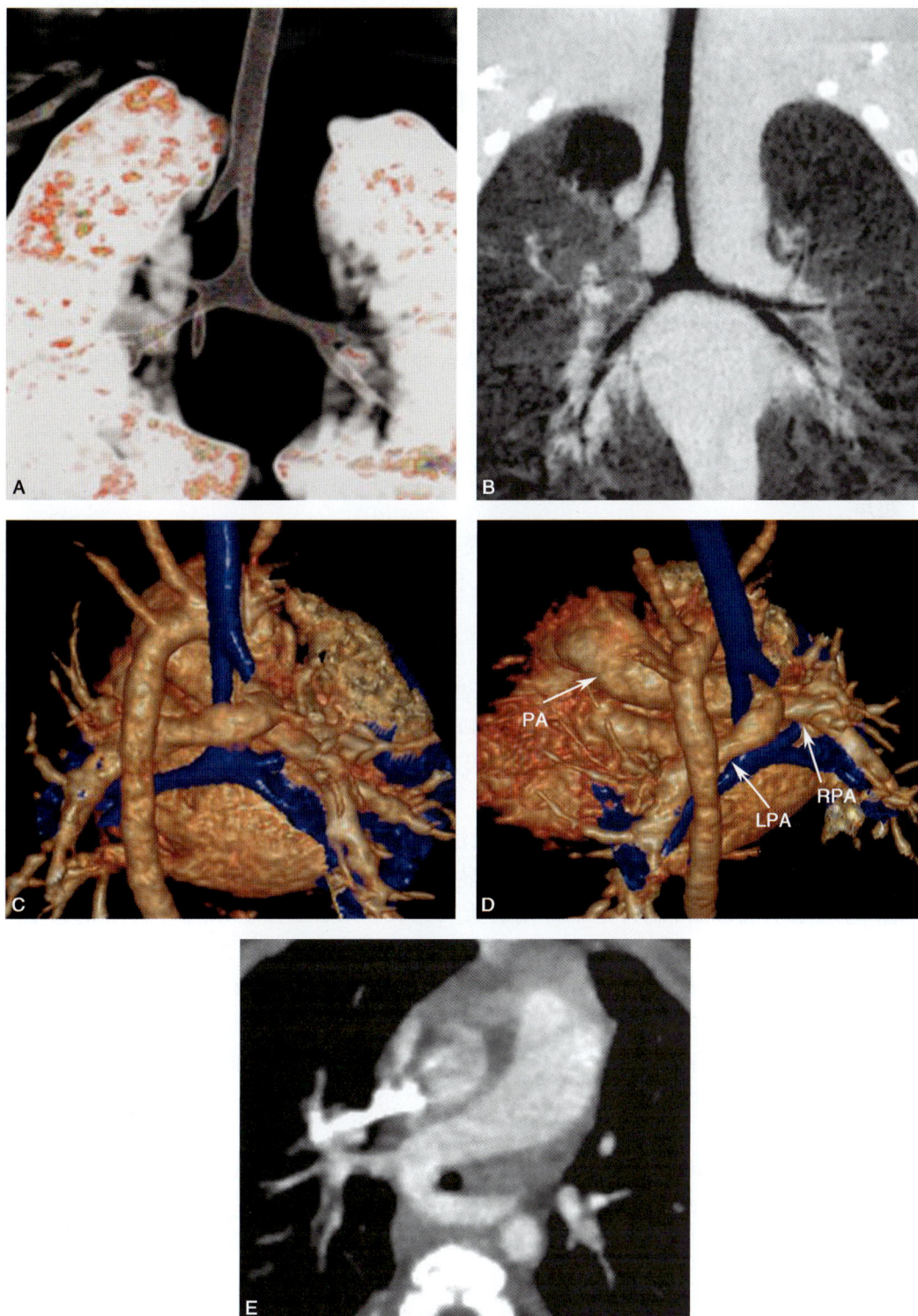

图 3-2　肺动脉吊带

胸部增强 CT 扫描：A～E. 气道 VR、气道 MinIP（最小密度投影）、VR 重建及横断位，示左肺动脉（LPA）起自右肺动脉（RPA）干远端，于气管后方绕行至左肺内供血，相应段气管受压、管腔狭窄，右肺上叶见气管型支气管，为 Wells 分型的ⅡA 型。

50%的患儿还合并有其他先天性心脏病,如房间隔缺损、动脉导管未闭、室间隔缺损;另有报道患儿可合并其他系统畸形,如气管食管瘘、食管裂孔疝、肛门闭锁、先天性巨结肠、胆道闭锁、21三体综合征等。如无外科治疗,病死率达90%。

按照左肺动脉起源,PAS分为完全性和部分性,完全性即指左主肺动脉自右主肺动脉发出;部分性即指左肺部分肺叶动脉自右主肺动脉发出,而左主肺动脉及其他肺叶动脉起源、走行正常。在PAS患者中,以完全性较常见,部分性PAS相对少见。部分性PAS患者中大部分为左上肺叶动脉异常起源,而左下肺叶动脉异常起源更罕见。

二、临床表现

PAS缺乏特异性的临床表现,气道不全梗阻引起的通气障碍是本病患儿最突出的表现,气管内分泌物的滞留可引起肺不张和肺炎,阵发性呼吸困难和反复肺部感染是患儿就诊的最常见原因。90%的患者在1岁内表现为咳嗽、气短和反复性的肺部感染,原因可能是异常走行的血管对气管的压迫,也有可能是伴随的气管畸形引起的气道狭窄。

三、影像学表现

(一)超声

超声是诊断PAS常用的检查方法,不仅可以提示肺动脉起源异常,同时可以诊断心脏并发症。但超声不能明确血管与周围肺部组织的关系,尤其是不能显示气管的狭窄程度、范围,且超声诊断准确性需要进一步提高。

(二)常规X线检查

可以显示可疑纵隔肿块,在透视下有搏动感,高千伏摄片可看到压迫的气道影;左侧肺门低于右侧,气管下段及隆突处向左侧移位。食管吞钡检查可见气管后方有搏动软组织影压迫食管,食管前方形成明显切迹,但是与支气管囊肿、食管重复畸形及肿大淋巴结较难区分。

(三)CT

CT平扫对于幼儿纵隔的显示对比度较差,无法明确显示病变全貌。通过CTA及多种后处理重建技术(包括MPR、MIP、MinIP、VR等)可清晰显示PAS左肺动脉的起源、气管和食管与肺动脉间的解剖关系等,对于明确诊断、制订手术计划有重大意义。Wells分型方法对PAS的诊断和治疗有很大帮助,通过CT冠状位最小密度投影(MinIP)重建,将气管树分为ⅠA、ⅠB、ⅡA及ⅡB 4种类型:Ⅰ型气管分叉位于第4~5胸椎,其中ⅠA型气管、支气管走行正常,ⅠB型合并右肺上叶气管型支气管;Ⅱ型气管分叉位于第6~7胸椎且存在右上叶支气管,其中ⅡA型合并右肺上叶支气管,ⅡB型右肺上叶支气管缺如,常伴有右肺上叶发育不全。此外,CT还能帮助全面观察是否合并其他畸形、肺内炎症等。

(四)MRI

心脏MRI无电离辐射,可以通过多平面、不同的成像序列,同CTA一样反映左肺动脉的异常起源、是否合并其他心血管系统畸形。但是MRI检查时间长,噪声大,幼儿通常无法配合长时间扫描,检查前需要镇静。

(五)X线心血管造影

右心室造影可见左肺动脉主干或部分肺叶动脉起自右肺动脉干。

四、鉴别诊断

通过CTA、心脏磁共振(CMR),结合多种后处理重建技术,能够了解病变的全貌,可以对该病做出明确诊断。

(侯　阳　马　跃)

参考文献

[1] 钟玉敏,朱铭,孙爱敏,等.肺动脉吊带的影像学诊断[J].中华放射学杂志,2005,39(9):95-97.
[2] 范苗,任思娴,任卫东,等.探讨超声心动图对先天性肺动脉吊带的诊断价值[J].中国超声医学杂志,2017(12):1135-1137.
[3] 陈凯,何玲,潘征夏,等.多层螺旋CT诊断肺动脉吊带及合并畸形的价值[J].第三军医大学学报,2013,35(17):1870-1872.
[4] 林全任,董文锡,胡德余,等.肺动脉吊带畸形的MSCT表现及其应用价值[J].医学影像学杂志,2015,25(2):238-241.
[5] Zhong YM, Jaffe RB, Zhu M, et al. CT assessment of tracheobronchial anomaly in left pulmonary artery sling[J]. Pediatr Radiol, 2010, 40(11): 1755-1762.
[6] Newman B, Meza MP, Towbin RB, et al. Left pulmonary artery sling: diagnosis and delineation of associated tracheobronchial anomalies with MR[J]. Pediatr Radiol, 1996, 26(9): 661-666.

病例三　冠　心　病

病史:患者男,56岁,主诉胸闷气短3个月,影像检查见图3-3。

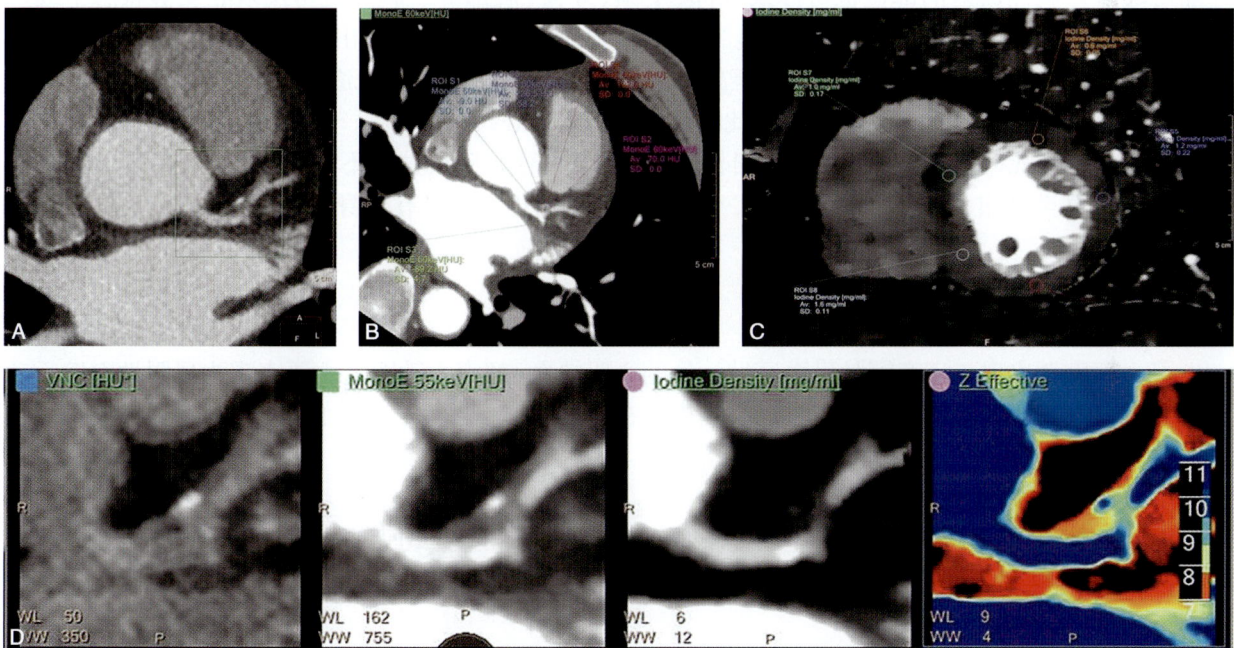

图3-3　冠心病

A～D.冠状动脉CTA扫描常规横断位(A)、能谱CT(B、C)、MonoE(虚拟单能谱图像)、碘密度图、VNC(虚拟平扫)及原子序数图(D),示前降支近段局限性混合斑块,相应处管腔重度狭窄>70%,左心室前壁碘摄取量减低,可疑缺血。

一、概述

冠状动脉粥样硬化性心脏病(coronary atherosclerotic heart disease, CHD)是冠状动脉血管发生动脉粥样硬化病变引起血管腔狭窄或阻塞,造成心肌缺血、缺氧或坏死而导致的心脏病,通常被称为"冠心病"。冠心病是严重威胁中、老年人群健康的重要心脏病之一。流行病学调查显示冠心病的发病率有逐渐上升的趋势,且北方高于南方,脑力劳动者明显高于体力劳动者。

冠状动脉粥样硬化的重要病理改变是:冠状动脉内膜下钙质沉积,继而有纤维组织增生,形成粥样硬化斑块,向管腔内突出,斑块增大融合或斑块发生溃疡,继发血栓形成,使得心腔进一步狭窄甚至阻塞。管腔狭窄在 50% 以下时,休息及运动状态冠状动脉供血充足。狭窄程度在 50% 以下轻度供血障碍时,静息状态冠状动脉血流量测量稳定,无心肌缺血。心脏负荷增加时(如运动),狭窄冠脉供血区域心肌供血不足,心肌缺氧,临床表现为心绞痛。重度冠脉狭窄或斑块、出血、血栓形成、管腔完全梗阻,无足够侧支循环时,发病急。心肌梗死,梗死心内膜下心肌细胞开始逐渐向中层及外膜扩展。如梗死仅限于内层肌层称心内膜下心肌梗死。如超过心壁厚度的一半至全层,称为透壁性心肌梗死。大面积透壁性心肌梗死伴有梗死心肌纤维化可使局部心肌收缩功能消失,在心脏收缩期被动地向外膨突,形成室壁瘤。严重透壁性心肌梗死还可引起乳头肌断裂、心脏破裂、室间隔穿孔,并出现急性心力衰竭或心包填塞而死亡。

二、临床表现

冠心病的临床表现有心绞痛、心肌梗死、梗死后并发症、心力衰竭等。早期最典型的表现是心绞痛,还可表现为胸闷、胸痛、阵发性心跳加快、容易劳累、耐力下降等,部分患者可无明显表现,一旦发病就表现为心肌梗死、猝死。

典型胸痛常因体力活动、情绪激动等诱发,表现为突感心前区疼痛,多为发作性绞痛或压榨痛,也可为憋闷感。疼痛从胸骨后或心前区开始,向上放射至左肩、臂,甚至小指和无名指,休息或含服硝酸甘油可缓解。胸痛放射的部位也可涉及颈部、下颌、牙齿、腹部等。胸痛也可出现在安静状态下或夜间,由冠脉痉挛所致,也称变异型心绞痛。如胸痛性质发生变化,如新近出现的进行性胸痛,痛阈逐步下降,以致稍事体力活动或情绪激动甚至休息或熟睡时亦可发作。疼痛逐渐加剧、变频,持续时间延长,祛除诱因或含服硝酸甘油不能缓解,此时怀疑不稳定型心绞痛。

发生心肌梗死时胸痛剧烈,持续时间长(常超过半小时),硝酸甘油不能缓解,并可有恶心、呕吐、出汗、发热,甚至发绀、血压下降、休克等,合并心力衰竭的患者可伴有全身症状。

三、影像学表现

(一)超声

冠心病患者出现与病变冠脉供血区域一致的心肌缺血,超声心动图上主要表现为局限性室壁运动异常和室壁收缩期增厚率减低。多数冠心病患者在静息状态下并无心肌缺血发作,此时通过负荷试验诱发心肌缺血,有助于冠心病的诊断。

(二)常规X线检查

冠状动脉粥样硬化尚未引起严重功能不全时,心脏大小和形态均无明显改变。伴有高血压者可显示左心室增大,主动脉增宽、扩大、迂曲延长。并发心力衰竭者则心脏明显增大,肺部淤血。

(三)CT

平扫显示的冠脉钙化,常表现为沿房室沟及室间沟走行的高密度斑点状条索状影,亦可以呈不规则轨道式或整条冠脉钙化,可行定量分析。CTA结合三维重建技术,可显示冠状动脉及主要分支狭窄部位、程度、范围和斑块形态、构成。目前,已有研究基于冠脉CTA图像,通过计算机建模,得出CT-FFR值等冠脉功能学参数,从而更加全面评估冠状动脉病变对血流动力学的影响。同时,能谱CT的应用进一步明确了斑块成分及对管腔狭窄程度的评估,并对心肌绝对碘摄取量进行定量分析,提升对心肌缺血的诊断效能,亦可通过虚拟平扫实现对冠脉钙化进行定量分析的同时降低辐射剂量。

(四)MRI

MRI可通过全心3D扫描序列对冠状动脉进行显影,评价冠状动脉管腔通畅程度,亦可对冠脉管壁及斑块进行初步分析。通过电影序列、灌注序列及延迟强化技术,可以实现对心脏功能及心肌活性进行综合评价。

（五）心血管造影

冠状动脉造影是目前冠心病诊断的"金标准"，可以明确冠状动脉粥样硬化病变及其程度，如狭窄、闭塞、硬化斑块、溃疡、腔内血栓、瘤样扩张、冠脉夹层病变及其程度、冠脉痉挛及侧支循环等。结合左心室造影，可以明确左心室心肌受累程度及测量左心室射血分数。

四、鉴别诊断

（一）急性肺栓塞及主动脉夹层

两者可表现为急性胸痛，与心肌梗死型的冠心病症状相似，可通过心电图检查及影像学检查进行鉴别，尤其冠脉 CTA 的临床应用，可以一站式评估肺动脉、主动脉及冠状动脉，并可对肺内及纵隔内情况进行评价，可以快速做出诊断。

（二）心肌炎

急性心肌炎可以出现细胞水肿、坏死，心肌酶增高，心脏 MRI 延迟强化时异常强化区出现在左心室游离壁多见，主要为心外膜下心肌内点片状强化，与冠心病时与病变冠脉所供血区域的异常心内膜下强化有明显差别，且心肌炎在治疗过程中延迟强化可在几天或几周内逐渐消散，可用于两者的鉴别诊断。

（侯阳　马跃）

参考文献

[1] 高敬，华琦，王彩荣，等．实时三维超声心动图评价冠心病患者左心功能[J]．首都医科大学学报，2008，29（4）：487-489．

[2] 黄勇，丁仁福，符惠宏，等．128 层螺旋 CT 冠脉成像在诊断及分级评价冠心病的临床价值[J]．医学影像学杂志，2016，26（6）：1150-1152．

[3] Tesche C, De Cecco CN, Albrecht MH, et al. Coronary CT Angiography-derived Fractional Flow Reserve[J]. Radiology, 2017, 285（1）: 17-33.

[4] 梁红琴，王健，朱立强，等．3.0T MR 全心对比增强冠状动脉成像检测冠心病的可行性[J]．中国医学影像技术，2011，27（9）：1813-1816．

[5] Foley JR, Plein S, Greenwood JP. Assessment of stable coronary artery disease by cardiovascular magnetic resonance imaging: Current and emerging techniques[J]. World J Cardiol, 2017, 9（2）: 92-108.

病例四　缺血性心脏病

病史：患者男，45 岁，主诉突发胸痛 8 小时，影像检查见图 3-4。

一、概述

缺血性心脏病（ischemic heart disease，IHD）是指心肌长期缺血缺氧状态，导致心肌细胞坏死、瘢痕形成，心肌间纤维组织增生，包括从稳定型心绞痛到心源性猝死在内的多种临床疾病，冠状动脉粥样硬化性心脏病是 IHD 的主要代表性疾病。其特点为心脏变得僵硬，逐渐扩大，发生心律失常和心力衰竭。预后不佳，病死率高，死亡原因主要是进行性充血性心力衰竭、心肌梗死和严重心律失常。我国缺血性心脏病死亡率平均为 62.5/10 万，是男性和 50 岁及以上人群的主要死亡原因之一。

IHD 病因多样，其中最常见的原因是冠状动脉粥样硬化，其次还有血压降低、主动脉供血减少等引起心脏供血减少的疾病，心瓣膜病、血黏度变化及心肌本身病变等也会使心脏供血减少。流行病学研究发现，IHD 主要危险因素为高脂血症、高血压病、糖尿病、吸烟、肥胖、体力活动少、高龄等。

心肌组织的血供与其他肌肉组织不同，其毛细血管密度是骨骼肌血管密度的 2 至 3 倍，每克心肌的供血量约 1mL/min，总供血量达到 250mL/min，约占正常心排血量的 5%，主要依靠心室舒张期的冠

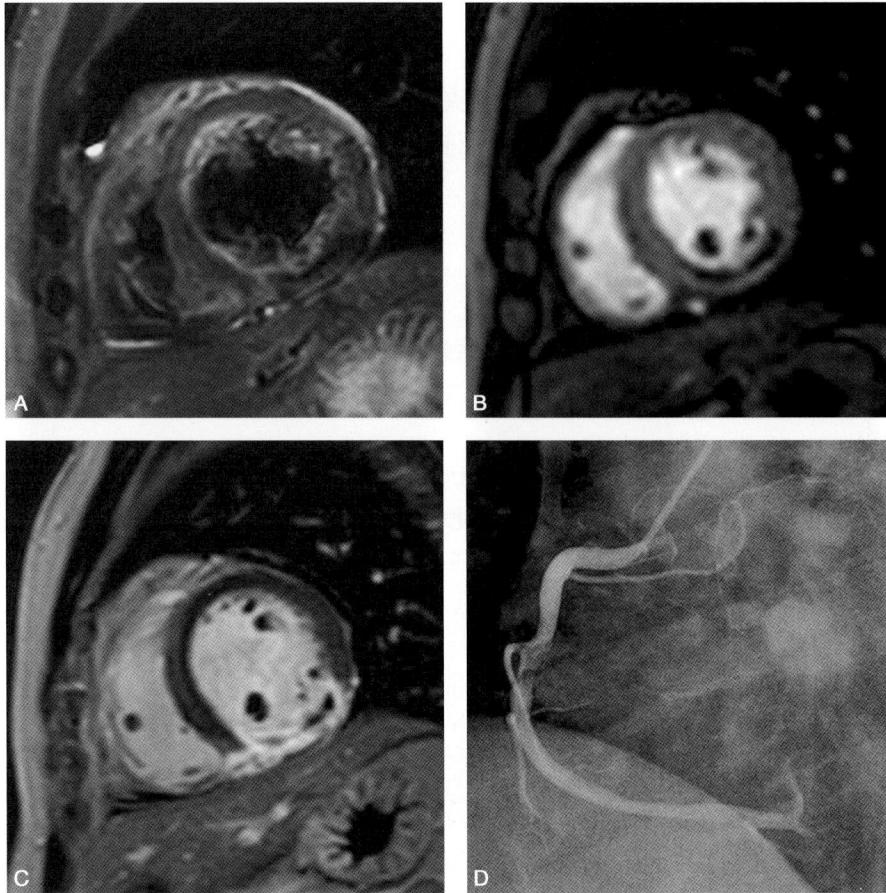

图 3-4　缺血性心脏病

心脏 MRI 扫描：A～D.T2WI 短轴位、灌注短轴位、LGE（心肌延迟强化）短轴位、冠状动脉造影，示左心室下室间隔及毗邻的左心室下壁 T2WI 信号增高，相应区域灌注减低，可见延迟强化，并于延迟增强区域内心内膜下见条片状低信号影，考虑左心室下室间隔及下壁急性心肌梗死，伴局部微循环障碍，冠脉造影见右冠状动脉中段重度狭窄约 90%，伴血栓形成。

状动脉供血。心肌缺血时会导致"瀑布效应"，首先出现心肌代谢异常，随后相继出现心肌灌注缺损、舒张功能障碍、收缩功能障碍、心电图异常等，最终出现心肌损伤、心前区疼痛。当心肌缺血不断加剧时，可发生心肌梗死，梗死的心肌由瘢痕组织替代，进而发生左心室重构。在心肌梗死的早期阶段（72 小时内），左心室重构主要累及梗死区心肌，表现为受累室壁急性扩张，此时易出现室壁瘤或心脏破裂；晚期阶段，左心室重构主要是左心室发生时间依赖性扩张，室壁张力增高，非梗死区室壁代偿性肥厚。

二、临床表现

早期主要症状是心肌一时性缺血而产生的心绞痛，表现为胸部压迫窒息感、闷胀感、剧烈的烧灼样疼痛，剧痛发作时可伴出汗和濒死的恐惧感。大多在劳动、情绪激动、饱餐或受冷时突然发作，一般疼痛持续 1～5 分钟，偶有长达 15 分钟，在休息或服药数分钟后即可消失。常见的疼痛部位是胸骨后或心前区，可放射到左臂内侧、肩部、肩胛间区、颈、喉和下颌，有时位于上腹部。心绞痛诱发的原因、发作次数及持续时间比较稳定者，称为稳定型心绞痛。一部分病例心肌缺血程度较重，可从典型的稳定型心绞痛转变为不稳定型心绞痛，主要表现为心绞痛频繁发作，疼痛持续时间延长，程度加重，甚或休息时也发作疼痛，发生急性心肌梗死的危险性增大。急性心肌梗死发病早期可有恶心、呕吐、呃逆或上腹胀痛，心绞痛程度剧烈，持续时间可长达数小时，休息或含服硝酸甘油片未能缓解，常伴有休克、心律失常和心力衰竭。

心绞痛发作时血压可略增高或降低，心率可正常、增快或减慢。疼痛程度严重者表情焦虑、烦躁、肤色苍白、出汗，偶然呈现房性或室性奔马律。伴有乳头肌功能失调者，心尖区可听到收缩期杂音。心肌梗死病例，心率可增快或减慢、血压下降，心浊音界可稍增大，心尖区第 1 心音减弱，有时出现第 3、4 心音或舒张期奔马律，可有各种心律失常、休克或心力衰竭征象。

三、影像学表现

（一）超声

可见受累心肌异常增厚或变薄，心肌内可有异常回声，静息状态下可有节段性室壁运动减弱、无运动或矛盾运动，受累心肌可见收缩期室壁增厚率减低，心肌缺血时引起的运动减弱可在症状消失后恢复正常，心肌梗死时可伴有局限膨出、变薄，心尖部梗死可于收缩期见"鱼罐样"改变及矛盾运动，伴发附壁血栓时，可见左心室腔内形态不规则的异常团块样不均回声，多位于室壁瘤区。此外，超声检查对心肌梗死并发症，如室壁瘤、腔内附壁血栓形成、室间隔穿孔、乳头肌功能不全的诊断具有很高的敏感性和特异性。

（二）常规 X 线检查

胸部 X 线检查一般无异常发现。伴有高血压者可显示左心室增大，主动脉增宽、扩大、迂曲延长。并发心力衰竭者则心脏明显增大，肺部淤血。

（三）CT

平扫 CT 可显示冠脉壁钙化的形态及数量，可做定量钙化积分测量，缺血坏死心肌 CT 值低于正常心肌，一般为 5～10Hu。增强 CT 可显示梗死心肌局部变薄、膨凸，假性室壁瘤时室壁局部变薄，呈囊袋样向外膨出处由心包包裹，此外，坏死心肌处对比剂蓄积增加，心腔内附壁血栓处见充盈缺损。尤其近期 CT 灌注（CTP）的应用，更有效提高了诊断心肌缺血的准确度。

（四）MRI

心肌梗死急性期由于水肿、炎症细胞浸润等，引起 T2WI 信号增强，尤其抑脂序列上病变区心肌信号增强尤为明显；电影序列可见受累心肌节段性变薄和运动障碍；心肌灌注显示缺血区及梗死区灌注减低，呈低信号，延迟增强显示相应区域信号增强，同时伴有心内膜下低信号区时，称为"无复流"现象，表明微循环障碍而无法全部恢复再灌注，是不良左心室重构的预测因子。陈旧性心肌梗死可见室壁节段性变薄及运动异常，T2WI 序列信号强化可减低，收缩期室壁增厚率异常，延迟强化可见区域性信号增强。伴有室壁瘤形成时，可见左心室壁节段性变薄范围大且矛盾运动，室壁瘤区收缩期增厚率消失且信号异常，相应腔内可伴有附壁血栓，表现为 T1WI 中等信号与心肌相似，T2WI 信号强度较心肌高。

（五）心血管造影

选择性冠状动脉造影可清楚显现冠状动脉形态及病变位置、程度，可以为确诊冠状动脉粥样硬化病变引起的心肌缺血提供证据，而且可以观察到冠脉斑块的确切部位、范围、病变血管的狭窄程度和侧支循环的情况。左心室造影检查可观察左心室各个部位心室壁的收缩功能是否正常、减退或消失，以及测定左心室射血分数。左心室造影尚可用于诊断心肌梗死引起的室壁瘤、心室间隔缺损和二尖瓣关闭不全。

（六）心肌核素检查

心肌缺血时运动负荷试验和再分布或静息态心肌灌注呈可逆性灌注缺损，而心肌梗死时呈不可逆性灌注缺损。

四、鉴别诊断

（一）扩张型心肌病

扩张型心肌病是指无明显致病原因的一类特发性心肌病，其特点为左心室或伴有右心室的明显扩大,室壁变薄,心室收缩功能减退,以心脏扩大、心力衰竭、严重心律失常、栓塞为基本特征,在临床诊断中易与缺血性心脏病误诊。可通过心脏 MRI 检查予以鉴别,扩张型心肌病延迟强化时异常强化区多位于室间隔肌壁内或心外膜下心肌,呈点片状或线性条纹状,不与任何冠状动脉供血区域相符。而缺血性心脏病延迟强化的异常强化区多位于心内膜下,并与冠脉供血区域相匹配。

(二)应激性心肌病

又称短暂性左心室心尖球状扩张,多见于女性,常伴有心理或生理创伤,急性胸痛伴 ST 段升高或 T 波倒置(在短期内恢复),且冠状动脉造影无有意义狭窄,左心室大面积收缩运动异常,主要累及左心室中远段,尤其是心尖部。通过心脏 MRI 电影序列能够全面显示受累节段运动障碍,但心肌灌注及延迟强化无明显异常表现,与左心室受累范围不符,以此有助于鉴别诊断。

(侯阳 于兵 马跃)

参考文献

[1]赵世华.心血管病磁共振诊断学[M].北京:人民军医出版社,2011.
[2]张干深,宇传华,罗丽莎,等.1990—2015 年中国缺血性心脏病疾病负担趋势分析[J].中华预防医学杂志,2017,51(10):915-921.
[3]钱菊英.《2014 年 AHA 女性疑似缺血性心脏病患者非侵入性检查共识》解读[J].中国循环杂志,2014,s2:50-53.
[4]林松柏,张竹花,李冬晶,等.缺血性和非缺血性心脏病患者心肌病变磁共振心肌延迟强化的影像学特征比较[J].中国医学科学院学报,2009,31(1):84-87.
[5]Carli M F D, Dorbala S, Curillova Z, et al. Relationship between CT coronary angiography and stress perfusion imaging in patients with suspected ischemic heart disease assessed by integrated PET-CT imaging[J]. Journal of Nuclear Cardiology, 2007,14(6):799-809.

病例五 心肌致密化不全

病史:患者女,11 岁,主诉体检时胸骨左侧第 2 肋间舒张期闻及 4/6 杂音,曾于 4 年前诊断为先天性冠状动脉瘘。影像检查见图 3-5。

一、概述

心肌致密化不全(noncompaction of ventricular myocardium,NVM)是以心室内异常粗大的肌小梁和交错的深隐窝为特征的一种遗传性心肌病,有家族发病倾向。过去曾被称为海绵状心肌、窦状心肌持续状态以及胚胎样心肌等。因主要累及左心室,也常被称为左心室心肌致密化不全(LVNC)。多发、过度隆突的肌小梁和深陷其间的隐窝,形成网状结构,以近心尖部 1/3 室壁节段最为明显,可波及室壁中段,一般不累及基底段室壁,受累心腔多扩大,收缩功能减弱。是一种因正常心内膜胚胎发育停止而导致的,以多发突起的肌小梁和深陷肌小梁隐窝内血流与左心室腔交通为特征的先天性心肌病,18%~25% 的 NVM 呈家族性发病。该病可孤立存在,称为"孤立性心室肌致密化不全(isolated

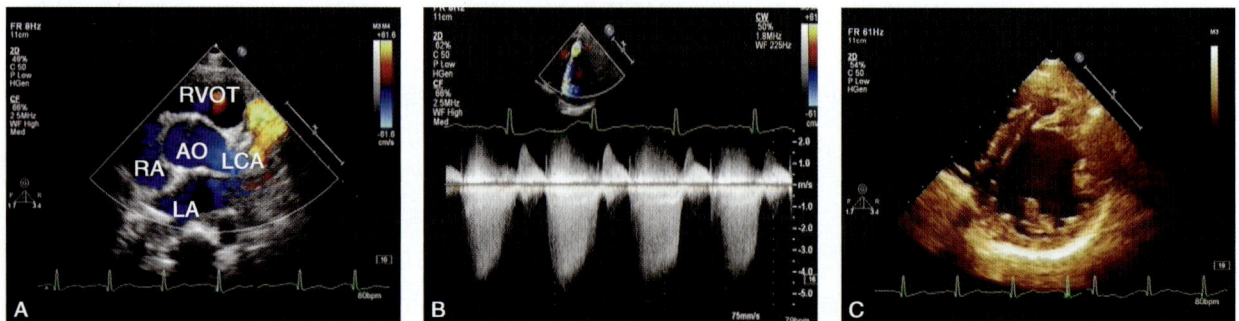

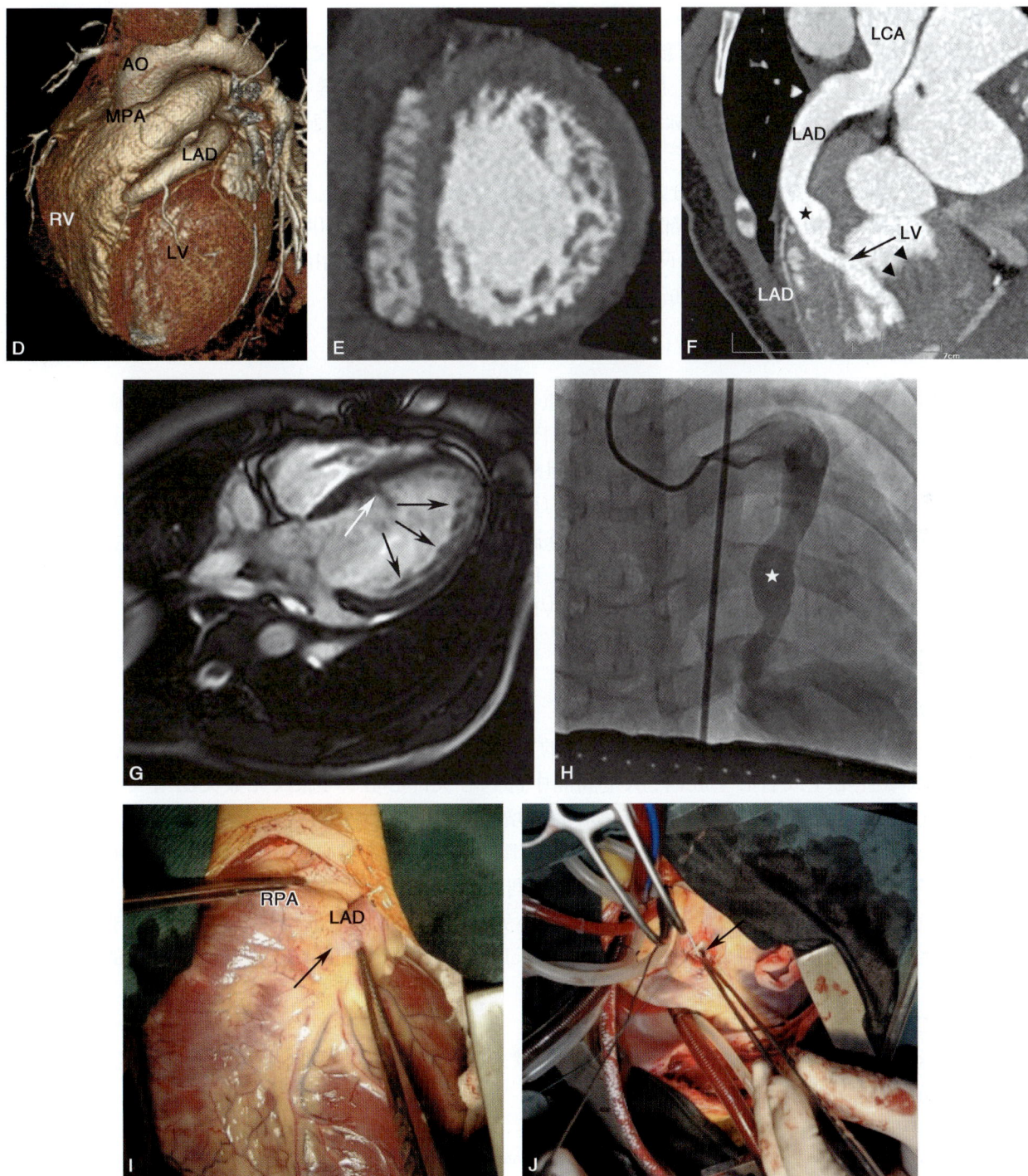

图 3-5 心肌致密化不全

A~C. 经胸超声示左冠状动脉至左心室冠状动脉瘘，且心尖部及左心室下侧壁肌小梁增多；D~F. 冠脉 CTA 示左主干（LCA）和前降支（LAD）近段明显扩张，前降支与左心室（LV）头通过瘤样扩张的间隔支相沟通，左心室心尖部及下侧壁肌小梁增多；G. 心脏 MRI 示左心室侧壁非致密层与致密层厚度之比为 2.1；H. 冠脉造影示室间隔中上部见喷射征，并进一步确认左心室与左冠状动脉通过瘤样扩张的间隔支相通；I、J. 术中所见证实冠状动脉左心室瘘及左心室心肌致密化不全；RPA，右肺动脉。

noncompaction of ventricular myocardium, INVM)",亦可与其他先天性心脏畸形并存,称为"非孤立性心室肌致密化不全(non-isolated noncompaction of ventricular myocardium, NINVM)"。亦有同时累及双心室者。目前尚未明确二者是否为同一种疾病。

据目前统计,儿童 NVM 占所有新发心肌病的 9.2%,排在第 3 位,仅次于扩张型心肌病和肥厚型心肌病,男性发病率高于女性。由于心肌先天发育不全所致心室肌结构异常。本病可单独存在也可与其他先天性心脏病同时存在,如主动脉狭窄、左冠状动脉起源于肺动脉、肺动脉闭锁、右位心等,病因尚不清楚。

NVM 患者心肌可有多种供血方式。多数 NVM 患者心肌供血与正常人相似,即由冠状动脉供血,称为冠状动脉型(coronary type)。部分 NVM 患者由心腔直接向心肌供血,称为窦状隙型(sinusoidal type)。亦有一些患者心肌同时具备两种供血方式,即内层海绵样心肌由心腔直接供血,而外层致密化心肌由冠状动脉供血,称为过渡型(transitional type)。

二、临床表现

NVM 的临床表现多样,出现早晚不一、轻重不同,从无症状到进行性心功能恶化、充血性心力衰竭、心律失常、栓塞甚至猝死。其早期报道多见于儿童,但关于成人发病的报道日趋增多,其中男性占 56%～82%。尽管 LVNC 是先天性发育异常,但症状的首发年龄差别很大,多数患者早期无症状,而于中年甚至老年时发病。主要临床表现为:心力衰竭、心律失常、心内膜血栓伴体循环栓塞等。某些患儿可出现特异性面容,如前额突出、斜视、眼球震颤、低耳垂、小脸面、腭裂、上腭弓高、生殖器小等。NVM 患者可有多种心电图改变,如左心室肥厚、T 波倒置、ST-T 改变、电轴偏移、室内传导阻滞、房室传导阻滞等。因此,临床表现及心电图检查对 NVM 的诊断并无太大帮助。

三、影像学表现

(一)超声

超声心动图是 NVM 诊断和家系调查首选的方法,诊断 NVM 主要依据两个条件:①过多突起的心肌小梁,即在左心室或右心室腔内,从室间隔中部到心尖部心腔,可探及无数突出增大的肌小梁错综排列,呈"海绵"状或"蜂窝"状改变;受累心腔多增大,运动明显减弱;②彩色多普勒血流成像,可见有无数与心室腔交通的深陷的大小不等的肌小梁间隙,其内有血流与心腔相通。利用超声心动图计算 NVM 左心室不同水平时肌小梁基底部至心外膜的间距(X)与肌小梁顶端至心外膜的间距(Y)之比值,NVM 患者在左心室二尖瓣口水平、乳头肌水平及心尖水平的 X/Y 比值进行性减少,收缩期非致密化心肌与致密化心肌的比例大于 1/2,心尖段肌小梁的长度和宽度之比大于 4/1,中间段肌小梁的长度和宽度之比大于 2/1。

(二)CT

可显示左心室心尖部、前侧壁明显增厚,心室壁外层密度均匀性增高,而内层密度较低。CT 增强可见小梁隐窝间有对比剂充盈。

(三)MRI

NVM 的 MRI 诊断标准尚未达成共识。目前主要参考 Jenni 等提出的根据受累心脏收缩期末内层非致密化心肌(N)与外层致密化心肌(C)组成的双层结构比值做出定量诊断。当内层非致密化心肌与外层致密化心肌厚度的比值(N/C)>2 时具有诊断意义。但收缩末期肌小梁隐窝内血液被排空,不利于观察非致密化心肌,故有学者建议选择左心室舒张末期进行测量。较之超声,MRI 具有更高的空间分辨率,可做任意切面扫描以及多参数成像。在清晰显示心内结构,区别增厚的内层非致密心肌和明显变薄的外层致密心肌方面具有显著优势,并可显示粗大的肌小梁突入心室腔,以及其间散布的深陷的小梁间隙,内层心肌组织疏松呈"网格状"改变,是超声心动图诊断 NVM 的有效补充技术。MRI 在 NVM 诊断中的优势不仅在于进一步明确诊断,更在于可准确评价致密心肌是否存在坏死及坏死的程度和范围。特别是在显示心尖部位病变时,MRI 较超声检查更有助于准确显示及评估病变范围。

(四)PET

NVM 的 PET 显像并无特异性,唯左心室造影可表现为病变区心内边界呈羽毛状,收缩期可见隐窝内有残余对比剂显影具有一定的特异性。

四、鉴别诊断

(一)心室内异常肌束(又称假腱索)

正常变异的心室内肌束数目常少于 3 条,且心尖部少见。利用超声心动图成像技术可观察到假腱索起止点,一般不难鉴别。但是仅依靠 CMR 静止平面观察肌束,易将假腱索误认为异常粗大的肌小梁而造成误诊。

(二)扩张型心肌病

由于 NVM 可呈现明显的心腔扩大,而扩张型心肌病(dilated cardiomyopathy, DCM)由于心室壁厚度变薄,肌小梁数目亦可相对增多,为二者的鉴别诊断带来一定困难。但 NVM 心肌壁厚薄不均,致密化心肌变薄,而非致密化心肌则多呈不对称性明显增厚;内膜不光滑,呈网状结构,隐窝特点明显,受累的心室腔内可见多发、异常粗大并交错紊乱的肌小梁和交错深陷的隐窝呈节段性分布,可深达外 1/3 心肌。而 DCM 心室壁则呈均匀性变薄且内膜光滑,无明显隐窝。另外,NVM 患者左心房内径基本正常,而 DCM 患者左心房内径常明显扩大。DCM 患者左心室收缩末期容积和舒张末期容积常较 NVM 患者明显增加亦有助于鉴别。鉴别要点在于严格遵循诊断标准,NVM 舒张期非致密化层/致密化层(N/C)≥2,其他各种原因造成的左心室肌小梁粗大都不会达到该标准。

(三)肥厚型心肌病

肥厚型心肌病(hypertrophic cardiomyopathy, HCM)可表现为心室肌小梁粗大,但其难以观察到 NVM 典型的深陷的肌小梁隐窝,临床可借此鉴别。由于受超声近场伪像的影响,心尖段 NVM 易与心尖肥厚型心肌病相混淆。应用谐波显像技术或左心室声学造影技术可提高 NVM 诊断的准确性。CMR 在观察心尖部时可做任意切面的扫描,可有效弥补超声技术的不足。

(四)缺血性心肌病

因 NVM 受累心肌可以有不同程度的损伤及纤维化改变,且有时可表现出一定的节段性运动异常,与缺血性心肌病有一定的相似性,给鉴别诊断带来一定难度。但 NVM 患者常较为年轻,冠心病相关风险较低。影像学方面,除 NVM 的特征性超声心动图表现外,冠状动脉造影亦多为正常,一般不难鉴别。必要时可结合 CMR、心肌显像、冠状动脉造影等加以鉴别。

(侯阳 马跃)

参考文献

[1] 刘欣,刘文玲.左心室心肌致密化不全心肌病研究进展[J].中国循环杂志,2016,31(2):198-200.
[2] 唐红伟,刘汉英,刘延玲,等.超声诊断心肌致密化不全[J].中国超声医学杂志,2000,16(2):104-106.
[3] 张凌,黄昌举.彩色多普勒超声诊断心肌致密化不全[J].中国医学影像学杂志,2011,19(3):197-200.
[4] 徐辉,王宇.磁共振在诊断心室肌致密化不全中的应用与价值[J].临床放射学杂志,2017,36(3):356-359.
[5] 恽虹,曾蒙苏,杨姗,等.心室肌致密化不全的 MRI 表现[J].磁共振成像,2010,1(2):98-102.
[6] Chebrolu LH, Mehta AM, Nanda NC. Noncompaction cardiomyopathy: The role of advanced multimodality imaging techniques in diagnosis and assessment[J]. Echocardiography, 2017, 34(2): 279-289.
[7] Andreini D, Pontone G, Bogaert J, et al. Long-Term Prognostic Value of Cardiac Magnetic Resonance in Left Ventricle Noncompaction: A Prospective Multicenter Study[J]. J Am Coll Cardiol, 2016, 15, 68(20): 2166-2181.

病例六　心脏黏液瘤

病史：男，38岁，主诉咳嗽5天，加重伴呼吸困难1天，影像检查见图3-6。

一、概述

心脏黏液瘤（cardiac myxomas，CMs）是原发于心腔内最多见的一种真性肿瘤。一般认为属良性，有一些复杂的表现和恶性倾向，但也有人认为是恶性程度较低的真性肿瘤。无论是单纯的或复杂的心

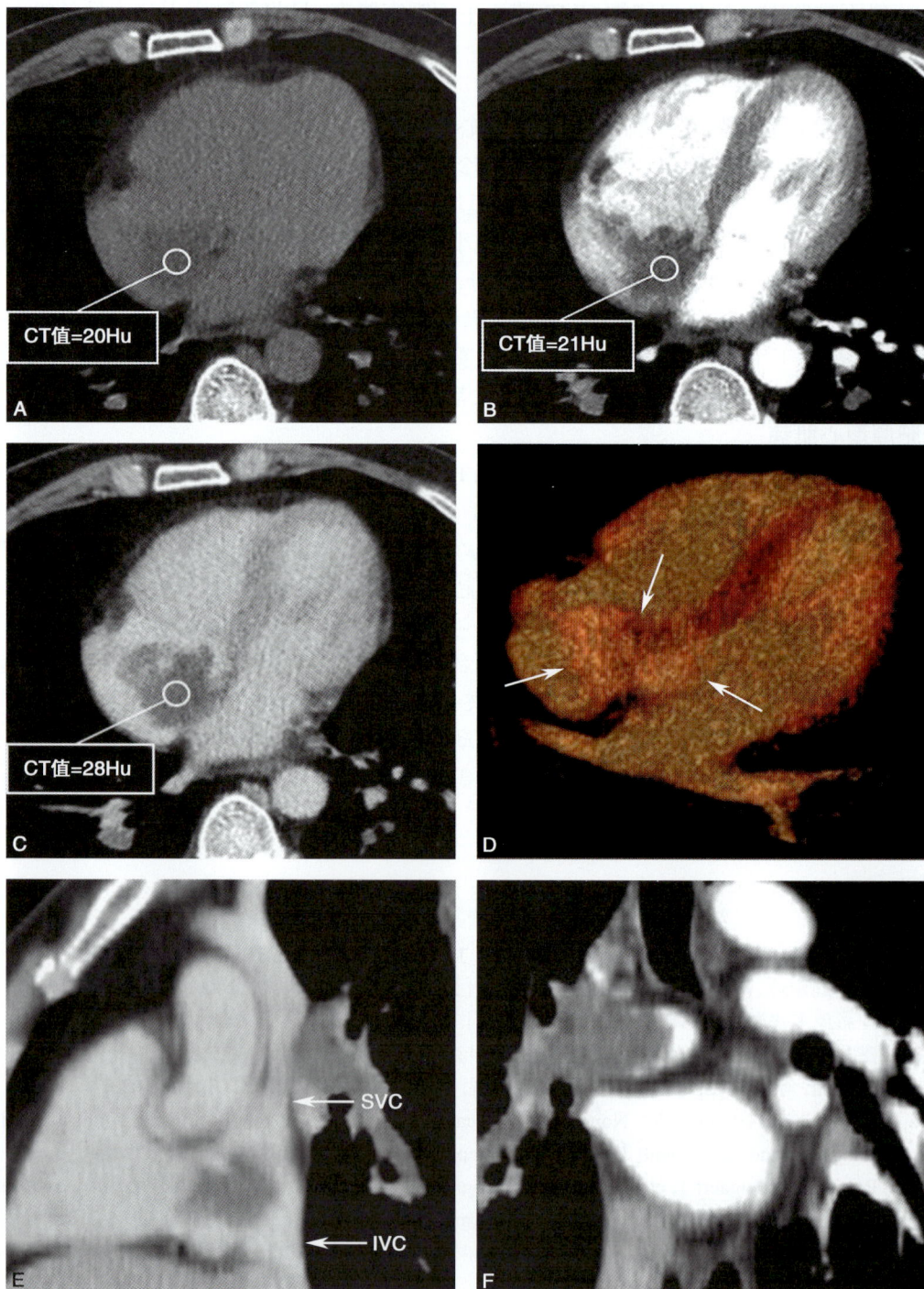

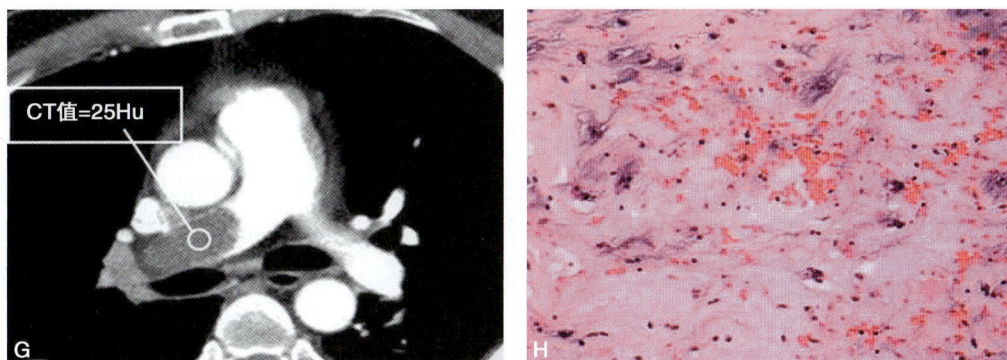

图 3-6　心脏黏液瘤

A. 右心房增大，内见椭圆形软组织密度肿物，宽基底附着于房间隔中部，密度不均，其核心平均 CT 值约 20Hu，低于心腔内血液（CT 值 54Hu）；B. 肿物分叶状，远端毛糙，动脉期未见明显强化；C. 延迟期瘤体轻度强化；D. VR 示右心房内肿瘤呈椭圆形、分叶状，大小约 5.0cm×3.9cm×3.3cm（白箭）；E～G. CPR 示肿瘤并未阻塞上腔静脉（SVC）及下腔静脉（IVC）入口；H. 术后病理，镜下见粉染及黏液样基质，内见圆形至梭形瘤细胞（HE，×150），诊断：黏液瘤。

脏黏液瘤，其瘤体本身的病理形态并无不同。年人群发病率约 0.000 05%，其中 75%～90% 发生于左心房，右心房黏液瘤仅占 10%～25%，极少位于左心室，见于左心房后壁者需注意恶性可能。发病的平均年龄约 50 岁，但差异较大，文献报道婴儿至 95 岁妇女均可发生，女性多见，90% 以上的黏液瘤均为单发。

大体标本上，肿瘤平均直径在 5～6cm，最小者可小于 1cm，最大者可达 15cm 或更大，黏液瘤呈半透明胶冻状，具有闪光的表面，略带淡黄色或夹有紫褐色血斑，瘤体形状多种多样，呈球形或不规则息肉状、分叶状，多有深浅不一的切迹，钙化区则有硬结感，质地极脆易碎，可局部或成片脱落，是否有碎片脱落与病程长短或瘤体大小无关，而与黏液瘤的形状结构关系密切。瘤蒂最多见附着于左心房间隔面卵圆窝对应部位（典型部位），瘤蒂长短不一，瘤体在心腔内的活动度依瘤蒂的长短及瘤体有无粘连、粘连程度、广度而定。组织学表现为在酸性黏多糖基质上存在特征性的星形细胞或梭形细胞，其细胞核为卵圆形，周围有薄壁毛细血管，少数黏液瘤还可见腺体、骨小梁等。瘤蒂部与心壁间横有弹力纤维分隔，或致密或松散，其间有来自心壁供应肿瘤的血管穿越，故心壁与瘤蒂间的弹力纤维层可作为肿瘤是否完全切除和浸润的标志。电镜下可见瘤细胞表面富有微绒毛或胞质突出，瘤细胞内充满细纤维是显著的超微形态学特征之一。

心脏黏液瘤分为两大类，单纯或散发的心脏黏液瘤及复杂的心脏黏液瘤。前者占病例的绝大多数，多为单发，并多在典型部位生长，患者身体无其他部位的黏液性病变。后者包含三个方面：黏液瘤综合征、家族性黏液瘤、多中心发生的心脏黏液瘤，此三方面又多有交叉重叠，患者多较年轻，心内黏液瘤多不在典型部位生长，临床表现多较复杂，病势常较凶猛。

二、临床表现

心脏黏液瘤是心腔内占位性病变，因其所在心腔不同、瘤体大小悬殊、形状各异、生长速度差别、有无粘连、活动度大小、单发或多发、是否分叶、有无碎片脱落、瘤体内有无出血、变性和坏死、全身有无自体免疫反应以及反应轻重如何等不同情况，所引发的临床表现个体差异极大。

（一）血流动力学紊乱症状

若瘤体尚小，对血流可不起阻塞作用。随着瘤体逐渐增大，其阻塞血流作用逐渐明显，若充满心腔，则血液只能在瘤组织的间隙中流过，严重阻碍血液流动。左心房黏液瘤舒张期瘤体移向二尖瓣口，并经瓣口脱入左心室，收缩期回入左心房，酷似真性的二尖瓣狭窄，而引起程度不同的肺淤血和一些最常见的自觉症状（如心慌、气短等）与体征（舒张期杂音），但肺淤血的程度一般较轻，常与较重的自觉症状和体征不成比例。若瘤体过大,于收缩期不能全部回入左心房而卡在瓣口(晕厥、猝死),或瘤体有一部分附着于二尖瓣环或瓣叶,阻塞二尖瓣活动,影响其关闭,则引起二尖瓣关闭不全,可表现为二尖瓣狭窄并关闭不全而出现双期杂音。左心室黏液瘤可于收缩期阻塞左心室流出道或主动脉瓣口,表现为主动脉瓣狭窄。右心房黏液瘤粘连较多见,阻塞较严重,而活动度较小,呈三尖瓣狭窄或狭窄兼关闭不全表现,若瘤体近于腔静脉口或右心房中部瘤增大至腔静脉口者则阻塞腔静脉回流,引致相应的充血性反应,例如肝大、下肢浮肿。多发黏液瘤根据各瘤体所占的心腔不同、瘤数多少、瘤体大小差异、活动度范围等不同情况,对血流的影响也不相同。同时占有左、右心腔者,情况又更复杂,其总体表现为各个心腔情况的综合。

（二）动脉栓塞症状

我国黏液瘤的动脉栓塞发生率约为 15%,低于国外报道的 30%～40%。右心黏液瘤栓进入肺动脉可引起肺梗死,出现胸痛及胸膜刺激症状。体动脉瘤栓引起的栓塞可发生在身体的任何部位,较常见的是脑栓塞、股动脉栓塞、肾动脉栓塞、肠系膜栓塞等。动脉栓塞的征象因瘤栓大小及栓塞部位的不同,临床表现轻重悬殊,可有昏迷、偏瘫、急腹症、肢体坏死或雷诺现象,也可无明显栓塞征象。

（三）自体免疫反应

心脏黏液瘤可发生瘤体内出血、变性、坏死等改变,引起自体免疫反应,在复杂病例中常有血液异常,如抗凝血酶(AT Ⅲ)低、肝素耐药、血小板计数高、血沉快可达 140mm/h、贫血、血浆蛋白异常、电泳改变等,还可出现高热(可达 40℃)、荨麻疹、食少、消瘦、全身衰竭等表现。

（四）感染

黏液瘤并发感染较少见,表现为感染性心内膜炎,感染可增加体循环栓塞的概率,需急诊手术切除黏液瘤。

三、影像学表现

（一）超声

超声为首选方法,可做出定性、定量诊断。可显示肿瘤的数目、形态和轮廓,显示蒂的附着部位及长度,肿瘤运动过程中的形态变异程度,瘤体回声程度及分布特征,及继发性改变包括心脏扩大变形、瓣膜功能异常、心包积液等。黏液瘤呈异常的点片状回声聚集成团,轮廓清晰,为椭圆形或长椭圆形,其内部回声强度较均匀,基底部多在房间隔上,肿瘤的团状回声随心动周期活动于房室之间或在心腔内随血流方向有规律地摆动,收缩期全部瘤体均能回到房腔或室腔内,舒张期达到瓣膜或通过瓣口,位置随着其蒂的附着部位及肿瘤的体积大小和形态不同而不同,甚至突入右心室或左心室流出道。同一心腔内的多发性黏液瘤,超声对肿瘤数量及大小的评估尚不准确,需要交换体位多方扫查,以防遗漏瘤体较小、活动性小的病变。

（二）常规 X 线检查

可显示肺淤血及心脏形态改变。若肺淤血及心影改变较轻而症状较重、体征又较明显者,提示心脏黏液瘤可能,但只能作为参考,不能据之确诊。

（三）CT

可显示受累心腔增大,瘤体大多呈球形或卵圆形,部分边缘分叶状,据文献报道,超过 80% 的瘤体密度较心肌和心腔内密度低,约 67% 的黏液瘤密度不均匀,这与黏液瘤的病理成分有关。瘤体呈柔软半透明胶冻样,内含大量低密度黏液样基质、星芒状瘤细胞、纤维及平滑肌细胞,其中 CT 值与瘤细胞含量相关,CT 值越低,表明瘤细胞成分越少,其质地更脆弱易碎,局部可脱落形成瘤栓,引起动脉栓塞,CT 增强表现为肺动脉或体动脉内多发充盈缺损。肿瘤血管的多少则决定黏液瘤的强化方式,黏液瘤可以表现为小血管丰富,也可以表现为少血管,因此可表现为富血供、乏血供及介于两者之间的强化方式,当表现为富血供时,则需要注意有无合并异常肿瘤血管形成,部分尚可以形成冠状动脉瘘,这对于术前评估具有重要提示价值,增强 CT 检查可同时明确冠状动脉受累情况。此外,CT 检查可同时对双肺内情况、心包腔及双侧胸腔积液程度进行评价，为临床手术治疗提供可靠依据。

（四）MRI

可显示黏液瘤的不同成分，如纤维组织、血管、钙化和出血等。由于黏液瘤的基质为黏液，T2WI以高信号为主，T1WI呈低信号或等低信号为主，当肿瘤内部出现钙化、出血等成分时，MRI信号局部混杂，可以是T2WI高信号背景中的低信号，T1WI等或等低信号背景中的高信号。MRI电影序列可显示瘤体以瘤蒂为中心，随血流而摆动，基底宽者活动度较差，当肿瘤靠近房室瓣活动度良好时，在舒张期可见黏液瘤通过房室瓣进入心室，导致房室瓣口相对狭窄或关闭不全，甚至可以影响心肌运动。MRI在病变性质、形态及心脏结构功能的评估上具有明显优势，能一站式评估，有助于明确诊断以及鉴别诊断。

（五）心腔造影及导管检查

能显示充盈缺损，提示心腔内占位性病变，可显示心肺功能改变，但为有创检查，有使肿瘤破溃、碎片脱落而引致栓塞的危险，尤其是左心房穿刺应列为禁忌。

四、鉴别诊断

（一）血栓

血栓在MRI电影序列也表现为血池中低信号，但血栓的活动度较差，基底一般较宽，T2WI多为低信号，增强后无明显强化。血栓通常在相关疾病的基础上发生，如房颤、心肌梗死、二尖瓣狭窄等，此时由于局部血流缓慢，可以出现心室的附壁血栓或左心耳血栓。血栓CT值较高且无强化，据文献报道血栓平均CT值约61Hu。黏液瘤CT表现呈分叶状，有短而宽的附着基部，瘤体内可有钙化，发生概率约56%，心房内瘤体与肺动脉内瘤栓CT值相近且较低（本病例中平均CT值为20～24Hu），黏液瘤可有轻度延迟强化。

（二）瓣膜赘生物

黏液瘤靠近瓣膜者需要与瓣膜赘生物相鉴别，赘生物多在瓣膜病变的基础上形成，多位于瓣尖，如心内膜炎时瓣膜增厚粘连，开放受限，黏液瘤虽然可以引起瓣膜的相对启闭受限，但开放程度一般影响不大，且瓣膜的形态多正常。

（三）心脏恶性肿瘤和转移瘤

当黏液瘤多发或体积较大时活动度相对较差，需与原发的心脏恶性肿瘤和转移瘤相鉴别，一般而言，后两者基底较宽，活动度较差，形态不规则呈分叶状、结节状或菜花状，原发心脏恶性肿瘤多呈浸润性生长，心肌甚至心包受累，可有心包积液；转移瘤多有原发病史，部分可见纵隔淋巴结肿大。

（四）风湿性瓣膜病

尤其需与二尖瓣病变相鉴别，心脏黏液瘤成年病例发病时间较短，高龄病例比重较大，故对高龄疑似瓣膜病而发病时间又较短、病情进展快或起病急骤者，应注意心脏黏液瘤，且症状随体位改变而出现或消失，则高度疑为心脏黏液瘤。

（侯阳　马跃）

参考文献

[1] Canale LS, Colafranceschi AS, Leal Botelho ES. Surgical treatment of right atrial myxoma complicated with pulmonary embolism[J]. Interactive cardiovascular and thoracic surgery, 2009, 9(3): 535-536.

[2] Jones DR, Warden HE, Murray GF, et al. Biatrial approach to cardiac myxomas: a 30-year clinical experience[J]. The Annals of thoracic surgery, 1995, 59(4): 851-855.

[3] Grebenc ML, Rosado-de-Christenson ML, Green CE, et al. Cardiac myxoma: imaging features in 83 patients[J]. Radiographics, 2002, 22(3): 673-689.

[4] 陈晓荣, 舒锦尔, 潘勇浩, 等. 心脏粘液瘤的MRI表现特征[J]. 临床放射学杂志, 2017, 36(5): 654-657.

病例七　心脏脂肪瘤

病史：患者男，49岁，以"前胸、后背疼20天"为主诉入院，影像检查见图3-7。

一、概述

心脏脂肪瘤（lipoma）罕见，在原发性心脏及心包肿瘤中约占8.4%，在良性心脏肿瘤中发病率次于心脏黏液瘤，居第二位。心脏脂肪瘤多有外膜完整，内含典型的成熟脂肪细胞，通常起源于心外膜或心包的脂肪，亦可起自心壁和心内膜下，外包以纤维（纤维脂肪瘤，fibrolipoma）或少许心肌组织（肌脂肪瘤，myolipoma），并含有周围结缔组织成分。患者年龄多位于20～70岁，男性多于女性。

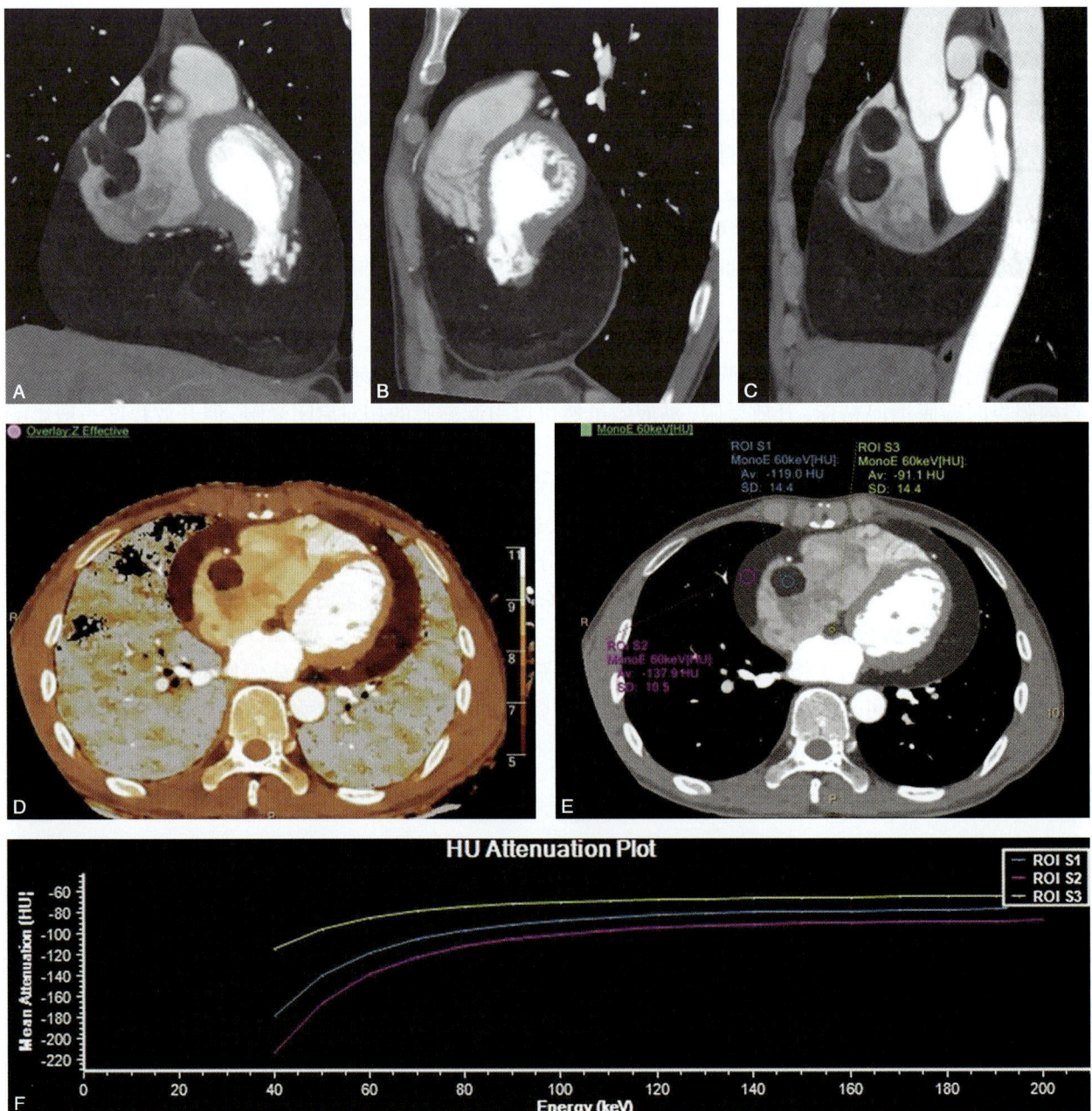

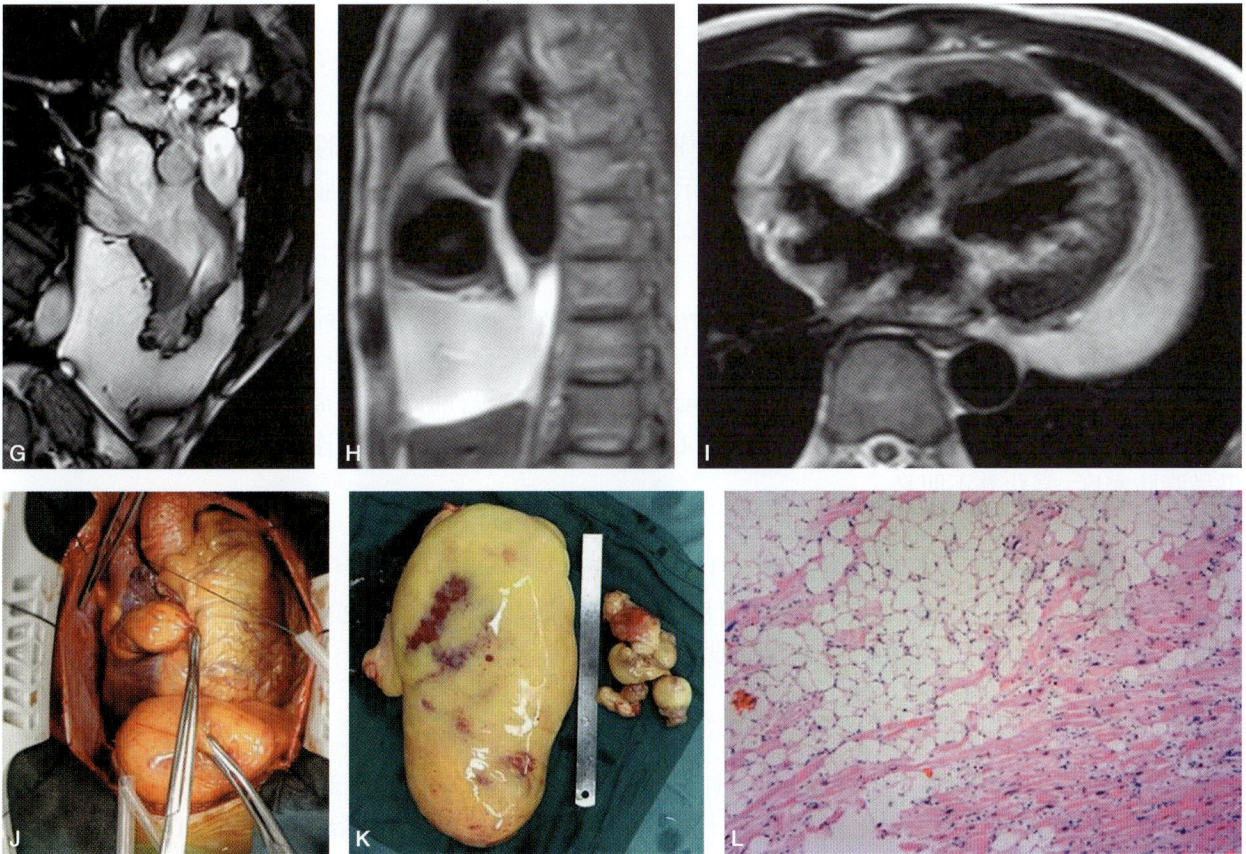

图 3-7　心脏脂肪瘤

A～F. CT 检查及能谱分析，心包中下部弥漫性增厚，呈脂肪密度，包绕心脏底部，局部与心尖部分界不清，心尖部呈囊状膨出、壁显著变薄；右心房内近房室沟处见分叶状脂肪密度团块，局部突出与心包脂肪相连，较大截面积约 40mm×49mm；房间隔处局部结节样脂肪密度影；上述脂肪密度病变均未见强化；G～I. MRI 检查［B-TFE-BH（平衡式场回波序列 - 屏气）、T2-TSE（快速自旋回波序列）、T1-TFE-IP（快速梯度回波 - 同相位序列）］，心包弥漫性增厚、呈脂肪信号，其内见索条状低信号影；右心房内外侧壁靠近房室沟处见不规则团块样脂肪信号影，大小约 22mm×40mm×49mm，可见包膜，宽基底与右心房侧壁相连，随血流前后摆动；心尖部局限性膨出，见窄颈与左心室相连，室壁显著变薄（3mm），呈纤维组织信号，其内见小梁结构，局部运动减弱，余左心室收缩运动尚可；J. 术中照片；K. 术后切除之肿物，肉眼观为黄色脂肪组织，较大者约 20cm×13cm×5cm，重约 800g；L. 病理，心尖部肿物及右心房肿物为脂肪瘤。

心脏脂肪瘤分为孤立性与浸润性两类。孤立性脂肪瘤形同心脏外的脂肪瘤，界线清楚，包膜完整，可位于心脏表面心包腔内或心腔内，有蒂与心外膜或心内膜相连。浸润性脂肪瘤又称脂肪瘤样浸润，位于心内膜心肌和心包脏层，呈弥漫性生长，边界不清，多发并广泛浸润和分隔心肌，可影响心电传导引起猝死，也可突入心腔或心包内，致血流梗阻或心脏受压。

二、临床表现

临床表现取决于肿瘤的大小及部位。瘤体较小时，患者一般无任何症状，常在体检时发现。随着瘤体的增大，占据一定的空间，压迫心脏可能出现相应临床表现，出现胸痛、晕厥、心脏杂音、严重室性心律失常，甚至猝死。查体可发现心音减弱，无心脏杂音或出现Ⅱ期收缩期杂音。此外，心内膜下肿瘤的瘤栓脱落可致脑血管栓塞，肌壁型肿瘤可致传导缺失等心律异常，心外膜下肿瘤常因填塞心包或挤压冠状动脉导致胸痛，部分还可以侵袭邻近瓣膜结构，影响瓣膜功能。由于大多数症状无特异性，易与其他心脏疾患混淆而延误诊治，多数因体检或疑诊其他疾病行进一步心脏检查而发现。

三、影像学表现

（一）超声心动图及心血管造影

超声可较准确提示肿瘤位置和数目，但声窗有限、操作者依赖性大、定性诊断率低，对心尖部位肿瘤观察受限。心血管造影可通过充盈缺损显示心腔内肿瘤，对壁在和心外膜下脂肪瘤定位亦受限制，且为有创检查，目前很少用于心脏肿瘤的诊断。

（二）CT

根据 CT 上肿瘤的位置分为心腔内型、肌壁型和心包内型，亦可根据肿瘤与心壁分界是否清晰分为孤立性和浸润性。心腔内型常起自心内膜下，呈结节样或分叶状突向心腔内，多与邻近心壁分界清；肌壁型主体位于心壁内，可呈孤立性或浸润性，心肌壁受累呈弥漫性肿块状，常推挤或包埋冠状动脉；心包内型肿块主体位于心外膜下，常填塞心包但心肌不受累，常有蒂与心肌相连。增强后 CT 扫描脂肪瘤仍呈脂肪密度，强化并不明显。

（三）MRI

较 CT 相比，MRI 检查更具权威性，因其不仅可以显示病变的大小、部位、组织特性（T1WI 及 T2WI 均呈强高信号）及血流类型，还可通过肿瘤组织与周围组织在 T1、T2 值上存在的差异，清楚显示病变的边缘及轮廓，对脂肪瘤的定性诊断和鉴别有重要而独到的价值。

四、鉴别诊断

（一）恶性心包间皮瘤

心包脂肪瘤可发生在任何年龄，一般生长慢，多有完整包膜，CT 值为脂肪密度（-120～-50Hu），一般不伴有心包积液，MRI 抑脂序列病变信号明显减低，心腔可受压，但舒缩功能不受影响。恶性心包间皮瘤多见于 30～50 岁，男女发病数之比为 2∶1，临床表现类似于急性心包炎，多存在心包填塞和缩窄，肿瘤侵袭到冠状动脉时，则可引起心肌梗死或急性心包填塞，且可有全身症状，如发热、体重减轻等，CT 表现为独立或多发的大小不等结节，或广泛弥漫性心包增厚，伴有不同程度心包积液。

（二）心包横纹肌肉瘤

CT 表现为密度不均、以脂肪密度为主的混杂软组织密度影，边界不清，周围结构可受累，增强扫描肿块内软组织成分可不均匀强化，而脂肪瘤通常无强化。

（三）心包转移瘤

心包为心外肿瘤累及心脏时较易侵及的部位之一；原发病变明确，突发心包积液、心律失常等。CT 表现为心包占位性病变，多为多发、大小不等、形态不规则的结节状改变，可同时侵及心肌，并伴有不同程度的心包积液。

（四）心外膜心包脂肪垫

老年肥胖者多见，心外膜脂肪散在分布于心包内，以房室沟与室间沟较多，多沿冠脉走行，常存在于心包外心膈角区域，对心壁和心包少有推压，其特殊形态和位置不难与心包内型脂肪瘤鉴别。

（五）房间隔脂肪瘤样肥厚

老年肥胖者多见，表现为房间隔壁在性脂肪密度结节，直径不超过 2.0cm。

（六）心包囊肿

常附于心包外壁并多位于心膈角区，CT 表现为囊内容物呈无强化的水样密度。

（侯阳 马跃）

参考文献

[1] Becker AE. Tumors of the heart and pericardium. In: Fletcher CDM ed. Diagnostic histopathology of tumors[M]. Hong

Kong：Churchill Living Stone，1995.

[2] Wolf JE，Lambert B，Pilichowski P，et al. Value of MRI in a lipoma of the left ventricle[J]. Arch Mal Coeur Vaiss，1987，80(12)：1801-1085.

[3] Xie LX，Chen YS，Liu SY. Giant Cardiac Lipoma Associated with Ventricular Inversion and Ventricular Aneurysm：Ultrasonography and CT Imaging Findings[J]. Chest，2012，141(1)：241-244.

[4] Nishi H，Mitsuno M，Ryomoto M，et al. Giant Cardiac Lipoma in the Ventricular Septum Involving the Tricuspid Valve[J]. Annals of Thoracic Surgery，2009，88(4)：1337-1339.

[5] 任德印，王世华. 心肌脂肪瘤 CT 诊断的评价[J]. 中国医学影像技术，1990，4：58.

[6] 杨景震. CT 诊断心肌脂肪瘤[J]. 国外医学(临床放射学分册)，1991，1：38.

病例八　主动脉夹层

病史：患者男，22 岁，主诉活动后心前区疼痛 2 个月，加重 1 周伴呼吸困难。查体：心音低钝，律齐；血压 150/85mmHg，影像检查见图 3-8。

一、概述

主动脉夹层(aortic dissection，AD)、主动脉壁内血肿(intramural hemorrhage and hematoma，IMH)与主动脉穿通性溃疡(penetration aortic ulcer，PAU)由于其临床症状相似，主要表现为以突发心前区或胸背部撕裂样疼痛为主要特征的临床症候群而被称为急性主动脉综合征(acute aortic syndrome，AAS)。AD 是主动脉内膜撕裂导致血流进入主动脉中膜，使中膜分离，沿主动脉长轴方向扩展形成主动脉壁的真假两腔分离状态。本病少见，发病率每年为 0.000 5%～0.001%，高峰年龄 50～70 岁，男性多见，

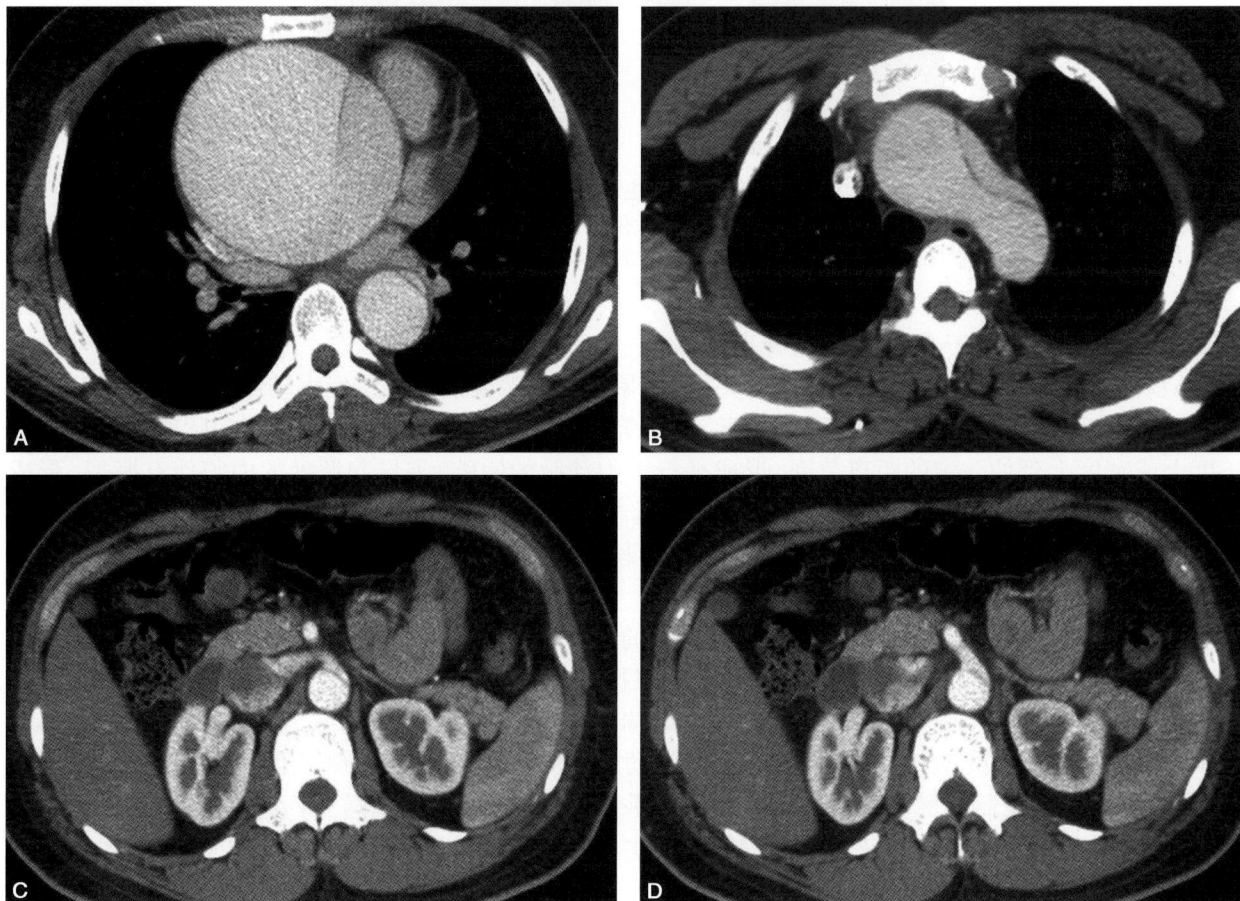

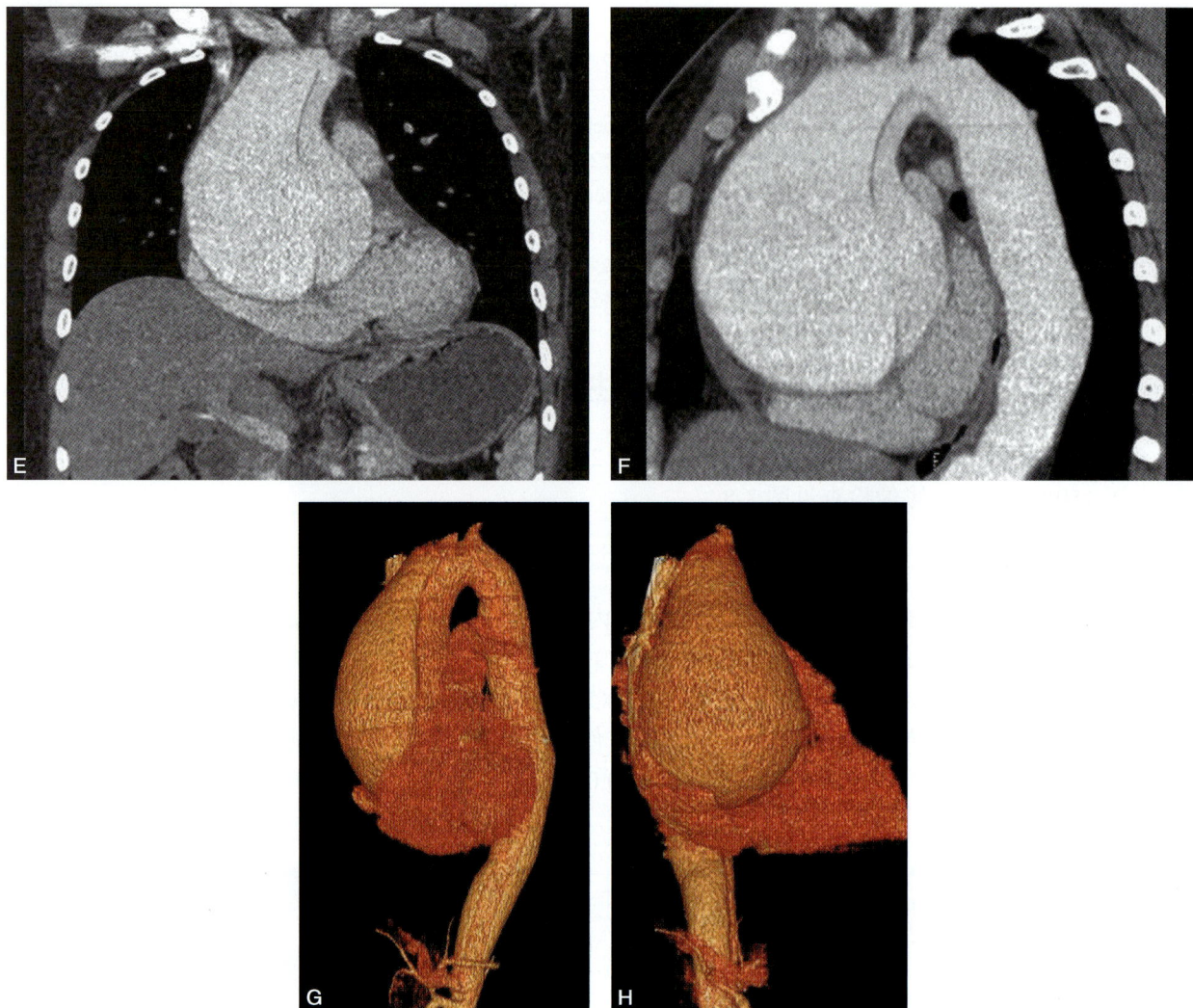

图 3-8　主动脉夹层

主动脉 CTA 扫描：A～H. 横断位（A～D）、冠状位（E）、矢状位（F）、VR（G、H），升主动脉明显扩张，呈双腔结构，可见内膜破口，累及头臂干、左锁骨下动脉起始部，Debakey Ⅰ型主动脉夹层。

65%～70% 在急性期死于心包填塞、心律失常等。

　　AD 的形成与主动脉中层病变显著相关，任何累及中层的疾病均可诱发主动脉夹层。其发病原因有高血压和动脉粥样硬化、遗传因素、妊娠、创伤等。夹层血肿一旦形成，可沿主动脉壁及其分支在长度上或宽度上延伸一定的距离范围，形成平行于主动脉的假腔，夹层起源处的内膜伴有撕裂，形成入口，借此与主动脉夹层的真腔相通。夹层多向远端扩展，部分患者的夹层可通过再入口与主动脉真腔相通。AD 可发生于主动脉的任一部位，最常见为主动脉瓣上 5cm 处和左锁骨下动脉起源处的主动脉弓。

　　AD 的病理分型：主动脉夹层常根据内膜撕裂的部位和夹层血肿所波及范围进行分型，临床常用的是 Debakey 分型和 Stanford 分型。Debakey 分型根据破口位置及夹层累及范围，分为 3 型：Ⅰ 型，破口位于主动脉瓣上 5cm 内，近端累及主动脉瓣，远端累及主动脉弓、降主动脉、腹主动脉，甚至达髂动脉；Ⅱ 型，破口位置同 Ⅰ 型相同，夹层仅限于升主动脉；Ⅲ 型，破口位于左侧锁骨下动脉开口以远 2～5cm，向远端累及至髂动脉。Stanford 分型根据手术的需要分为 A、B 两型：A 型，破口位于升主动脉，适合急诊外科手术；B 型，夹层病变局限于腹主动脉或髂动脉，可先内科治疗，再开放手术或腔内治疗。

二、临床表现

主动脉夹层患者常有明显而严重的临床症状与体征。急性期常出现突发性、难以忍受的剧烈胸背痛，起病后即达高峰，为转移或扩展性疼痛，A型多在前胸和肩胛间区，B型多在背部、腹部，可进行性加重，严重者可出现休克。大部分患者可伴有高血压，因剧痛而呈休克貌，焦虑不安、大汗淋漓、面色苍白、心率加速，但血压常不低甚至增高。累及主动脉瓣环时发生主动脉瓣关闭不全，突然在主动脉瓣区出现舒张期吹风样杂音，脉压增宽，急性主动脉瓣反流可引起心力衰竭。脉压改变一般见于肱或股动脉，一侧脉搏减弱或消失，反映主动脉的分支受压迫或内膜裂片堵塞其起源。可有心包摩擦音、胸腔积液。夹层累及内脏动脉、肢体动脉及脊髓供血时可出现相应脏器组织缺血表现，肾脏缺血、下肢缺血或截瘫等神经症状。

三、影像学表现

（一）超声

诊断升主动脉夹层很有价值，且能识别心包积血、主动脉瓣关闭不全和胸腔积血等并发症。直接征象：累及主动脉节段常呈不同程度的增宽；多个切面显示细长、活动的线状回声为撕裂的主动脉内膜；撕裂的内膜将主动脉腔分为真腔和假腔；收缩期真腔扩张，假腔受压；假腔内可见云雾影和血栓形成；内膜回声带可见连续中断，断端呈飘带样运动；钙化内膜中心移位，主动脉内膜反射明显增强、增粗并向主动脉腔内移位，或向主动脉腔中央靠拢。伴发征象：主动脉瓣脱垂和主动脉瓣收缩中期关闭；主动脉瓣反流时二尖瓣可出现收缩期震颤；主动脉压迫左心房；心包积液或填塞征象；左侧胸膜腔积液；如病变延及冠状动脉可引起左心室壁运动异常。

（二）常规X线检查

胸片见上纵隔或主动脉弓影增大，主动脉外形不规则，有局部隆起。

（三）CT

平扫CT可见撕裂的钙化内膜片向内移动超过5mm，增强CT可清晰显示内膜破口及真假双腔影，其中真腔血流速度快于假腔，故在充盈及排空过程中假腔比真腔稍慢，呈线样低密度影或新月形，双腔交界处可呈"鸟嘴样"，假腔环绕真腔。通过CT增强扫描还可了解假腔内血栓情况及脏器受累情况。

（四）MRI

MRI是检测主动脉夹层分离最为清楚的显像方法，被认为是诊断本病的"金标准"。与CT相比，MRI除显示解剖结构外，黑血序列可见真假双腔均呈流空信号，内膜片则为在流空信号的主动脉管腔内线样稍高信号影。假腔内血流相对缓慢，表现为不均匀的中等偏高信号，若伴有血栓形成时则信号增高更明显。电影序列可见内膜片呈飘带样负性阴影，于内膜片破口处可见血流从真腔向假腔喷射的征象。

（五）心血管造影

其最大优势是可显示真假腔的血流和形态，并可估测假腔内压力，确定破口数量、形态及位置，同时能够清晰显示分支和分支受累情况，有助于临床治疗方案的选择。

四、鉴别诊断

（一）主动脉瘤

主动脉瘤仅表现为主动脉单纯瘤样扩张，其内无撕裂的内膜片，当主动脉夹层假腔中充满血栓，并与撕裂的内膜融为一体时，与单纯主动脉瘤伴附壁血栓形成类似，可根据主动脉瘤伴血栓形成时钙化的内膜无中心移位、位于血栓的基底部相鉴别。

（二）主动脉壁内血肿

为主动脉壁内局限性血肿，无撕裂内膜存在，CT典型的血管壁增厚分布呈新月形，少数也可呈不对称环形增厚,超声检查主动脉壁呈现不均匀的多层回声或分层现象。

(三)假性动脉瘤

表现为主动脉壁连续中断,中断常为动脉壁全层,破口局限,其残端短小,超声及 MRI 电影序列可见其不随血管舒缩活动,假性动脉瘤病变范围较局限。

(侯　阳　马　跃)

参考文献

[1] 易定华,段维勋.中国主动脉夹层诊疗现状与展望[J].中国循环杂志,2013,28(1):1-2.
[2] 郭义山,丛超,杨宁,等.主动脉夹层发病机制的研究进展[J].医学综述,2017,23(12):2339-2343.
[3] 吴明烨,张燕.超声、血管 CTA 联合诊断在 Stanford A 型主动脉夹层分型中应用价值[J].中国 CT 和 MRI 杂志,2017,15(8):62-64.
[4] 王堂娟,吕洋,陈娟,等.超声心动图与 CTA 对主动脉夹层诊断价值的分析[J].中国 CT 和 MRI 杂志,2016,14(12):55-57.
[5] Lu CY, Diao YK, Guo YQ, et al. Can multiphase dynamic CT angiography provide a better assessment of aortic dissection compared with the standard triphasic protocol[J]. Acta Radiol, 2018, 59(1): 58-64.
[6] Wang GX, Hedgire SS, Le TQ, et al. MR angiography can guide ED management of suspected acute aortic dissection[J]. Am J Emerg Med, 2017, 35(4): 527-530.

病例九　主动脉壁内血肿

病史:患者女,62 岁,主诉突发胸腹痛 1 天,查体:血压 200/89mmHg,影像检查见图 3-9。

一、概述

主动脉壁内血肿(intramural hemorrhage and hematoma, IMH)指主动脉壁内出血或主动脉壁内局限血肿形成,是急性主动脉综合征(acute aortic syndrome, AAS)的一个类型,占 AAS 的 5%~30%,1920 年 Krukenberg 首先描述 IMH 为一种无内膜破口的主动脉夹层,其死亡率可高达 21%。

IMH 的发生可以分为原发性和继发性。前者因主动脉中层囊性坏死和滋养血管破裂产生,血液流至中膜外层靠近外膜的部分,经各种影像检查或手术/尸解证实没有内膜裂口或溃疡与主动脉管腔相通。后者常继发于硬化斑块破裂或主动脉溃疡,也可以发生于典型夹层或局限性夹层近端,可能是血液成分在主动脉管腔内高压下,经溃疡口或夹层破口渗入因中层病变而疏松的主动脉壁间形成。此外,高血压、胸部钝击伤和巨细胞性动脉炎也可引起继发性 IMH。其他如慢性高血压、马方综合征、糖尿病、妊娠、大量吸烟史或腹主动脉疾病等也常见于 IMH 患者。

根据解剖学形态结构及受累范围,参照主动脉夹层 Stanford 分型,IMH 可分为 A 型与 B 型,其中 A 型是指壁内血肿累及升主动脉,伴有或不伴有降主动脉受累;B 型是指壁内血肿累及胸降主动脉或/和腹主动脉;壁内血肿偶尔可仅累及主动脉弓部。

二、临床表现

IMH 的典型临床症状表现为突发的剧烈胸背痛,部分患者表现为腹痛,呈撕裂样或刀割样疼痛,可以伴随病变进展而发生迁移,不同患者的疼痛位置及程度可能不同,主要与主动脉壁内血肿累及主动脉的位置、范围及病变程度有关。A 型主动脉壁内血肿的疼痛通常位于胸骨后、心前区。而 B 型主动脉壁内血肿则主要表现为胸背痛,有的患者可出现腰痛、腹痛等症状。IMH 多见于老年人(平均年龄 70 岁),伴长期高血压和高血压合并症,男性常多于女性,可伴有胸闷、气短等,部分患者出现晕厥、声音嘶哑、面色苍白、意识模糊等症状。部分患者可无明显的疼痛症状,在临床上易被忽视,因其他疾病行影像学检查时发现。

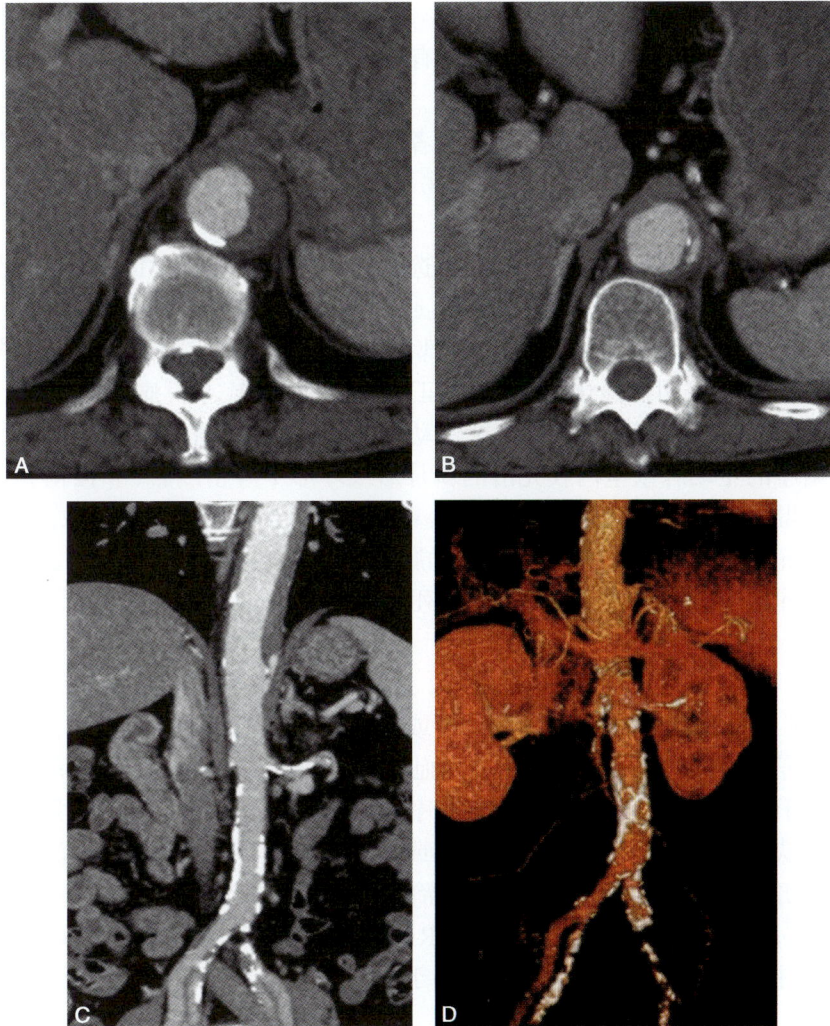

图 3-9 主动脉壁内血肿

主动脉 CTA 扫描：A～D. 横断位（A、B）、冠状位（C）、VR（D），主动脉及其分支
血管壁多发钙化，降主动脉管壁新月形增厚，局部增厚处管壁内见指状龛影。

当壁内血肿累及主动脉分支血管时可以出现相应的临床症状及体征。壁内血肿累及冠状动脉，可出现心肌缺血、心绞痛及心衰；累及头臂动脉，可出现昏迷、意识改变；累及肠系膜上动脉，可导致肠系膜局部缺血或梗死，引起腹痛、恶心呕吐，甚至发生中毒性休克等症状；累及肾动脉，可导致肾功能不全，甚至出现急性肾功能衰竭；累及髂动脉，可出现足背动脉搏动减弱或消失、下肢局部缺血等。当壁内血肿累及心包或主动脉瓣时，可出现心包填塞和主动脉瓣关闭不全。

三、影像学表现

（一）超声

经食管超声心动图诊断 IMH 具有较高的敏感性与特异性。直接征象为主动脉壁呈新月形或环形增厚，其厚度无夹层内膜片，无内膜撕裂破口，其增厚的壁内可无回声区，也可见液性或血栓样回声区。间接征象为主动脉壁钙化影响主动脉腔内发生位移等。彩色多普勒技术偶尔可以显示其增厚的主动脉壁内存在较为缓慢的血流，预示其进展为主动脉夹层的先兆。A 型主动脉壁内血肿累及冠状动脉、心包或主动脉瓣时，经胸超声心动图可用于评价心功能、心包积液和 / 或积血，以及主动脉瓣反流情况，但其对降主动脉观察受限，通常不用于 B 型主动脉壁内血肿的诊断。血管内超声是无创性的超声诊断技术与有创性的导管技术相结合的一种新的医学影像学诊断技术,目前多在冠状动脉粥样硬化的介入治疗过程中使用,对动脉粥样硬化斑块进行评价具有重要的意义。

（二）常规X线检查

可见主动脉增宽迂曲或上纵隔影增宽,部分患者可出现胸腔积液、心影增大等征象,提示主动脉病变可能,不能鉴别主动脉夹层、动脉瘤及穿通性溃疡。

（三）CT

CT具有高敏感性与特异性,已成为IMH的首选影像学方法。平扫CT可显示新发的IMH为新月形或环形稍高密度的主动脉壁增厚＞0.7cm,CT值通常在60～70Hu,可伴有内膜钙化斑内移,分层的外观纵向延伸1～20cm,无内膜片或内膜裂口,当部分或完全血栓形成则增厚的管壁表现为密度减低;增强CT可清楚显示主动脉腔明显强化,管腔可以正常或轻度变细,亦可瘤样扩张,可以明确是否存在主动脉夹层螺旋内膜片,可以良好显示并发病变主动脉内膜损伤（穿通性溃疡）,呈龛影样改变,于主动脉腔强化对比下,增厚的主动脉壁呈内膜光滑的新月形或环形中等密度影（非强化）。通过后处理软件进行图像重组,可获得薄层横断位、最大密度投影、多平面重组及容积再现等图像,进一步明确IMH诊断与分型,并对并发症进行诊断,如心包积血、主动脉内膜病变损伤、主动脉破裂、纵隔血肿、胸腔积液及主动脉主要分支血管受累导致相关脏器缺血、梗死等。

（四）MRI

MRI对软组织显示佳,有助于IMH最终确诊,其快速与超快速扫描序列是目前检查IMH的主要成像技术。IMH的典型征象为主动脉壁呈新月形或环形增厚,基于血红蛋白不同降解产物的信号特征,MRI可反映相应信号强度特征,可以判断壁内血肿形成的大致时间:急性期阶段,黑血序列图像显示中等信号强度（由于氧合血红蛋白的存在）,白血序列显示高信号;亚急性期阶段,黑血序列图像显示高强度信号（由于高铁血红蛋白的存在）,亚急性期或慢性期白血序列显示中等信号。通过随访过程中观察壁内血肿信号强度的改变,可以判断壁内血肿治疗后的变化情况。但MRI不能显示内膜钙化向主动脉腔内移位的情况,且由于血管边缘血流慢,MRI显示的血肿厚度可能超过实际,同时检查时间较长,通常不用于IMH初次诊断及急诊检查,主要用于患者通过药物保守治疗或外科手术治疗之后定期影像学随访观察。

（五）心血管造影

由于没有内膜破口,所以主动脉造影对IMH的诊断意义不大,但仔细而全面的检查有助于排除主动脉溃疡或微小局限夹层继发的壁间血肿,其表现为主动脉壁向外的对比剂充盈凸出影。当需行血管内覆膜支架置入治疗时,主动脉造影具有重要指导价值。

四、鉴别诊断

（一）主动脉粥样硬化

是动脉硬化的一种,表现为管壁不规则增厚且通常不连续,常合并附壁血栓的出现及大量钙化,可见斑块或溃疡形成,其特点是病变从内膜开始,早期的斑块分散,呈节段性分布,随着疾病的进展,相邻的斑块可出现互相融合,在横切面上斑块多呈新月形,管腔可出现不同程度的狭窄,通常在分支开口处较重。而IMH在影像上,内膜光滑可伴有钙化影,增厚的主动脉壁边缘光滑,通常无附壁血栓的出现。

（二）大动脉炎

该病多见于中青年女性,是一种累及主动脉及其主要分支的慢性进行性非特异的炎性疾病,自中层与外膜波及内膜的管壁全层病变,管壁增厚呈同心圆状,管腔可以相对狭窄或闭塞,多合并血栓形成,病程短者钙化较少,病变可呈节段性,间隔以正常血管。病变多位于主动脉弓及头臂动脉,其次为降主动脉、腹主动脉、肾动脉,肺动脉、冠状动脉也可受累。

（三）主动脉附壁血栓

通常发生于腹主动脉,附壁血栓的累及范围较为有限,通常位于扩张的腹主动脉段,而壁内血肿的范围可以是全主动脉或胸降主动脉至腹主动脉，并不局限于扩张的主动脉段。附壁血栓表面通常凹凸不平，在横断位影像上可呈脊状凸向血管腔内，而壁内血肿内膜表面通常光滑。

（四）主动脉夹层假腔血栓化

主动脉夹层假腔血栓化不仅可以发生于慢性期，亦可以出现在急性期（当夹层破口较小、假腔内血流缓慢时易出现血栓化），IMH 与其鉴别需行对比增强检查，通常无对比剂进入夹层血栓化的假腔（夹层真腔内血流与假腔交通消失），且对比剂凸入主动脉壁可以作为 IMH 与主动脉夹层假腔血栓化影像鉴别诊断的主要影像特征。

（侯 阳 马 跃）

参考文献

［1］Nienaber CA, von Kodolitsch Y, Petersen B, et al. Intramural hemorrhage of the thoracic aorta: diagnostic and therapeutic implications［J］. Circulation, 1995, 92（6）: 1465-1472.

［2］Siriapisith T, Wasinrat J. Computed tomography of aortic intramural hematoma and thrombosed dissection［J］. Asian cardiovascular & thoracic annals, 2010, 18（5）: 456-463.

［3］Mussa FF, Horton JD, Moridzadeh R, et al. Acute Aortic Dissection and Intramural Hematoma: A Systematic Review［J］. JAMA, 2016, 16, 316（7）: 754-763.

［4］杨晓辉. 主动脉壁内血肿的影像学诊断及鉴别诊断［J］. 放射学实践, 2011, 26（3）: 317-320.

［5］弓静, 杨盼盼, 田建明, 等. 主动脉壁内血肿的 MSCT 影像学征象及诊断价值探讨［J］. 中国医学计算机成像杂志, 2015, 21（2）: 164-167.

［6］陈学强, 张云枢, 郑克华, 等. 主动脉壁内血肿的 MRI 表现［J］. 放射学实践, 2007, 22（1）: 34-36.

病例十 主动脉瘤

病史：患者男，80 岁，主诉食欲不佳半个月，便秘 5 天。查体：脐周可触及 5cm×5cm 搏动性包块，影像检查见图 3-10。

一、概述

主动脉瘤（aortic aneurysm）是由于动脉壁的病变或损伤，形成动脉壁局限性或弥漫性扩张或膨出的表现，以膨胀性、搏动性肿块为主要表现，可以发生在动脉系统的任何部位，而以肢体主干动脉、主动脉和颈动脉较为常见。

正常成人主动脉内径一般小于 35mm，当动脉管径扩张或膨出大于正常动脉管径 50% 以上时为动脉瘤，通常升主动脉直径＞50mm，弓部和降主动脉直径＞35mm，腹主动脉直径＞30mm 时可诊断。治愈的办法是升主动脉人工血管置换术。升主动脉内径达到 5.5cm 必须进行手术。

动脉瘤形成的病理基础为正常动脉壁中层弹力纤维受损、断裂，代之以纤维瘢痕组织，动脉壁即失去弹性，不能耐受每次心搏的血流冲击，动脉在病变段逐渐膨大，形成动脉瘤。引起主动脉瘤的最主要原因为动脉粥样硬化，多见于老年男性，男女之比为 10∶1 左右，部位主要在腹主动脉。其他原因包括感染、囊性中层坏死、外伤、先天性主动脉窦瘤、巨细胞性主动脉炎、白塞病、多发性大动脉炎等。

动脉瘤按解剖结构可分为真性主动脉瘤（动脉瘤的囊由动脉壁的一层或多层构成）、假性主动脉瘤（纤维组织与动脉壁一起构成动脉瘤的壁）及夹层动脉瘤（双腔结构）；动脉瘤按形态可分为囊性动脉瘤及梭形动脉瘤；按发生部位可分为升主动脉瘤、主动脉弓动脉瘤、降主动脉瘤或胸主动脉瘤及腹主动脉瘤。

二、临床表现

动脉瘤的症状是由瘤体压迫、牵拉、侵蚀周围组织所引起，根据动脉瘤的大小和部位而不同。胸主

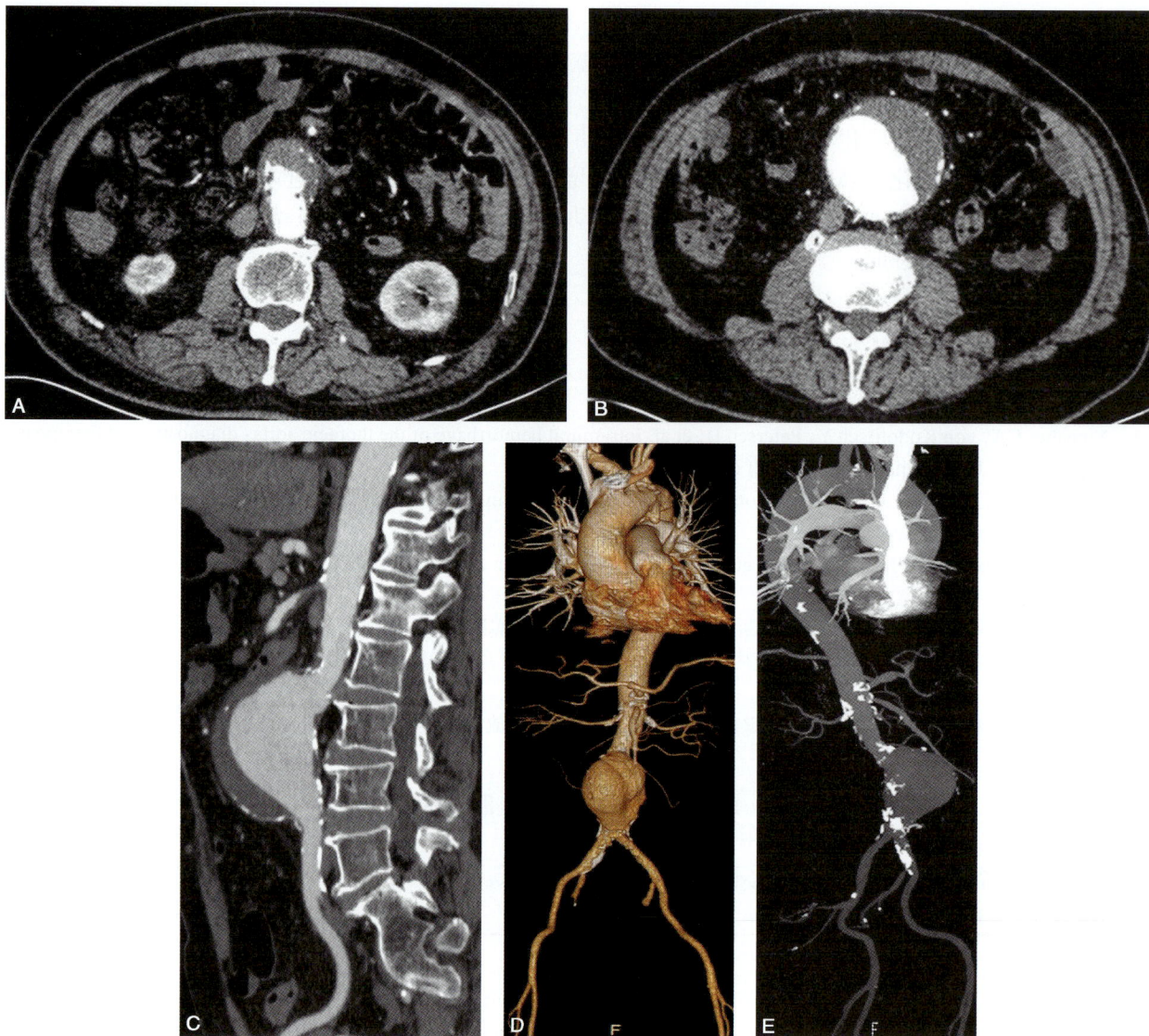

图 3-10　主动脉瘤

主动脉 CTA 扫描：A～E. 横断位（A、B）、矢状位（C）、VR（D、E），腹主动脉下段囊性增粗，内见附壁血栓形成。

动脉瘤压迫上腔静脉时面部、颈部和肩部静脉怒张、水肿；压迫气管和支气管时引起咳嗽、气急；压迫食管引起吞咽困难；压迫喉返神经引起声嘶；胸主动脉瘤位于升主动脉可使主动脉瓣环变形，致主动脉瓣关闭不全，可致急性肺水肿；胸主动脉瘤疼痛突然加剧预示破裂可能。主动脉弓动脉瘤压迫左无名静脉，使左上肢比右上肢静脉压高；侵蚀胸骨及肋软骨而凸出于前胸，呈搏动性肿块；降主动脉瘤可侵蚀胸椎横突和肋骨，甚至在背部外凸于体表；各处骨质受侵均产生疼痛。腹主动脉瘤可以无症状，最初引起注意的是腹部有搏动性肿块，后可有脐周或中上腹部腹痛，也可涉及背部，疼痛的发生与发展说明动脉瘤增大或小量出血。主动脉瘤随病程发展，可以发生破裂，疼痛剧烈持续并向背部、骨盆、会阴及下肢扩展，或在肿块上出现明显压痛，均为破裂的征象。伴有附壁血栓形成时，瘤腔内血栓脱落可引起远端动脉栓塞，产生肢体、器官缺血或坏死及继发感染等。

三、影像学表现

（一）超声

可提升动脉瘤的检出率，因部分病例是在常规超声体检中发现。超声检查可以明确病变的大小

（精确度达 2～3mm）、病变范围和形态以及腔内血栓。主动脉瘤于病变处管腔扩大，检查见主动脉内径增宽，动脉前后壁间液性平段宽度增加，如有血栓形成则增宽的平段不明显，但动脉瘤的前后壁与心搏同步的搏动均存在，动脉的外径仍增大。

（二）常规 X 线检查

胸主动脉瘤在后前位及侧位片上可以发现主动脉影扩大，左前斜位片示主动脉弓部上缘可见波浪状轮廓，从阴影可以估计病变的大小、位置和形态，在透视下可以见到动脉瘤的膨胀性搏动，但在动脉瘤中有血栓形成时搏动可以不明显。

（三）CT

可明确显示动脉瘤的存在、瘤壁钙化及腔内血栓，还可通过增强 CT 检查测量瘤颈的直径、瘤体宽径、附壁血栓的范围，并能显示动脉瘤与邻近结构如肾动脉、腹膜后腔和脊柱等的关系，可为术前评估提供有力依据。

（四）MRI

可多方位显示动脉瘤解剖形态及主要分支血管受累情况、有无主动脉瓣反流等。黑血序列示梭形动脉瘤腔内呈流空信号，囊性动脉瘤呈不均匀的湍流信号，同时能够结合脂肪抑制技术显示瘤壁的粥样斑块及附壁血栓。假性动脉瘤的瘤壁于黑血序列呈不规则形态、厚薄不均、中高不等的混合信号，位于主动脉轮廓之外，大部分位于主动脉一侧，周围组织受压移位。电影序列可直接观察主动脉瓣膜运动及心功能的变化。

（五）主动脉造影

可帮助明确定位诊断，但腔内血栓可能影响其病变程度的评估，但对于诊断不明确者、合并肾动脉病变的高血压患者或疑有阻塞的患者及准备手术治疗者仍推荐行主动脉造影。

四、鉴别诊断

（一）肺癌

胸主动脉瘤需要与之鉴别。两者可具有相似的临床症状，如咳嗽、咯血及上腔静脉、喉返神经受压的症状和体征，应通过患者是否有体重明显减轻或病灶明显增大，以及血痰的性质及咯血的规律、有无转移病灶等提示恶性肿瘤的表现予以鉴别，或通过痰查癌细胞、肺癌标志物及行增强 CT 或 MRI 检查来排除肺癌的诊断。

（二）急腹症

腹主动脉瘤需要与之鉴别。腹痛、休克、腰背痛是腹主动脉瘤破裂最常见的表现，易被误认为肾绞痛，在休克症状缺如时，剧烈的腰痛、肾区明显叩击痛、镜下血尿等表现常被误诊为尿路结石。腹痛等症状还经常被错误地归因于胃肠道出血及破裂、乙状结肠憩室炎、肠梗阻、胆囊炎、胆石症、胰腺炎等急腹症。需要进行 CT 或 MRI 等影像学检查进行鉴别。

（三）急性心肌梗死

主动脉瘤患者常合并严重的动脉粥样硬化而影响冠状动脉血供，心肌缺血和低血压导致的心电图改变，是误诊为急性心梗的主要原因。急性心梗者多有反复发作的心绞痛史，疼痛部位多在胸骨后或向颈部、左臂放射，能用硝酸盐及吗啡缓解；而腹主动脉瘤破裂的疼痛有部位广泛、吗啡等镇痛剂无效的特点，且急性心梗的心电图可见一系列心梗图形演变，血清心肌酶谱升高呈特定的曲线，影像学检查可明确冠脉病变，这些均有助于与腹主动脉瘤破裂相鉴别。

（侯　阳　马　跃）

参考文献

[1] 黄震华.胸主动脉瘤诊断和治疗进展[J].中国新药与临床杂志,2015,34（3）:180-183.

［2］郭伟.腹主动脉瘤诊断与治疗指南［J］.中国实用外科杂志,2008,28(11):916-918.

［3］周晓雯,郭立,闫东,等.腹主动脉瘤的影像诊断及进展［J］.医学综述,2014,20(17):3204-3206.

［4］Sever A, Rheinboldt M. Unstable abdominal aortic aneurysms: a review of MDCT imaging features［J］. Emerg Radiol, 2016, 23(2): 187-196.

［5］Kontopodis N, Lioudaki S, Pantidis D, et al. Advances in determining abdominal aortic aneurysm size and growth［J］. World J Radiol, 2016, 28, 8(2): 148-158.

［6］Piacentino F, Fontana F, Micieli C, et al. Nonenhanced MRI Planning for Endovascular Repair of Abdominal Aortic Aneurysms: Comparison With Contrast-Enhanced CT Angiography［J］. Vasc Endovascular Surg, 2018, 52(1): 39-45.

第四章 乳腺

病例一 乳腺叶状肿瘤

病史:患者女,53岁,体检发现左乳头肿物20年,双乳间断胀痛1年,否认乳头溢液,否认乳房外伤史,无发热,影像检查见图4-1。

大体病理:左乳肿物切面黄白,质略韧,分叶状;镜下:腺管呈裂隙状,间质细胞增生,透明变性。病理诊断为左乳腺良性叶状肿瘤。

一、概述

乳腺叶状肿瘤(phyllodes tumor of the breast,PTB),简称叶状瘤,是一种很少见的乳腺纤维上皮类肿瘤,占乳腺肿瘤的0.3%～1.4%。根据间质过度增生程度、肿瘤细胞密度、形态、细胞异质性、核分裂象、生长方式及周边浸润情况分为3种:良性、交界性及恶性,以良性多见。其生物学特性与病理类型并不完全吻合,具有局部复发与远处转移倾向,主要为血行转移,很少发生腋窝淋巴结转移。

二、临床表现

常见于40～50岁女性,多为单侧乳房单发病灶,直径多大于4cm。乳腺叶状肿瘤主要表现为无痛性肿块,少数局部轻压痛。短期内肿块可突然快速增大,良性肿块触诊质地中等,边界清楚,可以活动,部分肿块有囊性感,较大肿块表面可破溃溢液,交界性及恶性肿块可边界不清,但无皮肤增厚,无橘皮样改变,无乳头凹陷。

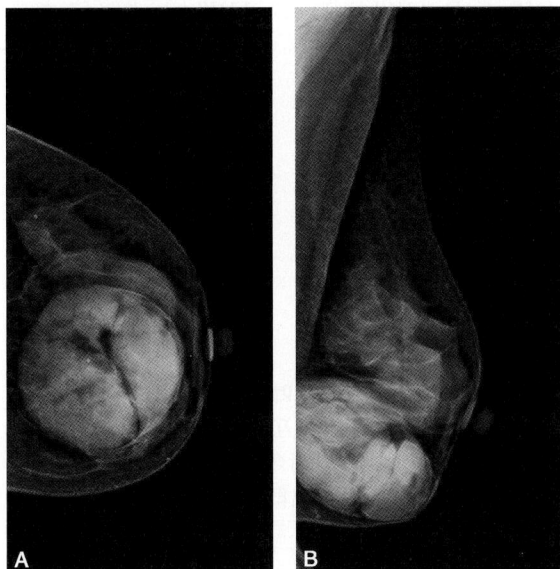

图4-1-(1) 乳腺叶状肿瘤X线表现

乳腺X线摄影:A、B.头尾位、内外斜位,左乳腺内下象限见椭圆形混杂密度肿块,其内见低密度分隔,呈裂隙样改变,肿块边界清楚。

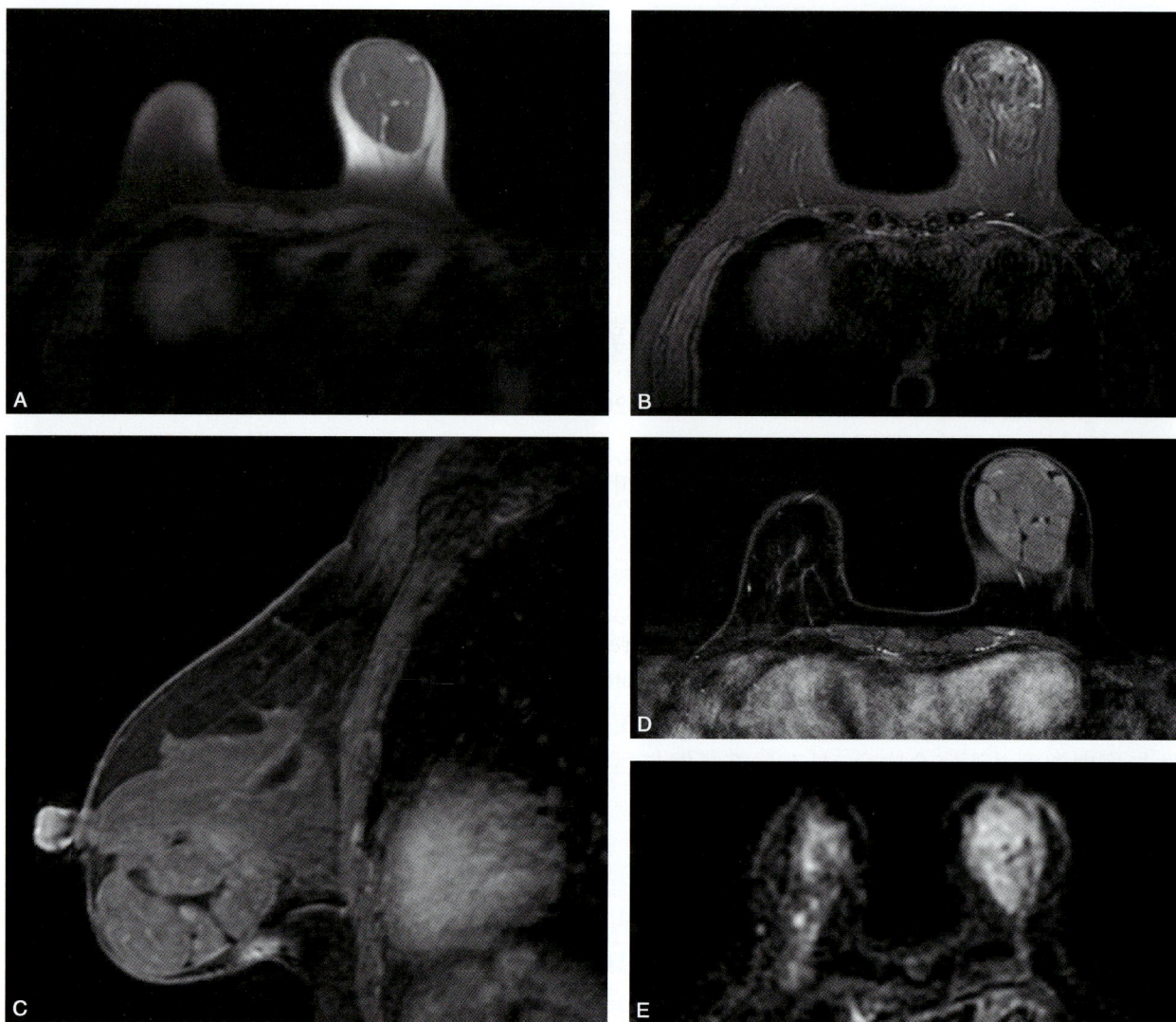

图 4-1-（2） 乳腺叶状肿瘤 MRI 表现

乳腺 MRI 扫描：A、B. T1WI 抑脂横断位、T2WI 抑脂横断位，左乳内下象限类圆形混杂信号团块影，以 T1WI 等信号、T2WI 混杂稍高信号为主，肿块边界清楚，边缘可见包膜，其内可见分隔；C、D. T1WI 增强矢状、T1WI 增强横断位，增强扫描中心低信号分隔持续强化，余肿块实质斑片状轻度强化；E. DWI 横断位，肿块呈高信号。

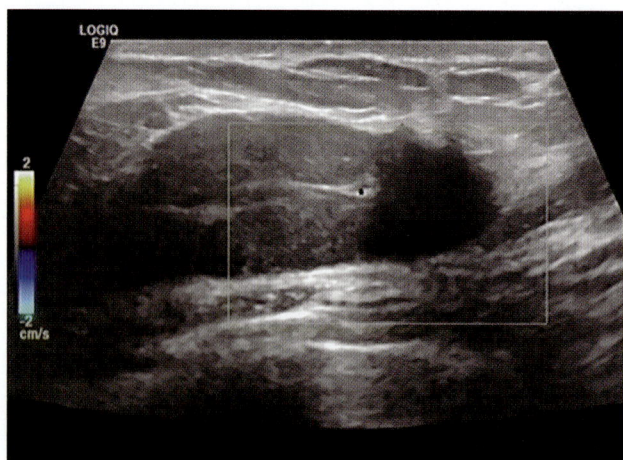

图 4-1-（3） 乳腺叶状肿瘤超声表现

左乳腺下象限可见结节相互融合形成实性肿物，形态不规整，呈分叶状，边界清楚，内呈低回声，CDFI（彩色多普勒血流成像）可检出散在少许血流信号。

三、影像学表现

（一）超声

一般为分叶状肿块，边界多规则清晰，内部以实性低回声为主，回声不均匀，后方回声增强。肿瘤大小及肿瘤内部实性部分血流丰富程度是叶状肿瘤的独立危险因素。肿块边界是否清晰和肿块内部是否存在小囊性无回声区、后方回声衰减是鉴别乳腺良恶性叶状肿瘤的重要依据。

（二）X 线

肿瘤较小者病灶多呈圆形或类圆形，或部分边缘呈微小浅分叶，密度均匀，边界清楚，难与其他良性肿瘤鉴别。肿瘤较大者常表现为分叶状边缘，密度高于周围正常腺体，部分肿瘤周围有透亮晕征，但其并非真正包膜结构，而是由邻近受压的乳腺间质构成。少数交界性或恶性叶状肿瘤可向周围组织浸润导致局部边界不清楚，但钙化少见，一般无毛刺征、局部皮肤增厚、乳头回缩、周围结构扭曲等乳腺癌征象。

（三）MRI

多表现为分叶状或卵圆形肿块，以 T1WI 低、T2WI 高信号为主，DWI 为高信号，常因伴有囊变及出血，内部信号不均匀，可伴分隔，动态增强扫描早中期轻度渐进性强化，时间 - 信号强度曲线以平台型为主，囊变部分无强化。

四、鉴别诊断

（一）乳腺纤维腺瘤

纤维腺瘤多发生于青年女性，发病年龄较叶状肿瘤略早；体积一般较后者小，密度均匀，较后者略低，可伴有粗大钙化。超声可见光滑清晰包膜回声，肿块内通常无血流信号。

（二）乳腺癌

患者年龄多在 40 岁以上，较叶状肿瘤年龄略大，常有相应的临床症状；X 线检查可见乳腺癌形态不规则，边缘不光滑，有毛刺，密度较高，伴微小钙化等恶性征象；乳腺癌可侵犯皮肤、胸壁，MRI 时间 - 信号强度曲线以流出型为主。

（三）急性乳腺炎

多见于产后哺乳期妇女，多有典型症状和体征。肿块多边界不清，不呈分叶状，合并脓肿时，其内可见囊性区，液性暗区内可见散在分布不均匀点状回声。

（张　伟　李秋菊）

参考文献

［1］周纯武.中华临床医学影像学乳腺分册［M］.北京：北京大学医学出版社，2016.

［2］刘灶松，江新青，魏新华.乳腺叶状肿 16 例影像学表现［J］.广东医学，2014，35（3）：425-427.

［3］Guerrero MA, Ballard BR, Grau AM. Malignant phyllodes tumor of the breast: review of the literature and case report of stromal over growth［J］. Surg Oncol, 2003, 12（1）: 27-37.

［4］Fajdic J, Gotovac N, Hrgovic Z, et al. Phyllodes tumors of the breast diagnostic and therapeutic dilemmas［J］. Onkologie, 2007, 30（3）: 113-118.

［5］宋丹，赵玉哲，曹文庆，等.乳腺叶状肿瘤临床特点及误诊原因分析［J］.临床误诊误治，2017，30（7）：31-34.

病例二　乳腺浸润性小叶癌

病史：患者女，45 岁，体检发现左乳肿物 8 个月，自觉肿物较前增大，超声提示左乳肿物，BI-RADS4b，双乳多发结节，乳腺增生，双腋下淋巴结稍大，影像检查见图 4-2。

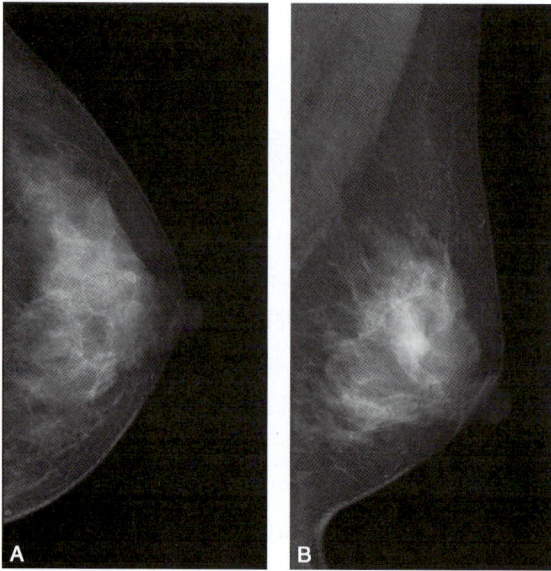

图 4-2-(1) 乳腺浸润性小叶癌X线表现
乳腺 X 线摄影：A、B. 头尾位及内外斜位，左乳内上象限见 1 个不规则形高密度肿块，中心高密度，边缘细小毛刺，边界不清楚。

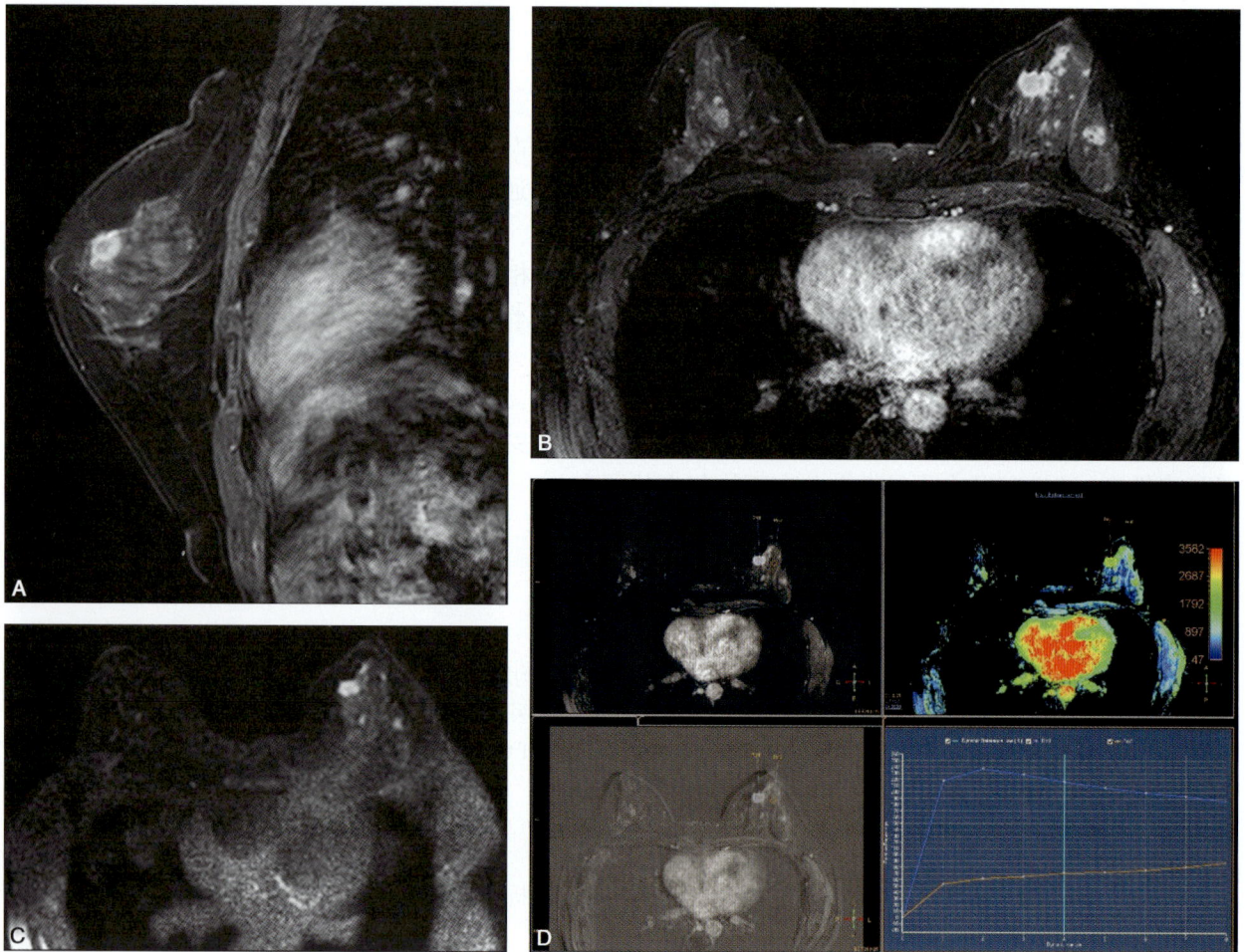

图 4-2-(2) 乳腺浸润性小叶癌 MRI 表现
乳腺 MRI 扫描：A、B. T1WI 增强矢状、T1WI 增强横断位，左乳内上象限类圆形明显强化结节；C. DWI 横断位，肿块呈高信号；D. 动态增强时间 - 信号曲线，曲线呈廓清型。

大体病理:粉白质略脆,界欠清;镜下:癌细胞排列呈巢索状。病理诊断:左乳腺浸润性小叶癌;免疫组化:ER(90%+,强),PR(90%+,强),C-erbB-2(－),CD31 及 D2-40(染色未见脉管内癌栓),Ki-67(5%+),P53(－)。

一、概述

乳腺浸润性小叶癌(infiltrating lobular carcinoma,ILC),起源于终末导管小叶单位,由大小、形态均一的小圆形肿瘤细胞构成,胞质量较少,肿瘤呈离散浸润生长,可为单列线样排列的肿瘤细胞分布于间质内,或肿瘤细胞环绕导管及小叶呈同心圆排列。乳腺浸润性小叶癌属于浸润性乳腺癌第二大类,占乳腺癌 5%～15%。

二、临床表现

发病高峰在 40 岁以后,部分文献报道绝经后女性呈上升趋势,可能与接受激素治疗有关。临床多为无痛性乳腺包块,质硬,边界不清。更易双侧及多中心发病,腋窝淋巴结转移少见。

三、影像学表现

(一)超声

大多为不规则低回声,部分纵横比可大于 1;多数边缘不光整,表现为毛刺、蟹足、微小分叶、成角等声像图;后方回声衰减;CDFI 较其他类型浸润性乳腺癌多表现为不丰富血流,可能与肿瘤分化高、胶原纤维含量高等有关。

(二)X 线

主要表现为不规则形肿块,边缘可见毛刺影,边界不清;部分仅见腺体结构扭曲,表现为正常腺体被牵拉集中,中心无确切肿块,病变体积与病变密度不匹配,有的仅表现为局部结构排列紊乱、不对称密度,边界不清。钙化少见。X 线假阴性常见。

(三)MRI

T1WI 中等信号、T2WI 信号可较低,双乳、多中心病灶为该病一个特点。增强扫描多为明显强化肿块,以边缘型强化和不均匀强化为主。动态增强扫描时间-信号强度曲线表现多样、缺乏特异性。

四、鉴别诊断

(一)乳腺纤维腺瘤

发病年龄较乳腺癌年轻,纤维腺瘤多为类圆形、密度均匀,部分可呈分叶状,但一般边界清楚,无毛刺或结构扭曲改变;其内钙化多为良性粗大钙化。超声可见光滑清晰包膜回声,肿块内通常无血流信号。

(二)乳腺腺病

乳腺腺病患者多出现乳房疼痛,且疼痛和月经周期相关。乳腺 X 线中表现为肿块者,体积小、卵圆形或圆形、等腺体密度,边缘被遮蔽,增强不强化或轻度强化。

(三)乳腺慢性炎症

临床多有炎症病史、触诊有疼痛肿块。增强 MRI 可出现环形强化,中心可见脓腔,环形强化壁略模糊。动态增强扫描时间-信号强度曲线以持续上升型更多见,平台型少见,流出型更少见。

(张　伟　李秋菊)

参考文献

[1]周纯武.中华临床医学影像学乳腺分册[M].北京:北京大学医学出版社,2016.
[2]娄鉴娟,蒋燕妮,王思奇,等.乳腺浸润性小叶癌的动态增强 MR 表现[J].影像诊断与介入放射学,2016,25(4):

282-286.

[3] Oliveira TM, Elias J Jr, Melo AF, et al. Evolving concepts in breast lobular neoplasia and invasive lobular carcinoma, and their impact on imaging methods[J]. Insights Imaging, 2014, 5, 183-194.

[4] 林庆中,吴秀凤,黄秋艳,等. 111例乳腺浸润性小叶癌病例分析[J].海峡预防医学杂志,2016,22(2):101-103.

[5] 王宇,刘敏,何以敉.超声诊断乳腺浸润性小叶癌的研究进展[J].福建医药杂志,2016,38(3):141-143.

[6] 周立新,陆建常,陆业军.侵袭性乳腺小叶癌X线表现(附37例分析)[J].广西医学,2005,27(7):1012-1013.

病例三 乳腺浸润性导管癌

病史:患者女,38岁,偶然发现左乳肿物1年,硬币大小,月经前双乳疼痛,影像检查见图4-3。

大体病理:左乳肿物灰白,质脆,分叶状,界不清;镜下:见癌组织,由排列呈条索状、片状异型细胞构成。病理诊断为左乳腺浸润性导管癌,免疫组化:ER(<1%,中+),PR(-),Her-2(2+～3+)。

一、概述

乳腺浸润性导管癌(invasive ductal carcinoma, IDC),是由导管内癌发展而来,癌细胞突破导管基底膜向间质浸润,是乳腺浸润性癌中最常见的类型。恶性程度较高,预后较差。

二、临床表现

发病高峰在40岁以后,常表现为乳腺包块,伴或不伴有疼痛,质硬或韧。可伴有乳头回缩、皮肤增厚、淋巴结转移等。

三、影像学表现

(一)超声

大多为不规则,纵横比可大于1;边缘多呈毛刺样或蟹足样改变,向周围放射;后方回声衰减;CDFI大多有丰富的新生血管并伴结构异常,如滋养血管粗大、扭曲、中断及动静脉瘘等;弹性成像肿块硬度较高。腋窝或乳腺周围区域可伴有肿大淋巴结。

(二)X线

主要表现为分叶状或者不规则形肿块,等或高密度,边缘多见长短不一毛刺影,部分表现为中心密度稍高或高密度的结构扭曲,部分可伴有簇状、线样、区段或者区域性分布的细小多形性、细分支状等微钙化征象,可伴有皮肤水肿增厚、悬韧带增厚、乳头凹陷或腋下淋巴结肿大等。

(三)MRI

T1WI中等信号、T2WI不均匀高信号,DWI多呈高信号,表观弥散系数(ADC)值较良性肿瘤低,增强扫描多表现为分叶状或不规则形肿块,边界不清伴毛刺,动态增强扫描时间-信号强度曲线多呈流出型或平台型。可伴有皮肤水肿增厚、乳头凹陷或腋下淋巴结肿大等征象。

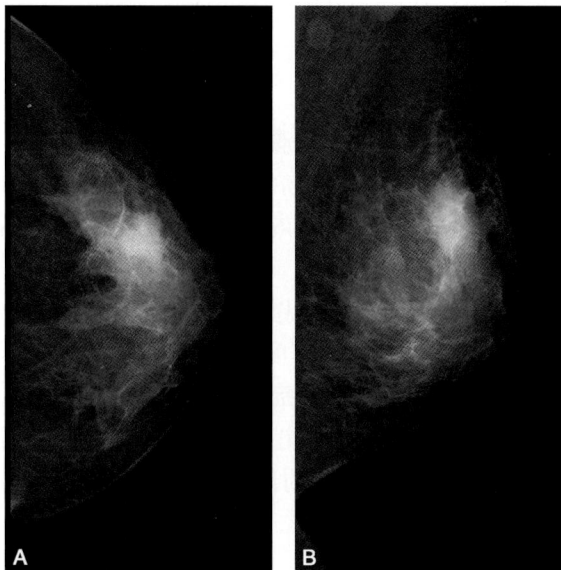

图 4-3-(1) 乳腺浸润性导管癌X线表现
乳腺X线摄影:A、B.头尾位、内外斜位,左乳外上象限见1个不规则形高密度肿块,分叶状,边缘模糊,肿块内部见线状、分支状钙化。左腋下淋巴结肿大。

四、鉴别诊断

(一)乳腺纤维腺瘤

发病年龄较乳腺癌年轻,纤维腺瘤多为类圆形、

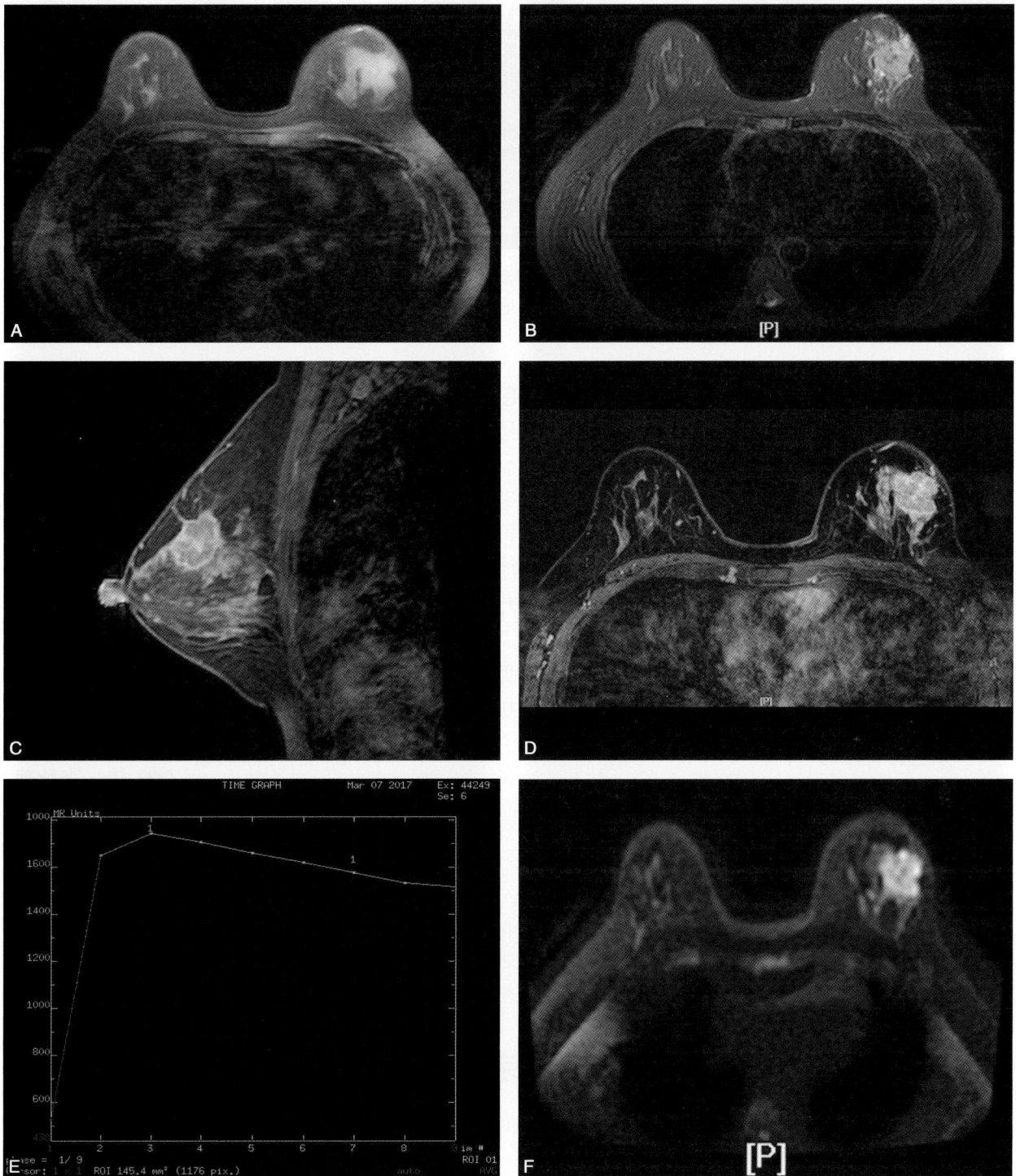

图 4-3-（2）　乳腺浸润性导管癌 MRI 表现

乳腺 MRI 扫描：A、B. T1WI 抑脂横断位、T2WI 抑脂横断位，左乳外上象限见不规则形肿块，以 T1WI 等信号、T2WI 高信号为主，呈深分叶状，边界不清楚；C、D. T1WI 增强矢状、T1WI 增强横断位，增强扫描环形明显强化；E. 动态增强时间 - 信号强度曲线，曲线呈廓清型；F. DWI 横断位，肿块呈高信号。

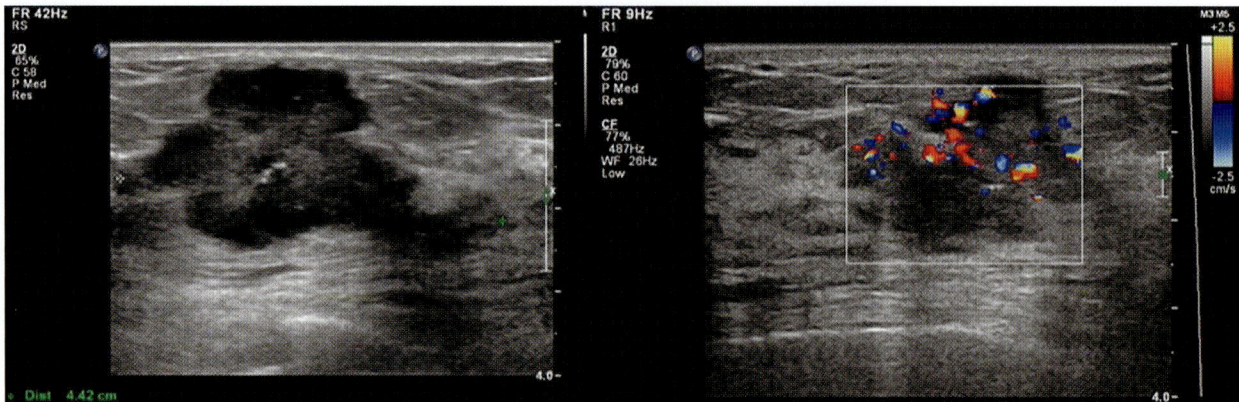

图 4-3-（3） 乳腺浸润性导管癌超声表现

左乳腺外上象限实性肿物，形态不规整，边界模糊，内呈低回声伴数个强回声点，CDFI 可检出丰富血流信号。

密度均匀，部分可呈分叶状，但一般边界清楚，无毛刺或结构扭曲改变；其内钙化多为良性粗大钙化。超声可见光滑清晰包膜回声，肿块内通常无血流信号。

（二）放射状瘢痕

多有乳房外伤、手术史，易发生在较表浅部位，多见于皮下及乳晕周围。

（三）乳腺慢性炎症

临床多有急性炎症病史、触诊有疼痛肿块。增强 MRI 可出现环形强化，中心可见脓腔，环形强化壁略模糊。增强扫描时间 - 信号强度曲线以持续上升型更多见，平台型少见，流出型更少见。

（四）硬化性腺病

可表现为不规则、边缘不光整局限性肿块，密度接近于腺体密度，较乳腺癌密度略低，边缘一般无长短不一毛刺。表现为结构扭曲时，病灶多表现中心低密度，即"黑星"；钙化多为簇状、不定形钙化，钙化数量少。

（张 伟 李秋菊）

参考文献

[1] 周纯武. 中华临床医学影像学乳腺分册 [M]. 北京：北京大学医学出版社，2016.
[2] 阮航，秦翠杰. 乳腺浸润性导管癌的临床病理分析 [J]. 中国医药指南，2017，15（17）：163-164.
[3] 郭启勇. 实用放射学 [M]. 3 版. 北京：人民卫生出版社，2007.
[4] 徐维敏，陈卫国，廖昕，等. 乳腺腺病 X 线特点分析及鉴别诊断 [J]. 医学影像学杂志，2015，25（9）：1596-1599.

病例四　肉芽肿性乳腺炎

病史：患者女，26 岁，偶然发现左乳肿物 20 天，无触痛，无红肿，无乳头溢血溢液，否认乳房外伤史，无发热，影像检查见图 4-4。

大体病理：左乳肿物切面部分金黄，部分暗红，质中；镜下：部分小叶结构消失，中心微脓肿形成，周边见上皮样细胞，肉芽组织及多核巨细胞。病理诊断为左乳肉芽肿性乳腺炎。

一、概述

肉芽肿性乳腺炎（granulomatous mastitis，GM），又称乳腺肉芽肿或肉芽肿性小叶性乳腺炎，是一种以乳腺小叶为中心，周边可见多灶性微脓肿的慢性炎症性疾病，以非干酪样坏死、坏死性肉芽肿为病理

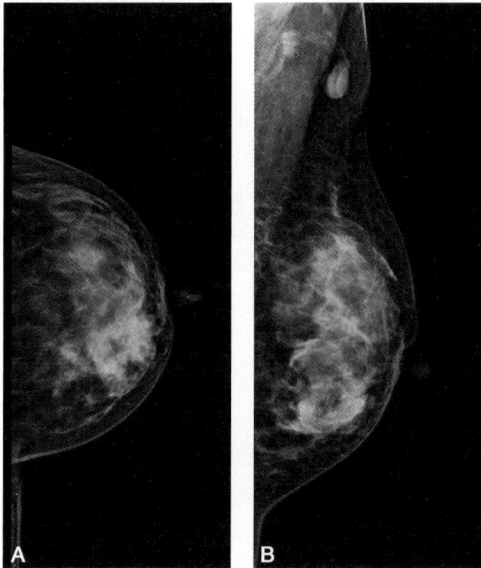

图 4-4-（1）　肉芽肿性乳腺炎 X 线表现

乳腺 X 线摄影：A、B. 头尾位、内外斜位，左乳内下象限见局限不对称密度伴结构扭曲，左乳皮肤局部凹陷，略增厚，左腋下淋巴结稍大。

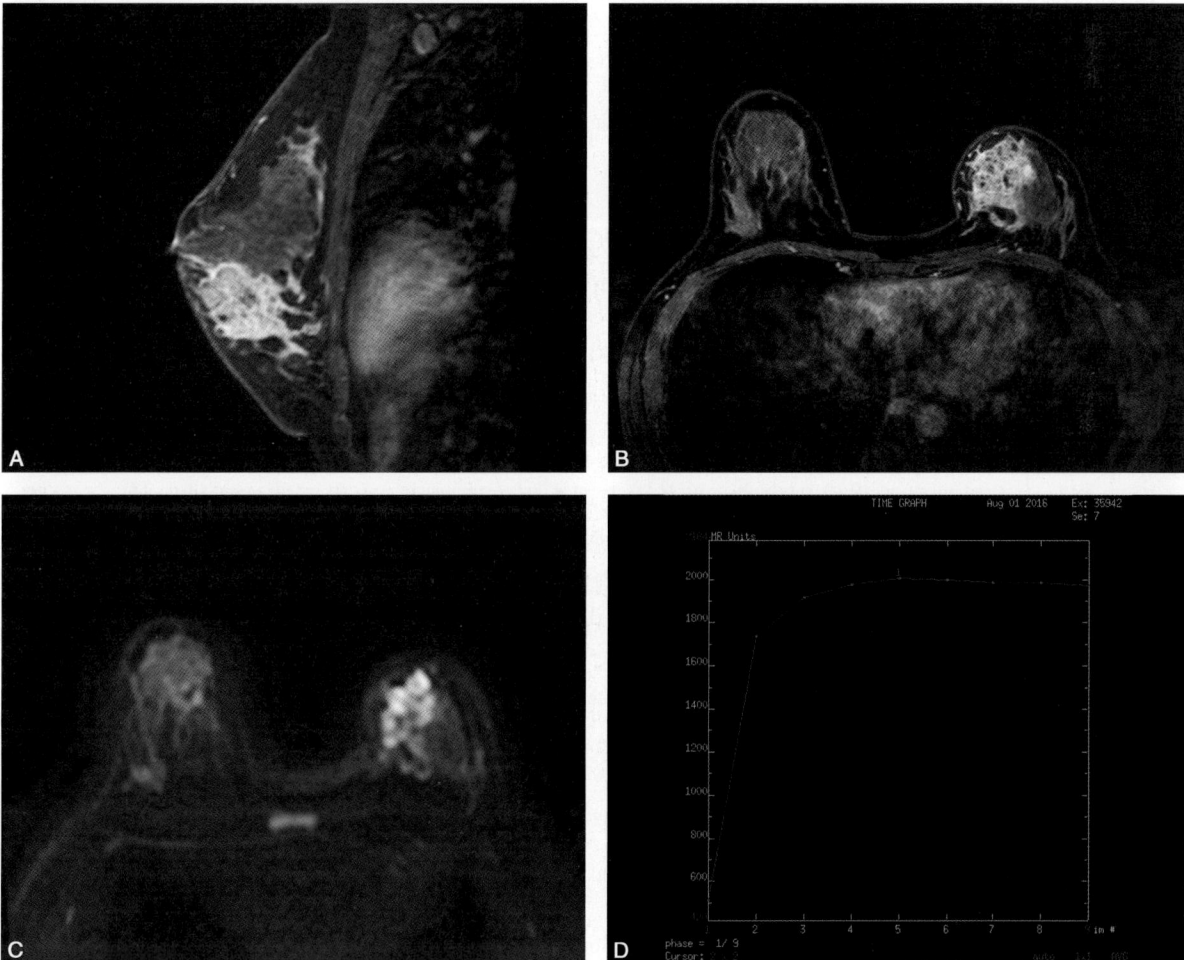

图 4-4-（2）　肉芽肿性乳腺炎 MRI 表现

乳腺 MRI 扫描：A、B. T1WI 增强矢状、T1WI 增强横断位，增强扫描左乳内下象限见非肿块样强化灶，呈区域性分布，内部强化呈簇环状，左腋下淋巴结增大，左侧皮肤略增厚；C. DWI 横断位，病变呈不均匀高信号；D. 动态增强时间-信号曲线，早期强化快速，延迟期平稳强化，曲线呈平台型。

特征。临床少见，但近 5 年病例报道急剧上升，可能与本病发病率上升及广大医者对本病的认识日益加深有关。病因不确切，可能与自身免疫性疾病、催乳素升高、肥胖、血脂异常、乳腺炎病史、药/食物过敏史、口服避孕药史、乳房外伤史等有关。

二、临床表现

肉芽肿性乳腺炎常见于生育年龄、已婚经产女性，发生于乳晕区以外其他部位，外上象限多见。临床症状多表现为乳腺肿块，多不伴疼痛、质较硬，与正常组织分界不清，可伴腋窝淋巴结肿大。本病的伴随症状主要有结节性红斑、发热、腋窝淋巴结肿大、关节疼痛等。

三、影像学表现

（一）超声

乳腺彩超在本病的诊断中具有一定的价值，其典型表现包括边界不清、不规则肿块影，肿块内散在分布小囊状或管状的低回声区，肿块周边可见高回声环，周围血管走行规则、自然。彩色多普勒血流显像示病灶可见较丰富的血流信号，流速较快。

（二）X线

X 线表现呈多样性，局限性不对称密度或不规则肿块影，可伴局限性结构扭曲，边缘不清，可见皮肤水肿增厚或腋下肿大淋巴结。

（三）CT

可表现为等或稍高密度肿块影，增强扫描明显强化，病变呈区段、区域样分布，部分可见小脓肿形成。

（四）MRI

MRI 检查较其他影像检查诊断价值高，表现为形态不规则、边界模糊斑片或结节状混杂信号灶，T1WI 低、T2WI 高信号为主，增强扫描无特异性，可呈不同程度渐进性强化，其内可见多发环形强化小脓肿灶。腋下肿大淋巴结影可显示。

四、鉴别诊断

（一）乳腺癌

乳腺癌与肉芽肿性乳腺炎鉴别较难，两者均表现为形态不规则、边界不清实质性肿块，无包膜，但乳腺癌的浸润性生长更明显，突起多而细，而肉芽肿性乳腺炎则少而粗。另外肉芽肿性乳腺炎密度呈中等或类似腺体密度，较乳腺癌略低，皮肤增厚、脂肪层混浊及血供增多改变不如乳腺癌明显；腋窝淋巴结肿大时，淋巴结形态较乳腺癌转移淋巴结相对规整。

（二）浆细胞性乳腺炎

多发生于乳晕、中央区，常见乳头发育不良或乳头内陷，常见导管扩张，早期乳头溢液或无症状，后期导管壁增厚感染，脓肿形成。

（张　伟　李秋菊）

参考文献

[1] Kessler E, Wolloch Y. Granulomatous mastitis: a lesion clinically stimulating carcinoma[J]. American Journal of Clinical Pathology, 1972, 6(58): 642-646.

[2] 马国华, 傅西林. 乳腺肉芽肿 6 例报告[J]. 中国肿瘤临床, 1986, 13(5): 67-69.

[3] 任兴昌, 黄雅萍, 吴丽娟, 等. 肉芽肿性小叶性乳腺炎临床病理及细胞学分析[J]. 浙江临床医学, 2004, 6(10): 905-906.

[4] 张伟, 高玉颖, 刘鑫, 等. 非特异性肉芽肿性乳腺炎的超声及 X 线表现[J]. 中国临床医学影像杂志, 2006, 17(4):

208-210.

[5]刘佩芳.浆细胞性乳腺炎和肉芽肿性乳腺炎的影像学诊断及鉴别诊断[J].国际医学放射学杂志,2009,32(3):268-273.

病例五　导管内乳头状瘤

病史:患者女,45岁,体检发现左乳肿物40天,自行不能触及,左乳头淡黄色少量溢液,伴有疼痛,乳房表面皮肤无异常,影像检查见图4-5-(1)。

大体病理:左乳肿物粉红质中;镜下:乳腺导管上皮增生,部分呈乳头状,筛网状,小片状排列。病理诊断为左乳腺导管内乳头状瘤。

一、概述

乳腺导管内乳头状瘤(intraductal papilloma,IP)发生于乳腺导管上皮,乳腺导管上皮增生突入导管并呈乳头样生长,因而称其为乳头状瘤。文献报道发病率为0.7%~4.0%,常发生于乳晕区大导管,常为单发,少数也可同时累及多个大导管。

2012年WHO乳腺肿瘤组织学分类中将乳腺导管内乳头状瘤和乳腺导管内乳头状瘤病(intraductal papillomatosis,IPS)同归于导管内乳头状增生性病变,分别称为中央型乳头状瘤(central/solitary papilloma)和外周型乳头状瘤(peripheral/multiple papilloma)。发病与雌激素过度刺激有关。在大体病理上,病变大导管明显扩张,内含淡黄色或棕褐色液体,肿瘤起源于乳导管上皮,腔内壁有数目不等的乳头状物突向腔内,乳头状瘤一般较小,直径仅几毫米,1cm者少见,偶有直径达2.5cm者,蒂可粗可细,当乳头状瘤所在扩张导管的两端闭塞,形成明显的囊肿时,即称为囊内乳头状瘤或乳头状囊肿瘤。本病很少发生恶变,但伴有不典型增生(atypical hyperplasia,AH)时,导管内乳头状瘤或导管内乳头状瘤病癌变的风险分别增加5倍和7倍。

二、临床表现

本病常见于经产妇,以40~50岁多见。主要临床症状为乳头溢液,可为自发性或挤压后出现,溢液多呈浆液性或血性。约2/3患者可触及肿块,多位于乳晕附近或乳房中部。

三、影像学表现

(一)超声

在乳腺导管不扩张时较难发现肿物。典型的导管内乳头状瘤表现为在扩张的无回声导管腔内不规则的似息肉样中等回声,表面光滑,形状规整,直径多在1cm左右或更小。

(二)X线

因导管内乳头状瘤多较小,密度较淡,常规乳腺X线片常无阳性发现。当病变较大时在X线片可表现为肿块,肿块内偶尔可见小的颗粒状钙化。乳腺导管造影为常用的影像检查方法,表现为乳导管突然中断,断端呈光滑杯口状,若大导管以远导管同时显影则可见光滑圆形或卵圆形充盈缺损,同时显示近大导管侧的乳导管明显扩张,管壁光滑整齐,影像检查见图4-5-(2)。

(三)CT

病变常难以显示,当导管内乳头状瘤较大或形成较大囊肿后,CT检查显示圆形或卵圆形肿物,边缘光滑,多在乳晕下大导管处。

(四)MRI

乳头状瘤在T1WI上多呈低或中等信号,伴出血时呈高信号,T2WI上呈稍高信号,边界规则,与纤维腺瘤相仿,增强扫描多表现为乳头附近明显强化小结节。动态增强时间-信号强度曲线缺乏特异性。

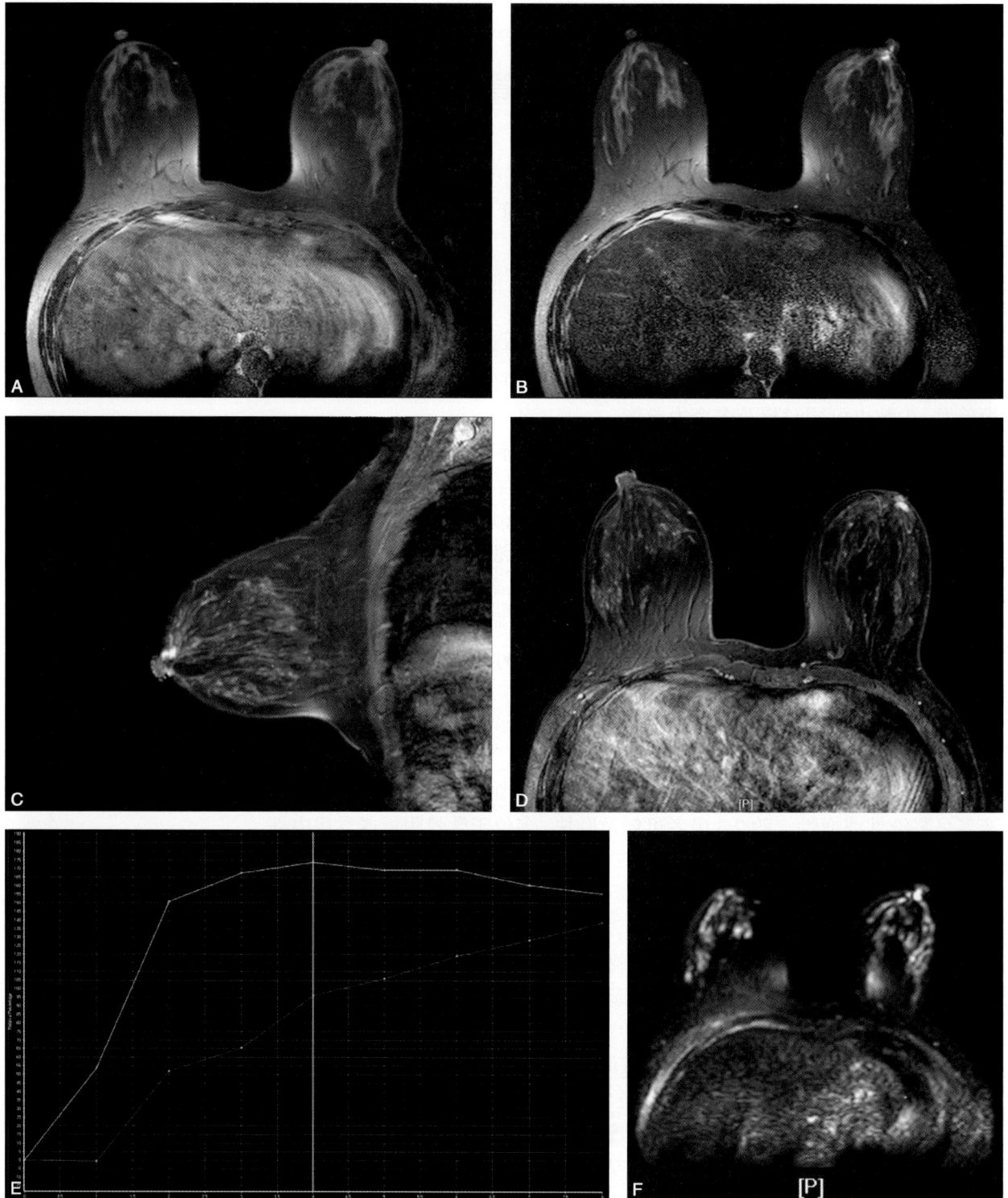

图 4-5-（1）　导管内乳头状瘤 MRI 表现

乳腺 MRI 扫描：A、B. T1WI 抑脂横断位、T2WI 抑脂横断位，左乳头根部见 T1WI 等信号、T2WI 稍高信号小结节，左乳管略扩张，其内少许 T1WI 稍高信号影；C、D. T1WI 增强矢状、T1WI 增强横断位，增强扫描结节明显强化；E. 动态增强时间-信号强度曲线，曲线呈平台型；F. DWI 横断位，结节呈高信号。

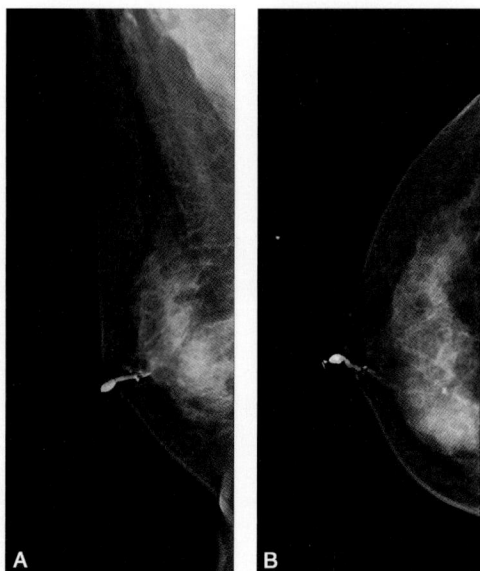

图 4-5-（2） 导管内乳头状瘤 X 线表现

乳腺 X 线摄影（左乳管造影）：A、B. 内外斜位、头尾位，左乳主乳管略扩张，其内见充盈缺损影，远端乳管充盈欠佳。

四、鉴别诊断

（一）乳腺导管扩张症或乳腺囊性增生

常有先天性乳头凹陷或者发育畸形，溢液多双侧、多孔，大导管明显扩张，导管粗细不均匀，无乳头状肿物。

（二）乳腺导管内乳头状癌

血性溢液多见，常合并肿块，乳腺导管造影显示中断导管不整齐，导管壁破坏、僵硬或有肿块，可合并细微沙砾样钙化。

（张　伟　李秋菊）

参考文献

［1］郭启勇. 实用放射学［M］. 3 版. 北京：人民卫生出版社，2007.

［2］周纯武. 中华临床医学影像学乳腺分册［M］. 北京：北京大学医学出版社，2016.

［3］阮玫，赵亚娥，汪登斌，等. 乳腺导管内乳头状瘤的乳腺专用磁共振成像表现及其诊断价值［J］. 放射学实践，2013，28（3）：341-345.

［4］Lakhani SR, Ellis IO, Schnitt SJ, et al. WHO classification of tumours of the breast［M］. Lyon：IARC Press, 2012.

［5］Pooja J, Felicity JP, Thomas CP, et al. Papillary lesions of the breast：imaging findings and diagnostic challenges［J］. Diagn Interv Radiol, 2013, 19（6）：471-478.

病例六　乳腺硬化性腺病

病史：患者女，45 岁，偶然发现右乳肿物 1 个月，可触及黄豆大小肿物，无乳腺疼痛，否认乳房外伤史，无发热，影像检查见图 4-6。

大体病理：右乳肿物切面颗粒样粗糙，边界不清，黄白，质中，中心似呈瘢痕样；镜下：乳腺导管及纤维组织增生，部分导管上皮增生，呈筛网状，实性结构，部分间质透明变性。病理诊断为右乳硬化性

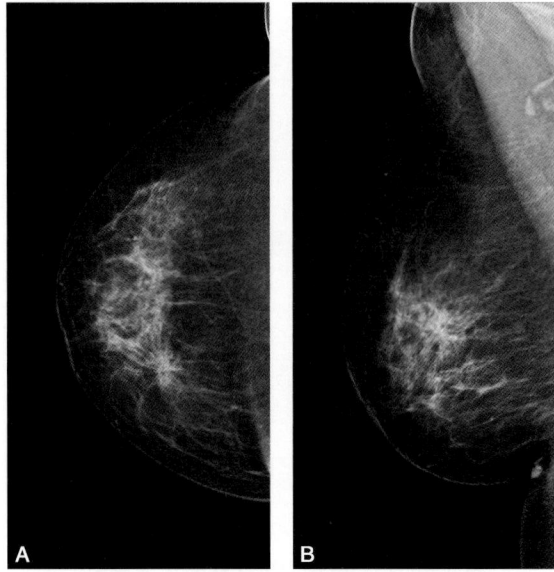

图 4-6-(1) 乳腺硬化性腺病 X 线表现

乳腺 X 线摄影：A、B. 头尾位、内外斜位，右乳内上象限不对称密度，伴结构扭曲，中心等密度及稍低密度，右腋下未见异常淋巴结。

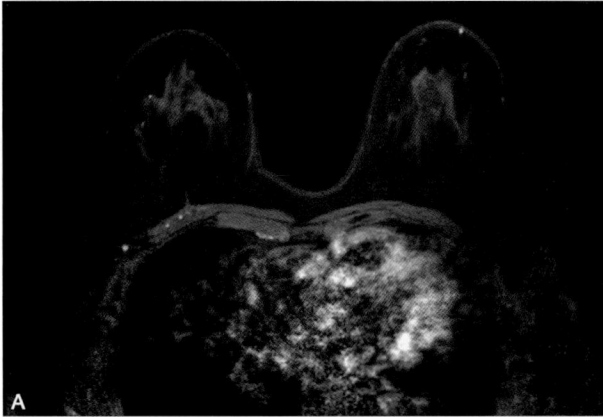

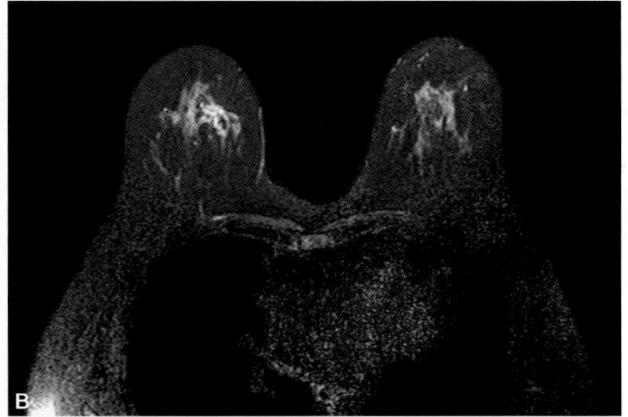

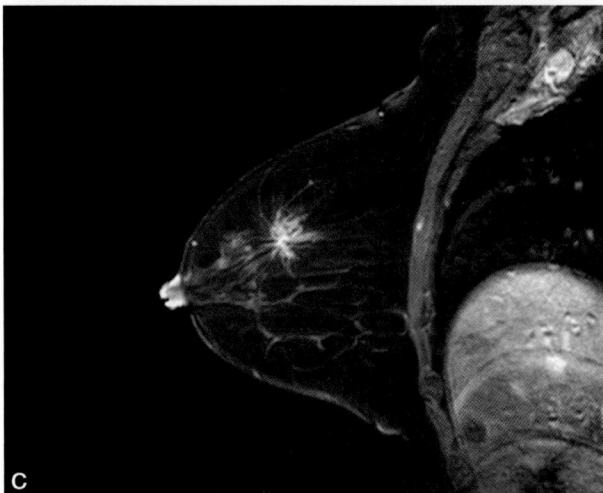

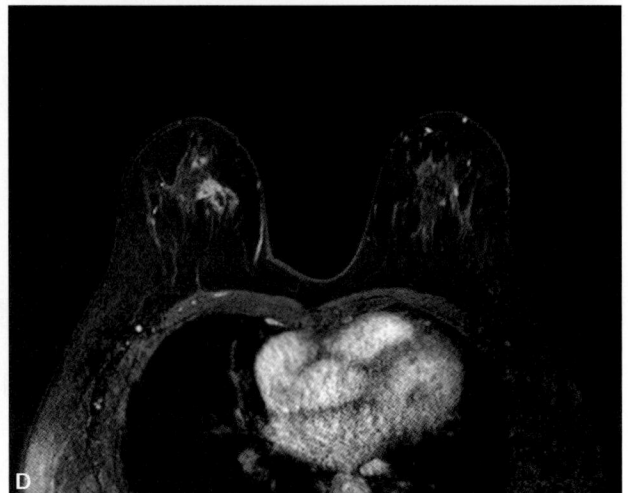

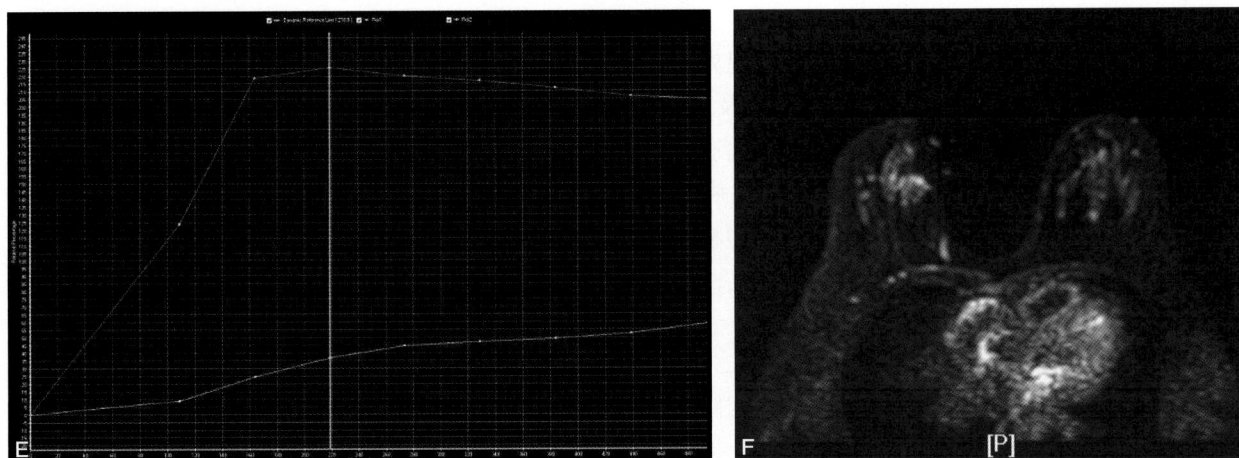

图 4-6-(2)　乳腺硬化性腺病 MRI 表现

乳腺 MRI 扫描：A、B. T1WI 抑脂横断位、T2WI 抑脂横断位，右乳内上象限见不规则形肿块，以 T1WI 等信号、T2WI 高信号为主，边界不清楚；C、D. T1WI 增强矢状、T1WI 增强横断位，增强扫描明显强化，周围伴细长毛刺；E. 动态增强时间-信号强度曲线，病变早期强化快速，延迟期强化轻度下降，曲线基本呈平台-廓清型；F. DWI 横断位，肿块呈稍高信号。

腺病伴导管上皮非典型增生。

一、概述

乳腺硬化性腺病（sclerosing adenosis, SA）是一种良性增生性疾病，属于乳腺腺病的晚期阶段，其病理基础为腺小叶上皮细胞及肌上皮细胞局灶或广泛性的瘤样增生，并伴随纤维组织增生，其排列紊乱。本病可伴有囊性增生。

二、临床表现

常见于 45～55 岁女性，多为双侧。无明显特征性表现，常表现为与月经周期相关的乳房胀痛或局部压痛，部分患者可触及质韧或稍硬边界不清的肿块。

三、影像学表现

（一）超声

多为多灶、形态不规则的弱低回声结节，CDFI 未见明显血流信号。

（二）X 线

表现多样化，主要征象为结构扭曲、肿块、钙化或非对称性致密等，且各个征象可单独出现，亦可并存。结构扭曲病灶多表现中心低密度，即"黑星"；以肿块为主的硬化性腺病多表现为形态不规则、边缘不光整局限性肿块样致密影，密度接近于腺体密度；以钙化为主的硬化性腺病多为簇状、不定形钙化，钙化数量少。

（三）MRI

T1WI 低或中等信号、T2WI 不均匀高信号，增强扫描多表现为肿块样或星芒状小肿块样强化，多呈渐进性强化，不伴有皮肤水肿、乳头凹陷或腋下淋巴结肿大等表现。

四、鉴别诊断

（一）乳腺纤维腺瘤

纤维腺瘤密度均匀，可伴有粗大钙化。超声可见光滑清晰包膜回声，肿块内通常无血流信号。

（二）乳腺癌

多为单侧单发病灶，乳腺癌超声多表现为边界不整，呈锯齿状或蟹足状；肿物内部及后方可观察到回声衰减；CDFI 血流信号较丰富，多可探及高阻动脉血流信号。X 线多表现为分叶状、不规则形或毛刺样肿块，毛刺长短不一，可有皮肤增厚、乳头内陷、淋巴结转移等合并征象，钙化多为区段性或线性分布多形性、杆状或分支状钙化；乳腺恶性病变中的结构扭曲灶中可见病灶中心结节样密度增高影或伴钙化，为"白星"。硬化性腺病的毛刺多为粗细均等、细长毛刺，呈星芒状，无皮肤增厚、乳头内陷、淋巴结转移等征象，钙化多为簇状无定形钙化；结构扭曲时，中心密度较低，主要为"黑星"。

（张　伟　李秋菊）

参考文献

［1］周纯武.中华临床医学影像学乳腺分册［M］.北京：北京大学医学出版社，2016.

［2］王慧颖，张伟，戴文静，等.超声及乳腺 X 线摄影对乳腺硬化性腺病的诊断价值与病理对照研究［J］.中国临床医学影像学杂志，2014，25（1）：25-28.

［3］刘卫敏，孟晓春，陈健宁，等.乳腺硬化性腺病的临床与影像学诊断［J］.中华临床医师杂志（电子版），2014，8（22）：4157-4160.

［4］王金昌，杨越，缪春梅，等.乳腺硬化性腺病临床 X 线征象分析［J］.实用医学影像杂志，2016，17（6）：515-516.

［5］徐维敏，陈卫国，廖昕，等.乳腺腺病 X 线特点分析及鉴别诊断［J］.医学影像学杂志，2015，25（9）：1596-1599.

病例七　乳腺纤维腺瘤

病史：患者女，31 岁，体检发现右乳肿物 5 年，伴有疼痛，月经期加重，经期后疼痛可缓解，影像检查见图 4-7。

大体病理：右乳肿物多结节样，黄白，质略韧；左乳肿物灰白质脆，界不清；镜下：右乳肿物乳腺导管间质纤维增生，导管裂隙状；左乳见癌组织，由呈不规则腺样、索条状排列的癌细胞构成，浸润性生长。病理诊断：右乳纤维腺瘤，左乳浸润性导管癌。

一、概述

乳腺纤维腺瘤（fibroadenoma）是最常见的乳腺良性肿瘤，是由乳腺纤维组织和腺管两种成分增生共同构成的良性肿瘤。在组织上，可根据腺上皮和纤维组织的比例，分为纤维腺瘤、腺纤维瘤（adenofibroma）以及腺瘤，多数肿瘤以纤维组织增生为主要改变，即纤维腺瘤常见。纤维腺瘤发生与乳腺组织对雌激素的反应过强有关，常伴有其他乳腺增生性病变。病理多表现为乳腺腺体及间质增生，其中腺管受压呈裂隙样。

二、临床表现

常见于 15～35 岁青年女性，可见于一侧或两侧，多发者占 15%～20%，直径多小于 3cm。临床症状多为偶然发现的乳腺肿块，多不伴疼痛及其他不适，少数可有轻度疼痛，为阵发性或偶发性，或在月经期明显。触诊时多为类圆形肿块，表面光滑，质地韧，活动度好，与皮肤无粘连。

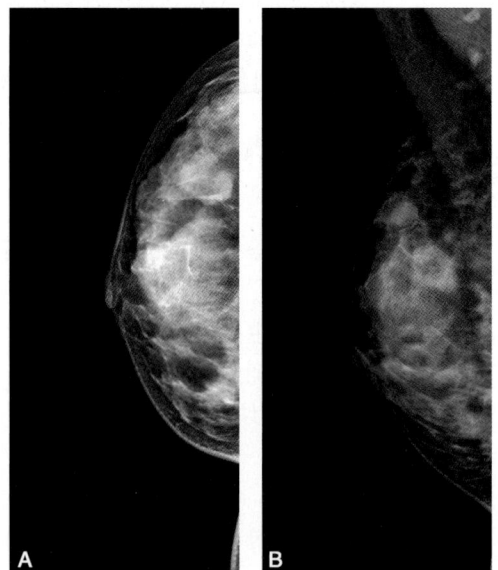

图 4-7-（1）　乳腺纤维腺瘤 X 线表现

乳腺 X 线摄影：A、B.头尾位、内外斜位，右乳外上象限见多个等密度结节，部分结节边缘清楚，部分结节边缘被遮蔽。右腋下未见异常淋巴结。

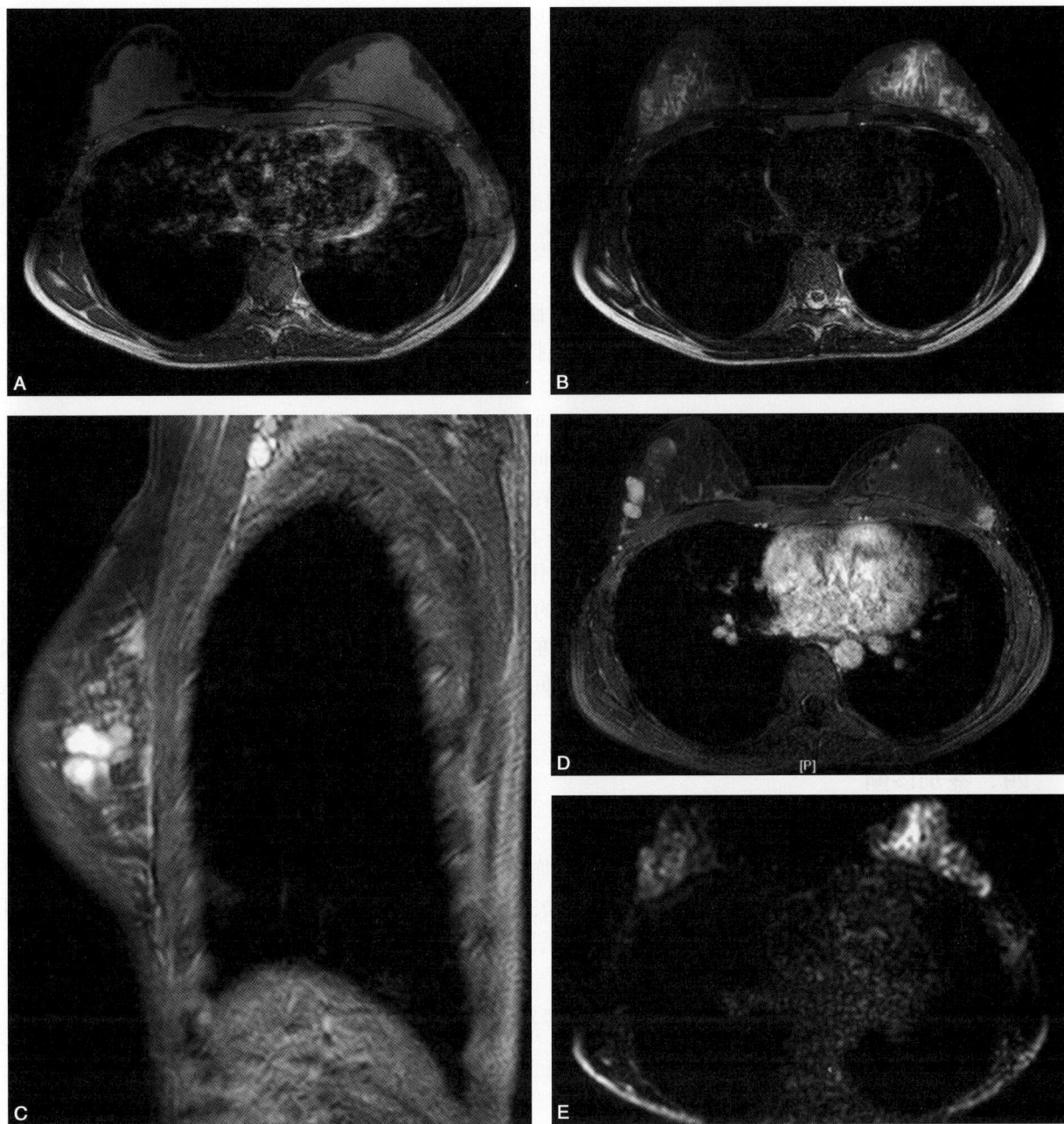

图 4-7-（2）　乳腺纤维腺瘤 MRI 表现

乳腺 MRI 扫描：A、B. T1WI 抑脂横断位、T2WI 抑脂横断位，右乳外上象限见多发结节，以 T1WI 等信号、T2WI 稍高信号为主；同时左乳外象限见 T1WI 等信号、T2WI 高信号结节；C、D. T1WI 增强矢状、T1WI 增强横断位，增强扫描右乳外上象限结节明显强化，边界清楚；左乳外象限结节不均匀明显强化，边界不清楚；E. DWI 横断位，右乳外上象限结节呈稍高信号；左乳外象限结节呈高信号。

三、影像学表现

乳腺超声、X 线摄影是乳腺纤维腺瘤的主要影像学检查方法，而 CT、MRI 检查则有助于进一步确诊及鉴别诊断。

（一）超声

圆形或卵圆形肿块，边界清楚，横径通常大于纵径，有光滑清晰的包膜回声。内部呈均匀低回声，肿块后方回声正常或轻度增强,可见侧方声影。如有钙化,则其后方可出现声影。彩色多普勒显示肿块内通常无血流信号。

(二)X线

纤维腺瘤通常表现为圆形、卵圆形或分叶状肿块,直径多为1~3cm,与腺体呈等密度或稍高密度,边缘清楚,周围可有薄层晕环,为被推压的周围脂肪组织。部分纤维腺瘤在X线片上可见钙化,钙化可位于肿块的边缘部分或中心,多呈粗颗粒状、树枝状或斑点状。若发生囊性变,则可在肿块影内出现不规则的透亮区。纤维腺瘤的X线检出率受肿块的部位、大小、病例特征、钙化情况及乳腺本身类型影响。

(三)CT

乳腺纤维腺瘤在CT平扫上多表现为圆形、卵圆形或分叶状肿块,轮廓整齐,边缘光滑,等或稍高密度,平扫易漏诊,部分肿瘤内可见钙化。CT增强扫描纤维腺瘤一般呈轻、中度均匀强化。

(四)MRI

纤维腺瘤的MRI表现与其组织成分有关。在平扫T1WI上,肿瘤多表现为低信号或中等信号,边界清晰,圆形、卵圆形或分叶状。在T2WI上,依肿瘤内细胞、纤维成分及水的含量不同而表现为不同的信号强度:纤维成分含量多的纤维性纤维腺瘤(fibrous fibroadenoma)信号强度低;而水及细胞含量多的黏液性及腺性纤维腺瘤(myxoid and glandular fibroadenoma)信号强度高。T2WI上低或中等信号的胶原纤维性分隔,为纤维腺瘤较特征性表现。钙化区无信号。

动态增强MRI扫描,强化表现多样,大多数(约80%)表现为缓慢渐进性的均匀强化或由中心向外围扩散的离心样强化,少数者,如黏液性及腺性纤维腺瘤亦可呈快速显著强化,其强化曲线类型有时难与乳腺癌鉴别,所以准确诊断除依据强化程度、时间-信号强度曲线类型外,还需要结合病变形态学表现进行综合判断,以减少误诊。

四、鉴别诊断

(一)乳腺癌

乳腺癌患者年龄多在40岁以上,常有相应的临床症状;X线检查可见乳腺癌形态不规则,边缘不光滑,有毛刺,密度较高,钙化多细小;MRI、CT动态增强扫描,乳腺癌信号强度或密度趋向于快速明显增高且快速减低,强化方式多由边缘向中心渗透,呈向心样强化。

(二)乳腺囊肿

X线上为等或稍低密度肿块,边界清楚,常多发。超声表现为囊性,可鉴别。MRI为T1WI低、T2WI高信号囊性灶,增强无强化。

(三)乳腺增生症

多为双侧,多表现为局限性或弥漫性片状或大小不等结节,边界不清楚,MRI上与正常乳腺组织信号相似;动态增强扫描,多数表现为多发或弥漫性小片状或大片状轻至中度的渐进性强化,随时间延长,强化程度和强化范围逐渐增高和扩大。

(四)乳腺脂肪瘤

脂肪瘤少见,多发生在中年以上妇女,触诊时为柔软、光滑、可活动的肿块,界线清晰;在X线上表现为卵圆形或分叶状脂肪样密度的透亮影,周围见较纤细而致密的包膜,在透亮影内常有纤细纤维分隔;超声呈均匀中低回声,可压缩性;CT为脂肪样低密度,MRI上为T1WI及T2WI高信号,抑脂序列呈低信号,其内无正常导管、腺体和血管结构,增强无强化。

(张　伟　李秋菊)

参考文献

[1]郭启勇.实用放射学[M].3版.北京:人民卫生出版社,2007.

[2] 汪晓红,耿道颖,顾雅佳,等.动态增强 MRI 鉴别乳腺良恶性病变的价值[J].放射学实践,2005,20(8):662-666.

[3] Guerrero MA, Ballard BR, Grau AM. Malignant phyllodes tumor of the breast: review of the literature and case report of stromal overgrowth. Surg Oncol, 2003, 12(1): 27-37.

病例八 脂 肪 瘤

病史:患者女,42岁,体检,影像检查见图4-8。

大体病理:左乳肿物区域切面粉白,质略软,有包膜;镜下:成熟脂肪细胞。病理诊断为左乳脂肪瘤。

一、概述

乳腺脂肪瘤(lipoma of the breast)指发生于皮下脂肪、乳腺小叶间脂肪或深层肌肉内脂肪组织的脂肪瘤,由无异质性的成熟脂肪细胞构成。脂肪瘤大多在浅表皮下脂肪层,少数位于腺体层,极少数位于乳房后间隙。

二、临床表现

可发生于任何年龄,但常见于中年以上妇女。多为单发、无痛、缓慢生长的质软包块,光滑可活动,以乳房肿块或单侧乳房明显增大就诊。

三、影像学表现

(一)超声

椭圆形、圆形边缘清楚包块,可见包膜,内部均匀中强回声,较周围脂肪组织信号稍高,无后方回声增强,具有可压缩性,病变内部及周围无血流信号。

(二)X线

类圆形脂肪密度结节或肿块,边缘清晰,有完整的纤细包膜,较大脂肪瘤可见分隔或引起邻近组织压迫移位。

(三)CT

多为类圆形低密度肿块,密度与周围脂肪组织相近,周围见纤维致密包膜,其内可见纤维分隔。肿块较大时压迫周围组织。

(四)MRI

T1WI高、T2WI高信号,抑脂序列呈低信号,其内无正常导管、腺体和血管结构,有时可见低信号包膜,增强扫描无强化。

四、鉴别诊断

(一)脂肪为主型错构瘤

主要看病变密度,该型错构瘤以脂肪密度为主,但其内可见少量等密度纤维腺体。

(二)乳腺纤维腺瘤

X线上纤维腺瘤密度一般较腺体密度等或稍高,可伴有粗大钙化;超声内部呈均匀低回声,肿块后方回声正常或轻度增强,可见侧方声影。

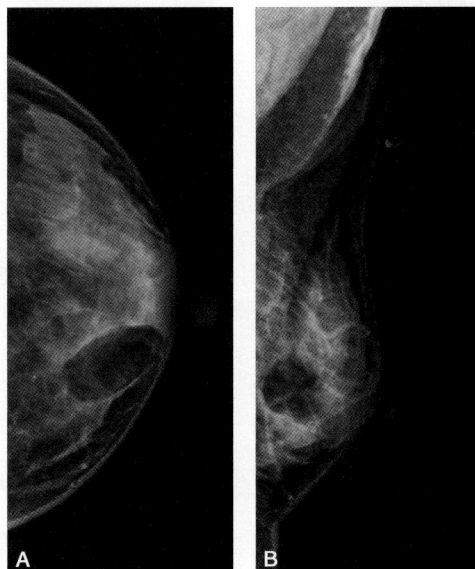

图4-8 乳腺脂肪瘤X线表现

乳腺X线摄影:A、B.头尾位、内外斜位,左乳内下象限椭圆形含脂肪密度肿块,边缘清楚,左腋下未见肿大淋巴结。

（三）脂化型乳腺积乳囊肿

多发生在妊娠、哺乳期，多有乳腺炎或积乳史。脂化型积乳囊肿内有时可见未被完全脂肪化的高密度乳汁影；超声上为边界清楚的低回声或无回声。

（四）脂肪坏死

多与外伤、炎症、手术、放疗等病史相关，早期难以发现，随病程进展，可见圆形或椭圆形脂肪密度包块，形成薄壁油脂囊肿，囊壁可见弧形或环形钙化；周围可见数量不等的纤维条索影，可伴有局部皮肤增厚。

（张　伟　李秋菊）

参考文献

[1] 周纯武. 中华临床医学影像学乳腺分册［M］. 北京：北京大学医学出版社，2016.
[2] 郭启勇. 实用放射学［M］. 3 版. 北京：人民卫生出版社，2007.
[3] 张蕴，杜红文，张月浪，等. 乳腺脂肪瘤钼靶 X 线及 CT 诊断［J］. 实用放射学杂志，2005，21（4）：411-413.
[4] 崔春玲，杜红娟，张士德. 钼靶 X 线对乳腺含脂肪密度肿块的诊断价值［J］. 哈尔滨医科大学学报，2017，51（3）：232-235.
[5] 刘秉彦，王保春，刘启珠，等. 乳腺脂肪瘤的超声诊断［J］. 中国超声诊断杂志，2003，4（11）：847-848.

病例九　错　构　瘤

病史：患者女，26 岁，偶然发现左乳外下肿物 2 年，无疼痛，左乳头无溢血溢液，自觉肿物逐渐增大，现如鸡蛋大小，影像检查见图 4-9。

大体病理：部分包膜，切面部分粉白质韧，部分淡黄质软；镜下：见增生的乳腺小叶及纤维组织，部分区域可见脂肪细胞增生呈片状。病理诊断为左乳腺错构瘤。

一、概述

乳腺错构瘤（hamartoma of the breast），指由正常乳腺导管、乳腺小叶、纤维组织及脂肪组织以不同比例混合形成的包块，由于胚胎期乳腺组织错构，导致乳腺正常结构比例紊乱。本病属于良性肿瘤，临床少见。

二、临床表现

以中青年妇女多见，因偶然发现无痛性乳腺肿块而就诊。肿块生长缓慢，膨胀性生长，呈圆形或卵圆形，软硬不一，边界清楚，活动度好，皮肤、乳头无改变。

三、影像学表现

（一）超声

乳腺内界线较清楚的椭圆形或类圆形肿块，有较完整包膜，内部回声因肿块内所含细胞成分比例的不同而不同。当瘤体内脂肪成分多时，回声偏低；纤维成分多时，中等回声，回声粗糙；彩色多普勒示肿块内血流信号不明显。

（二）X线

依据其构成比例不同，钼靶上将错构瘤可分为混合型、致密型和脂肪型。混合型错构瘤最常见，表现为高低不等的混杂密度肿块，有光滑完整的包膜，在以低密度为主的肿块内散在致密结节，呈水中浮岛或蜂窝样征象。致密型错构瘤表现为肿块致密，可混杂少量低密度灶，完整包膜，当脂肪组织位于瘤体边缘时可见透亮线，肿瘤较大时可产生明显的占位效应。脂肪型错构瘤肿块呈脂肪样低密度，其内

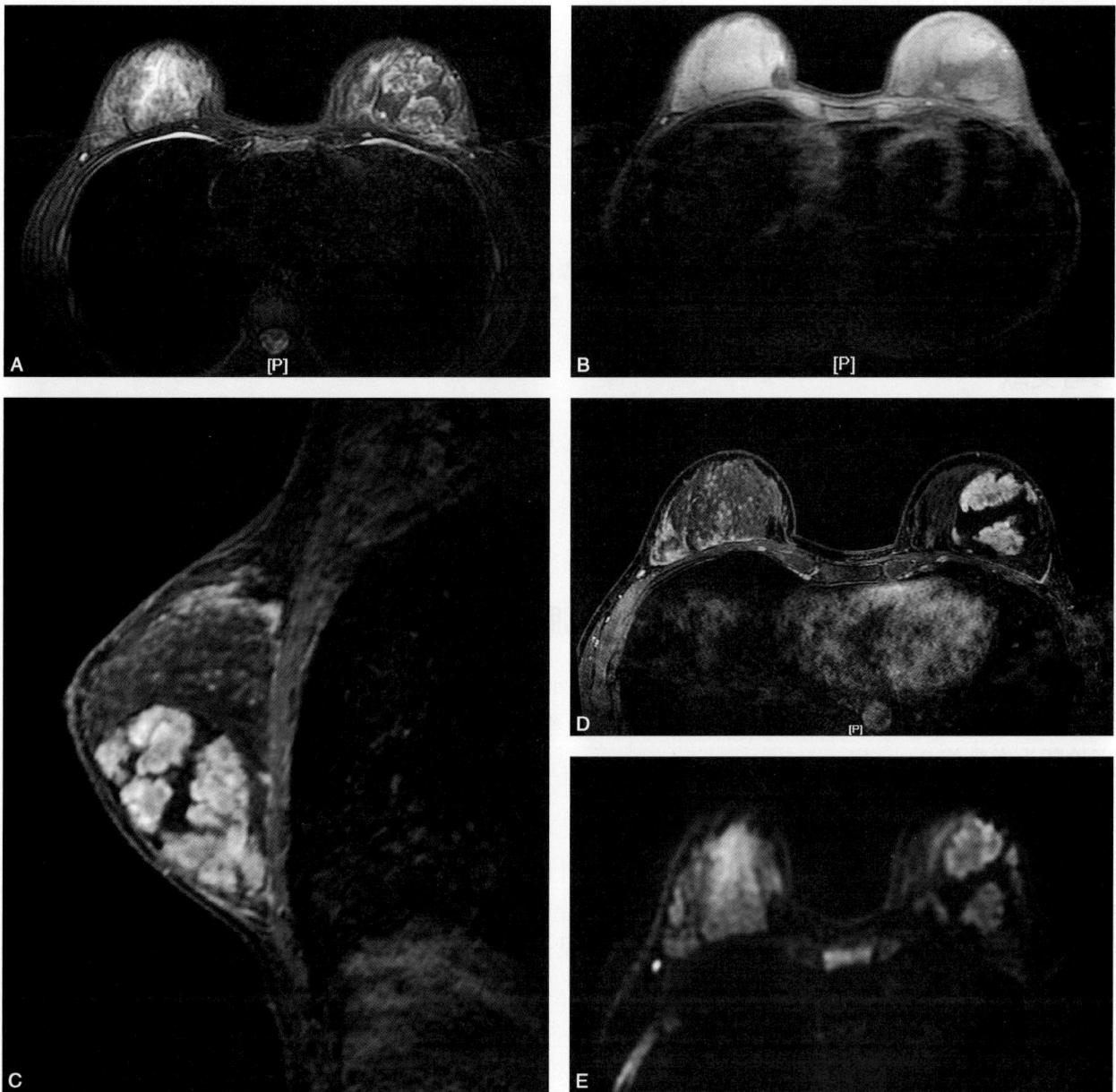

图 4-9　乳腺错构瘤 MRI 表现

乳腺 MRI 扫描：A、B. T1WI 抑脂横断位、T2WI 抑脂横断位，左乳外下象限混杂信号团块影，抑脂序列其内见粗大低信号分隔，肿块边界清；C、D. T1WI 增强矢状、T1WI 增强横断位，增强扫描中心低信号分隔未见强化，余肿块实质明显强化；动态增强时间信号强度曲线呈渐进型；E. DWI 横断位，肿块呈稍高信号。

散在少量边缘模糊的小片状高密度影，边缘模糊不清，呈 "水中浮冰" 征象，有完整包膜。

（三）CT

混杂密度肿块，其内可见脂肪密度影，边缘光滑，有完整包膜，增强扫描强化不明显。

（四）MRI

MRI 信号因瘤体成分不同而有差异。当瘤体内以脂肪成分为主时，T1WI 高、T2WI 高信号，伴少许等或低信号，抑脂序列原高信号减低。当瘤体内纤维成分为主时，T1WI 等、T2WI 稍低信号，混杂有高信号，抑脂序列原高信号减低。

四、鉴别诊断

（一）纤维腺瘤

不含脂肪组织，密度近似正常腺体，高或稍高密度，瘤体内密度均匀，无明显膨胀趋势。

（二）脂肪瘤

脂肪瘤由分化成熟的脂肪细胞构成，其间无纤维腺体组织，X 线上为密度一致的低密度区。脂肪型错构瘤易与脂肪瘤混淆。

（三）低密度积乳囊肿

多有明确的产后乳腺炎或积乳史，囊性包块，囊肿内无分隔结构。

（张　伟　李秋菊）

参考文献

［1］周纯武.中华临床医学影像学乳腺分册［M］.北京：北京大学医学出版社，2016.
［2］杨守俊，吴德红，徐霖.乳腺错构瘤钼靶 X 线特征分析［J］.湖北医药学院学报，2011，30（5）：464-466.
［3］崔春玲，杜红娟，张士德.钼靶 X 线对乳腺含脂密度肿块的诊断价值［J］.哈尔滨医科大学学报，2017，51（3）：232-235.

病例十　乳腺 Paget 病

病史：患者女，37 岁，右乳头反复溃疡，超声提示右乳增生伴结节，影像检查见图 4-10。
大体病理：乳头溃疡病变处取少许组织；镜下：鳞状上皮细胞异型增生，核大、深染，胞质空亮。病理诊断为右乳腺 Paget 病。

一、概述

乳腺 Paget 病，又称湿疹样癌，比较少见，占乳腺癌的 1%～3%，80% 伴有乳腺其他部位肿瘤，常合并导管原位癌或浸润性导管癌。在病灶中央和表皮下，可见呈小簇状分布在表皮层，并沿基底层排列的上皮癌细胞，其内可见 Paget 细胞。

二、临床表现

常见于 40～60 岁女性，典型表现为乳头及乳晕区红斑、溃疡及湿疹样改变，反复糜烂、潮红、结痂，皮肤增厚脱屑及瘙痒症状，严重时整个乳头及乳晕区大片糜烂，甚至乳头消失、局部凹陷，可伴有乳头渗液及乳腺肿块。

三、影像学表现

（一）超声

可见乳头乳晕区皮下组织增厚，乳头回声减低、不均匀，超声对该病早期诊断意义不大，合并乳房肿块时意义较大，彩色多普勒超声均提示肿物内可见血流信号且分布欠规则。

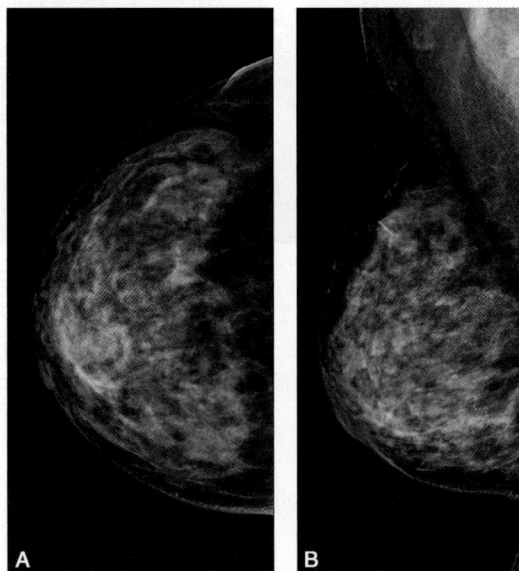

图 4-10-（1）　乳腺 Paget 病 X 线表现
乳腺 X 线摄影：A、B.头尾位、内外斜位，右乳内下象限成组分布浅淡不定形钙化；右乳下象限等密度小结节，边界清楚；右乳晕区皮肤稍厚。

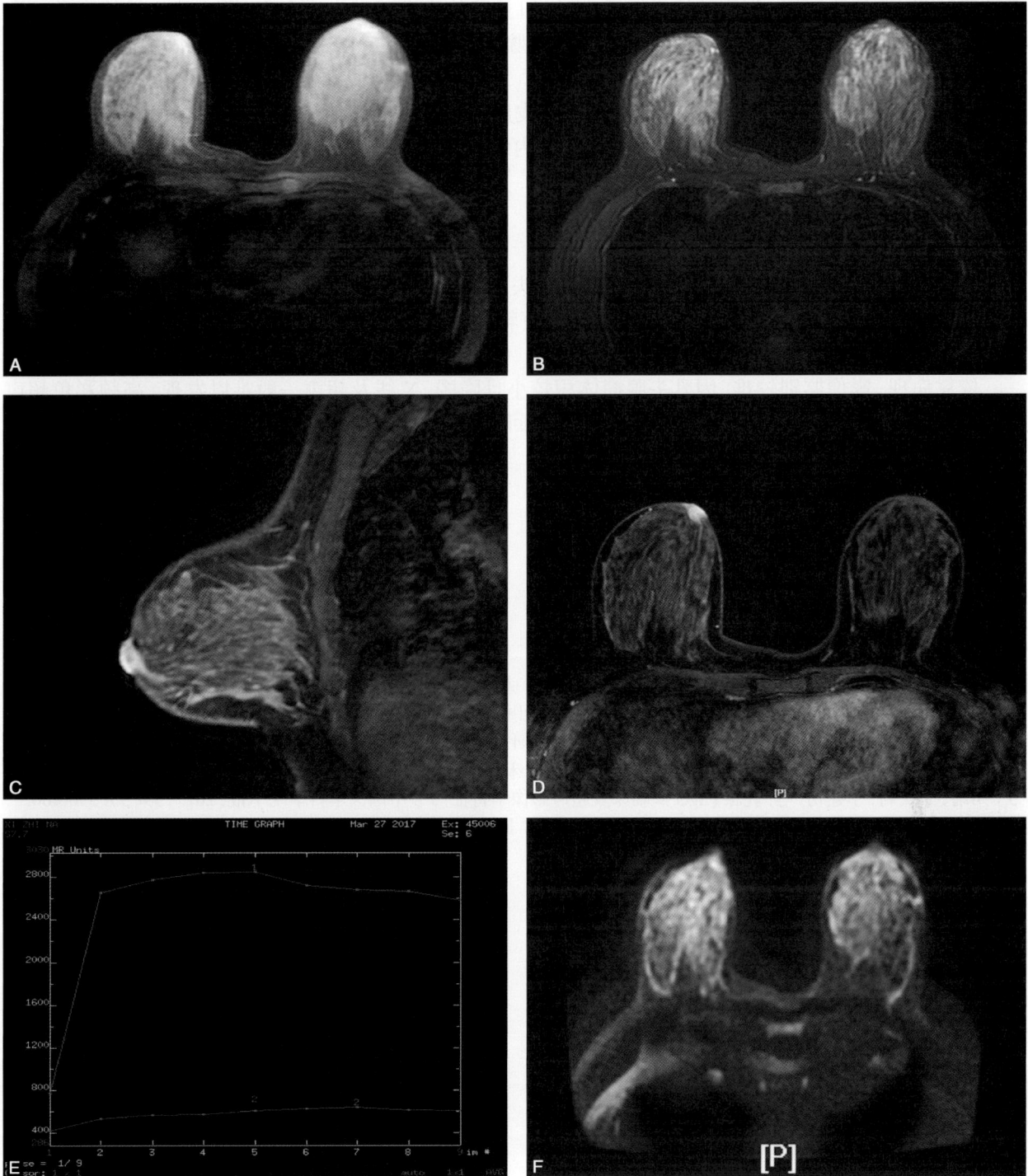

图 4-10-(2)　乳腺 Paget 病 MRI 表现

乳腺 MRI 扫描：A、B. T1WI 抑脂横断位、T2WI 抑脂横断位，乳头及乳晕区无明显异常信号；C、D. T1WI 增强矢状位、T1WI 增强横断位，增强扫描右乳头乳晕强化略显著、均匀；E. 动态增强时间-信号强度曲线，乳头强化曲线呈平台型；F. DWI 横断位，肿块呈稍高信号。

（二）X线

主要表现为乳头乳晕区皮肤增厚、乳头内陷，可见沿导管分布的针尖样、杆状钙化，可伴乳头乳晕下导管扩张，癌细胞浸润、周围结缔组织反应时，可见腺体内尤其乳头后方不对称密度、结构紊乱。当合并导管原位癌或浸润性导管癌等其他肿瘤时，乳腺内可见边缘欠清、形态不规则的肿块。

（三）MRI

能清晰显示乳头乳晕区的病变，乳头乳晕区皮肤增厚，DWI高信号，也可见乳头扁平内陷、不对称，增强扫描乳头乳晕区明显强化，亦可检出乳腺内病变。

四、鉴别诊断

（一）乳房湿疹

多发生于哺乳期妇女，双侧常见，病变累及乳头乳晕区时与该病症状极为相似，但不会导致乳头内陷或脱落。停止哺乳或药物治疗后可使病情迅速好转，病理检查可确诊。

（二）乳头腺瘤

依靠病理，影像鉴别较难，因乳头腺瘤体积较小且隐匿，X线及超声一般难以发现，高频彩色超声可显示乳头腺瘤，表现为乳头内边界较清楚、后方回声增强、内部回声均匀的低回声结节，多呈圆形或椭圆形，结节内有少量血流或边缘血流。

（三）浸润性导管癌

乳头凹陷、皮肤粘连为主，Paget病以乳头糜烂、结痂为主；当Paget病合并肿块时，影像表现相似。

（张　伟　李秋菊）

参考文献

[1] 周纯武. 中华临床医学影像学乳腺分册[M]. 北京：北京大学医学出版社，2016.
[2] 孙典典，李靖若，张临风. 乳头部乳头腺瘤一例并文献回顾[J]. 中华乳腺病杂志（电子版），2016，10（6）：370-372.
[3] 常登峰，周方芳，王可人. 乳腺Paget's病的诊断及相关研究进展[J]. 中国实验诊断学，2016，20（5）：859-861.
[4] 杨旭丹，傅静，王雷，等. 原发性乳腺外Paget病49例临床病理分析[J]. 诊断病理学杂志，2017，24（4）：245-248.
[5] 韦瑶，朱庆莉，李建初，等. 乳腺Paget病临床及超声影像学特征[J]. 中国医学科学院学报，2017，39（3）：396-400.
[6] 刘海燕，黄信，曲少华，等. 乳腺湿疹样癌（Paget's病）7例临床分析[J]. 暨南大学学报（自然科学与医学版），2017，38（2）：172-177.

第五章　消化系统

病例一　肝囊肿

病史：患者女，51岁，无明显诱因出现腹胀，伴皮肤轻度黄染，影像检查见图 5-1。

一、概述

肝囊肿（hepatic cyst）可分为先天性和获得性，前者是肝脏的真性上皮囊肿，位于肝实质内，来源于胆管上皮，囊腔由小胆管扩张而成，通常不与肝外胆管系统交通，囊肿是由上皮细胞排列组成的闭合腔隙，囊壁衬于上皮细胞，能分泌清亮的胆汁样液体，后者常继发于炎症、胆道系统手术或外伤。单纯性囊肿，囊液为清亮液体，密度较低、壁薄，多为类圆形，其在 CT 及 MRI 等影像检查均有特异性表现，诊断不难，但当囊内有纤维分隔，与囊性肿瘤病变及感染性病变存在影像征象重叠时鉴别困难。肝囊肿治疗视其大小、性质及其有无并发症而定。

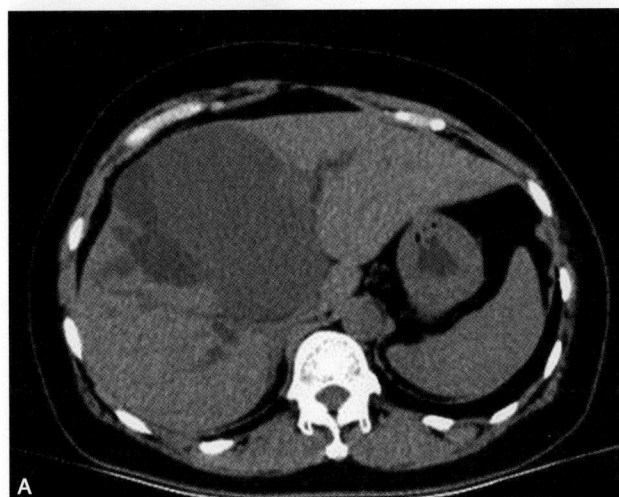

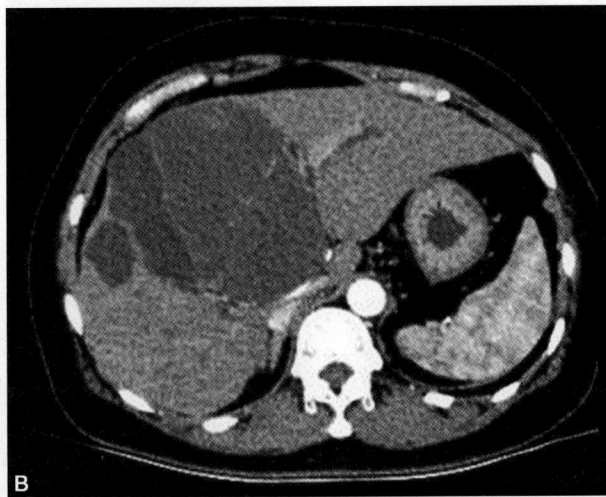

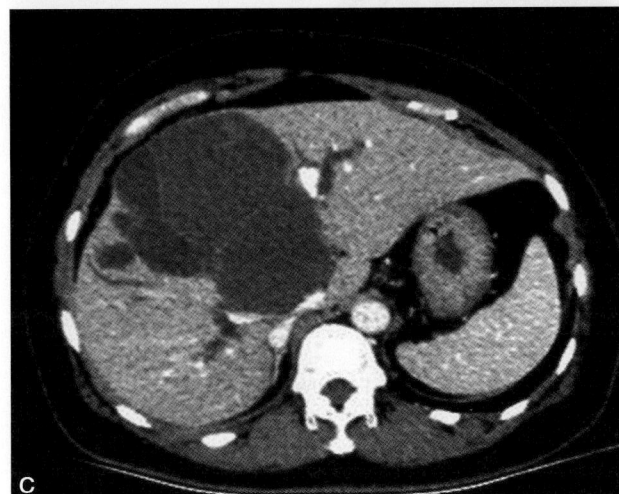

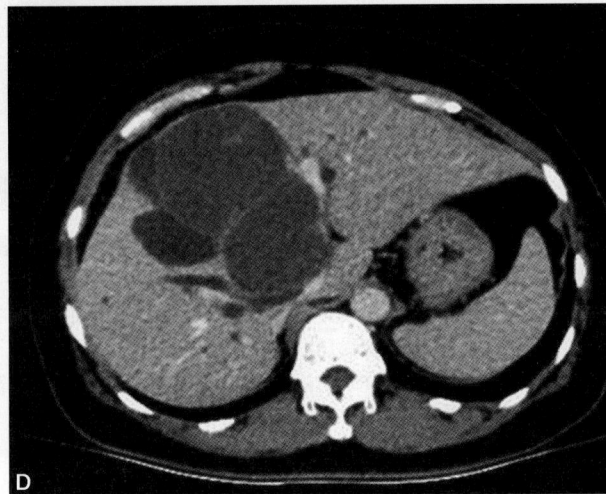

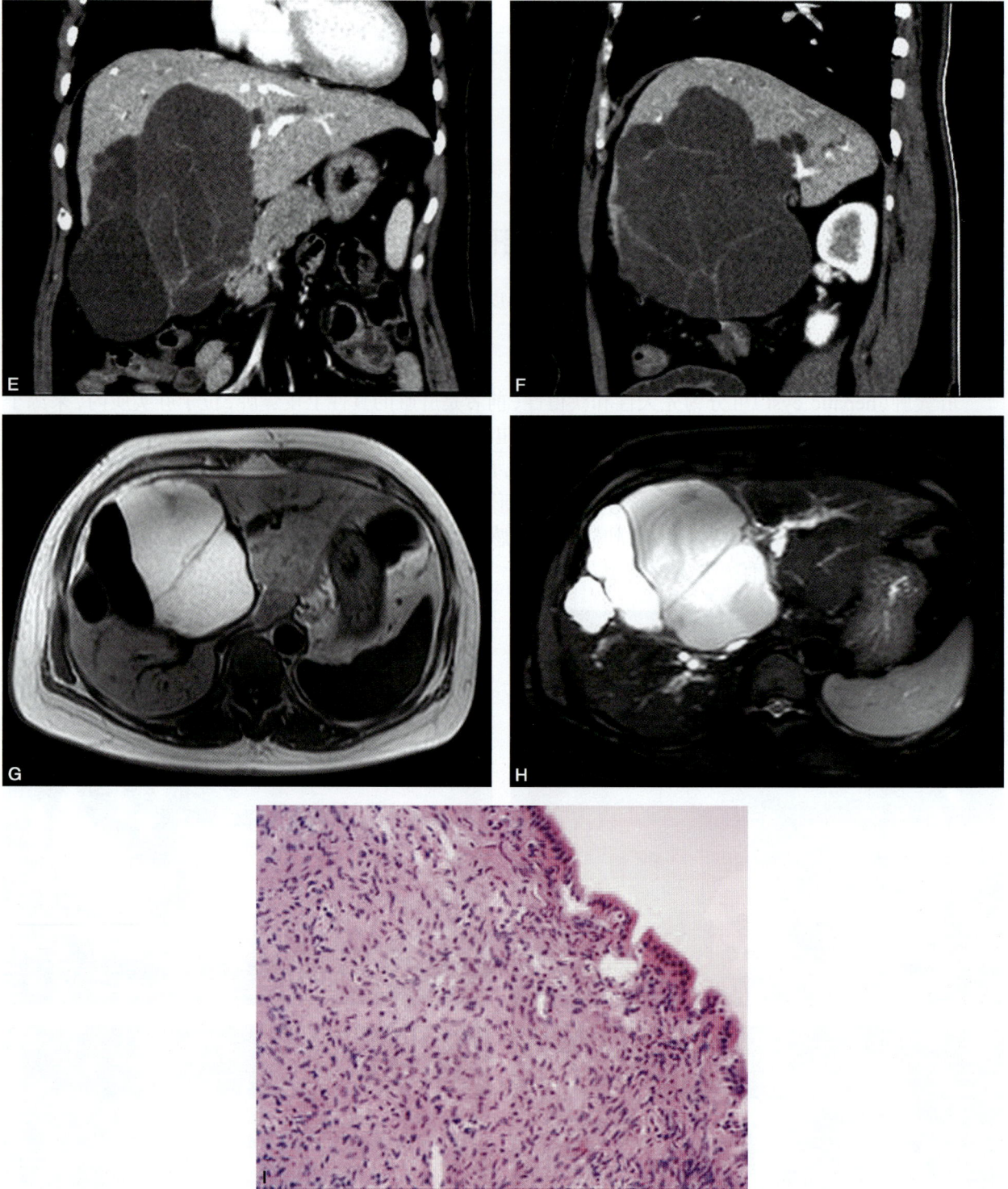

图 5-1　肝囊肿影像表现

肝脏 CT：A. 平扫，肝脏左、右叶交界处见不规则囊性包块，见多房分隔，内部呈低至稍低密度，边界清；B～F. 动脉期（B）、C. 门静脉期（C）、平衡期（D）及 MPR 图像门静脉期冠状位（E）、门静脉期矢状位（F），示病灶囊壁及分隔明显强化，内部无强化，肝门部胆管受压、粘连，肝内胆管轻度扩张；

肝脏 MRI：G、H. T1WI 横断位、T2WI 横断位，肝内不规则囊性包块，内部信号多样，以 T1WI 高信号、T2WI 稍高 - 高信号为主，部分囊腔内呈 T1WI 低信号、T2WI 高信号；

I. 病理诊断为肝囊肿。

二、临床表现

肝囊肿生长缓慢，多数患者无明显症状，仅在体检时被偶然发现。仅 15% 患者有临床症状，主要表现为因囊肿巨大而出现的压迫症状，如右上腹胀痛、消化不良等，若囊肿继发感染，可出现畏寒、发热、腹痛等类似肝脓肿的表现。

三、影像学表现

超声、CT 和 MRI 三种不同影像学检查技术中，CT 检查的敏感性、特异性、准确性分别为 76.9%、61.6%、67.3%，MRI 分别为 96.6%、96.8%、96.7%，明显高于 CT；超声检查的敏感性和特异性均为 90%，相对 CT 无辐射，相对 MRI 检查费用低廉，成为肝囊肿诊断的首选方法。

（一）囊肿呈均匀的水样回声、密度及信号

先天性单纯性囊肿属于此类病变，影像学检查表现为单发或多发的圆形、椭圆形均质水样回声、密度及信号的囊性病变，边界清晰锐利，CT 值近似或略高于水为 0～20Hu，MRI 呈长 T1、长 T2 液性信号，对比增强囊内容物和囊壁无强化，其边界由于正常肝实质的衬托更为清楚，囊壁一般不能观察到，若囊肿之间靠近或紧靠包膜，可见菲薄囊壁，有时囊肿可呈多房性，其内出现分隔样表现。

（二）囊肿内回声、密度及信号复杂

囊内出血、继发感染时，囊肿的回声、密度及信号复杂多变。CT 表现为厚壁，囊内密度增高，CT 值>20Hu，若囊肿内见实性血凝块，提示出血，若出现气泡影，提示感染，本例肝内胆管轻度扩张，需考虑胆总管粘连、受累。外伤及发热病史对于出血及感染的诊断至关重要，CT 还可显示囊壁弧线形钙化灶。超声检查可见增厚的囊壁、液性暗区及混杂的增强光点（提示脓液）。MRI 信号强度与囊肿内蛋白和血液成分浓度有关，T1WI 可呈高、等或混杂信号，水样低信号少见；T2WI 可表现为高、等或低信号；出血性囊肿根据囊内出血时间长短及量的多少，信号强度明显不同，多表现为短 T1、长 T2 信号，有时可见液 - 液平面，出血机化后囊肿内可见纤维索条，呈等 T1、等 T2 软组织信号，与实质性肿瘤鉴别困难。

四、鉴别诊断

（一）肿瘤性肝脏囊性病变

1. **肝内胆管囊腺瘤**　是一种少见的良性肿瘤，好发于中年女性，其病因不明，多认为先天性，起自迷走的错构型胆管或异位胆囊残基，被覆分泌黏液的立方或柱状上皮，伴有致密"卵巢样"细胞基质的多房囊性病变。超声显示囊内分隔最优，内容物为低回声或无回声暗区，分隔为高回声，CDFI 分隔可见血流信号；CT 及 MRI 诊断肝内胆管囊腺瘤敏感性可达 87.5%～100%，多表现为多房囊性，边缘清楚锐利，可见囊壁及分隔，囊内见乳头状突起，与壁结节表现类似，均为软组织密度或信号，分隔可见钙化，增强扫描壁结节及分隔可见强化。部分不典型肝囊肿囊内分隔及可疑实性成分易误判为该病，假阳性率为 29.8%～37.2%。

2. **囊性肝细胞癌**　为肝细胞癌的少见类型，由于肿瘤生长过快、内部缺血坏死或全身、局部治疗导致肿瘤坏死所致。超声、CT 和 MRI 表现为多房囊实性肿块，囊性部分为液化坏死区，无强化，实性部分因含有肿瘤成分，对比增强呈"快进快出"。

3. **囊性肝转移瘤**　囊性肝转移瘤可位于肝实质内或包膜下，其原发肿瘤类型多样，如卵巢囊腺癌、胃肠道间质瘤、结直肠黏液性腺癌等。卵巢黏液性囊腺癌腹膜种植转移时，转移瘤可位于膈下壁腹膜以及肝周脏腹膜，从而表现为肝包膜下囊性包块；黑色素瘤、肉瘤等富血供肿瘤发生肝转移时，因缺血导致坏死、囊变，从而表现为囊性，增强扫描病灶边缘环形强化。

（二）感染性肝脏囊性病变

1. **肝脓肿**　为肝组织的局限化脓性炎症，通常有细菌、真菌、原虫等急性肠道、胆道感染史，与肝

囊肿继发感染影像及临床表现极为相似,但治疗方案不同。多发生于肝实质内,脓肿中心部分为继发性液化坏死和溶解的组织,聚集成囊状,形成脓腔,脓腔内面为肉芽组织覆盖,并非真性囊肿。影像学检查可见脓肿壁较厚,周围见水肿带,脓腔内见气体。脓肿形成期超声造影、CT、MRI均表现为"靶征"或"双靶征",增强扫描早期脓肿壁中等环形强化,其周围水肿带和内部液化坏死区无强化,DWI呈高信号。

2. 肝囊型包虫病　患者有牧区居住史或与犬、羊等动物频繁接触史。可分为单纯型、复杂型、多子囊型和钙化型。超声可表现为单纯囊性包块,内囊破裂萎缩并漂浮于液面之上,形成不规则阴影形成"水上浮莲"征。CT表现为边界清楚的低密度包块,囊壁及囊内分隔较厚,50%伴粗糙条状、团块状或不规则钙化,75%见子囊,增强扫描囊壁显著强化,包虫囊肿内含子囊及头节,成分复杂,回声、密度及信号不均。

（三）先天发育异常肝脏囊性病变

1. 胆管错构瘤　属于良性肿瘤样畸形,为小叶间胆管畸形,也称胆管微小错构瘤,好发于老年女性,表现为多发、弥漫分布于全肝的单纯囊性病灶,大多无强化,部分结节状强化,不与周围胆管相通,超声及CT诊断价值有限,磁共振胰胆管成像（MRCP）可显示多发小囊状影不与胆管交通,可提示该病。

2. Caroli病　即肝内胆管囊性扩张的第Ⅴ型,若合并肝纤维化又称Caroli综合征。CT、MRI可清晰显示胆管解剖结构,表现为肝内散在多发大小不等囊性灶,弥漫分布或局限于某肝叶,增强扫描可表现为囊内点状强化,为与胆道伴行的门静脉细小分支;不同囊灶之间、囊与胆管之间相通,MRCP有特异性表现,此外,肝细胞特异性对比剂肝胆期可清晰显示胆管结构,有助于该病鉴别诊断。

（高玉颖　王悦人）

参考文献

[1] 王敏,宋彬,黄子星,等.肝脏囊性病变影像学表现[J].中国普外基础与临床杂志,2017,24(5):629-633.
[2] 郭启勇.实用放射学[M].3版.北京:人民卫生出版社,2007.

病例二　肝　脓　肿

病史:患者男,59岁,上腹胀痛1周。长期饮酒,化验肝功能异常,影像检查见图5-2。

一、概述

肝脓肿（hepatic abscess）为肝组织的局限性化脓性炎症,以细菌性及阿米巴性肝脓肿常见,其中细菌性占80%,常为多种细菌混合感染。细菌性肝脓肿多见于老年人,有糖尿病史或合并胆石症者常见,感染途径主要有三种:①肠源性,经胆管或门静脉逆行入肝,以大肠埃希菌感染为主;②血源性,继发于全身败血症或脓毒血症,以金黄色葡萄球菌感染为主;③邻近组织感染或蔓延,如膈下脓肿波及肝脏。溶组织阿米巴原虫侵入肠壁小静脉随门静脉血流入肝,形成脓肿,通常脓腔较大、多单发、右叶多见,易穿孔入邻近胸腔或腹腔,脓腔内含咖啡色坏死液性成分,可合并细菌感染。肝脓肿的形成可分为化脓性炎症期、脓肿形成初期以及脓肿形成期三个阶段。

二、临床表现

细菌性肝脓肿患者一般有明显的寒战、高热、右上腹疼痛、肝大、压痛等表现,实验室检查血常规白细胞计数增多等;阿米巴脓肿患者除发热、肝区疼痛等症状外,还有肠阿米巴病史,50%既往有明确

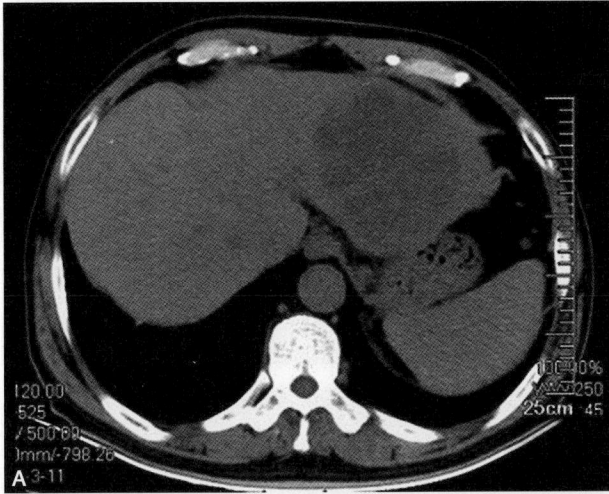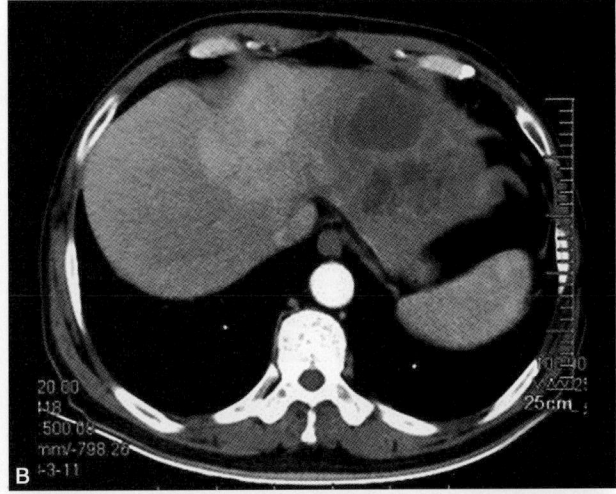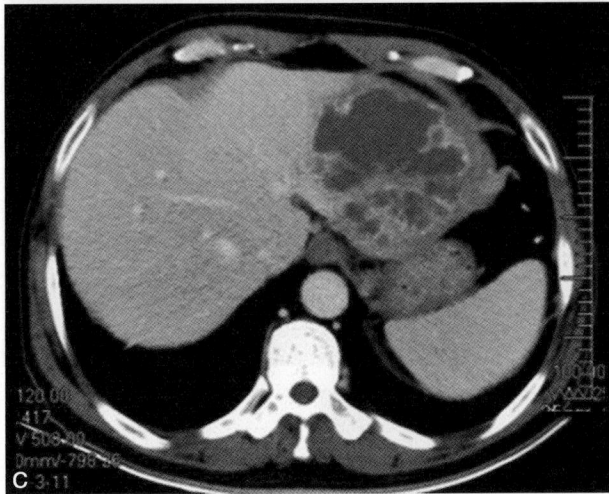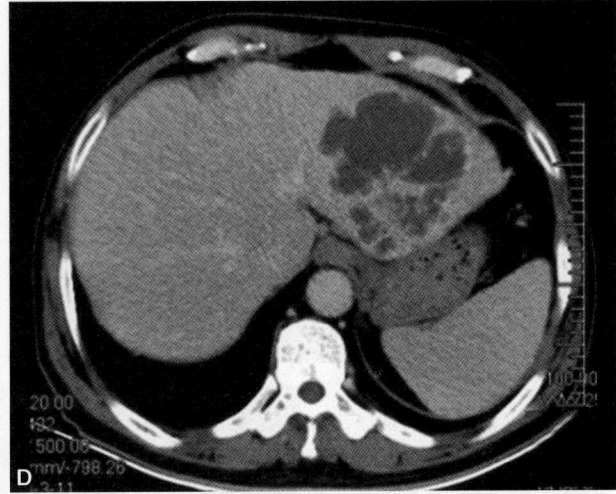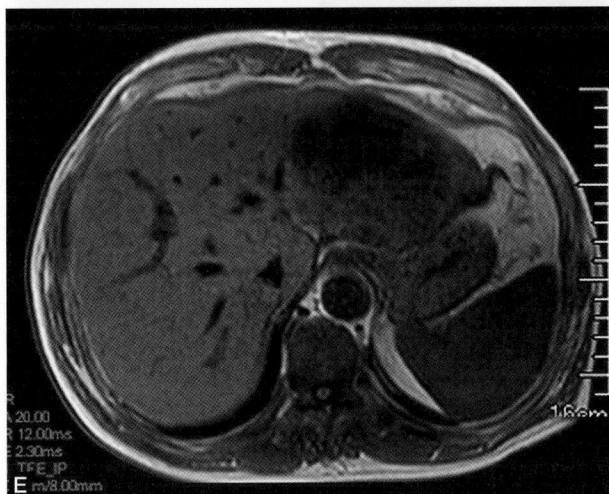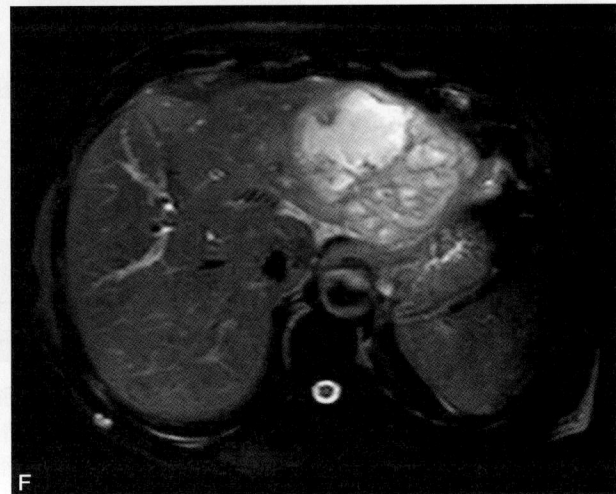

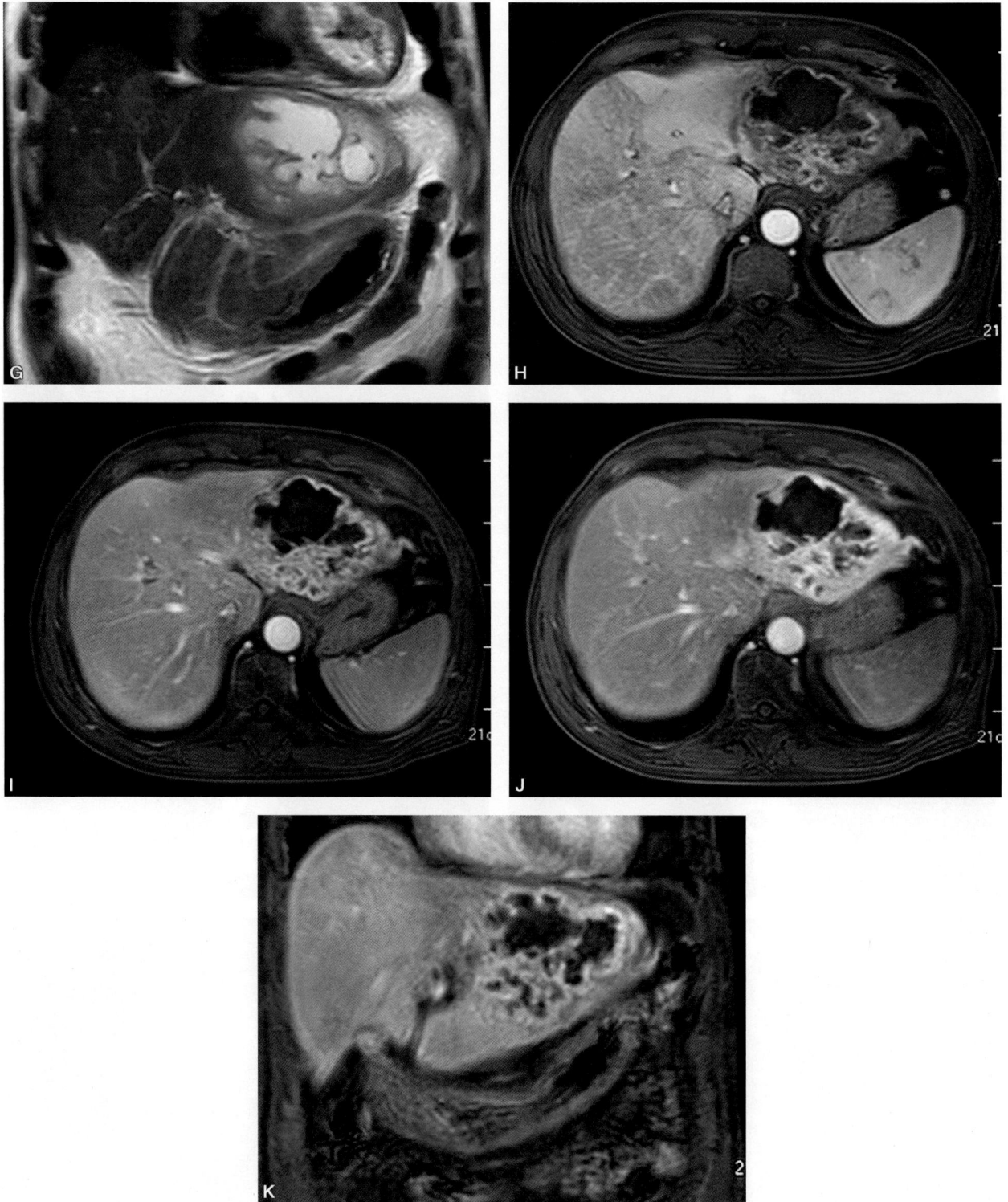

图 5-2　肝脓肿影像表现

肝脏 CT：A. 平扫，肝左外叶见类圆形稍低密度灶，边界不清；

增强扫描图：B～D. 动脉期、门静脉期、平衡期，病灶呈花瓣样、边缘明显强化、形态不规则，内见多发强化分隔，动脉期病灶周围见一过性强化斑片影；

肝脏 MRI：E～G. T1WI 横断位、T2WI 脂肪抑制横断位、T2WI 冠状位，肝左外叶见不规则包块，T1WI 呈低至稍低信号、T2WI 不均匀高信号，轮廓模糊，周围可见稍长 T2 信号水肿带；

增强扫描图：H～K. 动脉期、门静脉期、平衡期、平衡期冠状位，病灶形态不规则，边缘及分隔明显强化，呈花瓣样，另见多发簇状分布小环状强化灶，动脉期病灶周围见一过性强化斑片影。

的痢疾或腹泻病史,此外,血清阿米巴抗体阳性可协助诊断。

三、影像学表现

根据对比增强影像特点,肝脓肿可分为典型与不典型两种。前者病理上脓肿形成趋于成熟,反映脓肿形成期,脓腔液化坏死彻底;后者多指病理上早期改变,反映化脓性炎症期和脓肿形成初期,肝组织残存、坏死不彻底、脓肿壁及脓腔未完全形成。

(一)CT

1. **典型表现**　平扫为肝内类圆形低密度灶,CT值介于水与肝实质之间,脓肿壁密度低于周围肝实质、高于脓腔,脓肿周围见模糊低密度环状水肿带,脓腔内出现小气泡或气-液平面,为其特征性表现,提示产气菌感染。增强扫描90%脓肿壁明显强化,脓腔及周围水肿带无强化,呈"靶环"征,动脉期周边一过性强化系脓肿周围门静脉系统炎症,使门静脉狭窄、血流量减少,肝动脉血流代偿性增强所致。

2. **不典型表现**　平扫为不均匀低密度灶,可见分隔,增强扫描可见:①花瓣征和簇形征,前者表现为脓肿边缘和分隔强化,类似花瓣状;后者表现为病灶内部多个小环状强化,相互靠近呈簇状或类似蜂窝。②因胆道系统感染,脓肿周围胆管积气、扩张。

阿米巴脓肿平扫及增强CT表现与细菌性相似,增强扫描脓肿内壁呈破布样改变提示阿米巴源性可能。

(二)MRI

1. **典型表现**　平扫T1WI呈低信号,T2WI不均匀高信号,DWI因脓液黏稠水分子扩张受限呈显著高信号;脓肿壁因炎症充血带及纤维肉芽组织而呈等-稍高信号"靶环征"。增强扫描同CT。

2. **不典型表现**　T1WI呈不均匀低信号,T2WI信号复杂多样,平扫结合增强扫描可分为:①分隔花瓣型,T1WI呈低信号,T2WI信号多样,代表新鲜与陈旧纤维混杂。见于脓肿形成后期,提示脓肿转入慢性期,纤维组织增生,脓腔缩小,脓肿壁及分隔持续强化,呈"花瓣征"。②小空腔型,直径多<2cm,信号不均,以长T1、长T2信号为主,强化不均,似见较小脓肿壁,见于脓肿早期。③团块型,稍长T1、长T2信号,缺乏特异性,延迟扫描病灶内部轻度强化,发生在少数脓肿吸收好转阶段,脓腔内纤维组织增生,脓肿壁塌陷、不完整。

四、鉴别诊断

(一)胆管细胞癌

多见于老年女性,影像学也可表现为病灶内单发或多发融合的囊性或坏死区,需与蜂窝状早期肝脓肿鉴别,可能与存活的恶性肿瘤细胞分泌大量黏液、缺血导致凝固性坏死、囊变及黏液湖形成等相关,多伴肝内胆管扩张;肿瘤癌巢间质内含有大量纤维结缔组织,血管稀疏、血窦缺乏,动态对比增强(DCE)常表现为絮状向心性延迟强化;此外,肝包膜回缩征亦有助于鉴别。

(二)肝转移瘤

患者多有明确的原发肿瘤病史,临床无发热等感染症状,MRI T2WI信号低于脓肿,呈稍高信号,转移瘤内囊变坏死、内部液体不及脓汁黏稠,DWI信号低于脓肿,ADC值高于脓肿,肝转移瘤周围水肿少见,增强扫描边缘强化,与肝脓肿征象交叉重叠。

(三)肝囊肿

少数脓肿壁薄而均匀,脓腔较大,脓液回声、密度及信号接近水,周围无水肿带,此时应与肝囊肿鉴别,脓肿壁强化是鉴别诊断的重要依据。其次,肝脓肿边界模糊、不清也有助于鉴别。

(四)肝炎性肌纤维母细胞瘤

强化方式与肝脓肿相似,但在MRI T2WI多为等或略高信号,边界不清,无周围水肿带,亦无液化区。

(高玉颖　王悦人)

参考文献

[1] 王佳, 杨素君, 唐业欢, 等. 肝脓肿的 CT 和 MRI 影像诊断[J]. 中华全科医师杂志, 2013, 12（3）: 178-180.
[2] 王敏, 宋彬, 黄子星, 等. 肝脏囊性病变影像学表现[J]. 中国普外基础与临床杂志, 2017, 24（5）: 629-633.
[3] 郭启勇. 实用放射学[M]. 3 版. 北京: 人民卫生出版社, 2007.

病例三　肝血管瘤

病史: 患者女, 31 岁, 体检发现肝占位 1 天, 影像检查见图 5-3。

一、概述

肝血管瘤（hepatic hemangioma）为肝脏最常见的良性肿瘤, 女性多见, 好发于 30～50 岁, 临床将其纳入肝脏血窦畸形, 或先天性肝脏血管畸形。在病理学中主要有毛细血管瘤、血管内皮细胞瘤、硬化性血管瘤、海绵状血管瘤四种, 其中海绵状血管瘤最为常见。血管瘤主要由多发囊状扩张的血窦组成, 无包膜, 内壁衬有一层血管内皮细胞, 血窦间可见纤维组织分隔, 形似海绵, 瘤灶由肝动脉供血, 血窦间的纤维组织间隔由纤维细胞和胶原纤维构成, 前者可分泌胶原蛋白形成胶原纤维, 胶原纤维过度增生, 血窦腔狭窄, 血流速度降低, 导致血窦内血栓形成, 血栓可机化或钙化, 机化或未机化的血栓和纤维组

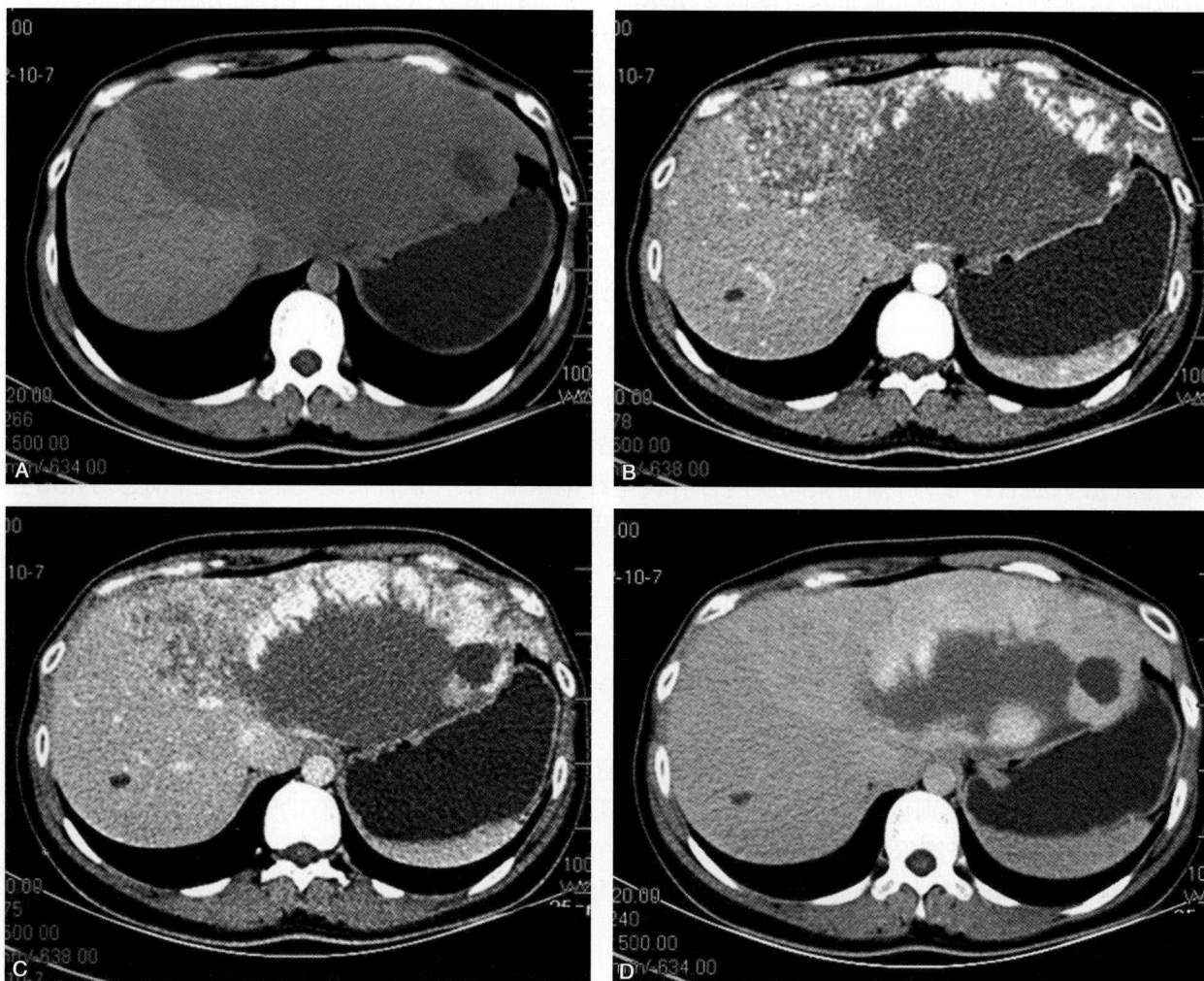

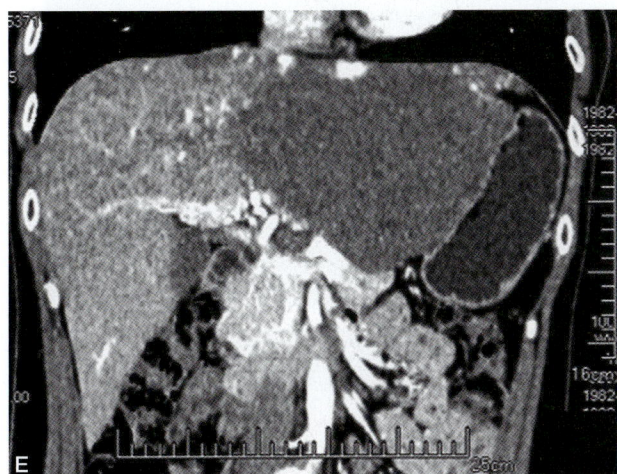

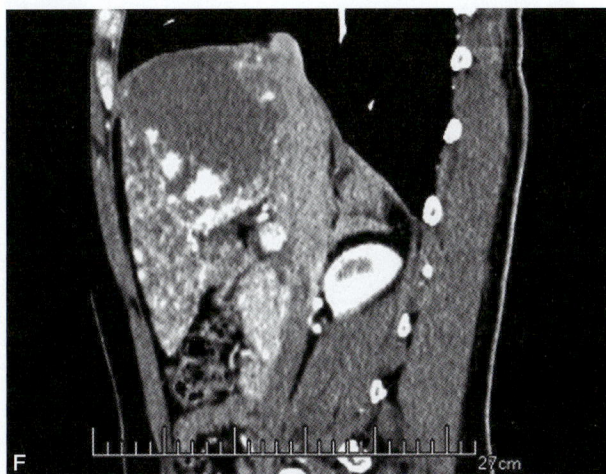

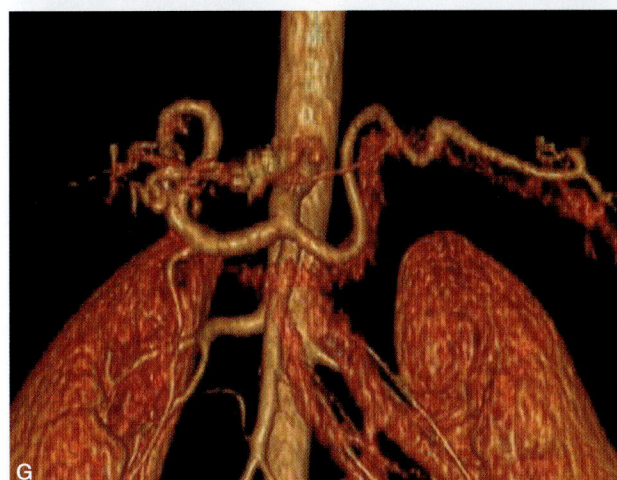

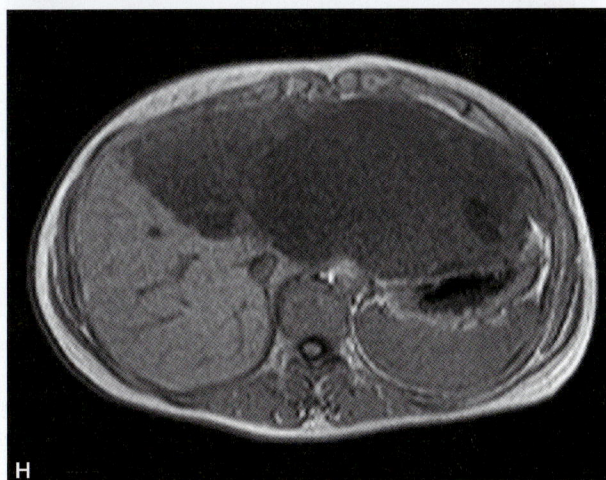

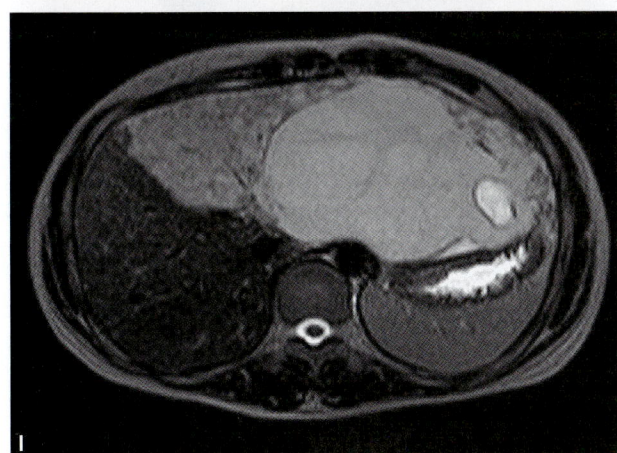

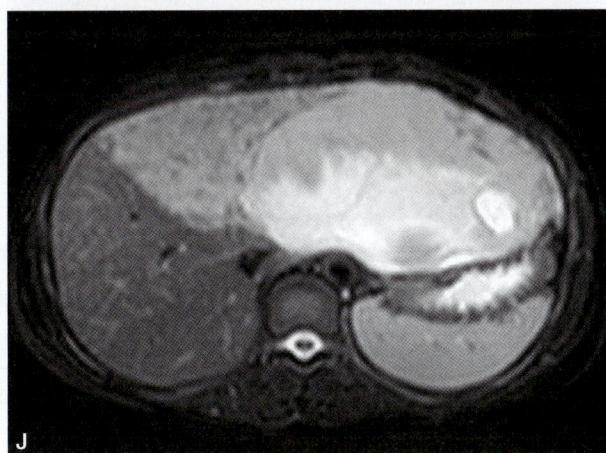

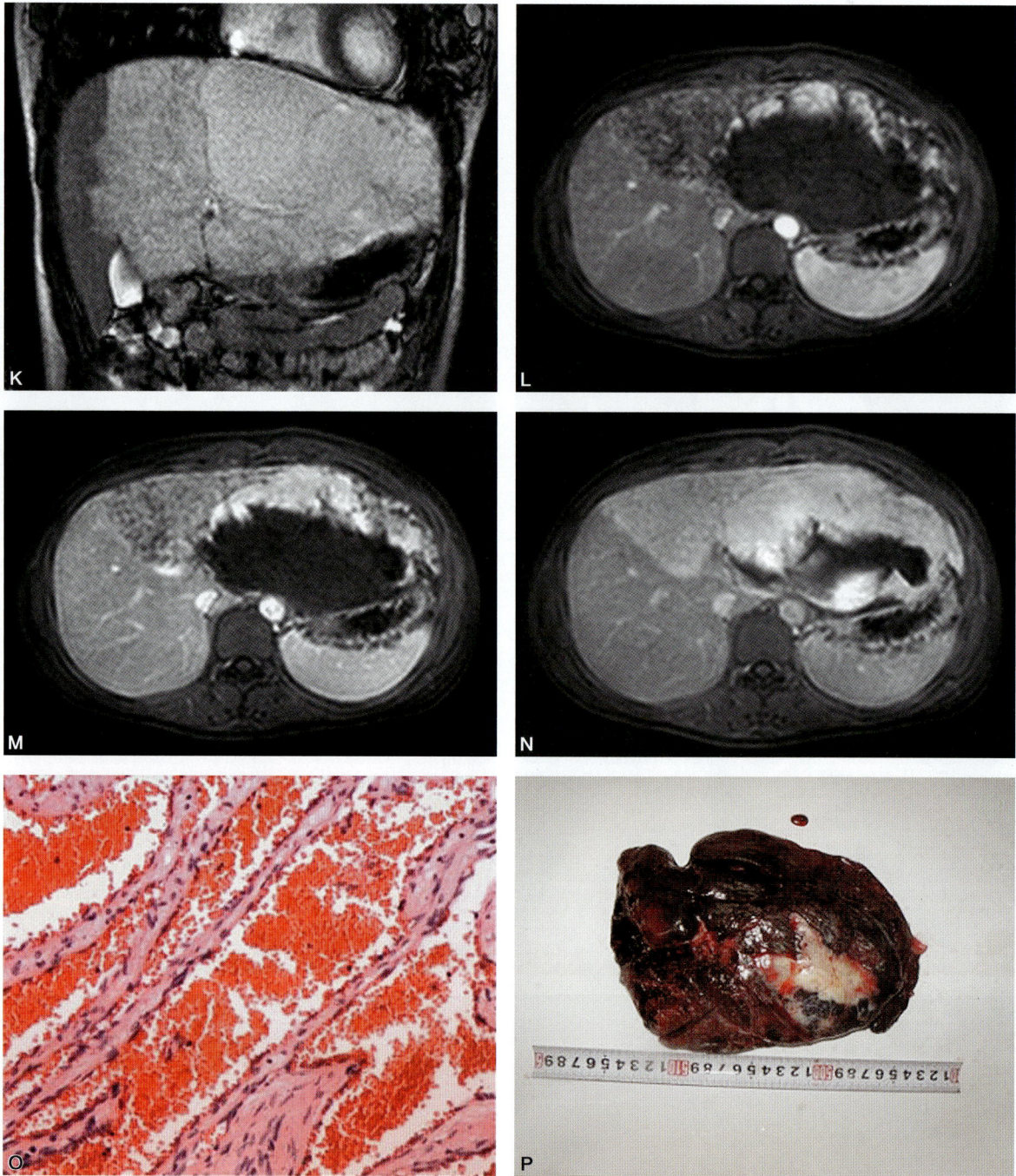

图 5-3 肝血管瘤影像表现

肝脏CT：A.平扫，肝左叶见大片状稍低密度灶，边界不清，其内可见类圆形低密度影；

增强扫描图：B～F.动脉期（B）、门静脉期（C）、平衡期（D）及MPR图像（E动脉期冠状位、F动脉期矢状位），较大肿块动脉期边缘结节状强化，随时间进展，向心性强化，强化范围增大，强化程度与腹主动脉平行，平衡期呈稍高或等密度充填，病变内见低密度未强化坏死囊变区，肝左叶病变周围另见弥漫多发相似强化方式细小结节；

VR图像：G.肝门部见迂曲走行供血血管；

肝脏MRI：H～K.T1WI横断位、T2WI横断位、T2WI脂肪抑制横断位、T2WI冠状位，肝左叶见大片状T1WI低信号、T2WI高信号影，信号混杂不均；

增强扫描图：L～N.动脉期、门静脉期、平衡期，较大病变动脉期边缘结节状强化，随时间进展，向心性强化，强化范围增大，强化程度与腹主动脉平行，平衡期呈稍高信号，病变内见未强化坏死囊变区，肝左叶病变周围另见弥漫多发相似强化方式细小结节；

O、P.病理图，诊断为肝血管瘤。

织构成血管瘤灶内的瘢痕组织。随血管瘤体积增大,瘤内血栓形成、坏死、瘢痕及钙化概率增大,甚至整个瘤腔均呈上述改变,形成硬化性血管瘤。典型血管瘤 CT 及 MRI 诊断准确,但仍有 23% 非典型肝血管瘤患者,尤其是直径小于 2cm 的小血管瘤,影像表现错综复杂,给诊断带来困难。

二、临床表现

肝血管瘤患者大多无症状,因体检偶然发现或系其他疾病住院期间检查发现,约有 16.4% 患者表现为腹部不适,上腹疼痛、腹胀,病变较大时压迫周围脏器可引起恶心、早饱、反酸。查体无特殊阳性体征,仅 10.4% 出现肝大、肝区压痛、叩痛等体征。

三、影像学表现

(一)典型肝血管瘤表现

1. CT　平扫多呈均匀稍低密度,圆形或类圆形,边界清晰,可见浅分叶,较大血管瘤其内密度不均匀,中心可见更低密度区,呈裂隙状、星芒状或不规则形。增强扫描动脉期边缘结节状强化,为动脉供血的扩张血窦,随时间进展,向心性强化直至完整充填,强化程度与腹主动脉平行,延迟扫描血管瘤呈稍高或等密度充填,充填时间>3 分钟。

2. MRI　边界清楚的结节或肿块,T1WI 低信号,T2WI 显著高信号,称为"灯泡征"。对比增强强化方式同 CT。

(二)不典型肝血管瘤表现

1. 巨大血管瘤　说法不一,肿瘤体积>5cm,甚至>10cm,可合并血栓、梗死及纤维化,导致回声、密度及信号不均,增强扫描动脉早期边缘可结节状强化,门静脉期及平衡期向心性强化,但无法完全充填。

2. 小血管瘤　部分直径<2cm 的血管瘤强化表现呈多样性:①增强扫描动脉期可迅速均匀强化,至延迟期可持续强化,病灶越小,对比剂充填越快;②平扫、增强均呈低密度,造成不强化的原因为瘤壁较厚、管腔狭窄、对比剂进入缓慢,另外,血管腔很宽,对比剂在瘤内流动和分布极慢,部分非典型小血管瘤可在低密度/信号病灶中出现微小点状高密度/信号影,称为"亮点征"。

3. 钙化血管瘤　2% 病灶可见钙化,表现为多发点状高密度影,与静脉石相似,偶见大片斑块状钙化。钙化血管瘤可轻度强化,内部强化不明显。

4. 透明变性血管瘤　透明变性为血管瘤变性晚期阶段,病理学可见广泛纤维化及血管变形,发生透明变性的血管瘤影像学表现也随之改变,T2WI 呈稍高信号,增强扫描动脉期强化不明显,延迟期边缘轻微强化,与恶性肿瘤鉴别困难。

四、鉴别诊断

(一)肝细胞癌

常有肝硬化病史。DWI 肝细胞癌 ADC 值低于肝血管瘤,增强扫描强化峰值持续时间短,门静脉期、平衡期强化减低,呈"快进快出"。

(二)肝转移瘤

患者多有明确原发肿瘤病史。乏血供者多见,中心液化坏死,通常表现为"瞳孔征"或"牛眼征"。

(三)肝脓肿

常有畏寒、发热等症状。周围常有瘤周水肿,脓肿壁环形强化,内部见类圆形无强化脓腔。

(四)肝腺瘤

发病人群以女性为主,与口服避孕药有关。CT 平扫呈低密度,有包膜,该肿瘤极易出血,瘤内常见点、片状高密度影,肿瘤破裂时,在肝包膜下可形成血肿;增强扫描早期强化,强化程度低于血管瘤。MRI 可见与纤维性包膜相对应的边缘晕环征,其内部信号混杂,与腺瘤易发生出血坏死且脂肪含量较高相关，T1WI 见斑片状、点状或环形高信号，实质部分呈稍低信号；T2WI 呈不均匀稍高信号；增强扫描可显示包膜下供血动脉，超顺磁性氧化铁增强 T2WI 信号强度减低不明显。

（高玉颖　王悦人）

参考文献

［1］史凤霞，刘建滨，郭一清. VIBE 技术结合磁共振扩散加权成像对不典型肝血管瘤和肝细胞癌的鉴别诊断价值［J］. 中国 CT 和 MRI 杂志，2015，13（3）：56-59.

［2］刘福尧，刘建国，张新广，等. 不典型强化肝血管瘤在 MSCT 多期增强扫描中的表现［J］. 医学影像学杂志，2015，25（1）：173-175.

［3］郭启勇. 实用放射学［M］. 3 版. 北京：人民卫生出版社，2007.

病例四　肝细胞癌

病史：患者男，43 岁，7 天前无明显诱因出现右上腹间断疼痛不适，影像检查见图 5-4。

一、概述

肝细胞癌（hepatocellular carcinoma，HCC）是临床最常见的恶性肿瘤之一，病死率高，我国是乙肝大国，也是肝硬化、肝癌大国。早期 HCC 临床症状不明显，大部分 HCC 确诊时已属晚期，患者早已失

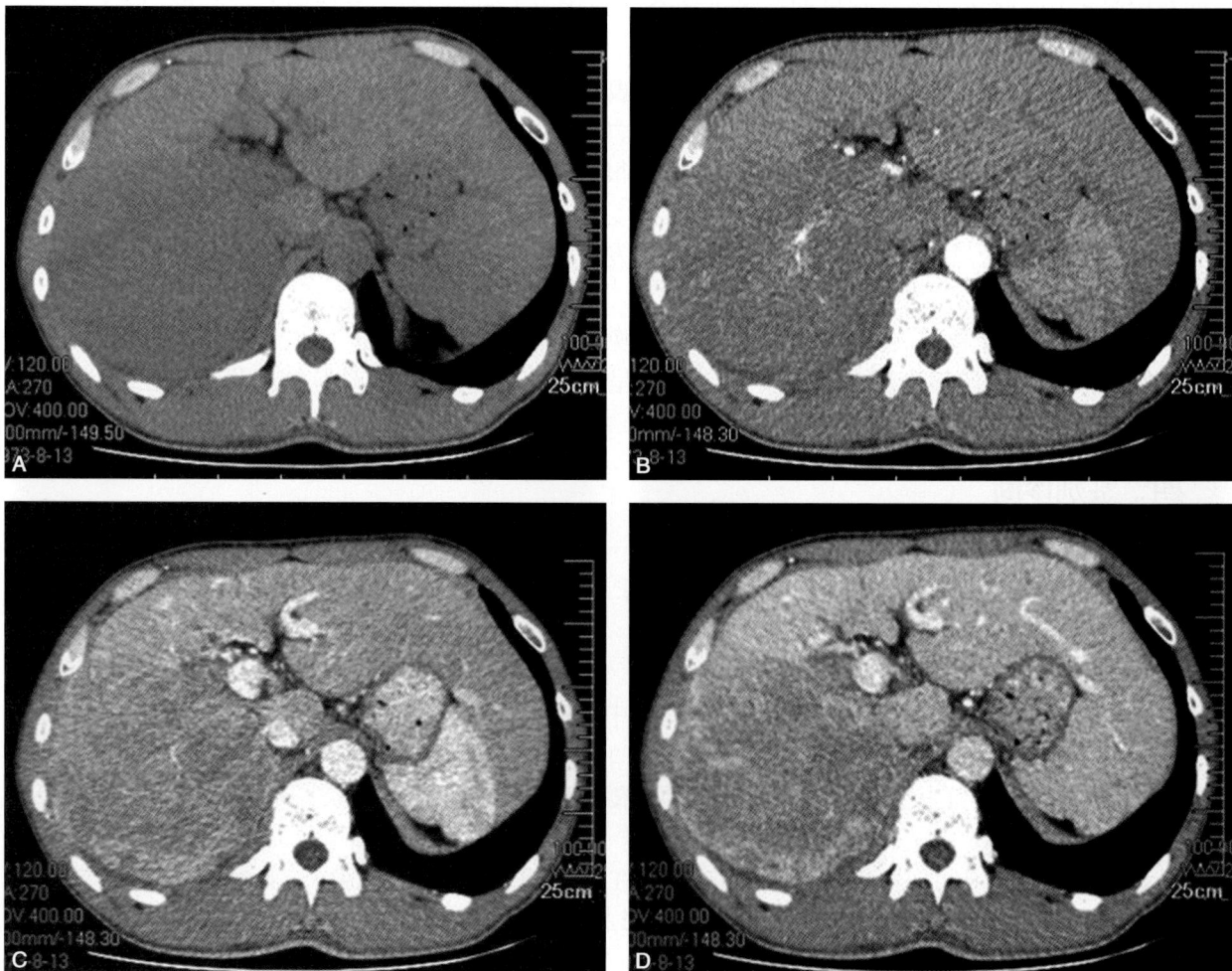

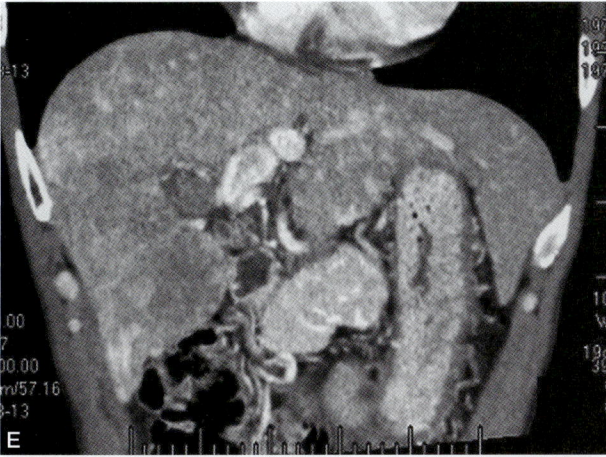

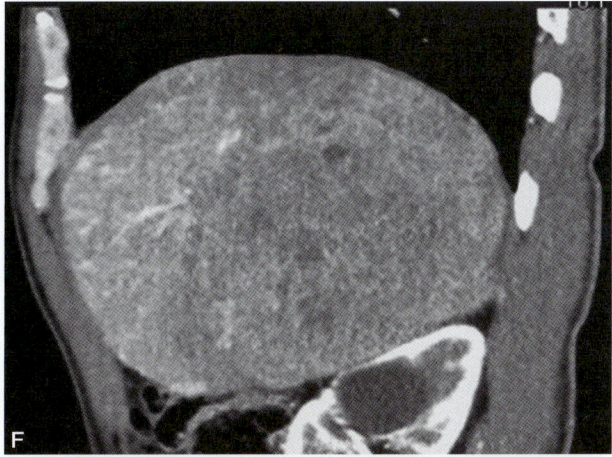

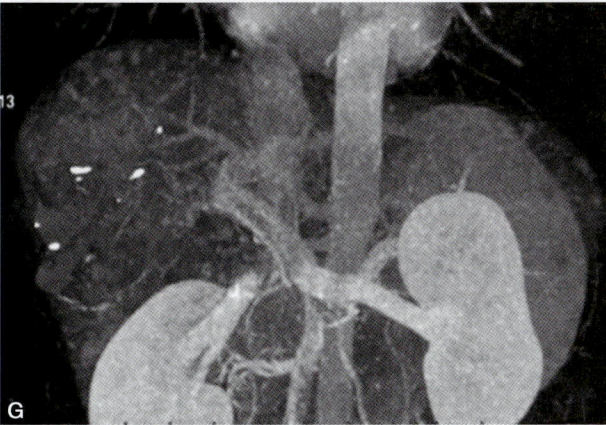

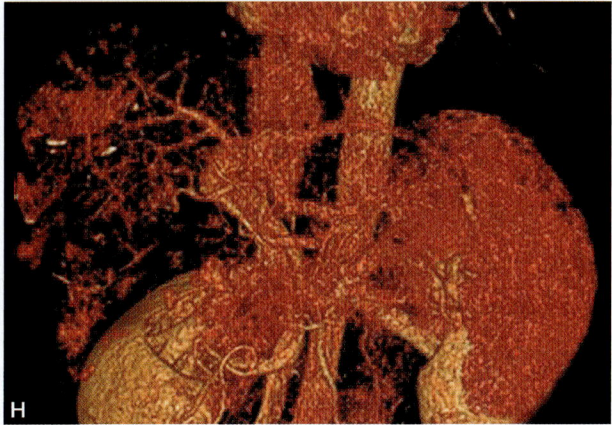

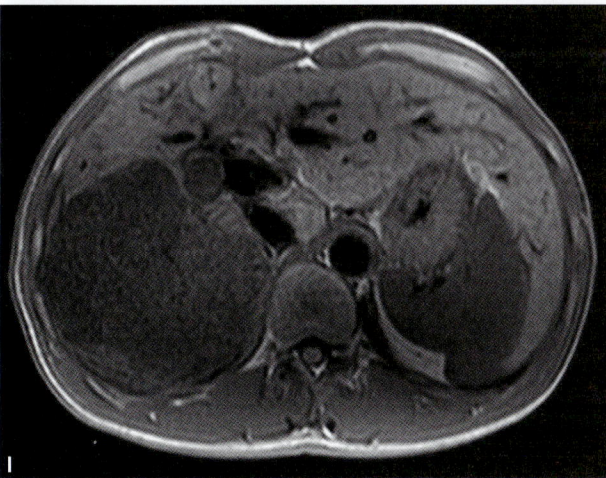

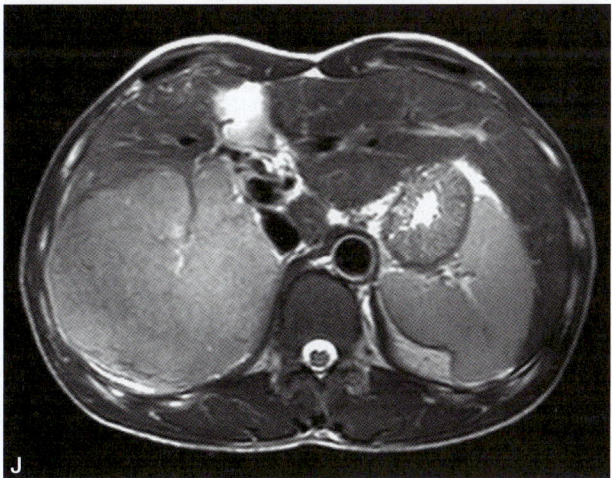

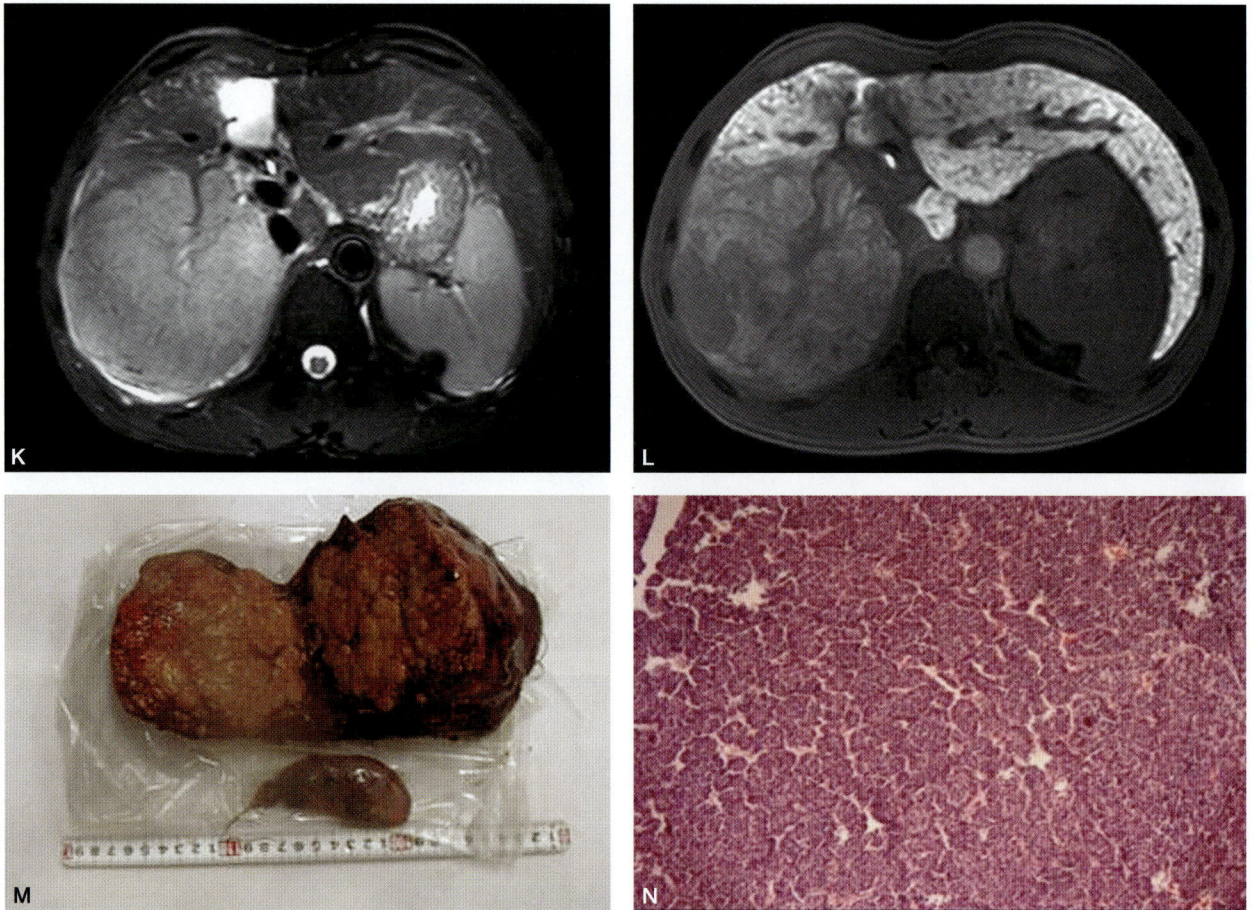

图 5-4　肝细胞癌影像表现

肝脏 CT：A. 平扫，肝右叶见稍低密度灶，边界不清；

增强扫描图：B～F. 动脉期（B）、门静脉期（C）、平衡期（D）及 MPR 图像（E 门静脉期冠状位、F 门静脉期矢状位），肿块动脉期强化程度略低于肝实质，内见动脉分支供血血管，门静脉期及平衡期强化程度低于肝实质，强化不均匀，门静脉右支受侵，可见充盈缺损；

G、H. MIP 及 VR 图像，门静脉右支中断；

肝脏 MRI：I～K. T1WI 横断位、T2WI 横断位、T2WI 脂肪抑制横断位，肝右叶类圆形 T1WI 低信号、T2WI 高信号肿块，侵及门静脉右支，门静脉右支可见长 T1、长 T2 信号栓子；

增强扫描图：L. 肝胆期，肿块呈不均匀低信号，门静脉栓子亦呈低信号；

M、N. 病理图，诊断为肝细胞癌。

去治疗机会。我国大部分 HCC 发生于病毒性肝炎肝硬化结节恶变。进展期 HCC 的 5 年生存率＜12%，小肝癌 5 年生存率为 50%～60%，生存率明显提高，因此检测早期肝癌具有重要价值。肝硬化基础上形成的再生结节可发展为不典型增生结节，进而发展为早期肝癌，即小肝癌，随后进展成 HCC。肝硬化结节演变到 HCC 的过程，伴随着肿瘤血管出现、逐渐增多并占主导地位的过程，良性结节以门静脉供血为主，随着结节去分化进展，血管生成通路被激活，尤其是以非配对小动脉及微动脉增加为特点，结节也由门静脉供血为主转变为肝动脉供血。随着医学影像技术的发展，目前诸如超声造影、磁共振体素不相干运动成像、钆塞酸二钠（普美显）动态对比增强 MRI 等技术在结节癌变、HCC 诊断及鉴别诊断中发挥着重要作用，在多模态、大数据时代，影像组学、结合新型影像学定量参数等将为 HCC 精准诊断带来更多可能。

二、临床表现

早期肝癌患者症状无特异性，中晚期症状较多，常见的临床表现有肝区疼痛、腹胀、乏力、消瘦、进

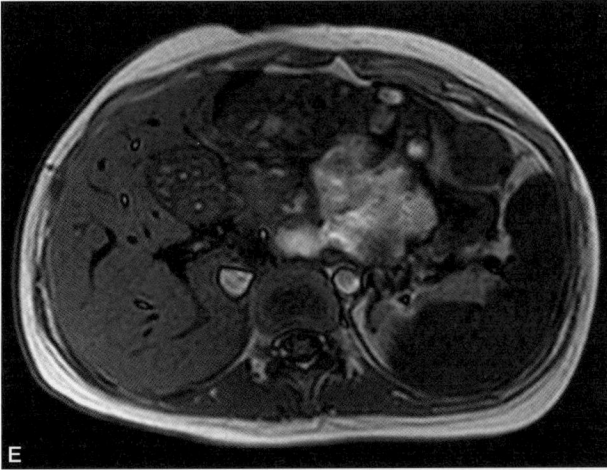

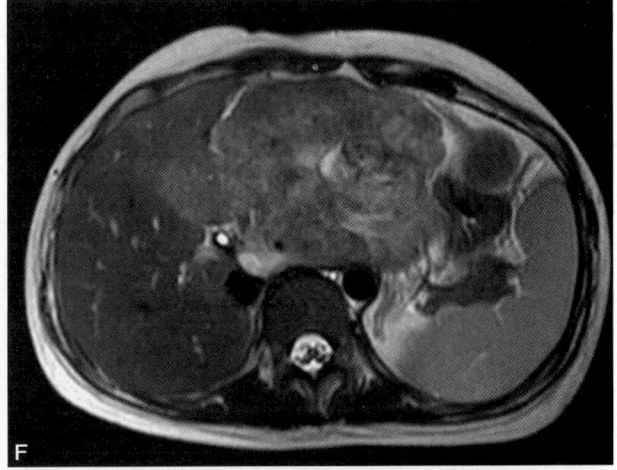

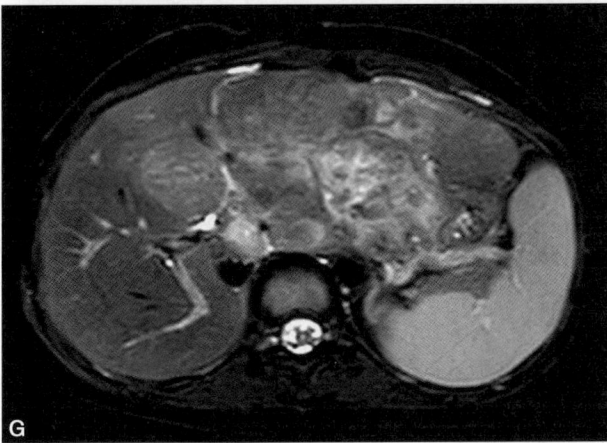

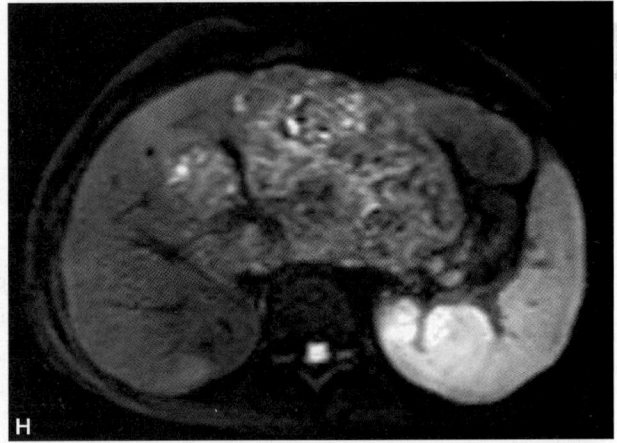

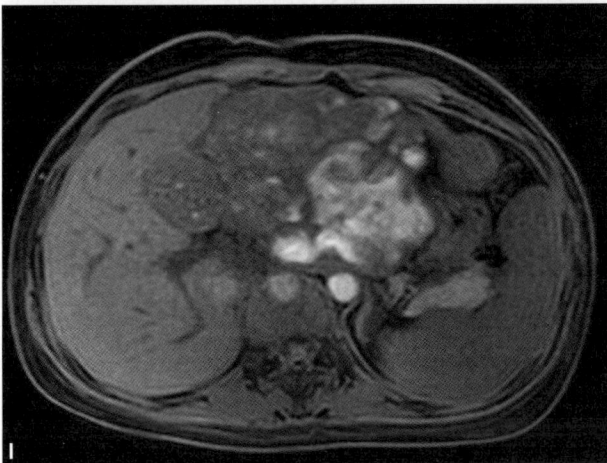

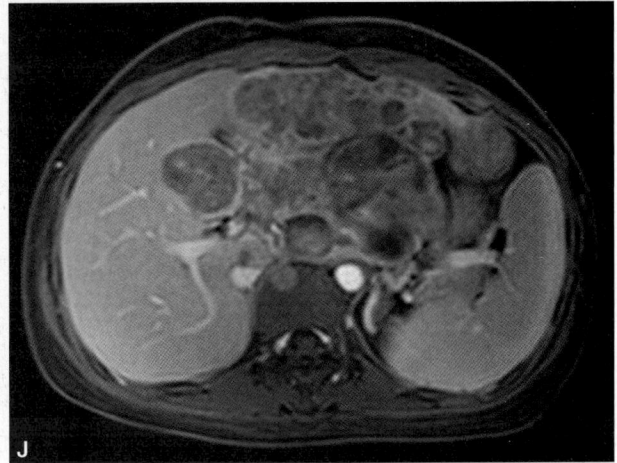

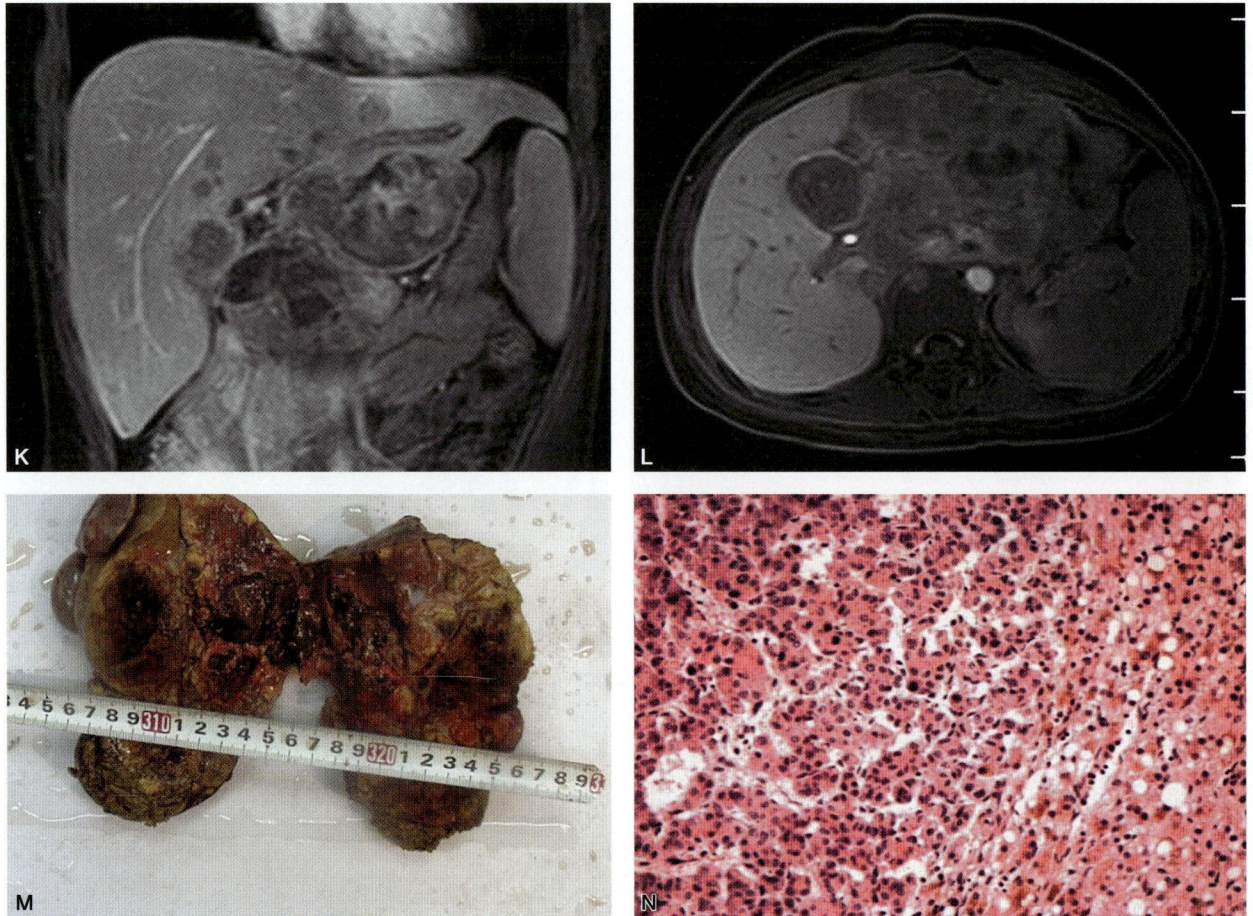

图 5-5 成人肝母细胞瘤影像表现

肝脏 CT：A. 平扫，肝左叶见不规则肿块，内部密度混杂不均，以稍低密度为主，并可见结节状及斑片状稍高密度影，边界不清；

增强扫描图：B～D. 动脉期、门静脉期、平衡期，病灶不均匀强化，至平衡期强化范围增大、强化程度减低，病变内见始终未强化出血坏死区；

肝脏 MRI：E～H. T1WI 横断位、T2WI 横断位、T2WI 脂肪抑脂横断位、DWI，肝左叶见不规则肿块，呈多结节融合状，信号混杂不均，T1WI 呈低至高信号，T2WI 不均匀稍高至高信号，DWI 呈不均匀高信号；

增强扫描图：I～L. 动脉早期、门静脉期、平衡期冠状位、肝胆期，病灶局部动脉期结节状明显强化，门静脉期及平衡期强化程度减低，部分病变周围见延迟强化假包膜，肝胆期病变呈不均匀低信号，门静脉左支见条形充盈缺损；

M、N.病理图，诊断为肝母细胞瘤。

一、概述

成人肝母细胞瘤（hepatoblastoma，HB）十分罕见，恶性程度高，预后差，其组织发生起源目前尚无定论，其机制可能为胚胎性细胞休止多年后发生的肿瘤性生长，血清 AFP 升高者，极易误诊为原发性肝癌。HB 95% 发生于 5 岁以下儿童，尤其是 3 岁以下婴幼儿。肝母细胞瘤的病因尚不明确，目前细胞遗传学及分子遗传学研究显示该病发生可能与染色体位点 1q、2（或 2q）、4q、8（或 8q）、20 异常有关。HB 多由肝组织中残留的胚胎间充质细胞多向分化形成，主要由胚胎性肝上皮组织或含有软骨、骨样和胚胎性间叶组织构成，故属于胚胎性肿瘤。HB 组织学分为上皮型和混合型。上皮型又分为胎儿型、胚胎型、未分化型。预后由好到差依次是胎儿型、胚胎型、混合型、未分化型。混合型除具上皮组织外尚有间叶组织。病理形态学上表现为单发肿块型、多结节融合型、多灶型、弥漫型和囊肿型，单发肿块型最常见，肿瘤无明确包膜。HB 可伴发 Beckwith Wiedemann 综合征、肾母细胞瘤、家族性多发性结肠息

肉和 Gardner 综合征。

二、临床表现

临床常以生长迅速的右上腹包块为主诉,常有厌食、体重减轻、贫血、腹胀、黄疸等症状。成人 HB 血清 AFP 多数升高,AFP 水平虽与肿瘤大小无关,但可作为监测肿瘤切除是否完全及术后复发的可靠依据。75%～96% 患者血清 AFP 及人绒毛膜促性腺激素(HCG)水平升高。

三、影像学表现

(一)超声

HB 超声显像表现为肝脏局限性或弥漫性肿大,肿块与周围组织境界不清或外形不规整,凹凸不平呈"菜花"状,内部显示不均匀结节状、小囊状或点粒状、小片状钙化回声,病灶坏死区腔壁不规整,回声增强。

(二)CT

平扫可见单发肝实质性肿块,或数个结节聚合成大块状,大部分边界清楚,可见假包膜,病理上假包膜为受压的正常肝组织及反应性增生的胶原纤维;病变内部密度明显不均,边缘为高或等密度,中心呈低密度或高低不等密度,部分肿瘤可见裂隙状、放射状或不规则形囊状低密度区,CT 值介于水与肝实质之间;肿瘤内可含类似骨组织成分,形成斑点状或不规则形瘤内钙化;周边见"晕影征"。增强扫描肿瘤实质动脉期明显强化,门静脉期强化程度减低,部分实性成分及纤维分隔可不均匀渐进性强化,中心可见不强化坏死囊变区。门静脉或肝静脉可受累形成瘤栓。

(三)MRI

T1WI 呈稍低信号,内部合并出血时可见斑片状稍高信号;T2WI 呈中至高信号,其内见低信号纤维分隔,可见多发细小囊状高信号影,典型者呈"石榴样"改变。囊变坏死区呈长 T1、长 T2 信号,强化方式同 CT。

四、鉴别诊断

(一)HCC

大多数患者有肝炎、肝硬化病史,发病年龄不同是重要的鉴别依据。此外,HCC 及 HB 均有 AFP 升高,以 HB 升高显著,HB 常见钙化,而 HCC 钙化少见,增强扫描 HB 强化程度高于 HCC。本例成人 HB 较 HCC 更易合并出血坏死。

(二)婴儿血管内皮细胞瘤

多发生于半岁以内,AFP 不升高。血管内皮细胞瘤多数肿瘤体积巨大,其内钙化呈颗粒状,形态规则,增强扫描表现为血管性肿瘤特点,如"快进快出""向心性充填"等。

(三)间叶性错构瘤

AFP 不升高。为多房囊性占位,边界清晰,呈"瑞典奶酪状",无钙化及骨化,可见分隔及少量实质成分,分隔及囊壁强化。

(四)未分化胚胎性肉瘤

AFP 不升高。多见于 6～10 岁儿童,体积较大,边界清,低密度为主,伴软组织密度分隔,通常无钙化、分隔及假包膜强化,特征性表现为超声显示为实性,CT 显示为囊性的"矛盾"征象。

(高玉颖 王悦人)

参考文献

[1] 李英丽,庄雄杰,吴秀蓉,等. 成人肝母细胞瘤的 CT 表现[J]. 临床放射学杂志,2015,34(7):1090-1092.

[2] 杨杰,杜成友.成人肝母细胞瘤的诊治及研究进展[J].临床肝胆病杂志,2015,31(2):305-309.
[3] 薛潋滟,朱铭,钟玉敏.儿童肝母细胞瘤的CT、MRI诊断[J].中国医学计算机成像杂志,2011,17(5):425-428.
[4] 郭启勇.实用放射学[M].3版.北京:人民卫生出版社,2007.

病例六　急性胰腺炎

病史:患者女,47岁,突发腹痛腹胀、恶心呕吐8小时,影像检查见图5-6。

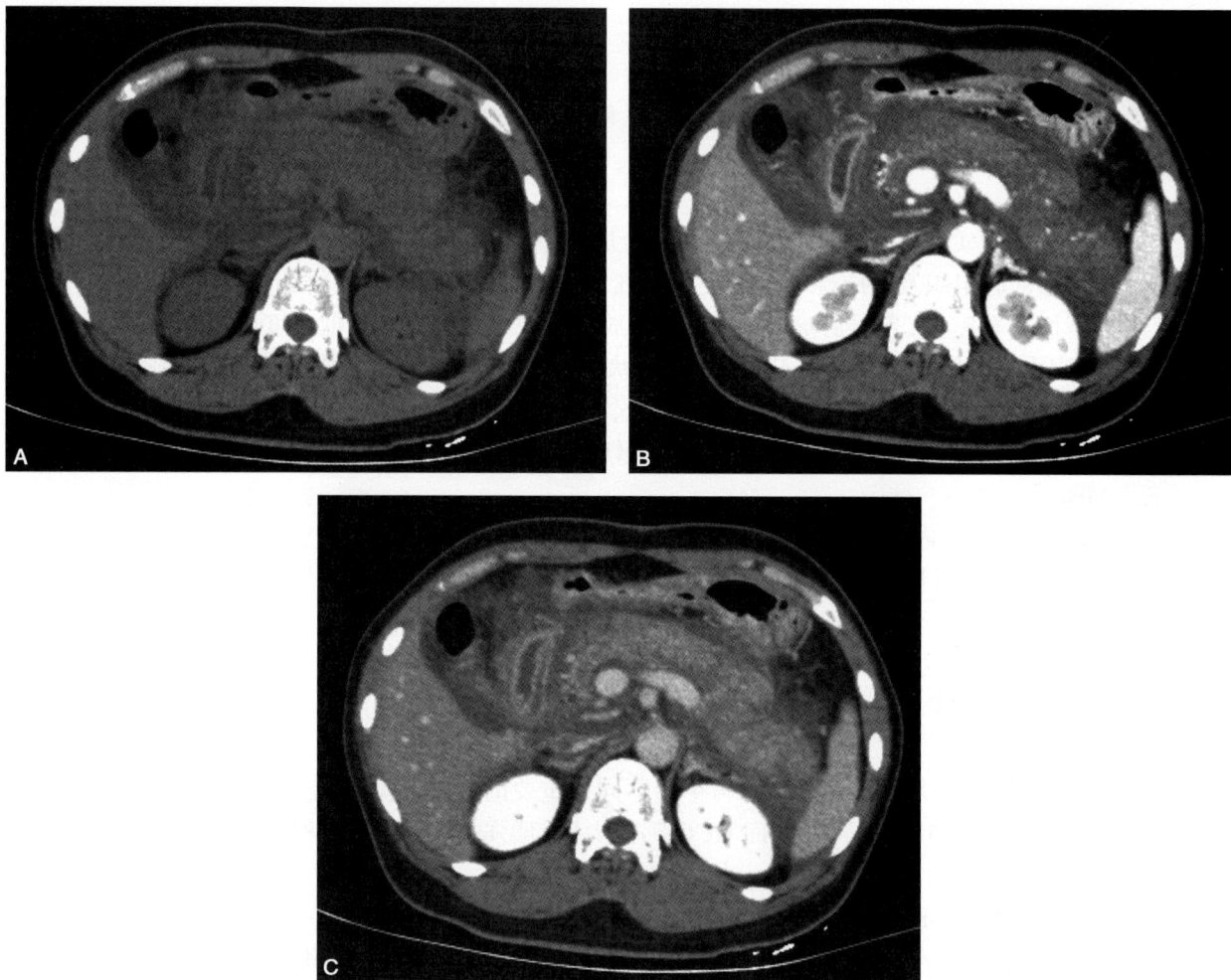

图5-6　急性胰腺炎影像表现

胰腺CT:A.平扫,胰腺弥漫性肿大,密度减低,边界模糊不清,胰周多发渗出索条,并见游离水样密度影即急性胰周液体积聚(APFC);

增强扫描:B、C.动脉期、静脉期,胰腺实质强化不均,强化程度减低,胰周积液未见强化。

一、概述

急性胰腺炎(acute pancreatitis)是临床常见的急腹症,发病急、进展快,由各种不同因素导致胰液外渗引起胰腺实质和周围组织充血、水肿、炎性渗出、出血和坏死等一系列的病理变化。胰腺炎病因复杂,发病机制尚不十分清楚,多认为与胰管阻塞导致胰腺分泌物突然释放于胰腺间质组织引发的自溶性改变有关。目前认为与下列因素相关:长期酗酒、胆石症、高脂血症、高钙血症、(穿透性)消化性溃疡、外伤、病毒感染、药物、遗传及医源性损伤[如经内镜逆行胆胰管成像(ERCP)、活检和手术等]。病

理表现：急性胰腺炎由于胰蛋白酶原溢出至胰腺间质和胰周组织内而被激活成胰蛋白酶，胰蛋白酶具有自身消化作用，从而引起急性胰腺炎，主要分为急性单纯性水肿性和出血坏死性两种类型。急性单纯性水肿性胰腺炎主要为早期胰腺轻度肿胀，间质充血水肿，少数中性粒细胞浸润；随病情进展，出现胰腺局灶性或弥漫性出血和坏死，腺泡和小叶结构破坏模糊不清，胰腺内、胰腺周围、肠系膜、网膜和后腹膜脂肪组织不同程度坏死和液体积聚；随着炎症被控制，胰腺内、外积液可被纤维包绕形成假性囊肿，大约在病程的4～6周内形成。重型坏死性胰腺炎可并发蜂窝织炎和胰腺脓肿。随着《2012版急性胰腺炎分类：亚特兰大国际共识的分类和定义的修订》出现，急性胰腺炎的分型、分期、严重程度以及并发症的解释都得以更新。关于局部并发症的最新定义，包括4类：①急性胰周液体积聚（acute peripancreatic fluid collection，APFC）；②胰腺假性囊肿（pancreatic pseudocyst，PP）；③急性坏死物积聚（acute necrotic collection，ANC）；④包裹性坏死（walled-off necrosis，WON）。这些术语的更新有助于临床医生、放射科医生以及病理科医生的诊断和治疗，有利于不同专业医生的沟通和交流。近年来医学影像学飞速发展，大大提高了临床对急性胰腺炎的诊断水平，并能准确判断分型，已成为胰腺炎程度判定、治疗方法选择及疗效评价的主要客观依据。

二、临床表现

急性胰腺炎大多数是由过量饮酒、高脂餐或胆石症所致，95%患者出现中上腹疼痛，并向背部放射，75%～80%同时可出现恶心呕吐，约有一半患者有发热等症状。临床上有上腹部压痛、反跳痛和肌紧张等腹膜炎体征。严重者有低血压、休克以及多器官功能衰竭表现。实验室检查除白细胞计数升高，血、尿淀粉酶亦升高。

三、影像学表现

（一）急性单纯性水肿性胰腺炎

1. CT　胰腺体积不同程度弥漫性肿大，胰腺实质密度正常或略减低，均匀或不均匀，胰腺轮廓清楚或模糊、轻度毛糙，渗出明显者可见胰周积液，增强扫描胰腺实质均匀强化，无坏死区域。

2. MRI　胰腺实质T1WI信号减低，T2WI信号升高，强化方式同CT。

（二）急性出血坏死性胰腺炎

1. CT　坏死性胰腺炎主要表现为胰腺和胰周组织坏死，胰腺体积弥漫性肿大。根据Balthazar和Ranson等诊断标准，将CT分级（A～E级）及胰腺坏死程度结合，得到CT严重指数，以此来评估急性胰腺炎的严重程度，提示预后及指导治疗。坏死程度主要分为：Ⅰ型胰腺坏死为胰腺实质小点片状坏死灶，坏死面积≤30%，大部分位于胰体尾前缘，有时呈皂泡状，局部胰腺包膜增厚或包膜下积液，包膜被掀起1mm左右，较规则；Ⅱ型胰腺坏死为节段状坏死，坏死范围贯穿胰腺全层，坏死面积30%～50%；Ⅲ型为全胰腺坏死，坏死面积>50%，出血区域密度增高，增强扫描出血及坏死区域均无强化。

感染性胰腺坏死，胰腺和胰周组织坏死可为无菌性，亦可为感染性，后者表现为胰腺蜂窝织炎和胰腺脓肿，胰腺轮廓模糊，与周围大片不规则低密度影融合成片，密度不均，增强扫描有不规则低密度区，病灶区域可见小气泡影或气液平面，为诊断脓肿的可靠征象。

2. MRI　胰腺在T1WI抑脂序列呈不均匀低信号，T2WI呈低至高信号，增强扫描强化不均，坏死区域无强化。胰腺实质及胰周组织出血T1WI呈高信号，T2WI可见周围低信号的含铁血黄素边缘。

（三）急性胰腺炎局部并发症

1. APFC　发生于水肿性胰腺炎，表现为胰周或胰腺远隔间隙液体积聚（常位于胰腺体尾部周围、左侧肾旁前间隙），呈游离性，无坏死，常发生于起病4周内。CT表现为无囊壁、均质水样密度影，局限于腹膜后筋膜内，可多发。MRI表现为"单纯的液体征象"，即条带状、片状长T1、长T2液体信号影，可位于胰周、左侧肾旁前间隙、网膜囊等部位。APFC不与胰管相通，很少出现感染并发症。

2. PP　有完整非上皮性包膜包裹的液体聚积，或无坏死组织，仅含有胰酶的液体成分，常位于胰腺外，多发生于间质水肿性胰腺炎起病 4 周后。假性囊肿主要由于主胰管或分支胰管破裂所致，形成持续而局限的液体积聚。

3. ANC 发生于坏死性胰腺炎前 4 周，ANC 的积液特征是非单纯的游离液体，包括胰腺实质或胰周组织的坏死组织碎片、胰周脂肪组织等实性或半实性成分，可合并出血。CT 表现为不等量实性成分和液体，可多发，可见分隔。胰周脂肪坏死表现为单个或数个直径几毫米的小圆形脂肪密度影（脂泡影）位于胰周积液内。MRI 表现为胰腺内坏死灶和/或胰周条片状长 T2 水样信号中见稍低信号破絮状、斑片状、点结节状碎片影，信号混杂，T1WI 积液内见斑片状、大片状稍高信号影。ANC 与 APFC 区别在于 ANC 源于坏死性胰腺炎，可能与胰腺实质坏死区域的主胰管断裂有关，可继发感染。

4. WON 成熟的包含胰腺和/或胰周坏死组织，具有界限分明炎性包膜的囊实性结构，多发生于坏死性胰腺炎起病 4 周后。MRI 显示 WON 内部成分较 CT 更具优势，其特征性表现为薄壁包裹性积液内含非液性物质，通常为胰腺、胰外组织残渣和坏死的胰周脂肪组织，呈条带状、破絮状、藕丝状组织碎片漂浮、游离，增强扫描内部不强化，囊壁 T1WI 多呈等至稍低信号，T2WI 呈稍低或低信号，增强扫描囊壁轻中度环形强化。WON 含大量液性成分，张力较高，常出现邻近器官受压表现。WON 位于胰颈、胰体时可出现与胰管相关的一些征象，如"主胰管中断并通连征"，系主胰管走行至 WON 病灶处破裂致使部分胰内实质坏死液化，若坏死液化的胰内 WON 灶两侧同时显示与主胰管相连时，出现"主胰管贯通征"。

（高玉颖 王悦人）

参考文献

[1] 冷防, 杨力, 常志刚, 等. 急性胰腺炎分类——2012 亚特兰大分类和定义修订的国际共识[J]. 临床肝胆病杂志, 2013, 29（4）: 1-7.
[2] 肖波. 新亚特兰大标准下急性胰腺炎局部并发症的 MRI 评价[J]. 放射学实践杂志, 2017, 32（9）: 918-922.
[3] 蒋志琼, 肖波, 蹇顺海, 等. 急性坏死性胰腺炎并胰管中断综合征的 MRI 表现[J]. 影像诊断与介入放射学杂志, 2017, 26（4）: 271-276.
[4] 肖波, 蒋志琼, 蹇顺海, 等. 急性坏死性胰腺炎: 胰腺包裹性坏死（WON）的 MRI 表现和共识[J]. 影像诊断与介入放射学杂志, 2016, 25（2）: 117-122.
[5] 郭启勇. 实用放射学[M]. 3 版. 北京: 人民卫生出版社, 2007.

病例七 慢性胰腺炎

病史：患者男，53 岁，间断出现剑突下隐痛 1 年，多于进食后出现，伴有反酸烧心，影像检查见图 5-7。

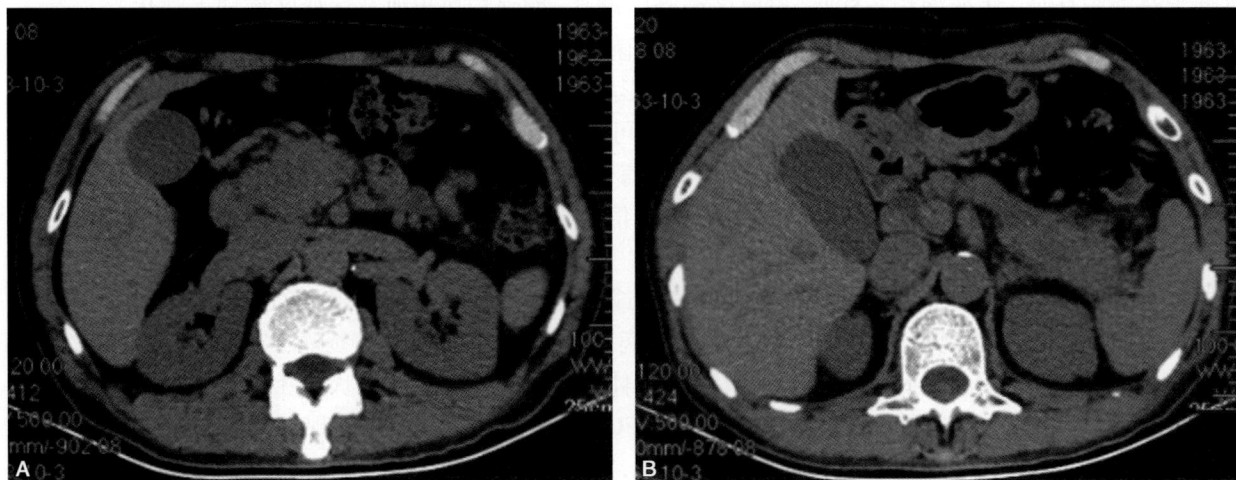

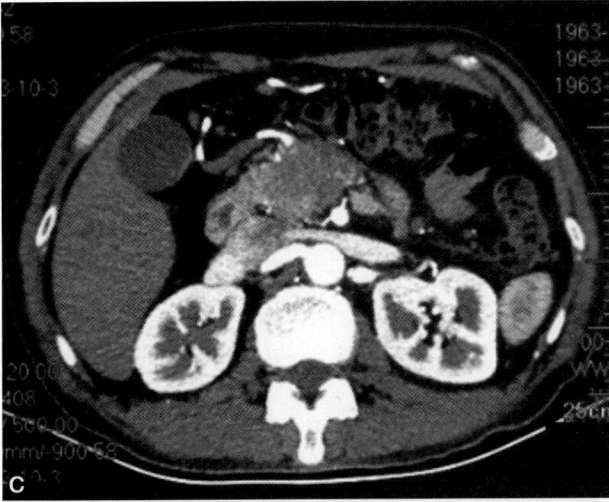

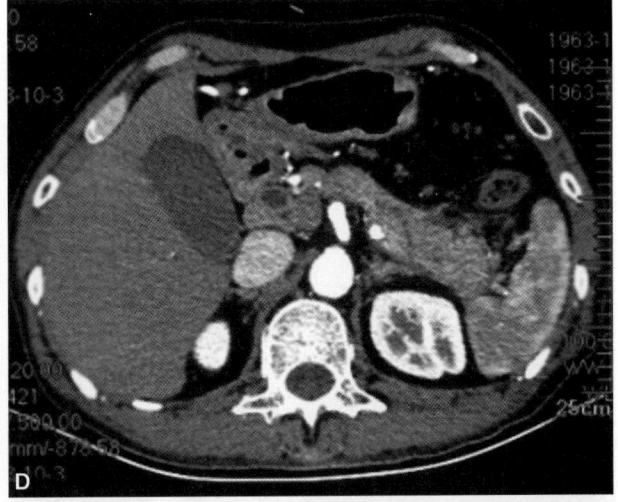

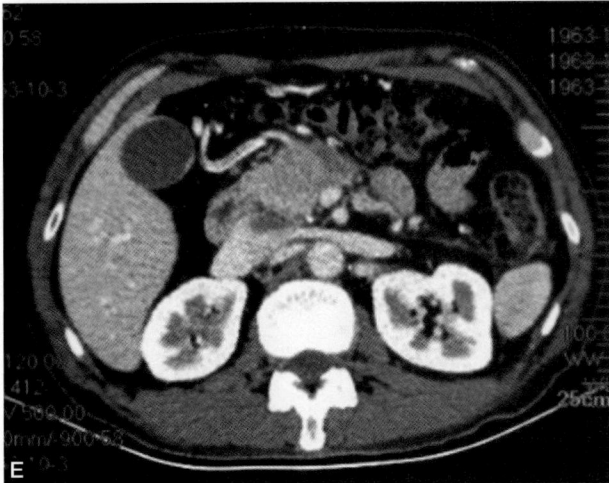

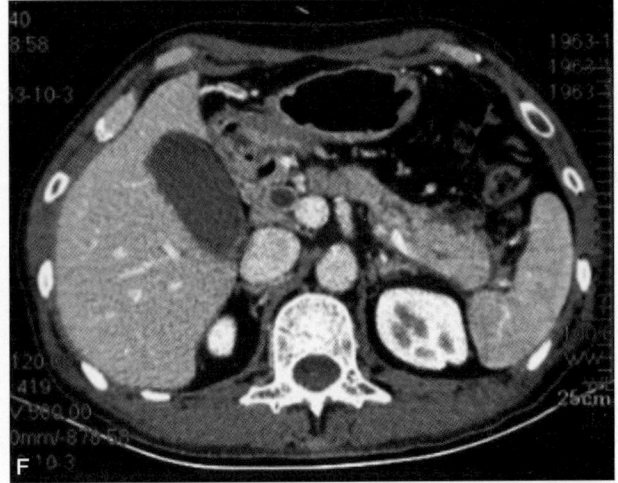

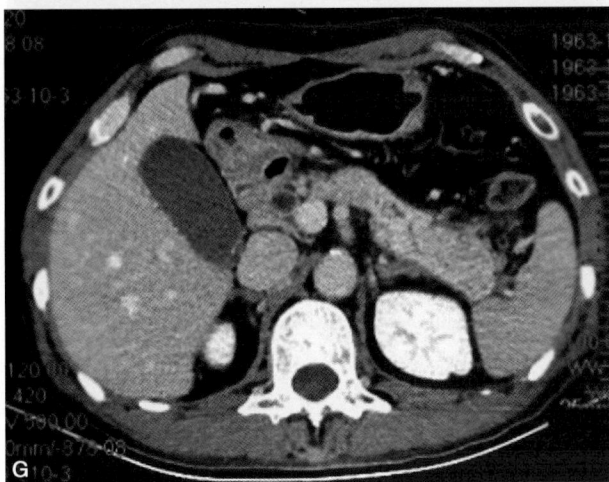

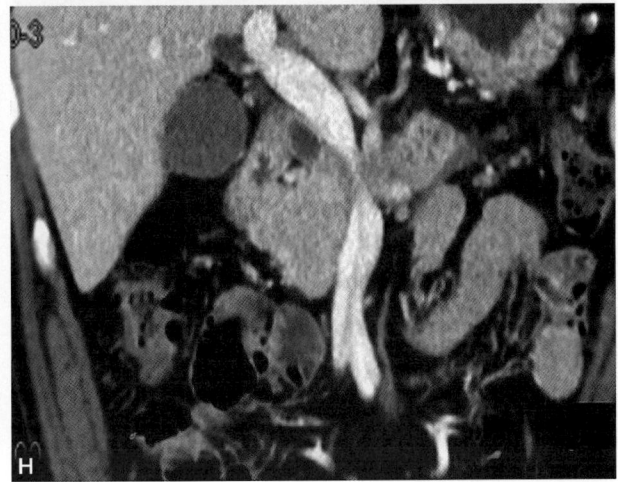

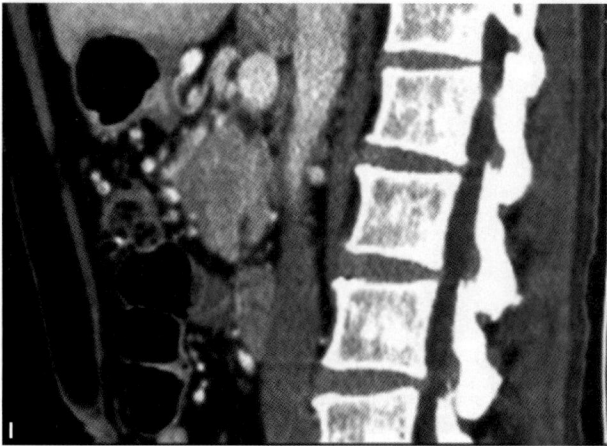

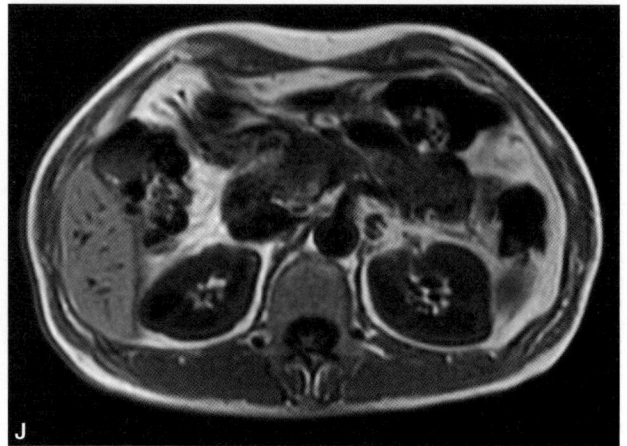

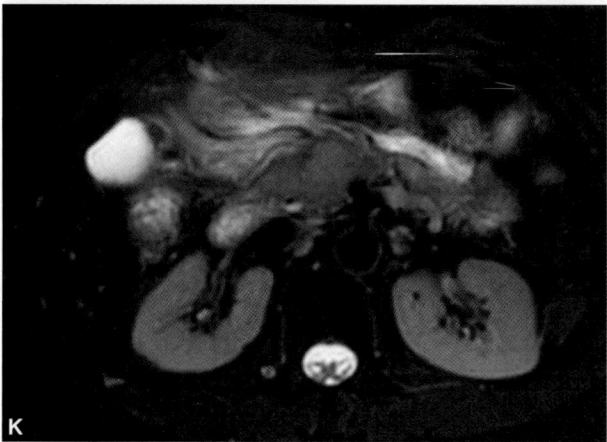

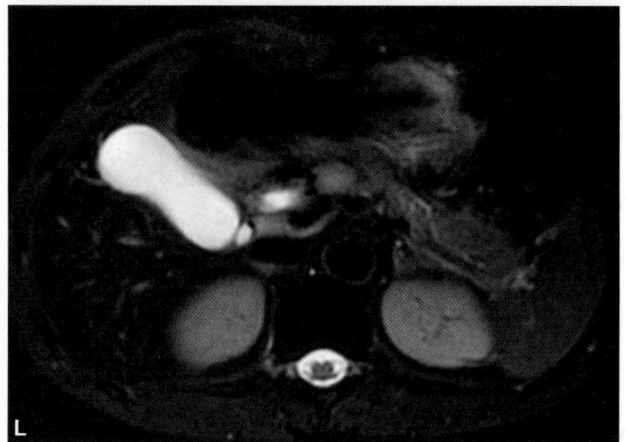

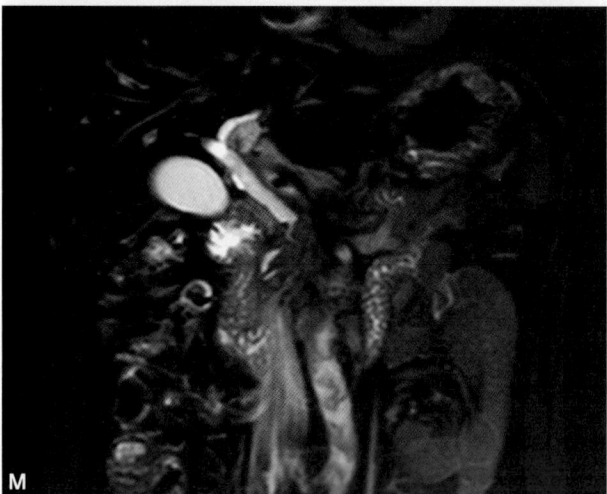

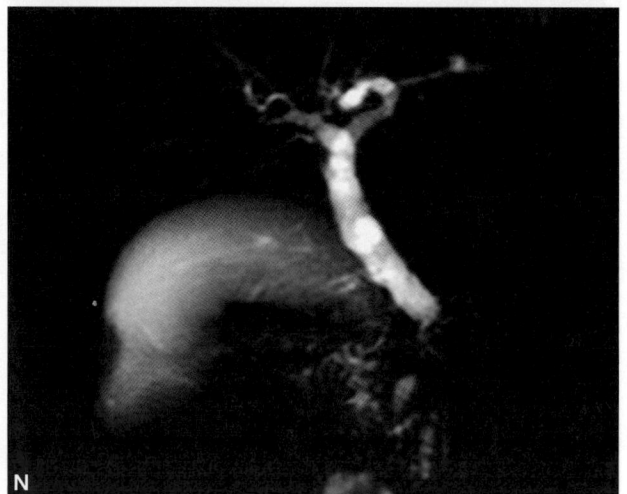

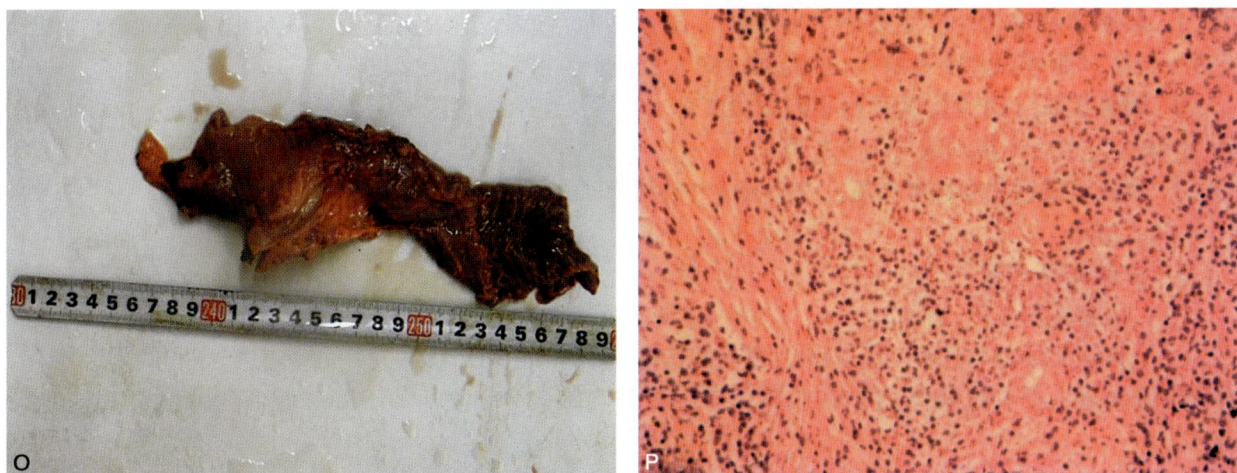

图 5-7　慢性胰腺炎影像表现

胰腺 CT：A、B. 平扫，胰头颈部膨大、体尾部饱满，边缘毛糙、轮廓模糊；

增强扫描图：C～G. 动脉期（C、D）、门静脉期（E、F）、延迟期（G），胰头颈部病变范围局限，似呈肿块样，强化程度低于胰腺实质，胰体尾部强化略减低，胰管轻度扩张，周围见渗出及少量积液；

MPR 图像：H、I. 延迟期冠状位、矢状位，胆总管胰腺段狭窄，胆总管下段管壁增厚，明显强化；

胰腺 MRI：J～L. T1WI 横断位（J）、T2WI 脂肪抑制横断位（K、L），胰头颈部肿胀，可见 T1WI 低信号，T2WI 稍高信号肿块，胰体尾部饱满，胰管轻度扩张，胰周少许液性渗出；M、N. T2WI 脂肪抑制冠状位、MRCP，胆总管胰腺段狭窄，近端胆总管、肝总管及左右肝管轻度扩张；

O、P. 病理图，诊断为胰腺慢性炎症伴纤维化，不除外 IgG4 相关硬化性胰腺炎，胆总管炎性改变。

一、概述

慢性胰腺炎（chronic pancreatitis，CP）是胰腺局限性、节段性或弥漫性进展性慢性炎性病变，导致正常胰腺分泌组织逐渐被破坏并被纤维组织替代，胰腺实质和胰腺导管发生不可逆形态改变，并伴有不同程度的胰腺外分泌和内分泌功能障碍，最终导致营养不良和糖尿病。主要由胆道系统疾病、酗酒、自身免疫性疾病、高脂血症、高钙血症、急性胰腺炎导致胰管狭窄、胰腺先天变异及外伤手术等因素引起；遗传性胰腺炎中阳离子胰蛋白酶原（*PRSS1*）基因突变多见，散发性胰腺炎中 *SPINK1* 基因和 *CFTR* 基因为常见突变基因；吸烟亦能增加 CP 发病的危险性。病理特征包括胰腺实质慢性炎症损害和间质纤维化，质地变硬，正常小叶结构丧失；晚期腺体完全萎缩，被纤维和脂肪组织取代，胰岛组织也遭破坏；胰腺实质钙化、胰管狭窄和 / 或扩张及胰管结石亦可见。CP 的早期诊疗有助于防止胰腺腺体进一步破坏，改善预后，目前临床诊断 CP 主要依靠临床症状、影像学检查及胰腺分泌功能检测等，MRI 能够从形态学和功能学两方面对 CP 进行评价，有很高的应用价值。

二、临床表现

CP 缺乏典型的临床表现，腹痛为最主要的临床症状，表现为发作性中上腹疼痛，常因高脂饮食或饮酒诱发。随着胰腺外分泌功能不断下降，疼痛程度会减轻，甚至消失。外分泌功能不全患者早期无症状，后期会出现脂肪泻、营养不良及消瘦等表现。内分泌功能不全早期出现糖耐量异常，后期出现糖尿病症状。若合并胆道梗阻、十二指肠梗阻、胰腺假性囊肿、胰源性门静脉高压等并发症，则有相应临床表现。CP 诊断需依据临床表现、实验室检查（胰腺内分泌及外分泌功能测定、吸收功能实验、淀粉酶测定等）及影像学检查。

三、影像学表现

（一）CT

是 CP 诊断首选检查方法，对中晚期病变诊断准确性高，对早期病变诊断价值有限。

1. **胰腺体积变化** 胰腺萎缩可呈节段性或弥漫性,前者局限于胰腺某部位,后者累及整个腺体。炎症可导致胰腺体积弥漫性增大,或局限性膨大形成炎性肿块,胰头多见。

2. **胰管扩张** CP 时,胰管可不同程度扩张,可累及整个胰管或局限某部位,狭窄与扩张交替存在呈"串珠状",也可不规则或均匀性扩张。

3. **胰腺实质钙化和胰管结石** 为诊断 CP 的可靠征象。

(二) MRI

1. **常规 MRI 表现**

(1) 胰腺体积变化,同 CT。

(2) 胰腺实质信号不均,呈 T1WI 混杂低信号、T2WI 混杂高信号。由于慢性炎症和间质纤维化,腺泡细胞内蛋白质含量降低,T1WI 胰腺信号强度与脾脏信号强度比值下降。假性囊肿呈长 T1、长 T2 信号。

(3) 增强扫描延迟强化,由于胰腺纤维化改变引起血管密度下降且毛细血管血流受损所致。

(4) 胰管形态异常,同 CT。MRCP 可见"充盈缺损"征象,为胰管内嗜酸性蛋白斑块及钙化结石。主胰管僵直、扭曲、狭窄与扩张交替存在;分支胰管扩张、粗细不均,呈小囊状改变,以及分支减少和假性囊肿形成;腺泡显影、边缘模糊;胆总管下端可阻塞、狭窄、僵硬。

2. **功能成像**

(1) DWI:CP 患者正常胰腺实质被纤维组织替代且胰腺分泌功能下降,导致水分子弥散受限,ADC 值减低。

(2) DCE-MRI:CP 患者流入减速、时间长,最大斜率减低。

(3) 促胰液素(S)刺激:MRI 包括促胰液素刺激 MRCP 和促胰液素刺激 DWI,S-MRCP 通过测定 CP 患者胰液分泌速率及峰值时间来定量或半定量评估胰腺外分泌储备情况。

(4) 磁共振弹性成像(MRE):MRE 是通过机械波定量测定组织弹性或硬度的动态成像方法,可通过检测弹性改变,为 CP 诊断提供一种新思路。正常胰腺硬度低,慢性肿块性胰腺炎弹性值升高。

四、鉴别诊断

胰腺癌:CP 胰头增大但外形尚光滑,无明显分叶,CT 肿块内见到斑片状钙化或合并假性囊肿,提示 CP。CP 肿块以纤维化为主,T1WI 和 T2WI 低信号多见,增强扫描 CP 强化程度高于胰腺癌,胰腺癌为乏血供肿瘤。磁共振波谱 ^{1}H-MRS 显示同胰腺癌相比,CP 脂质峰降低,其余代谢物峰升高。DWI 炎性肿块 ADC 值与剩余胰腺实质 ADC 值相当,而胰腺癌 ADC 值低于剩余胰腺实质。此外,MRCP 上 CP 主胰管多"串珠状"扩张,可见"胰管穿通征",胆总管远端多锥形狭窄;胰腺癌胰管呈光滑连续扩张,并与肿瘤处截断,胆总管亦突然截断。胰腺癌多侵及胰周血管,可见血管形态改变、狭窄、受包绕等。

(高玉颖 王悦人)

参考文献

[1] 安㳠,石喻,郭启勇.胰腺磁共振弹性成像现状[J].中国临床医学影像杂志,2016,27(9):666-669.

[2] 安㳠,石喻,郭启勇.3D 磁共振弹性成像评估健康志愿者的胰腺弹性值的可行性研究[J].中国临床医学影像杂志,2015,26(9):646-649.

[3] 斯艺,楚蕾,刘荣波.MR 诊断慢性胰腺炎的研究进展[J].中国医学影像技术杂志,2017,33(7):1095-1099.

[4] 康冰,孙丛.胰腺弥漫性疾病的影像学诊断[J].医学影像学杂志,2016,26(8):1522-1526.

[5] 郭启勇.实用放射学[M].3 版.北京:人民卫生出版社,2007.

病例八　胰　腺　癌

病史：患者女，55岁，无明显诱因出现小便赤黄，大便不成形，进食后出现胃胀、腹痛，影像检查见图5-8。

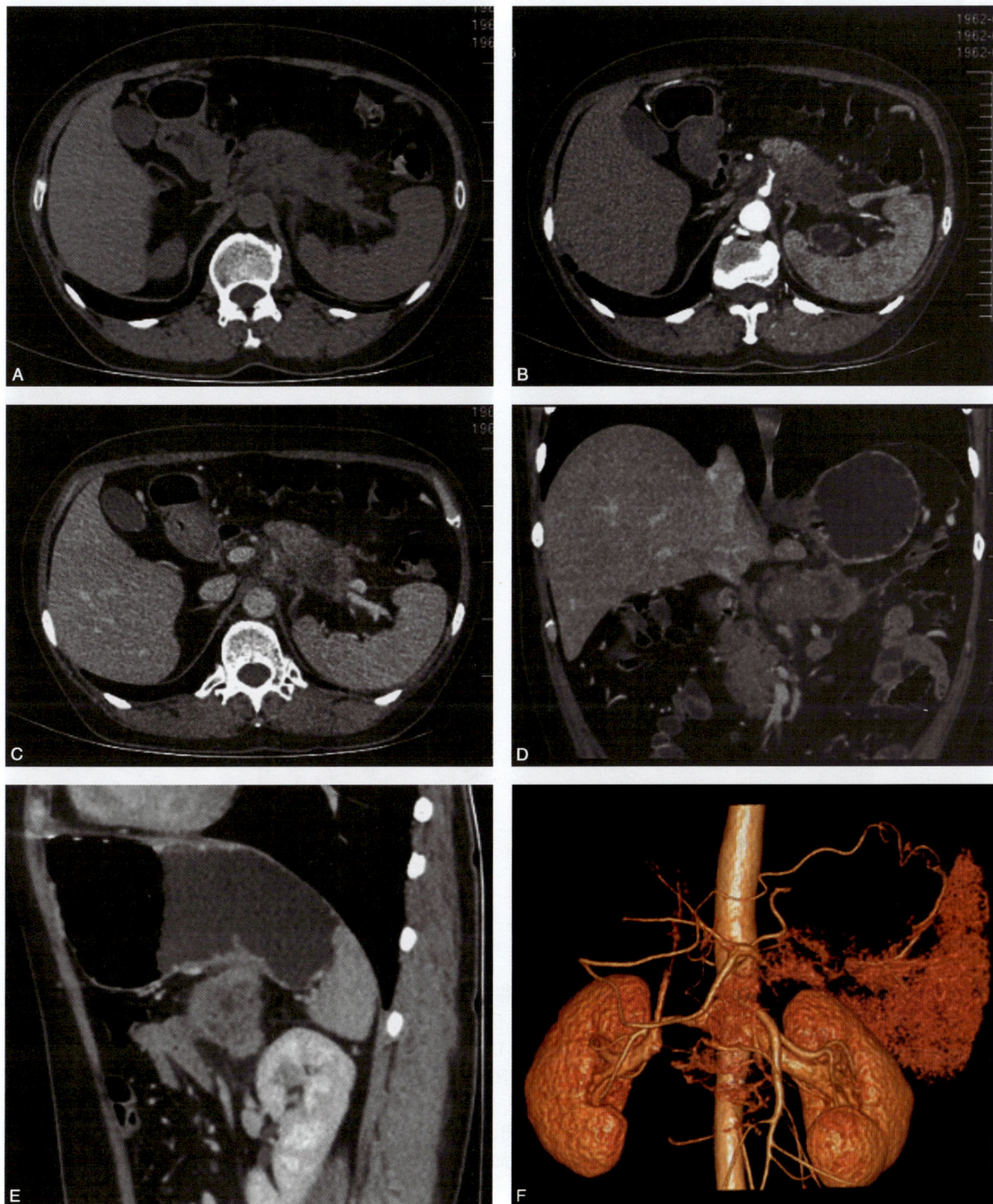

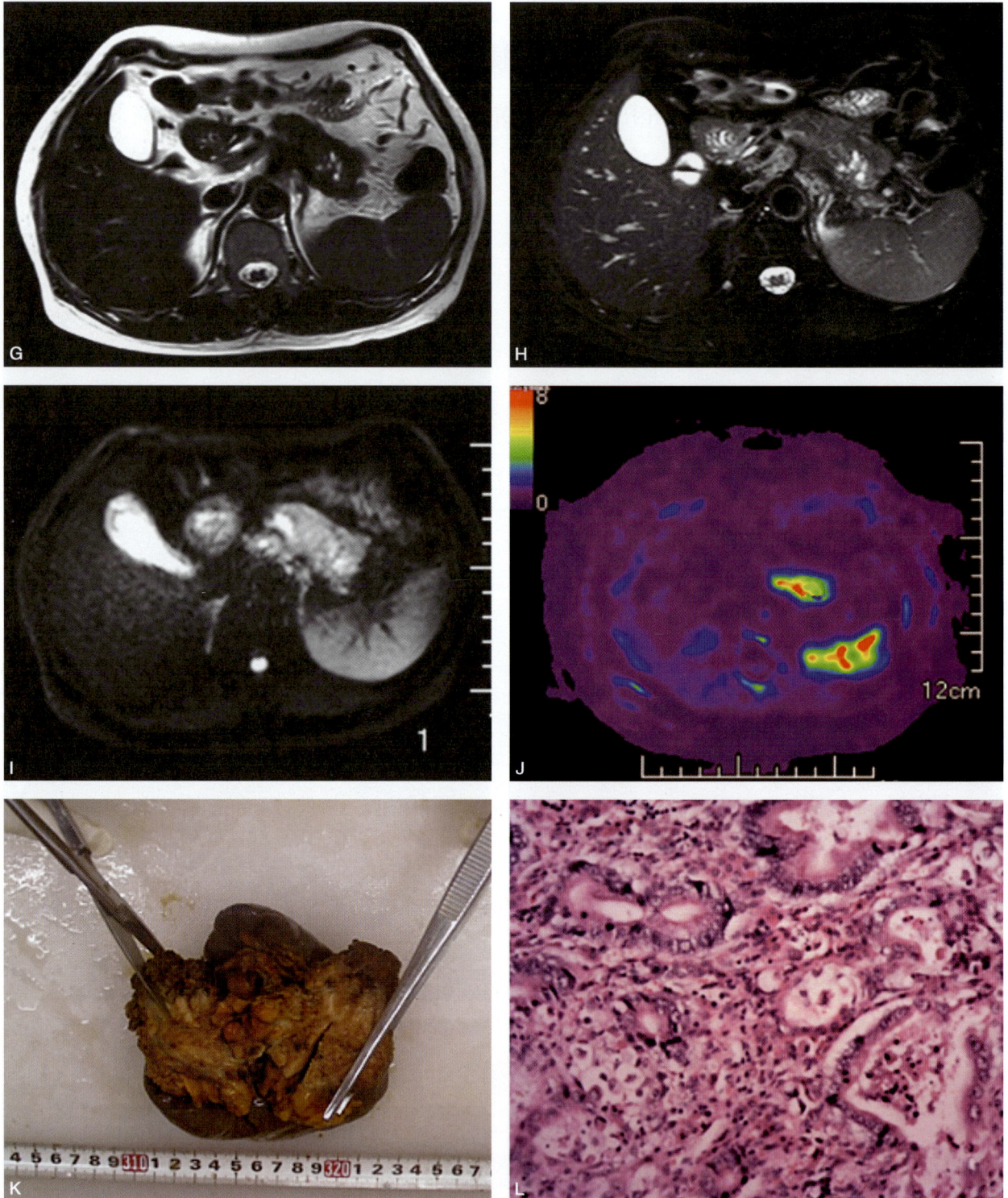

图 5-8 胰腺癌影像表现

胰腺 CT：A. 平扫，胰腺体尾部膨大，可见不规则肿块，密度不均，周围脂肪间隙密度升高、模糊；

增强扫描图：B～E. 动脉期（B）、门静脉期（C）及 MPR 图像（D 门静脉期冠状位、E 矢状位），示胰腺体尾部病变轻度强化，内见始终未强化坏死囊变区，肿块包绕腹腔干，脾动脉受累闭塞，病变与左肾上腺分界不清；

F. VR 图像，脾动脉起始部显影，远端闭塞；

胰腺 MRI：G～I. T2WI 横断位、T2WI 脂肪抑制横断位、DWI，胰体尾部见 T2WI 稍高信号肿块，边缘模糊不清，肿块内见小囊状高信号影，DWI 肿块呈高信号；J. MRE，瘤体硬度增加，表现为红黄色为主；

K、L. 病理图，诊断为胰腺癌。

一、概述

胰腺癌（pancreatic carcinoma）是胰腺最常见的恶性肿瘤，多发生于中老年患者，男性多于女性，恶性程度高，进展迅速，发病率与病死率相近，预后极差，5 年生存率低于 6%。由于胰腺位于体腔深部腹膜后，胰腺癌发病隐匿，早期症状不明显，早期诊断率低是胰腺癌生存时间短的主要原因。据统计，20% 确诊的胰腺癌患者行手术切除，术后复发概率很大，5 年生存率仅 25%，尸检发现 90% 胰腺癌患者都存在远处转移，因此提高胰腺癌的预后，早期筛查至关重要，如吸烟、家族史、慢性胰腺炎及糖尿病均被证实与胰腺癌发生有关。胰腺癌早期诊断，进展到晚期时缺乏有效治疗方案是胰腺癌面临的突出问题。病理特征：大体上，胰腺癌质地硬，与周围组织分界不清，切面灰白色，可因出血、囊变和脂肪坏死混杂红褐色斑点及条纹。胰腺癌生物学特点是在亚临床阶段就能发生转移，而且较其他肿瘤更易直接侵犯邻近血管、神经和器官。目前胰腺癌的早期诊断主要依赖 CT 及 MRI 影像学检查。

二、临床表现

胰腺癌早期症状隐匿缺乏特异性，诊断十分困难，可有体重减轻、腹痛腹胀、恶心呕吐、胃肠功能紊乱、皮肤瘙痒、抑郁、肩背部疼痛、血糖升高等，进展期时有多重体征，典型胰腺癌可出现消瘦、黄疸、腹部包块、肝脾肿大、腹水等。

三、影像学表现

（一）CT

增强 CT 是目前怀疑胰腺病变时首选的影像学检查，典型胰腺癌 CT 表现已被人熟知。

1. **直接征象**　主要为胰腺肿块，胰头好发，其次为胰体和胰尾。

（1）平扫：肿块等密度为主，边界模糊；病变较大时造成胰腺轮廓和外形改变，表现为局限性膨大、外突、边缘分叶状；全胰浸润性肿瘤，表现为胰腺弥漫性、不规则肿大；瘤体内可见不规则低密度液化坏死区。

（2）增强：乏血供占位。动脉期呈均匀或不均匀弱强化，门静脉期或实质期仍为相对低密度，但肿瘤和正常胰腺组织之间密度差低于动脉期，液化坏死区各期均无强化。

2. **间接征象**

（1）胰胆管扩张、截断，"双管征"：胰管扩张与胰腺长轴一致，光滑或串珠状；扩张胆管于梗阻部位突然中断、环状强化，也可出现管腔内软组织密度结节与胰腺肿块相续。常伴远端胰腺实质萎缩。胰腺癌破坏胰管导致胰液外溢，形成潴留囊肿，多位于肿瘤远端胰腺组织，类圆形，呈液性密度。

（2）周围血管结构及脏器受累：①胰腺癌常侵犯腹腔干、肠系膜上动脉、脾动脉、门静脉起始部、脾静脉、肠系膜上静脉及下腔静脉。表现为血管周围脂肪间隙消失，被肿块包绕、包埋，形态不规则（"泪滴征"），管腔变细、中断，走行僵硬、受压移位等；受累血管内出现癌栓表现为血管增粗，并见软组织密度栓子，不均匀强化及充盈缺损；三维 CT 有助于胰腺癌诊断、分期及术前可切除性评估。②胰腺癌可直接侵犯周围脏器，主要包括脾脏、结肠脾曲、近段空肠、胃体后壁、胃窦、十二指肠、小肠系膜根部、横结肠及左肾上腺等。③肝脏是胰腺癌最常转移的靶器官，大多数肝转移瘤呈多发、大小不等类圆形或片状低至稍低密度影，边界模糊不清，增强扫描边缘强化，中心坏死不强化。

（3）周围淋巴结转移：胰腺癌淋巴结转移以腹腔干和肠系膜血管周围淋巴结受累多见，表现为淋巴结增大，可相互融合成肿块，密度均匀/不均匀，当淋巴结较大合并液性坏死时中心呈低密度，增强扫描明显强化或边缘强化。

（4）腹膜转移：腹膜不均匀增厚，可呈结节状。大网膜、肠系膜密度升高模糊，可见大小不等软组织密度结节，甚至增厚呈"饼状"。常伴腹水。

（二）MRI

MRI 对于胰腺癌,特别是小病灶及 CT 检查时表现为等密度的病灶有较高的检出率。

1. 常规 MRI 表现

（1）直接征象:肿块 T1WI 呈低至等信号,T2WI 稍高信号,肿瘤较大时内见长 T1、长 T2 信号不规则液化坏死区,合并出血时可见点片状 T1WI 稍高信号。强化方式同 CT。

（2）间接征象:①胰胆管扩张,MRCP 可清晰显示扩张的胆管及胰管,"双管征";②胰周脂肪间隙改变,胰腺癌向周围侵犯时,可见脂肪间隙的高信号内出现条索或毛刺状相对低信号影,若沿胰周血管周围、腹膜后脂肪间隙分布,伴不规则软组织信号影还可提示周围神经侵犯;③其他脏器受累表现同 CT。

2. 功能成像

（1）DWI:胰腺癌组织内纤维化及细胞密集,水分子运动受限,DWI 序列呈明显高信号,ADC 值减低。应用水通道蛋白（AQPs）模型、非高斯双指数模型（IVIM）和拉伸指数模型分析多 b 值 DWI,可见胰腺癌 ADC_{AQPs} 明显升高,在分子层面早期诊断胰腺癌。胰腺癌转移性淋巴结核质比例高,细胞生长密集,DWI 显影较常规 MRI 更为清晰,呈明显高信号,因此应用 DWI 有助于胰腺癌临床分期。

（2）MRE:胰腺癌质地坚硬,瘤周组织纤维化显著,弹性值可升高。

（3）MRS:能无创了解组织内生化代谢情况并进行定量分析,胰腺癌中胆碱复合物、脂肪酸及脂质减低,与肿瘤组织乏血供、低代谢相关。

四、鉴别诊断

（一）慢性肿块型胰腺炎

CP 胰头增大但外形尚光滑,无明显分叶,CT 肿块内见到斑片状钙化或合并假性囊肿,提示 CP。CP 肿块以纤维化为主,T1WI 和 T2WI 低信号多见,增强扫描 CP 强化程度高于胰腺癌,DCE-MRI 时间-信号强度曲线（TIC）可分为 5 型（依次为注射对比剂后 18、45、75、150、240 秒达到峰值,即 Ⅰ、Ⅱ、Ⅲ、Ⅳ、Ⅴ 型）,依据 TIC 尾部走行趋势分为 2 个亚型（a 为缓慢下降型、b 为平台趋势型）,Ⅳb 及 Ⅴ 型仅出现在胰腺癌中,Ⅰa 及 Ⅱa 型出现在肿块型胰腺炎中,有助于两者鉴别。^{1}H-MRS 显示同胰腺癌相比,CP 脂质峰降低,其余代谢物峰升高。DWI 炎性肿块 ADC 值与剩余胰腺实质 ADC 值相当,而胰腺癌 ADC 值低于剩余胰腺实质。此外,MRCP 上 CP 主胰管多呈"串珠状"扩张,可见"胰管穿通征",胆总管远端多呈锥形狭窄;胰腺癌胰管呈光滑连续扩张,并与肿瘤处截断,胆总管亦突然截断。胰腺癌多侵及胰周血管,可见血管形态改变、狭窄、受包绕等。弹性成像显示炎性肿块应变率较高,胰腺癌和内分泌肿瘤应变率较低,弹性值较高。

（二）自身免疫性胰腺炎

被认为是由 IgG 免疫介导的全身性疾病胰腺受累的一种类型,常被误诊为胰腺癌。CT 平扫表现为局部腊肠样改变,主胰管不规则狭窄,胰腺边缘呈低密度,胰周可见到包膜及"帽檐征",胰腺癌上游胰管扩张,自身免疫性胰腺炎（autoimmune pancreatitis, AIP）上游胰管可扩张也可正常,增强扫描胰管管壁强化及"帽檐征"有助于鉴别,AIP 多累及胆总管胰腺段,管壁均匀增厚,边缘光滑,胆道梗阻较胰腺癌轻。MRI DWI 序列,ADC 值低于胰腺癌。增强扫描 AIP 强化程度高于胰腺癌。AIP 实验室检查 IgG4 明显升高,CA199 升高提示胰腺癌,此外,AIP 常合并其他器官免疫性疾病,如溃疡性结肠炎、硬化性胆管炎及腹膜后纤维化等。

（三）神经内分泌肿瘤

起源于肽能神经元和神经内分泌细胞的异质性肿瘤,多数胰腺神经内分泌肿瘤（pancreatic neuroendocrine tumor, NETP）为富血供肿瘤,增强扫描明显强化,且强化持续时间较长。当肿瘤内部或中央区有较大坏死区时,鉴别困难,但功能性 NETP 可有明显临床症状。

（四）原发性胰腺淋巴瘤

较为罕见,约占淋巴瘤结外病变的 2%。主要病理类型为 B 细胞性非霍奇金淋巴瘤,DWI 呈明显高信号，常无胰管浸润，即使胰管浸润，胰管扩张却不明显，增强扫描原发性胰腺淋巴瘤（primary pancreatic lymphoma，PPL）轻度均匀强化，腹膜后肿大淋巴结分布若在肾静脉水平以下，有助于 PPL 诊断。

（五）胰腺转移瘤

发生胰腺转移的原发肿瘤包括肾癌、肺癌、结直肠癌、乳腺癌等，肾癌及肺癌多见。胰头转移瘤合并胰胆管扩张少见，可能与原发瘤细胞通过血行或淋巴转移至胰腺，不浸润胰胆管管壁有关。肾癌胰腺转移瘤 CT 平扫多为稍高密度，增强扫描明显强化或环形强化，提示血供丰富，弥漫性胰腺转移瘤表现为胰腺弥漫性肿大，不均匀轻度强化。

（高玉颖 王悦人）

参考文献

[1] 梁亮，曾蒙苏.胰腺癌 CT 和 MRI 诊断、分期及可切除性判断的进展[J].现代实用医学杂志，2017，29（5）：563-565.
[2] 马婉玲，魏梦绮，任静，等.3.0TMRI 水通道蛋白分子成像在胰腺癌的应用价值.放射学实践杂志[J]，2017，32（11）：1165-1169.
[3] 安䛏，石喻，郭启勇.胰腺磁共振弹性成像现状[J].中国临床医学影像杂志，2016，27（9）：666-669.
[4] 安䛏，石喻，郭启勇.3D 磁共振弹性成像评估健康志愿者的胰腺弹性值的可行性研究[J].中国临床医学影像杂志，2015，26（9）：646-649.
[5] 武赞凯，杜恒锐，王振江，等.胰腺癌流行病学及诊治的研究进展[J].中南大学学报，2017，42（6）：713-719.
[6] 康冰，孙丛.胰腺弥漫性疾病的影像学诊断[J].医学影像学杂志，2016，26（8）：1522-1526.
[7] 郭启勇.实用放射学[M].3 版.北京：人民卫生出版社，2007.

病例九　肝门部胆管癌

病史：患者女，79 岁，15 天前无明显诱因出现发热，最高 38℃，影像检查见图 5-9。

一、概述

肝门部胆管癌（hilar cholangiocarcinoma，HCCA）是起源于肝总管、左右肝管及其汇合部的黏膜上皮癌，亦称高位胆管癌或 Klatskin 瘤。肝门部是胆管癌好发部位，在胆道恶性肿瘤中最常见，对化疗敏感性较低，放疗效果也不十分理想，预后较差，目前手术切除是唯一根治手段。Bismuth-Corlette 将其分为 4 型：Ⅰ型肿瘤位于肝总管，但未侵犯左右肝管分叉部；Ⅱ型肿瘤累及肝总管和左右肝管分叉

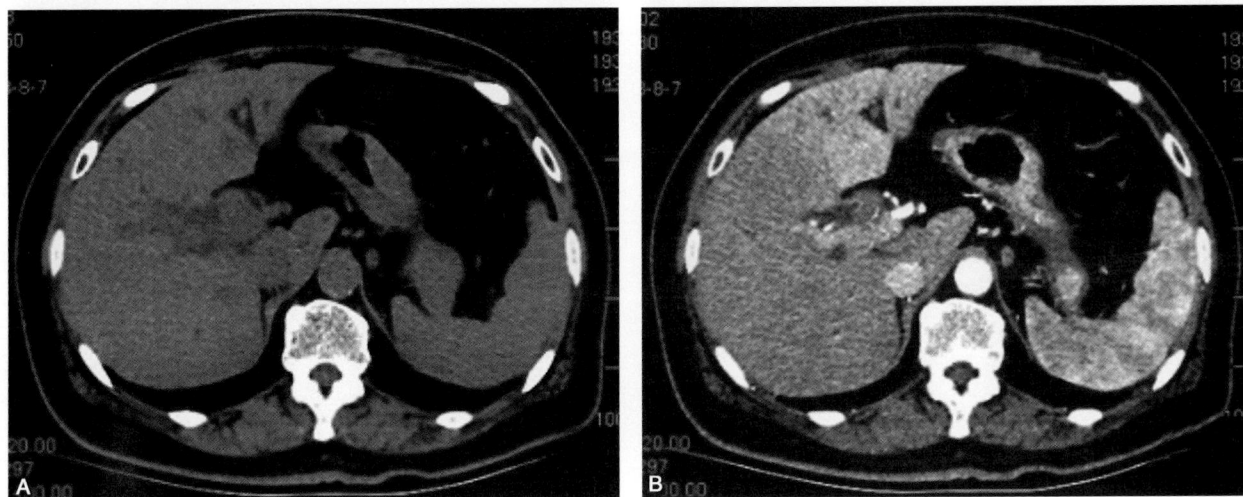

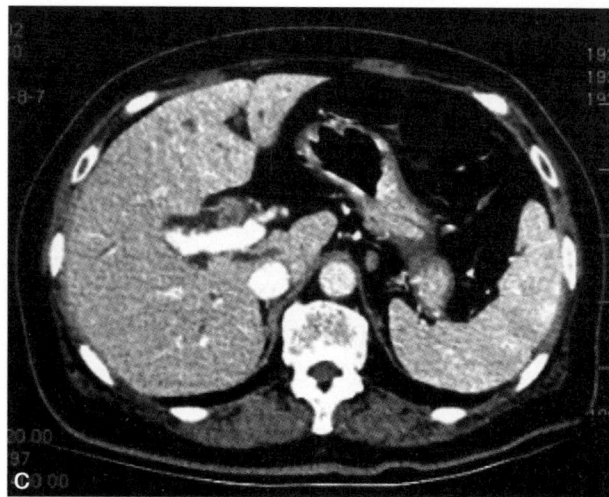
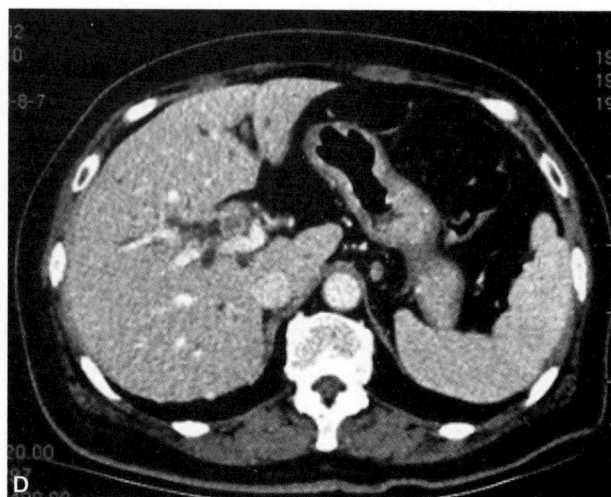
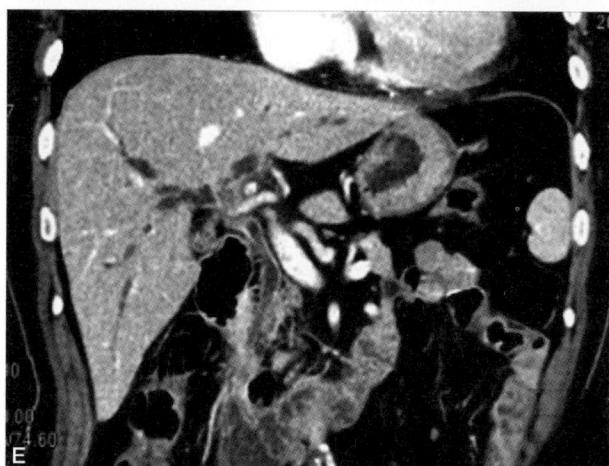
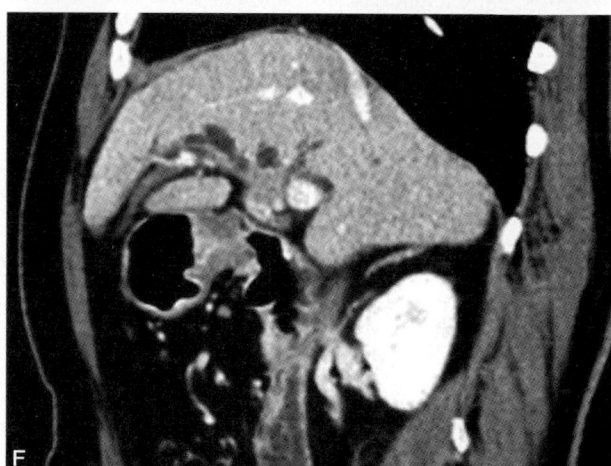
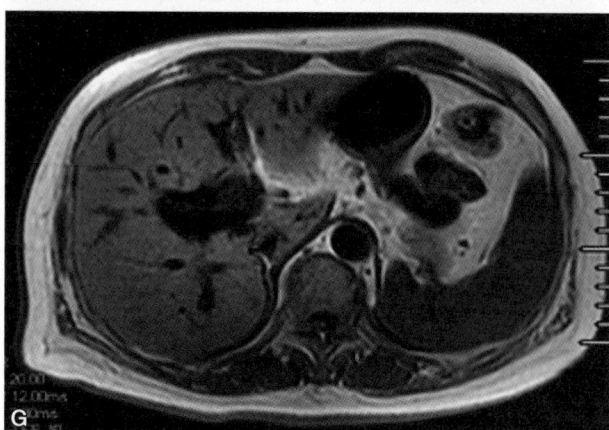
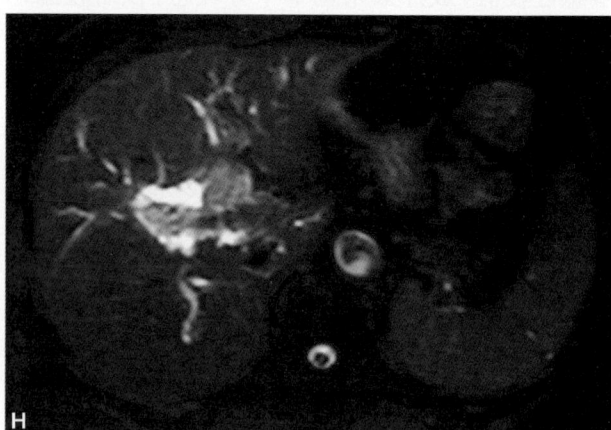

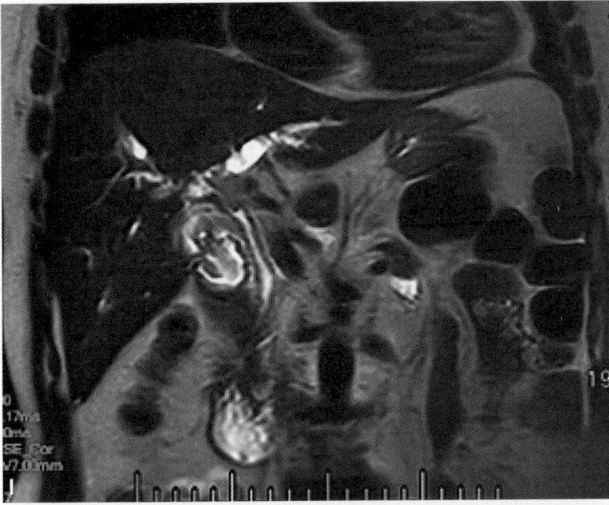

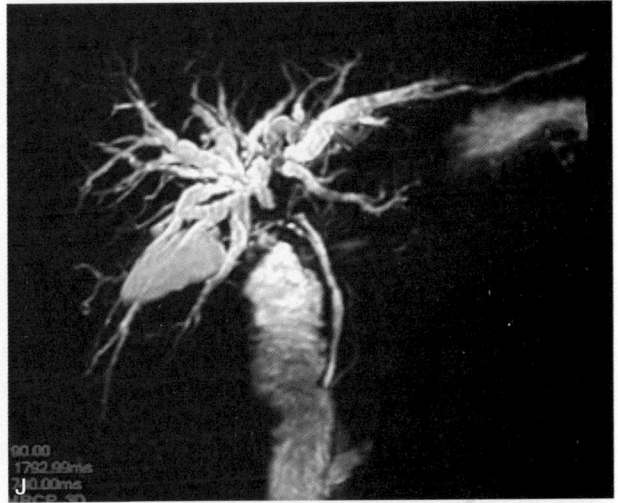

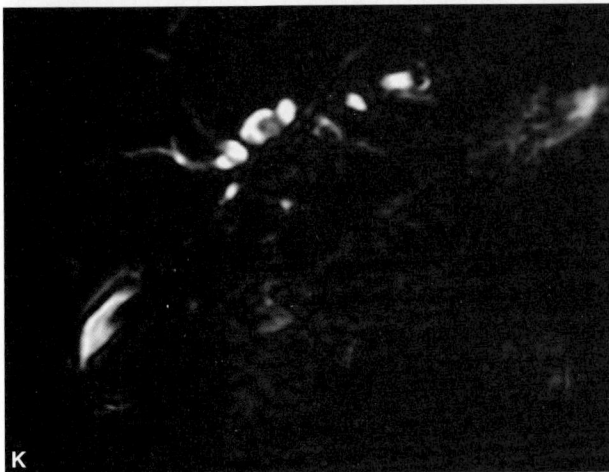

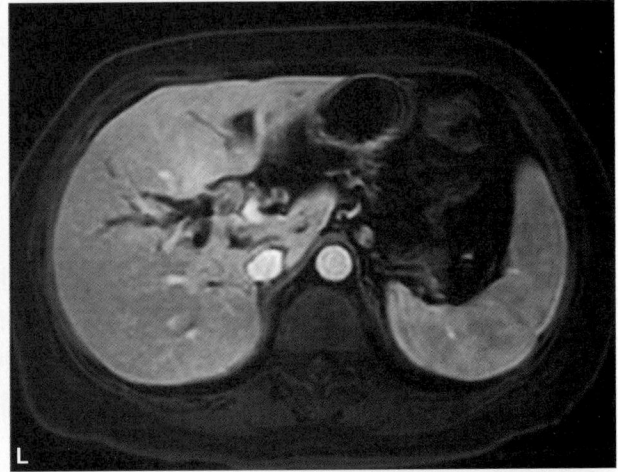

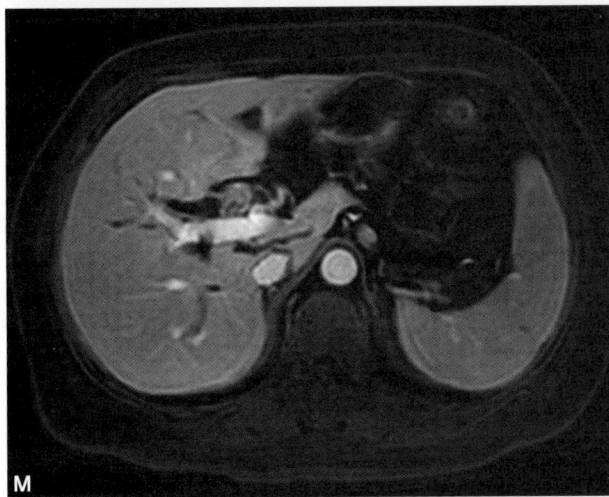

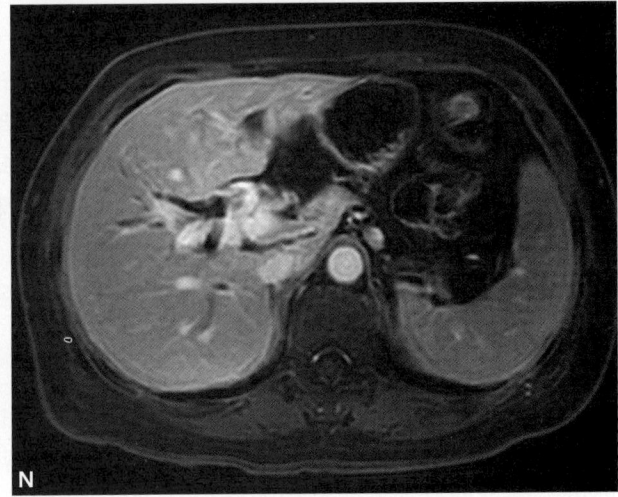

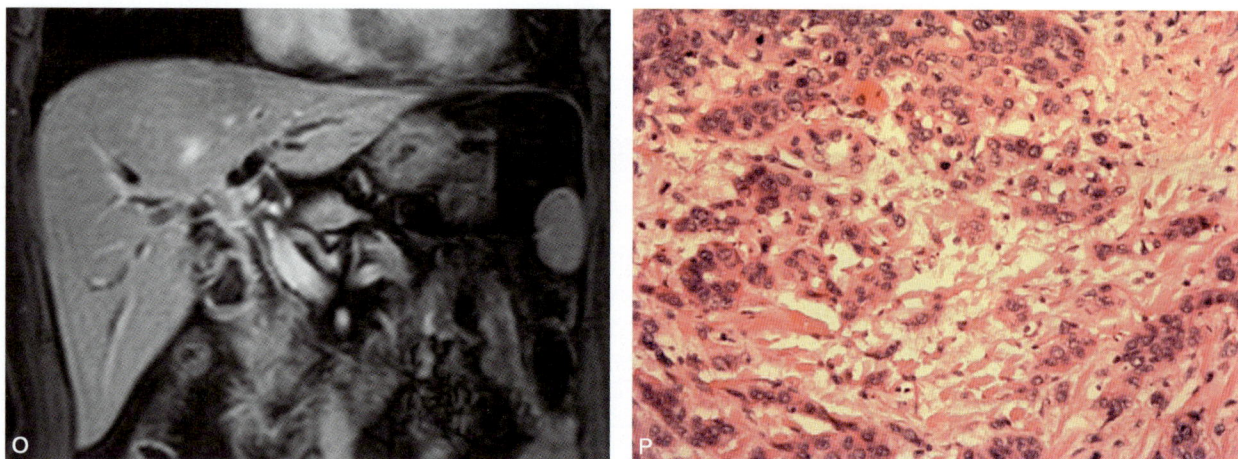

图 5-9　肝门部胆管癌影像表现

肝脏 CT：A. 平扫，肝内胆管轻度扩张，至肝门部截断，肝门部见软组织密度影，边界不清；

增强扫描图：B~D. 动脉期、门静脉期、平衡期，肝门部病变渐进性强化，呈结节状，右肝管受侵，管壁增厚；

MPR 图像：E、F. 门静脉期冠状位、矢状位，肝门部病变明显强化，左、右肝管及汇合部受累、狭窄，肝内胆管扩张，胆总管上段管壁轻度增厚，明显强化；

肝脏 MRI：G~I. T1WI 横断位、T2WI 脂肪抑制横断位、T2WI 冠状位，肝门部 T1WI 稍低信号、T2WI 稍高信号结节，肝内胆管轻度扩张，至肝门部截断；J、K. MRCP，肝门部胆管截断，左、右肝管及肝内胆管普遍扩张，肝内胆管可见低信号充盈缺损；

增强扫描图：L~O. 动脉期、门静脉期、平衡期及其冠状位，肝门部病变渐进性强化，呈结节状，左、右肝管受侵，肝门部、腹膜后见多枚增大淋巴结，均匀强化；

P. 病理图，诊断为胆管癌。

部；Ⅲa 型肿瘤侵及肝总管和右肝管，Ⅲb 型侵及肝总管和左肝管；Ⅳ型肿瘤累及肝总管、左右肝管。HCCA 具有纵向浸润生长（沿胆管）、垂直侵犯（邻近组织）的生物学特性，还易侵及神经鞘，晚期还可发生淋巴结转移。HCCA 病理大体上分为 3 种类型：硬化型、结节型和乳头型，镜下多为中低分化腺癌。精准术前影像学评估有利于 HCCA 的根治性切除和保证手术安全，从而改善患者预后，对肝门部胆管癌的治疗意义重大。

二、临床表现

HCCA 多发生于老年男性患者，早期无特异临床表现，患者可出现进行性黄疸，伴有皮肤瘙痒、陶土样便、上腹部胀痛、体重减轻，部分患者有发热、寒战、恶心、呕吐等急性阻塞性胆管炎和胆管狭窄症状，体检可扪及肝大，晚期出现脾大、腹腔积液等门静脉高压表现，与肝门部良性疾病有相似症状。肝门部胆管病变引起胆道梗阻时，胆汁引流不畅，进而造成胆汁淤积，损害肝功能。

三、影像学表现

（一）CT

浸润性生长的 HCCA 肿瘤一般体积较小，平扫显示不佳，仅见肝门部结构分辨不清，肝内胆管、左右肝管扩张至肝门部截断等征象，少数可见稍低密度肿块。增强扫描扩张的肝内胆管显示清楚，阻塞处近端肝外胆管或左右肝管管壁增厚，肝门部胆管管壁多偏心性增厚，明显强化。若肿瘤呈结节状突入腔内，可见扩张胆管内有明显强化软组织密度结节。肿瘤可向腔外生长突破胆管管壁，造成胆管外脂肪间隙消失。

（二）MRI

常规 MRI 主要表现为肝内胆管不同程度扩张，呈"软藤状"，肿瘤在 T1WI 呈低至稍低信号，T2WI 同肝实质相比，以高信号为主，DWI 呈稍高信号。硬（腺）癌含有大量纤维组织，T2WI 相对肝实质呈稍高信号，增强扫描延迟强化，肝门部胆管壁不规则增厚，管腔狭窄、中断。HCCA 可侵犯肝实质形成肿块。MRCP 可清楚显示梗阻部位、狭窄胆管范围，可见胆管截断征象、偏心性狭窄或腔内充盈缺损，扩张的胆管于肝门部突然鼠尾状狭窄或放射状向肝门部集中，形成"肝门空虚征"。Gd-EOB-DTPA 增强 MRI 胆道造影，可对肝门部胆管癌导致的梗阻局部形态及功能损害进行评估，对肝内二级胆管分支的显示和评价较 MRCP 更为满意，还可提供胆汁动力学的可靠信息。HCCA 在弥散峰度成像（diffusion kurtosis imaging，DKI）呈稍高至高信号，DKI 相关参数 D 值和 K 值还可反映 HCCA 病理分化程度。

四、鉴别诊断

胆管炎：急性化脓性胆管炎主要依靠临床表现及实验室检查，常合并胆管内结石或蛔虫及胆管壁充血、水肿、增厚外，尚可见肝脓肿，合并产气菌感染可见胆管积气等。慢性硬化性胆管炎累及范围较广，胆管壁 DWI 呈等或稍高信号，MRCP 可见典型狭窄和扩张，即"跳跃式"扩张，DCE-MRI 胆管壁均匀线状强化。

（高玉颖　王悦人）

参考文献

［1］胡尚志，王鑫，孔静.肝门胆管癌与肝门部良性疾病的临床资料比较和鉴别诊断［J］.中国普外基础与临床杂志，2017，24（3）：343-348.

［2］曹瑛，付兵，王忠，等.MRI 常规扫描结合弥散加权成像、MRCP 在肝门胆管癌中的诊断价值［J］.四川医学，2013，34（3）：448-450.

［3］戴亚婕，曾蒙苏.特异性肝胆磁共振对比剂 Gd-EOB-DTP 在胆道成像的临床应用及研究［J］.中国医学计算机成像杂志，2014，20（3）：291-294.

［4］徐蒙莱，邢春华，陈宏伟，等.DKI 技术在肝外胆管癌分级中的应用价值［J］.磁共振成像杂志，2016，7（1）：34-39.

［5］鲁正，王冬冬，余凡.肝门部胆管癌术前影像学评估［J］.肝胆外科杂志，2016，24（5）：324-328.

［6］郭启勇.实用放射学［M］.3 版.北京：人民卫生出版社，2007.

病例十　结 直 肠 癌

病史：患者男，66 岁，无明显诱因发现肉眼血尿，为深红全程血尿，排尿时疼痛，伴血块排出，伴排尿无力、尿频、夜尿多，大便稀，影像检查见图 5-10。

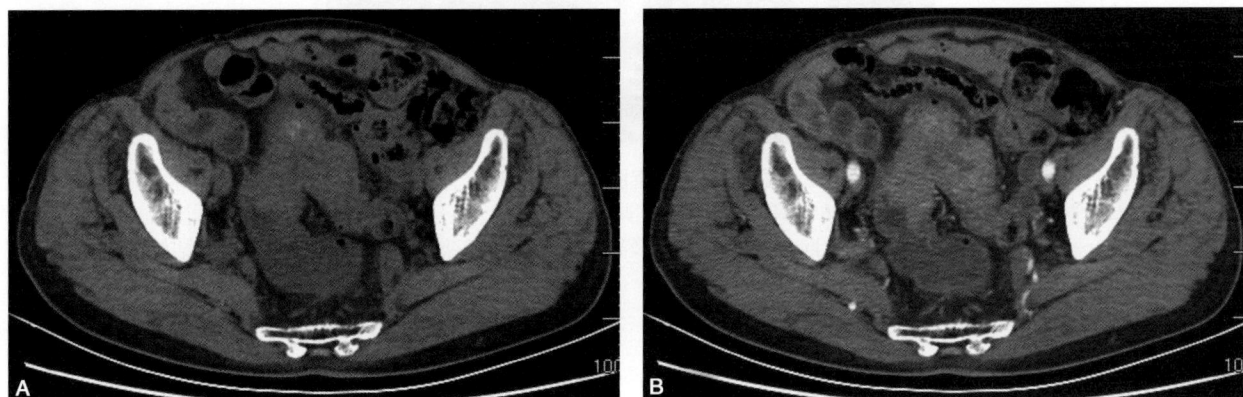

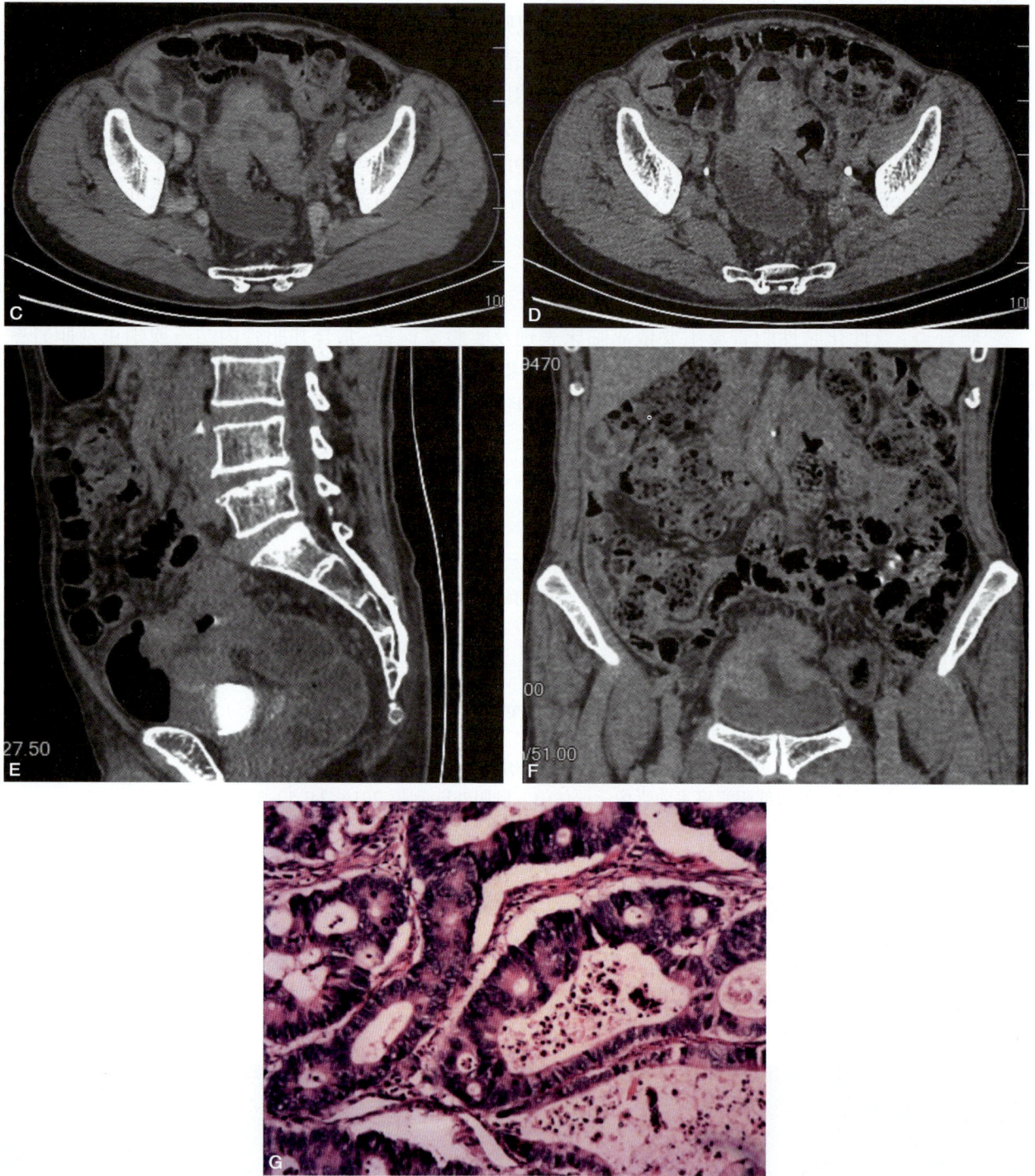

图 5-10　结直肠癌影像表现

双肾输尿管及膀胱 CT：A. 平扫，乙状结肠管壁不均匀增厚，浆膜面毛糙；
增强扫描图：B～F. 动脉期、静脉期、排泄期、MPR 矢状位及冠状位，增厚肠壁明显强化；G. 肠壁分层结构消失，相应节段管腔狭窄，肿瘤突破浆膜面侵袭膀胱，形成瘘道。

一、概述

结直肠癌（colorectal cancer, CRC）是常见的胃肠道恶性肿瘤，多见于老年人，在我国，随着人民生活水平不断提高，饮食习惯和饮食结构改变以及人口老龄化，CRC 的发病率逐年攀升，其中结肠癌发病率上升尤其显著，且大多数结肠癌患者发现时已属于中晚期。病理检查 CRC 多为腺癌，此外，还有黏液癌、印戒细胞癌、鳞状上皮癌等。长期以来钡剂灌肠和内镜（纤维乙状结肠镜、结肠镜和胶囊内镜）是 CRC 的主要检查手段，但检查具有一定痛苦，且部分患者由于肠道准备差，无法进行正常的钡灌肠和结肠镜检查，因而无法确定病灶，更无法明确病变侵犯程度。近年来，随着 CT 和 MRI 技术的不断革新，CRC 诊断准确率提高，CRC 患者的病程管理得到了显著优化，DWI、^{18}F-FDG-PET 及 DCE-MRI 等技术在明确肿瘤特征方面有广阔的应用前景。

二、临床表现

CRC 常有数年的潜伏期，最常见的症状是大便带血，还可伴有缺铁性贫血或不明原因的低热、不明原因的腹痛、大便习惯改变等症状，肠穿孔或肠梗阻的出现提示病变进展。部分肿瘤可因分泌大量黏液引起水样便，导致低钾和低蛋白血症。

三、影像学表现

（一）双对比造影

通过气、钡双重对比显示结肠的轮廓和黏膜，肿瘤部位定位准确，技术操作简单，并发症发生率低，是一种安全、准确、有效的检查方法，但不能直接观察肠壁全层，肿瘤 T、N、M 分期判断受限制。

1. Borrmann Ⅰ型（蕈伞型） 表现为突向肠腔的边界清楚的肿块，表面菜花状，可伴轻微凹陷，基底部与周围肠壁分界清，充盈像上，表现为不规则充盈缺损。

2. Borrmann Ⅱ型（局限溃疡型） 此型多见，表现为周围境界清楚的环形溃疡性病变，隆起中央见火山口样溃疡，肿瘤沿肠壁环周浸润超过肠管周长 3/4 时，形成"苹果核征"。

3. Borrmann Ⅲ型（浸润溃疡型） 病灶边缘欠光滑，环堤较为低矮，溃疡边缘向周边破溃而不完整，肿瘤周围常伴有黏膜粗大结节和巨大皱襞。

4. Borrmann Ⅳ型（浸润型） 常表现为范围较长的管腔狭窄，肿瘤沿黏膜下层及其深层弥漫性浸润，不形成明显溃疡或环堤，与正常肠壁界限不明显，病变处肠壁僵硬、活动性差，可见小浅钡斑。

（二）CT

对于 CRC 患者，CT 被认为是安全性最高、依从性最好、受益率最高的检查方法。CT 显示黏膜微细病变不如消化道对比剂内镜，但可同时显示腔内、腔外病变是其优势。

平扫表现为病变肠壁局部不规则环周或偏心性增厚，相应节段管腔狭窄，肠腔内见息肉状或菜花状肿块，内可见低密度坏死区和钙化，增强扫描异常强化，分层结构消失。Borrmann Ⅰ型表现为管腔内广基底偏心性分叶状肿块，Borrmann Ⅱ、Ⅲ型表现为环形或半环形肠壁增厚伴不规则狭窄，Borrmann Ⅳ型表现为肠壁弥漫、均匀增厚，轮廓僵硬。CT 仿真内镜（CT virtual endoscopy, CTVE）可直接显示肿瘤表面情况，观察大体形态及与肠壁关系，使病变更加逼真。

（三）MRI

结直肠位置相对固定，肿瘤与周围脂肪组织之间形成良好对比，MRI 多参数、多脉冲序列选择，在 CRC 临床分期方面展示出了巨大优势，并发挥重要作用。MRI 可清楚显示肿瘤与周围系膜筋膜关系。环周切缘（circumferential resection margin, CRM）指肿瘤浸润最深处与直肠系膜筋膜之间的最短距离，CRM<1mm 为 CRM 阳性，反之为阴性，CRM 阳性患者术后具有较高的局部复发率，与生存期关系密切，也是术前术后辅助治疗的重要指标。MRI T2WI 可清楚显示肠壁层次：①黏膜及黏膜下层，较厚，呈稍高信号；②肌层，呈低信号；③肠周脂肪层，高信号；④肠周筋膜层，纤细、低信号。肿瘤通常呈长

T1、长 T2 信号，低于 T_2 期肿瘤肌层完整，T_3 期肿瘤超过肌层，延伸至直肠系膜脂肪内，肠腔外广基底软组织信号影与腔内肿块信号相同，T_4 肿瘤延伸至脏腹膜表面或邻近结构。MRI 还可显示肠外脉管侵犯，T2WI 肠壁外流空血管中可见到中等信号肿瘤。IVIM-DWI f 值反映血液微循环占组织总体扩散的容积比例，f 值升高可提示 CRC 恶性程度及侵袭度升高，血管生成越丰富，血液容量值越大。淋巴结分期对于 CRC 术前评估至关重要，区域淋巴结包括直肠系膜和髂内淋巴结，前者多位于肿瘤上下 5cm 范围内，系膜外淋巴结受累时提示局部进展，当短径＞0.5cm 认为可疑，此外，淋巴结呈圆形、形态不规则、信号不均匀、强化不均及 DWI 高信号均可提示转移。

（四）常见并发症影像学表现

1. **肠梗阻**　梗阻部位（移行带）软组织密度/信号肿块或肠壁不均匀增厚，近端肠管积气、积液扩张，多发气液平面。

2. **肠套叠**　可见"同心圆"征，CT 表现为类圆形边缘光滑、密度不均包块，呈"靶环征"。

3. **瘘道**　进展期癌侵犯邻近器官，并穿破周围脏器形成瘘道，钡剂灌肠、消化道造影膀胱、胆囊、胃、子宫等瘘道内见对比剂充填。

四、鉴别诊断

（一）肠息肉及腺瘤

绒毛状腺瘤是大肠息肉的一种，组织学表现为肠上皮呈乳头样生长，中心为血管结缔组织间质，伴随上皮一起增生。管状绒毛腺瘤形态不规则，可有不同程度分叶，多局限于黏膜层，宽基底与肠壁相连，T1WI 呈等至稍高信号，T2WI 呈稍高信号，增强扫描呈"三环样"强化，内层为基底部供养小脉管及纤维间质，强化最明显，中层为增生腺体，强化程度较低，外层为腺体表面柱状上皮，强化程度介于内、中层之间。CRC 属于恶性肿瘤，新生血管只有一层内皮细胞，无平滑肌和神经末梢，基底膜不完整，有较高的内皮通透性和血流量，绒毛状腺瘤组织学上中心有血管增生，但增生的血管结构正常，血管通透性正常，但血流量增多，因此 CRC 的 DCE 定量指标 K、K_{ep} 高于息肉和腺瘤。DWI 方面，息肉和腺瘤呈稍高信号，CRC 呈显著高信号，ADC 值低于腺瘤。

（二）炎性肠病

溃疡性结肠炎好发于直肠、乙状结肠及降结肠，范围较广，病变连续性分布，可见多发小溃疡和息肉；克罗恩病好发于末段回肠、盲升结肠，病变累及范围较广，常节段性分布，系膜侧常见纵行裂隙状溃疡、挛缩和不规则小充盈缺损，病变对侧肠壁受累相对轻，可表现为假憩室样。

（三）结肠淋巴瘤

肠壁增厚可达 7～12cm，肠壁张力下降，管腔呈"动脉瘤样扩张"，此外，淋巴瘤隆起边缘平滑，具有黏膜下肿瘤特点。

（高玉颖　王悦人）

参考文献

［1］刘艳，朱丽娜，杨爱梅，等. 3.0T 磁共振动态对比增强剂扩散加权成像在绒毛状腺瘤和直肠癌鉴别中的应用［J］. 新疆医科大学学报，2016，12（39）：1530-1533.

［2］王余，徐晋珩，马梦华，等. 直肠管状绒毛状腺瘤的 3.0TMRI 特征［J］. 放射学实践杂志，2017，32（3）：279-282.

［3］郭启勇. 实用放射学［M］. 3 版. 北京：人民卫生出版社，2007.

［4］梁新梅，程英升. 结直肠癌的影像学诊断进展［J］. 世界华人消化杂志，2008，16（11）：1220-1227.

［5］王飞，董国礼. 结直肠癌的影像学研究进展［J］. 川北医学院学报，2014，29（1）：107-112.

第六章 泌尿生殖系统

病例一 肾盂输尿管重复畸形

病史:患者男,44岁,间断出现肉眼血尿1个月,影像检查见图6-1。

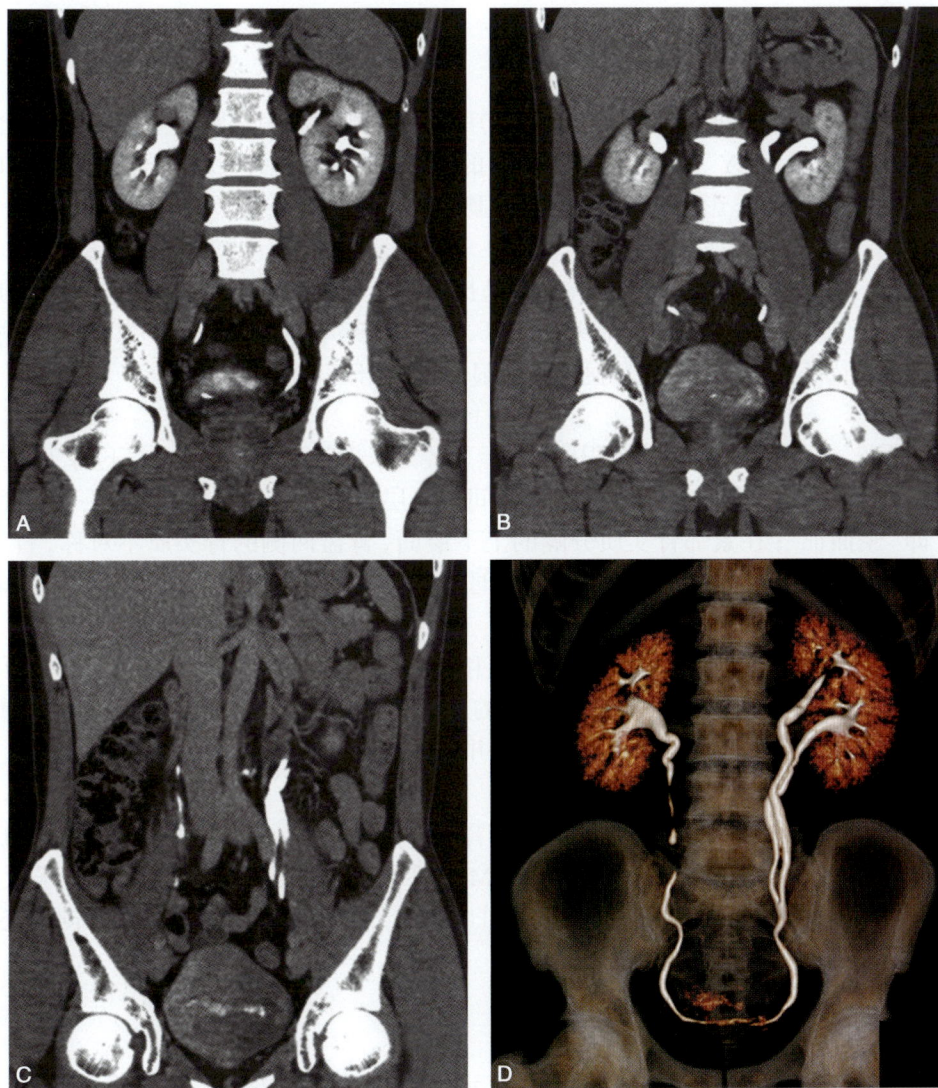

图 6-1 肾盂输尿管重复畸形影像表现

泌尿系 CT 增强扫描 + 三维重建:A～D. 增强 CT 冠状位及 VR 重建,左侧见两组肾盏、肾盂及输尿管影像,两组输尿管呈"Y"形于输尿管下段汇合(不完全型肾盂输尿管重复畸形)。

一、概述

肾盂输尿管重复畸形（renal pelvis and ureteral duplication，RPUD）又称重复肾盂输尿管，是泌尿系统较常见的先天性畸形，发病率占 0.5%～1.0%，单侧多见，有家族遗传倾向，为胚胎期输尿管芽发生异常分叉所致，常合并其他泌尿系畸形。肾盂输尿管重复畸形可分为完全型和不完全型两种，前者是指重复的肾盂、输尿管均独立开口于膀胱，常合并输尿管异位开口（如开口于尿道、阴道等）；后者是指重复的肾盂、输尿管汇合后共同开口于膀胱。

二、临床表现

大多数患者无临床表现，常因体检或其他疾病进行影像学检查时偶然发现，当合并肾盂或输尿管积水、输尿管异位开口、结石及感染等并发症时，可出现肾区胀痛、尿频、尿急、尿痛及尿失禁等一系列泌尿系症状。

三、影像学表现

（一）静脉肾盂造影

静脉肾盂造影（intravenous pyelography，IVP）所见：一侧或双侧肾脏有上、下两套集合系统显影，不完全型重复肾的输尿管呈"Y"形，完全型重复肾的输尿管呈两条平行状；当合并肾积水时，位于上部的肾盂肾盏常显影不良或不显影；下部肾盂肾盏显影尚好，可见受压变形或轻度移位。

（二）超声

超声显像所见：一侧或双侧肾脏体积增大，以长径增大为主；肾窦呈两组相互独立的团状高回声区；肾上半部肾盂肾盏常扩张积水呈圆形无回声区，肾皮质变薄、回声增强，与其相连的输尿管亦扩张积水，肾下半部表现尚正常；彩色多普勒血流显像显示两套肾脏血管。

（三）CT

CT 横断位所见：一侧或双侧肾脏体积增大，上下径延长，肾盂被分隔成上、下两部分，且均具备各自独立的肾蒂结构（动脉、静脉及输尿管等）；肾盂间分隔层面既无肾盂结构，又缺乏与之相链接的血管及集合系统，即"蒙面征"；在紧邻肾实质分隔的上下层面，肾盂两侧的肾实质不对称，肾盂肾盏偏位，两侧肾实质交替增厚，即"肾实质交替增厚征"；有时，扩张的上位肾盂可与正常的下位肾盂在同一层面显示，即"同层双肾盂征"。

CT 横断位增强所见：清晰显示重复肾的肾盂和输尿管，即"双输尿管征"；在髓质强化后期，高密度肾髓质内侧出现形态及密度与髓质结构相一致的影像，即"内髓质征"。冠状或矢状位重建图像可显示重复的肾脏与肾血管。CT 还可以检出重复肾合并的多种畸形。

（四）MRI

MRI 平扫表现：患侧可见两个肾脏，其中一个肾脏体积增大，与之相连的肾盂输尿管扩张积水，另一个肾脏大小、形态相对正常；磁共振尿路成像（MRU）可直观显示重复的肾盂及输尿管；此外，MRI可弥补静脉尿路造影检查的不足，尤其是上位肾脏收集系统显影欠佳或不显影时，同时还可检出重复肾合并的多种伴随畸形。

四、鉴别诊断

IVP、CT 尿路成像（CTU）和 MRU 检查均可显示肾盂输尿管重复畸形，且征象明确，不难诊断。然而，当合并上位肾盂输尿管积水时，排泄性尿路造影难以显示，重复肾合并重度肾积水时需与肾母细胞瘤、肾囊肿等相鉴别，直接显示重复肾的异常形态和集合系统为其主要鉴别点，行 CT 或 MRU 检查即可明确诊断。

（廖 伟　尚 靳）

参考文献

［1］Caliskan S. Bilateral Ureteral Duplication of Complete Left and Incomplete Right Side with Lower Pole Kidney Stone［J］. J Coll Physicians Surg Pak, 2017, 27（3）: S65-S66.

［2］王思琦, 罗敏, 唐光才.MSCT 及后处理技术诊断肾盂输尿管重复畸形的临床应用［J］.世界最新医学信息文摘, 2015, 15（71）: 25-27.

［3］郭启勇.实用放射学［M］. 3 版.北京: 人民卫生出版社, 2007.

［4］赵丽, 费祥武, 张刚林.重复肾输尿管畸形的超声诊断作用分析［J］.中国超声医学杂志, 2017, 33（1）: 88-90.

［5］祁朝阳, 田志先.肾盂输尿管重复畸形的综合影像分析［J］.中国现代医药杂志, 2006, 8（10）: 40-43.

［6］杜绪昌, 祁朝阳, 黄英荷, 等.肾盂输尿管重复畸形的 CT 特征及其扫描方法［J］.实用放射学杂志, 2006, 22（7）: 844-847.

［7］武天奎.磁共振成像及磁共振尿路水成像对泌尿系先天性畸形的诊断价值［J］.实用儿科临床杂志, 2010, 25（16）: 1285-1286.

病例二　肾母细胞瘤

病史: 患儿女, 17 个月, 发现右侧腹部包块 1 个月, 超声提示右肾包块, 影像检查见图 6-2。

一、概述

肾母细胞瘤（nephroblastoma）即肾胚胎瘤（renal embryoma），又称 Wilms 瘤（Wilms tumor），多见于

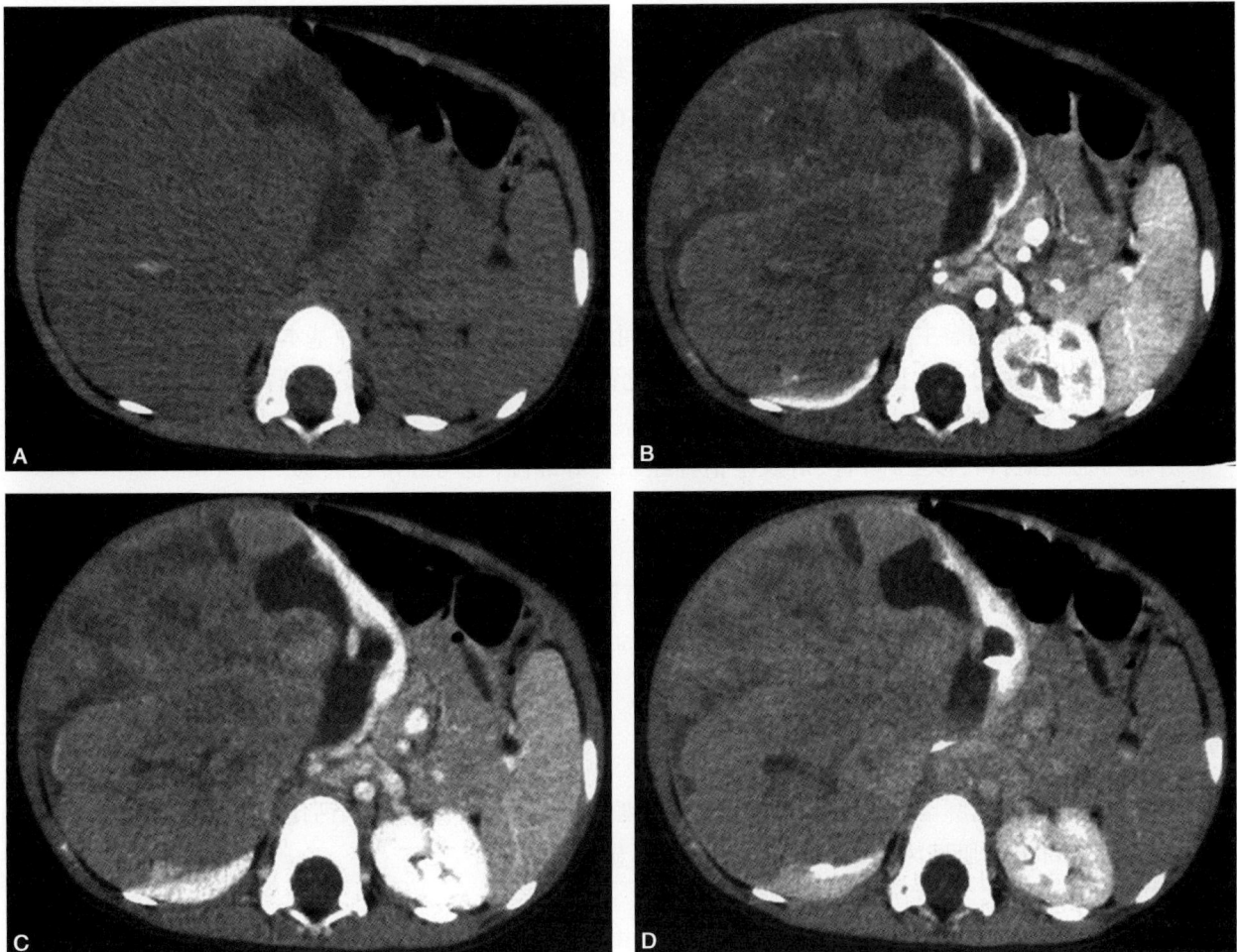

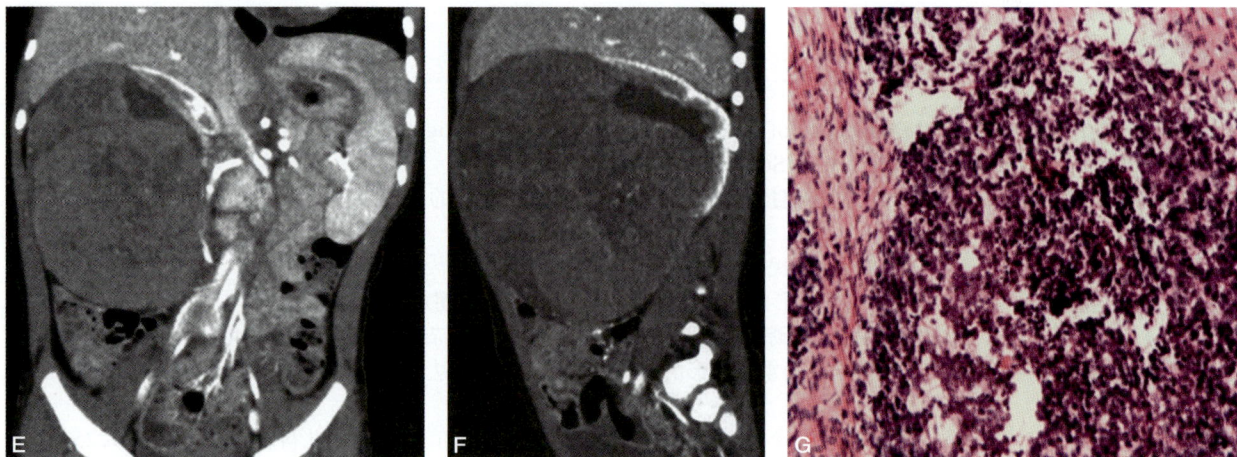

图 6-2　肾母细胞瘤影像表现

A～F. 分别为 CT 平扫、增强扫描皮质期、髓质期、延迟期、冠状位 MPR 及矢状位 MPR，右肾区可见巨大软组织肿块突出于肾轮廓之外，大小约为 11.1cm×9.3cm，边界尚清，其内密度不均，可见条状高密度影；增强扫描肿块实性成分呈不均匀明显强化，内见不强化坏死区；右肾皮质明显受压变薄，邻近腹腔脏器受压移位；G. 镜下所见，示癌细胞排列成巢状，可见纤维间质、横纹肌及鳞状上皮；病理证实为右肾母细胞瘤。

1～3 岁小儿，是儿童最常见的肾脏恶性肿瘤，在儿童原发腹腔恶性肿瘤中发病率位居第二位，在儿童恶性肿瘤中发病率位居第五位，约占儿童肾脏肿瘤的 95%，约 5% 双侧发病，1% 具有家族遗传性，约 15% 伴发各种先天性畸形，如先天性无虹膜、泌尿生殖器畸形、神经纤维瘤病、Denys-Drash 综合征等。

肾母细胞瘤是一种胚胎发育性肿瘤，是肾胚基细胞在出生后不久因不能正常分化和继续增殖所导致，可发生于肾实质的任何部位，多为单发，4%～10% 多发，多位于中上极肾皮质包膜下，双侧肾脏发病率无明显区别。

肾母细胞瘤体积较大，多呈不规则结节状生长，边界清楚，部分表面包绕纤维性假包膜，肿瘤切面主要为灰白色或红褐色，质地柔软、细腻，常伴出血、液化及坏死，部分瘤内有钙化，肿瘤周围肾实质受压迫可出现萎缩。

光镜下，肾母细胞瘤主要由未分化胚芽组织、间胚叶性间质和上皮 3 种基本成分组成；根据其所含成分比例不同，主要分为 3 型：肾母细胞型（未分化肾母细胞占优势）、上皮型（肾小球及肾小管结构占优势）、间叶型（横纹肌等间叶组织占优势）。

肿瘤可通过血行转移至肺、骨、肝及中枢神经系统等部位，也可经淋巴转移。

二、临床表现

肾母细胞瘤的临床表现主要为腹胀、无痛性腹部包块，多偶然发现，部分患儿可伴有腹痛、厌食、发热等症状；当肾盏、肾盂受累时，可出现肉眼血尿。

三、影像学表现

（一）静脉肾盂造影

IVP 所见：肾脏轮廓增大，肾区可见软组织密度肿块影，部分伴斑点状钙化，患侧肾盏、肾盂受压、变形、移位，大部分肾脏破坏时，可出现肾盂肾盏不显影。

（二）超声

超声所见：肾脏外形增大，表现为实性中低回声肿块，界清，内部回声不均，常伴有无回声液性暗区,周边及内部可见血流信号。肿块内钙化表现为肿块内探及强回声光点,后方伴声影。

（三）CT

CT 所见:肾实质内巨大不规则肿块呈等或低密度,膨胀性生长,包膜完整,分界清楚,肿瘤内部易发生坏死、出血及囊性变,部分伴钙化。增强扫描肿瘤呈不均匀强化,肿瘤实质、囊壁及纤维间隔可见强化,内部低密度坏死、囊变区无强化,周围受压变薄的肾实质明显强化。当假包膜破坏后肿瘤可侵犯肾窦、肾内淋巴管和血管,形成肾静脉及下腔静脉瘤栓,有时可见腹膜后淋巴结肿大。

（四）MRI

MRI 利用其特殊的成像原理,对组织成分及含量的差异可表现出不同的加权信号,大部分肿瘤呈 T1WI 低、T2WI 高信号,其内信号不均,增强后肿瘤呈不均匀强化。MRI 在肿瘤部位、边界、包膜、瘤内出血灶及少量脂肪显示方面优于 CT,但对于微小钙化灶的显示不如 CT。

四、鉴别诊断

（一）肾癌

肾癌与肾母细胞瘤在形态学上有相似之处,在影像学上二者难以区分,但肾癌发病年龄较大。

（二）横纹肌肉瘤

肾横纹肌肉瘤罕见,发病年龄较小,一般在 1 岁以内。一般位于肾中央,易侵犯肾门,钙化较肾母细胞瘤和透明细胞癌常见,瘤体钙化呈弧线状、肾被膜下积液为其典型影像特征。

（三）肾上腺神经母细胞瘤

神经母细胞瘤表现为儿童腹膜后巨大肿块,属于肾外肿瘤,易发生钙化,肾脏受推移但肾皮质完整。

（四）多囊肾

囊性肾母细胞瘤需要与多囊肾相鉴别。多囊肾多为双侧发病,发生年龄较肾母细胞瘤晚,同时可伴有多囊肝改变。

（廖 伟 尚 靳）

参考文献

［1］许涛,景红霞,李林均.肾母细胞瘤的研究进展［J］.现代肿瘤医学,2015,23（13）:1928-1931.

［2］郭启勇.实用放射学［M］.3 版.北京:人民卫生出版社,2007.

［3］杨丽丽,许晓燕,张银华,等.肾母细胞瘤病理及影像学特征分析［J］.新疆医科大学学报,2011,34（7）:752-755.

［4］王恩华.病理学［M］.2 版.北京:高等教育出版社,2008.

［5］刘艳君,王学梅.超声读片指南［M］.2 版.北京:化学工业出版社,2015.

［6］王秋艳,高煜,金彪,等.儿童肾母细胞瘤的 CT 诊断和鉴别诊断［J］.实用放射学杂志,2001（5）:333-335.

［7］Green DM. Considerations in the Diagnosis and Management of Pediatric Patients with Favorable Histology Wilms Tumor Who Present with Only Pulmonary Nodules［J］. Pediatric blood & cancer, 2016, 63（4）: 589-592.

［8］邓方,邓明明,刘勇彬,等.儿童单发性肾母细胞瘤的 CT 及 MRI 表现［J］.中国中西医结合影像学杂志,2016,14（3）:348-350.

［9］Dumba M, Jawad N, McHugh K. Neuroblastoma and nephroblastoma: a radiological review［J］. Cancer Imaging, 2015, 15（1）: 5.

病例三 膀胱嗜铬细胞瘤

病史:患者男,32 岁,排尿后心慌 1 年,超声提示膀胱肿物,影像检查见图 6-3。

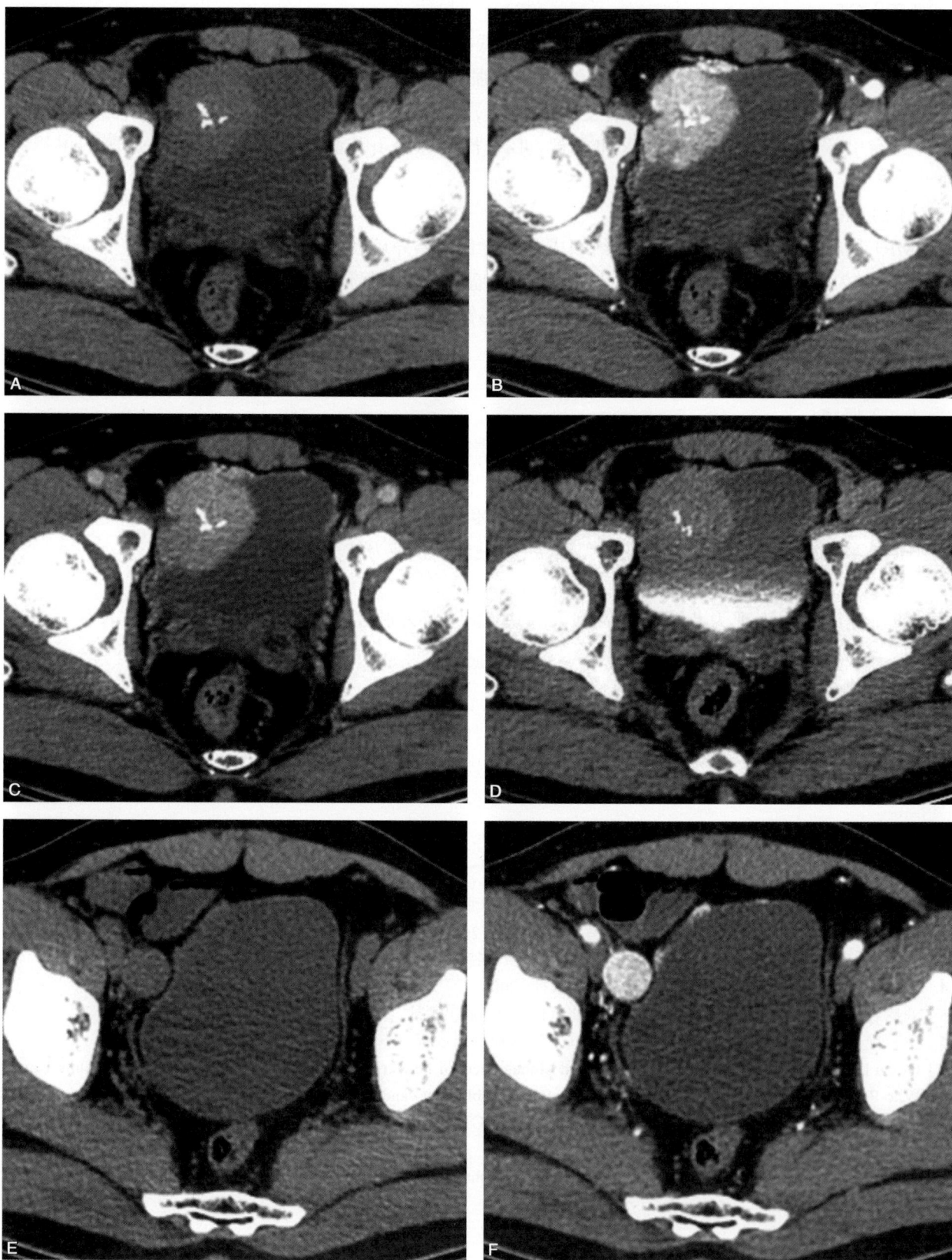

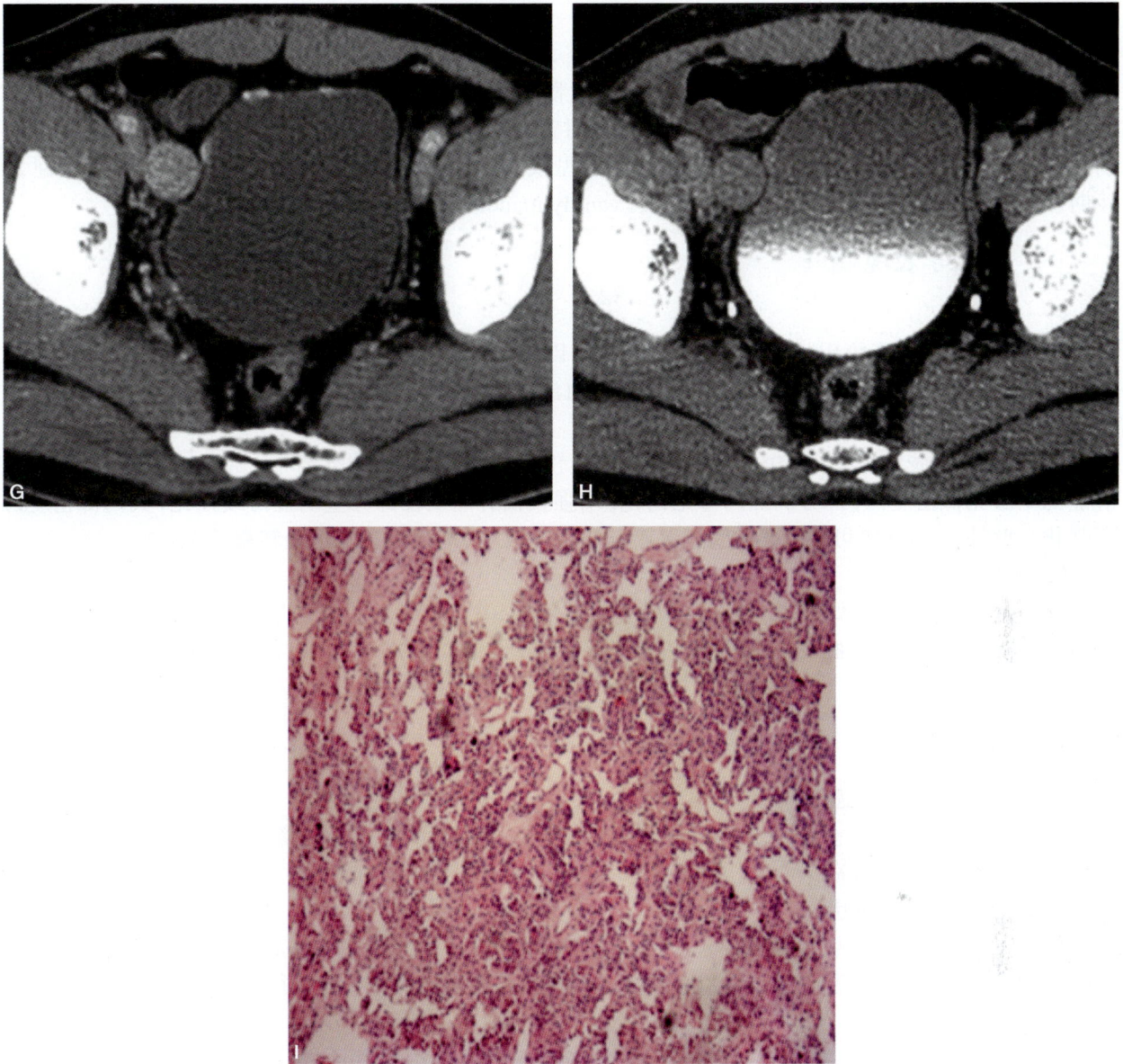

图 6-3　膀胱嗜铬细胞瘤影像表现

A～D. 分别为 CT 平扫、增强扫描动脉期、静脉期及延迟期，膀胱右前壁可见不规则软组织肿块，边界光整，大小约为 4.5cm×3.9cm，平均 CT 值约为 68Hu，其内多发点片状钙化灶；肿块动脉期呈明显强化，静脉期及延迟期强化较前减弱；E～H. 分别为 CT 平扫、增强扫描动脉期、静脉期及延迟期，右侧盆壁见肿大淋巴结，大小约为 2.1cm×2.0cm，边界清晰，其内密度均匀；肿大淋巴结动脉期呈均匀强化，静脉期及延迟期强化较前减弱；I. 镜下所见，癌细胞巢呈片状排列。免疫组化：CK(−)，Syn(＋)，CgA(＋)，S-100(＋)，CD34(−)。病理证实为膀胱嗜铬细胞瘤伴右髂血管旁淋巴结转移。

一、概述

嗜铬细胞瘤（pheochromocytoma）是起源于交感神经嗜铬细胞的一种神经内分泌肿瘤，主要发生于肾上腺髓质，约占全部嗜铬细胞瘤的 90%；嗜铬细胞瘤也称 10% 肿瘤，即 10% 肿瘤位于肾上腺外，10% 为双侧、多发肿瘤，10% 为恶性和 10% 为家族性。

肾上腺外嗜铬细胞瘤（extra-adrenal pheochromocytoma），也称副神经节瘤（paraganglioma），约占全部嗜铬细胞瘤的 10%，常位于腹主动脉旁、后纵隔、颈总动脉旁或膀胱壁。

膀胱嗜铬细胞瘤是起源于膀胱壁副神经节细胞的肿瘤，好发于膀胱三角区及后壁，临床较罕见，约占所有膀胱肿瘤的 0.06%，不足嗜铬细胞瘤的 1%，好发年龄为 30～40 岁，女性多于男性。

二、临床表现

膀胱嗜铬细胞瘤根据临床表现可分为症状型、隐匿型和无功能型。症状型肿瘤主要表现为排尿过程中出现出汗、心悸、头痛、视力模糊、心动过速、持续性或阵发性高血压、血尿等症状，排尿后症状有所缓解，血尿多为无痛性、间歇性肉眼血尿；隐匿型及无功能型肿瘤上述症状不明显。实验室检查24小时尿中儿茶酚胺的代谢产物香草基扁桃酸（vanillylmandelic acid，VMA）显著增高。

三、影像学表现

（一）超声

超声所见：肿块多位于膀胱黏膜下或肌层内，以中低回声为主，形态较规则，边界光滑；当肿瘤内有出血、囊变时，可见液性无回声区；彩色多普勒血流显像提示病灶内部血流信号丰富。

（二）CT

CT所见：膀胱壁可见向腔内外生长的类圆形软组织密度肿块，边界清晰，密度较均匀，少数较大肿瘤的中心见低密度区，部分病灶内可见钙化；增强扫描肿瘤实性部分呈明显持续强化，其内低密度区无强化。此外，增强CT可清楚显示膀胱黏膜与肌层的改变、局部侵犯及远处转移情况。

（三）MRI

MRI所见：膀胱壁肿块在T1WI上多呈等或低信号，在T2WI上呈高信号，边界清，抑脂序列呈高信号；当肿瘤伴陈旧性出血或坏死时，瘤内可见短T1或长T1、长T2信号灶；增强扫描肿瘤实性部分呈明显持续强化。

四、鉴别诊断

（一）膀胱移行细胞癌

好发于膀胱三角区，多见于50～70岁，主要表现为膀胱壁增厚或突向膀胱的菜花样肿块，可结合临床症状、血清CA及相关肿瘤标志物进行鉴别。

（二）膀胱内翻乳头状瘤

常位于膀胱三角区，肿块一般不侵及肌层，膀胱壁柔软。膀胱内翻乳头状瘤的影像学表现与膀胱嗜铬细胞瘤相似，可根据膀胱嗜铬细胞瘤的特征性临床表现及实验室特点进行鉴别诊断。

（三）膀胱结石

常表现为膀胱内强回声团，后方伴声影，绝大多数随体位改变而移动，易与膀胱嗜铬细胞瘤鉴别。

（廖　伟　尚　靳）

参考文献

［1］郭启勇.实用放射学［M］.3版.北京：人民卫生出版社，2007.

［2］Chaaya G, Morales J, Castiglioni A, et al. Paraganglioma of the Urinary Bladder：A Rare Cause of Hypertension and Urinary Tract Infections［J］. The American Journal of the Medical Sciences, 2018, 355（2）：191-194.

［3］Kumar AV, Mogili HKR, Boju SL, et al. Pheochromocytoma of Urinary Bladder in a Dialysis PatientPheochromocytoma of Urinary Bladder［J］. Nephrology, 2017, 22（2）：183.

［4］门群利，李彬，罗晓辉，等.膀胱嗜铬细胞瘤病例报道及文献回顾［J］.临床医学研究与实践，2017，2（16）：18-19.

［5］于一飞，朱樱，朱晓雷，等.超声及CT诊断膀胱嗜铬细胞瘤［J］.中国介入影像与治疗学，2013，10（10）：612-615.

［6］舒泽华，张克勤.膀胱嗜铬细胞瘤诊断与治疗探讨［J］.检验医学与临床，2016，13（6）：786-788.

病例四　子宫肌瘤

病史：患者女，52岁，体检发现子宫肌瘤2年余，痛经加重半年，影像检查见图6-4。

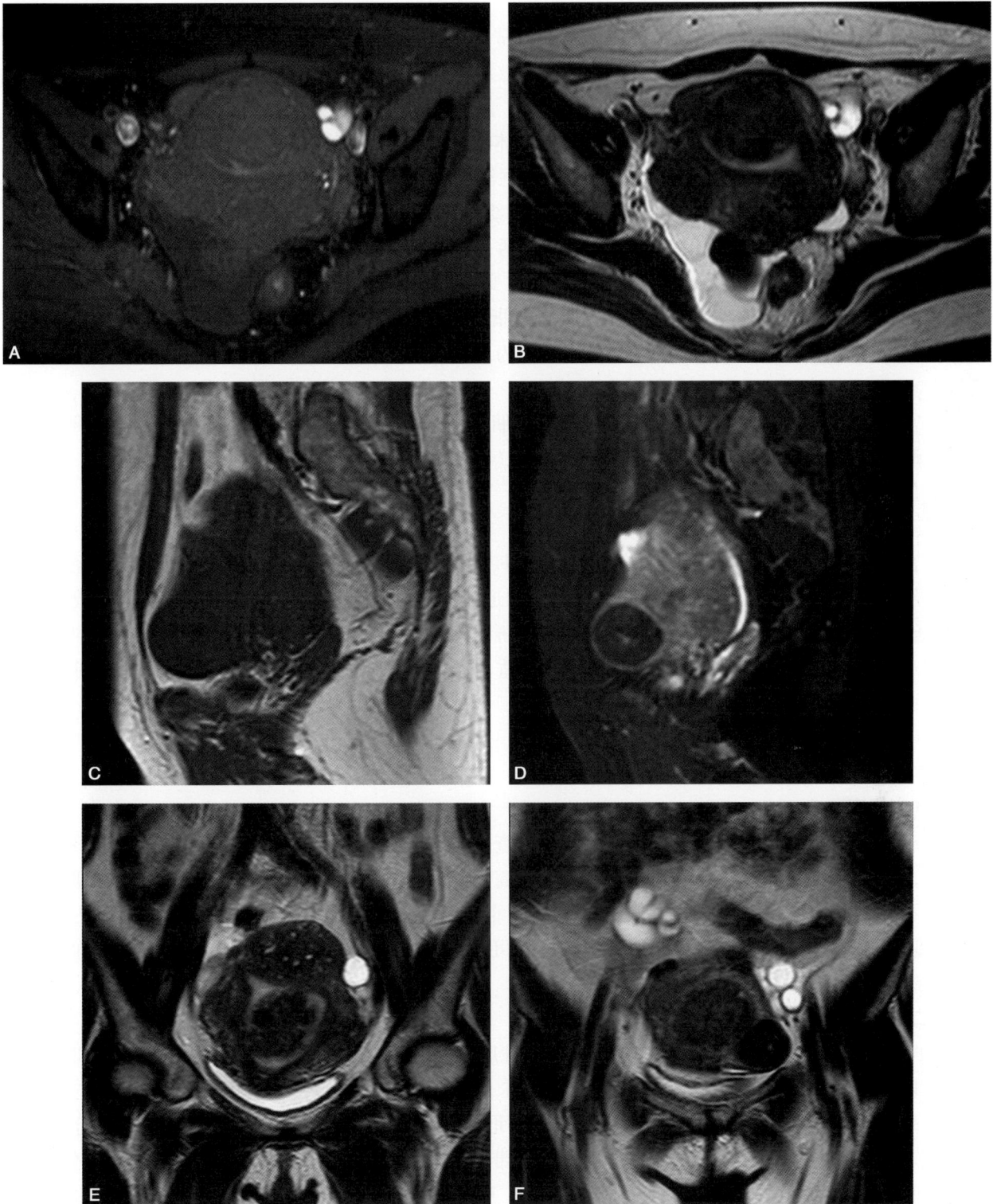

图 6-4 子宫肌瘤影像表现

盆腔 MRI 平扫：A～F. T1WI 横断位（A）、T2WI 横断位（B）、T1WI 矢状位（C）、T2WI 矢状位（D）、T2WI 冠状位（E、F），子宫体积明显增大，子宫多发大小不等的类圆形等 T1、稍短 T2 混杂信号结节，边界光整，部分结节内伴斑片状长 T2 信号灶，部分位于浆膜下，部分突入宫腔；子宫内膜受压变形，膀胱上壁受压。

一、概述

子宫肌瘤（hysteromyoma）是女性生殖系统最常见的良性肿瘤，好发于30～50岁育龄期妇女，其危险因素可能包括年龄、种族、遗传及生殖因素、性激素、肥胖、生活方式等。具体发病机制尚不明了，目前认为可能与长期性激素刺激有关。有研究表明，子宫肌瘤由于分子、蛋白表达异常，引起肌纤维中雌激素表达升高引起代谢异常。肌瘤中的雌激素受体浓度明显高于周边肌组织，孕激素可促进肌瘤有丝分裂进而促进肿瘤生长。多数肌瘤可在绝经期后逐渐萎缩。

子宫肌瘤主要由梭形平滑肌细胞和纤维结缔组织构成，根据二者构成所占比例不同可分为普通型、细胞型及退变型。其继发性病理改变主要包括：①玻璃样变，最常见，镜下见旋涡状结构消失，病变区肌细胞坏死，由透明状无结构区取代；②囊性变，玻璃样变继续进展，肌细胞液化，肌瘤内出现大小不等的胶冻样囊腔；③脂肪样变伴钙化，肌瘤内脂肪颗粒增多，脂肪逐步皂化与钙盐结合导致肌瘤钙化；④红色样变，常见于妊娠后期或产褥期，可能为肌瘤内小血管退行性变，部分血液成分渗入肌瘤内所致。

子宫肌瘤按生长部位可分为宫体肌瘤及宫颈肌瘤，按其与子宫肌壁间关系可分为肌壁间肌瘤、浆膜下肌瘤及黏膜下肌瘤，其中肌壁间肌瘤最为常见（60%～70%）。

二、临床表现

子宫肌瘤的临床症状与肌瘤部位、大小、数目、生长速度及肌瘤是否变性等密切相关。经量增多及经期延长是子宫肌瘤最常见的症状，也可出现阴道流血、腹部包块、不孕及腹痛等。随着肌瘤体积增大，压迫邻近器官会引起相应的症状：子宫前壁肌瘤及宫颈肌瘤可压迫膀胱引起尿频、尿急、尿潴留及排尿困难；后壁肌瘤压迫直肠可引起下腹坠胀不适、便秘；阔韧带肌瘤压迫输尿管、髂静脉、神经引起泌尿系积水、下肢水肿及神经性疼痛等。

三、影像学表现

（一）超声

超声检查目前仍被认为是子宫肌瘤影像学检查的首选方法，经腹及经阴的联合检查能够诊断大多数肌瘤，但对判断肌瘤的变性及早期恶变尚不敏感。子宫肌瘤超声所见：子宫体积增大，子宫肌壁间可见大小不等、规则、均匀或不均匀的低回声或中强回声，部分黏膜下肌瘤压迫子宫内膜可导致内膜回声移位、变形及增宽；肌瘤与周围正常肌层组织之间可见较清晰的假包膜低回声晕，彩色多普勒血流显像提示肌瘤周边及肌瘤内部可见血流信号。

（二）CT

CT表现为子宫增大或自子宫向外突出的实性肿块，其中子宫分叶状增大伴钙化是子宫肌瘤的特异性表现。子宫肌瘤一般界限清楚，包膜完整，CT值与周围肌层组织密度接近，增强后肌瘤与正常子宫肌层呈较均匀显著强化。肌瘤的影像学表现还取决于肌瘤的部位：肌壁间肌瘤子宫常呈分叶状增大；浆膜下肌瘤常见自子宫向外突出的实性肿块，带蒂肌瘤或阔韧带肌瘤显示肿块和子宫完全分离，可游离于腹腔内；黏膜下肌瘤可使宫腔变形或消失。肌瘤伴变性或坏死时，瘤体内可出现不规则低密度区及坏死囊变区，增强后呈均匀厚壁样强化，部分肌瘤内伴团块状、斑点状或不规则状钙化。一般来说肌瘤越小，强化越明显，密度越均匀。

（三）MRI

与CT相比，MRI的诊断优势在于清晰显示肌瘤的大小、数目、部位及与宫腔的关系。子宫肌瘤可位于子宫肌壁间、黏膜下或浆膜下，肌瘤向宫腔内生长时，结合带及宫腔受压，但结合带信号尚连续。

子宫肌瘤的典型 MRI 表现为 T1WI 呈等或稍低信号，T2WI 呈低信号，边界清楚，周围见低信号假包膜，增强后强化均匀。

当肌瘤出现变性后，信号变化多样，玻璃样变性：T1WI 呈稍低信号，T2WI 呈稍高信号，增强后呈轻度强化；囊性变或坏死：T1WI 呈低信号，T2WI 呈高信号，增强后未见强化；黏液变性：T1WI 可呈高或低信号，T2WI 呈高信号，其信号特点与蛋白含量高低相关，增强后可呈轻中度强化；红色样变及脂肪变性在 T1WI 及 T2WI 上可见不同时期的出血信号及脂肪信号；钙化性变：各序列均呈低信号，部分小钙化灶在 MRI 上显示欠清。

四、鉴别诊断

（一）子宫腺肌症

子宫腺肌症为异位的子宫内膜腺体向子宫肌层浸润生长，同时刺激邻近平滑肌细胞增生，局限性子宫腺肌症需与肌壁间肿瘤鉴别。子宫腺肌症在临床上可表现为进行性加重的继发性痛经，症状及瘤体大小与月经周期相关。MRI 上可见 T2WI 等信号灶，边界模糊，其内见散在点状高信号内膜岛，常合并子宫内膜弥漫或局限性增厚。

（二）子宫内膜癌

早期子宫内膜癌易与黏膜下肌瘤混淆，病变由内膜向肌层浸润，边界模糊，无假包膜形成，T2WI 信号常高于结合带，增强扫描早期病变强化程度高于肌层，晚期其强化程度较前显著减低。

（三）子宫肉瘤

子宫肉瘤较为少见，临床表现与子宫肌瘤及其他子宫恶性肿瘤相似，短期内迅速生长伴疼痛的子宫肌瘤应注意子宫肉瘤可能。影像学表现为与子宫肌壁间无明显界限，无包膜，形态不规则，增强扫描呈轻中度强化，可伴有淋巴结转移。

（四）卵巢及输卵管病变

卵巢及输卵管病变（如卵巢纤维瘤、炎性假瘤及输卵管脓肿）与子宫粘连分界不清时，易与浆膜下肌瘤混淆，必要时结合 MR、超声及病史进行多方位评估。

（廖 伟　尚 靳）

参考文献

［1］Sparic R, Mirkovic L, Malvasi A, et al. Epidemiology of Uterine Myomas: A Review[J]. Int J Fertil Steril, 2016, 9(4): 424-435.

［2］Torres-De LRL, Becker S, Cezar C, et al. Pathobiology of myomatosis uteri: the underlying knowledge to support our clinical practice[J]. Arch Gynecol Obstet, 2017, 296(4): 701-707.

［3］De La Cruz MS, Buchanan EM. Uterine Fibroids: Diagnosis and Treatment[J]. Am Fam Physician, 2017, 95(2): 100-107.

［4］李明华. 住院医师规范化培训放射科示范案例[M]. 上海：上海交通大学出版社，2016：480.

［5］谢幸，苟文丽. 妇产科学[M]. 8 版. 北京：人民卫生出版社，2013：24, 488.

［6］任卫东，常才. 超声诊断学[M]. 3 版. 北京：人民卫生出版社，2013：14, 546.

［7］郭启勇. 实用放射学[M]. 3 版. 北京：人民卫生出版社，2007：10, 1561.

［8］廖雪燕，邱菊生，邱清香，等. 磁共振对子宫平滑肌瘤变性的诊断价值[J]. 实用医学影像杂志，2016，17(6)：475-477.

病例五　畸 胎 瘤

病史：患者女，25 岁，腹胀 1 个月，体检发现盆腔包块 1 个月，超声提示盆腔囊性肿物，影像检查见图 6-5。

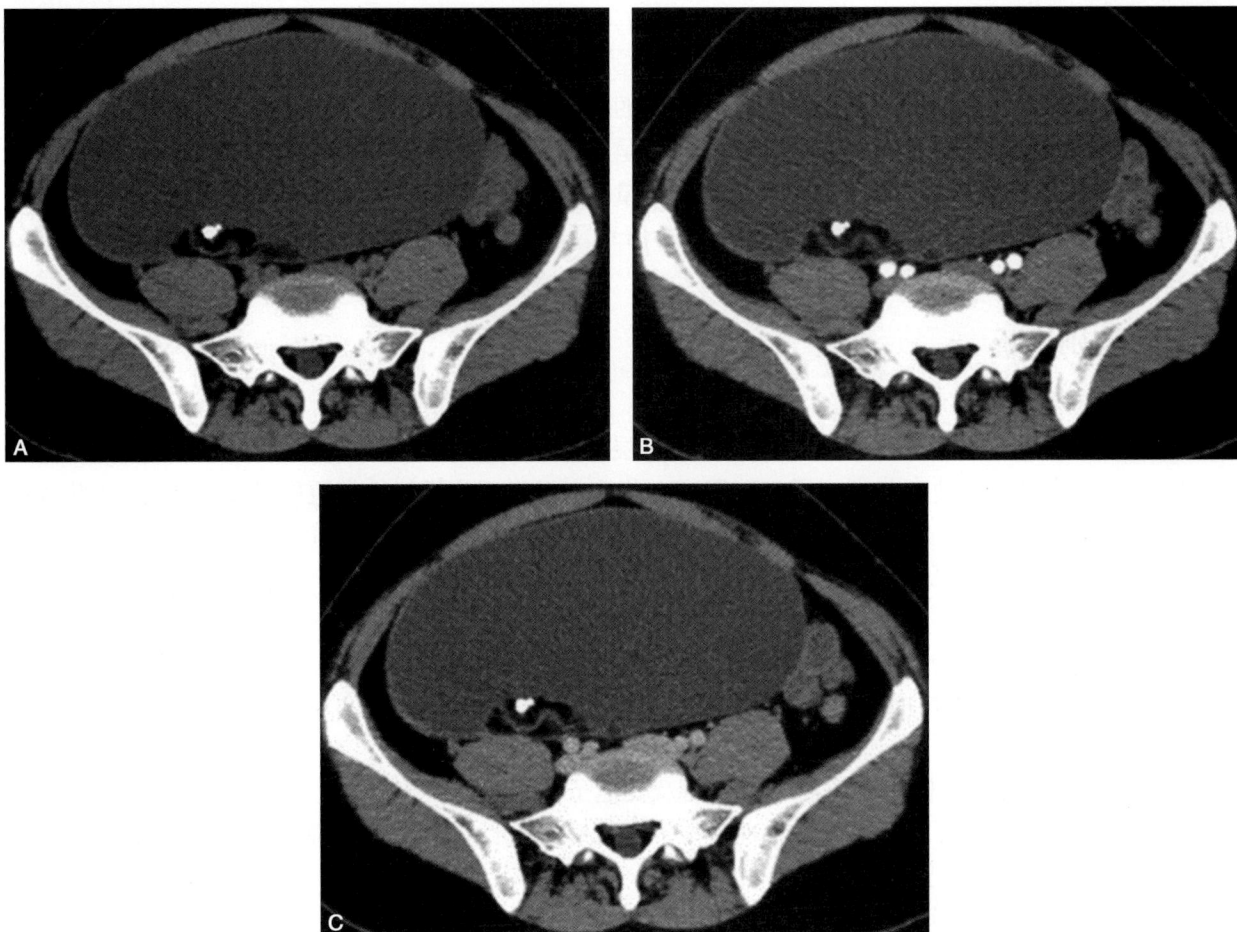

图 6-5 畸胎瘤影像表现

A～C. 分别为 CT 平扫、增强扫描动脉期及静脉期，盆腔可见巨大囊实性肿块，以囊性为主，内含少许钙化、脂肪及软组织密度，边界清晰，大小约为 22.2cm×11.6cm×24.1cm，增强扫描囊壁及少许实性成分可见轻度强化。

一、概述

畸胎瘤（teratoma）来源于原始生殖细胞，具有向体细胞分化的潜能，大多数肿瘤通常由 2～3 个胚层组织组成，好发于卵巢。卵巢畸胎瘤作为女性常见的卵巢肿瘤之一，可分为成熟和未成熟性两种，其中成熟性畸胎瘤约占生殖细胞肿瘤 90% 以上，好发于育龄期女性，多为单侧。

卵巢成熟性畸胎瘤可分为囊性和实性两种，以囊性为主。囊性畸胎瘤大体所见：肿瘤呈囊性，壁厚，囊内充满毛发及油脂，囊壁上可见头结节，表面附有骨骼及牙齿；镜下由 3 种胚层的成熟组织构成，以外胚层为主，囊壁衬以皮肤、毛发及皮肤附件等。实性畸胎瘤：较罕见，多为实性肿块，肿块内见大小不等的囊腔和出血坏死灶，镜下以内胚层源上皮成分为主，此型介于良性囊性畸胎瘤和恶性未成熟性畸胎瘤之间。

未成熟性畸胎瘤由未分化成熟的组织构成，常为恶性，好发于青少年。肿瘤体积较大，形态不规则，边界不清，呈浸润性生长，可直接侵犯周围组织或通过淋巴转移，亦可通过血行转移至肝、肺；其恶性程度与未成熟组织所占比例、分化程度及神经上皮含量有关。

二、临床表现

临床一般无特殊症状，部分患者仅自觉腹部不适、腹胀及腹痛等，随着肿瘤体积增大而相继出现压迫症状，或因卵巢肿瘤扭转而产生急腹症症状。

三、影像学表现

（一）超声

成熟性畸胎瘤：以囊性为主，超声所见类圆形囊性或囊实性肿块，边界清晰，包膜光滑、完整，囊腔内见均质密集的细小光点分布（油脂样物）；囊内有回声暗区，呈脂液分层征、面团征等，其征象可随患者体位变化而发生改变；囊内见强回声光团，其后方有声衰减伴声影。

未成熟性畸胎瘤：超声可见囊实性肿块，以实性成分为主，形态不规则，边界模糊，内部回声混杂，彩色多普勒血流显像显示囊性暗区无血流信号，实性部分可见血流信号。

（二）CT

成熟性畸胎瘤：①肿瘤多呈混杂密度，即脂肪、钙化、液性及软组织密度等；②肿瘤边缘光滑，与周围界清，囊壁有时可见鸡蛋壳样钙化；③肿瘤内见脂液平面，改变体位其内容物可随重力而改变；④囊壁上可见头结节，内含牙齿及骨骼组织。

未成熟性畸胎瘤：①肿瘤呈囊实性混杂密度，以实性成分为主；②肿瘤生长较快，体积较大，边缘不规整，有分叶或结节状突起；③肿瘤内见多个大小不等的囊腔及分隔，壁厚薄不均，实性部分呈云絮状，内散在不规则、裂隙状脂肪密度及钙化影；④增强后实性部分及囊壁呈轻中度强化；⑤多数合并腹水，可出现邻近器官转移。

（三）MRI

成熟性畸胎瘤：肿块呈混杂信号，包膜完整，边界清楚，囊内脂肪成分在 T1WI 和 T2WI 均呈高信号，抑脂序列呈低信号，囊内牙齿及骨性成分在 T1WI 和 T2WI 均呈低信号；囊内头发或皮质因脂 - 液分层而出现"漂浮征"；囊壁头结节因成分复杂而信号多样，增强后囊壁或头结节呈轻度强化。

未成熟性畸胎瘤：肿瘤多为囊实性，体积较大，其实质部分信号混杂不均，以长 T1 长 T2 信号为主，这与肿瘤易发生出血坏死密切相关；肿瘤含脂肪成分较少，部分实质内可见钙化信号灶。

四、鉴别诊断

（一）卵巢囊性病变合并出血

1. **卵巢单纯囊肿** 壁薄而光滑，囊内信号均匀一致，呈长 T1 长 T2 信号，增强后囊壁无强化或轻度强化，与不含钙化或脂质的囊性畸胎瘤鉴别较为困难，需进一步依赖病理诊断进行鉴别。

2. **巧克力囊肿** 囊壁较厚，囊内因有出血而在 T1WI 和 T2WI 均呈高信号，增强后囊壁轻度强化，有时与囊性畸胎瘤较难区分。

（二）卵巢囊腺瘤

卵巢囊腺瘤呈单房或多房薄壁囊性肿物，囊内有分隔，钙化少见，不含脂质成分，增强扫描时囊壁及乳头可见强化。当囊内容物蛋白含量较高时，不易与含脂质较多的畸胎瘤鉴别。

（三）脂肪瘤与脂肪肉瘤

盆腔脂肪瘤少见，需与含脂肪成分较多的良性畸胎瘤相鉴别；脂肪肉瘤体积较大，一般直径大于10cm，形态不规整，肿瘤实性成分的强化程度多高于畸胎瘤，且钙化少见，需与边界不清的卵巢畸胎瘤相鉴别。

（廖 伟 尚 靳）

参考文献

[1] Sahin H, Abdullazade S, Sanci M. Mature cystic teratoma of the ovary: a cutting edge overview on imaging features[J]. Insights into Imaging, 2017, 8(2): 227-241.

[2] Ziober-Malinowska P, Kulak K, Witt E, et al. Ovarian teratomas as the cause of diseases of the nervous, endocrine and haematology system[J]. Wiadomosci lekarskie, 2016, 69(6): 786-790.

[3] 荣亚洲. 卵巢畸胎瘤的超声表现及误诊分析[J]. 实用妇科内分泌杂志, 2017, 4(26): 115-116.

[4] 吴帮远, 聂小军. 卵巢畸胎瘤的CT表现及鉴别诊断[J]. 现代医用影像学, 2013, 23(3): 228-229.

[5] 赵慧萍, 李靖, 郭丹丹, 等. 卵巢未成熟畸胎瘤的CT表现[J]. 放射学实践, 2017, 32(7): 730-733.

[6] 郭启勇. 实用放射学[M]. 3版. 北京: 人民卫生出版社, 2007, 10, 1561.

[7] 沈爱军, 戴工华, 毛新清, 等. 卵巢畸胎瘤的MRI诊断及临床病理基础[J]. 中国临床医学影像杂志, 2011, 22(5): 367-369.

病例六　卵巢巧克力囊肿

病史: 患者女, 25岁, 腹胀1个月, 体检发现盆腔包块1个月, 影像检查见图6-6。

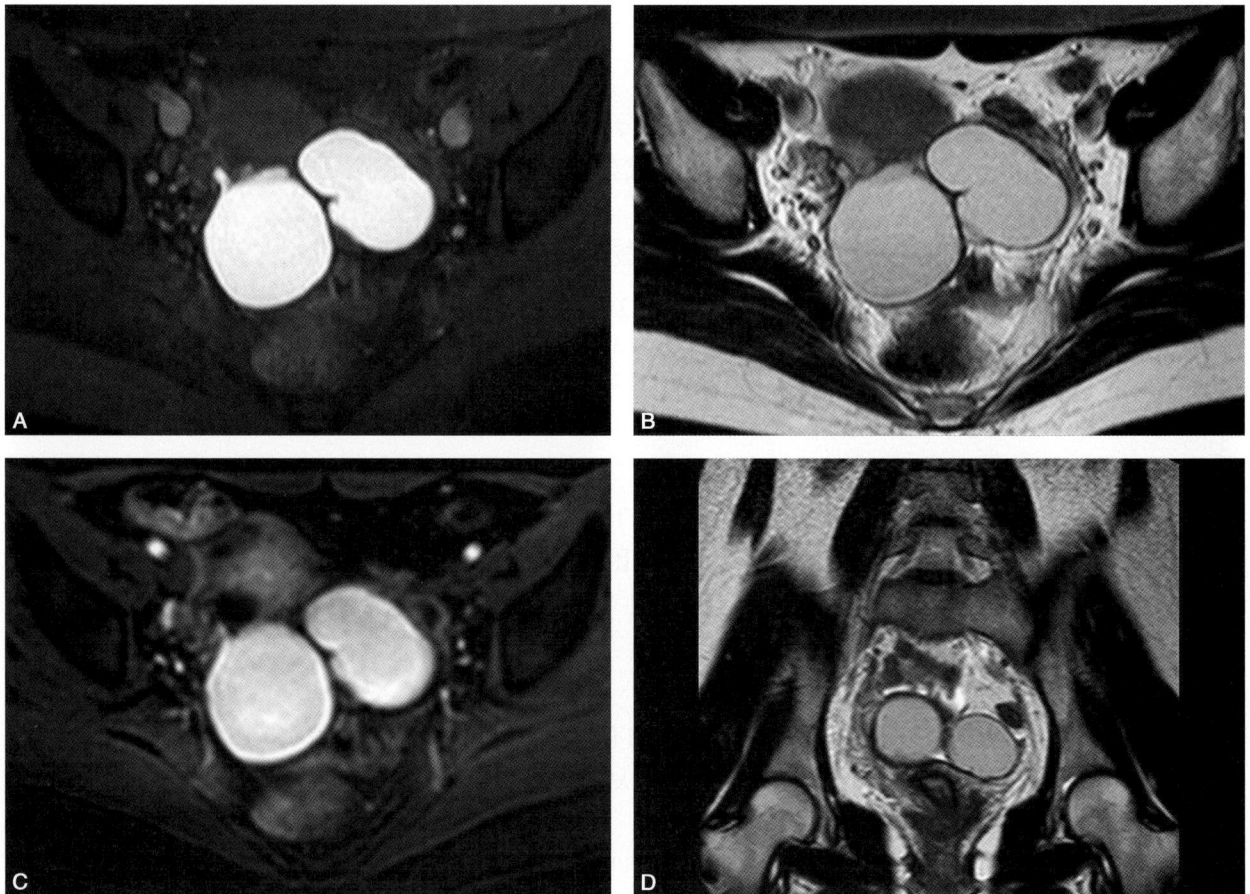

图6-6　卵巢巧克力囊肿影像表现

A~D. 分别为T1WI横断位、T2WI横断位、T1WI+C横断位及冠状位T2WI, 双附件区分别可见类圆形囊性信号灶, 以短T1、长T2信号为主, 囊壁薄, 边界清晰, 大小分别约为4.4cm×4.3cm×4.7cm(右)、5.1cm×3.6cm×3.4cm(左), 抑脂序列未见信号被抑制, 增强扫描囊壁可见强化。

一、概述

子宫内膜异位症(endometriosis)即指子宫内膜腺体和间质异位于子宫内膜以外的部位,约80%发生于卵巢;受卵巢分泌激素的影响,异位于卵巢的子宫内膜随月经周期反复脱落出血,导致卵巢体积增大,形成内容物为陈旧性积血的囊腔,呈褐色黏稠样液体,称"巧克力囊肿"(chocolate cyst of ovary)。卵巢巧克力囊肿具有发病率高(约10%~15%)、发病年龄轻(好发于育龄期女性)、易复发的特点,易双侧卵巢受累。

二、临床表现

卵巢巧克力囊肿的临床表现多与月经周期关系密切,常出现进行性痛经、性交痛、持续性下腹痛、月经失调及不孕等症状,囊肿破裂后可引起一系列急腹症表现。

三、影像学表现

(一)超声

超声所见:一般囊肿呈圆形或卵圆形,常与子宫有粘连,囊壁较厚且粗糙,包膜完整,囊内见点状细小的絮状回声点。此外,月经期可见肿块增大且可随体位而改变。

(二)CT

CT所见:一侧或双侧附件区可见类圆形囊性包块,大小不一,单房或多房,CT值一般介于30~50Hu,无明显壁结节,增强后囊肿壁呈轻-中度强化;囊性包块的形态密度随出血时间不同而表现各异,早期单纯性囊肿:囊壁较薄,囊内蛋白含量高,密度较高;陈旧性囊肿:囊壁较厚、边缘毛糙,囊内出现局灶性高密度灶(凝血块),囊肿与邻近组织器官纤维粘连、分界不清,形态固定;若囊内反复出血,囊壁出现裂隙,大囊周围形成多个大小不等的子囊,称之为"卫星囊",这是子宫内膜异位症的特征性表现。

(三)MRI

MRI因出血时期不同而信号表现多样,新鲜出血性囊肿:囊壁薄,边界清晰,T1WI呈高信号,T2WI呈等或低信号;陈旧性出血性囊肿:囊壁与邻近结构粘连分界不清,囊壁较厚不光滑,T1WI、T2WI加权及抑脂序列均呈高信号,如有细胞沉渣及纤维组织则呈等或低信号。囊肿内反复出血,当压力增高出现破裂时,形成围绕在大囊周围的"卫星囊",此征象为诊断卵巢巧克力囊肿的特征性表现。

四、鉴别诊断

(一)慢性盆腔炎

慢性盆腔炎常见广泛的盆腔粘连或伴脓肿形成,但无出血密度灶或出血信号特征,易与卵巢巧克力囊肿鉴别。

(二)卵巢非赘生性囊肿

卵巢非赘生性囊肿主要包括功能性囊肿和单纯性囊肿,其典型表现为圆形或卵圆形囊性包块,边缘光滑,囊肿信号或密度与水接近,壁薄无强化,内少见分隔或软组织成分;当囊肿伴出血时,此时与卵巢巧克力囊肿较难鉴别。

(三)异位妊娠

异位妊娠破裂表现为附件区不规则的低密度包块,边界不清。本病有急性腹痛、腹腔内出血体征,与卵巢巧克力囊肿破裂相似;但既往无子宫内膜异位及痛经史,有停经史,根据血、尿HCG检查及后穹隆穿刺可进行鉴别诊断。

（四）卵巢囊性畸胎瘤

卵巢囊性畸胎瘤内常见脂肪密度、软组织密度及钙化，MRI 化学位移及脂肪抑制技术有助于进行鉴别诊断；当肿瘤内均为液性灶，未见脂肪及钙化时，两者较难鉴别。

（廖　伟　尚　靳）

参考文献

［1］郭启勇.实用放射学［M］.3 版.北京：人民卫生出版社，2007：10，1561.

［2］Kumar AV, Mogili HKR, Boju SL, et al. Pheochromocytoma of Urinary Bladder in a Dialysis Patient Pheochromocytoma of Urinary Bladder［J］. Nephrology, 2017, 22（2）：183.

［3］蔡芳.卵巢巧克力囊肿的 B 超诊断及显像特点研究［J］.影像研究与医学应用，2017，1（11）：50-51.

［4］宁梅.多层螺旋 CT 对卵巢良性囊性病变的诊断价值［J］.影像研究与医学应用，2018，2（2）：218-219.

［5］王娟婷，彭剑峰，夏学文，等.卵巢囊性病变的 MRI 诊断价值［J］.医学影像学杂志，2016，26（9）：1719-1722.

［6］吴君兰，周浙江.卵巢巧克力囊肿 68 例诊治分析［J］.基层医学论坛，2013，17（13）：1673-1674.

［7］夏洁，张志斌.卵巢巧克力囊肿的超声图像特征及鉴别诊断［J］.实用医技杂志，2008（16）：2062.

病例七　宫　颈　癌

病史：患者女，56 岁，阴道流血 2 个月，体检发现宫颈病变 20 天，影像检查见图 6-7。

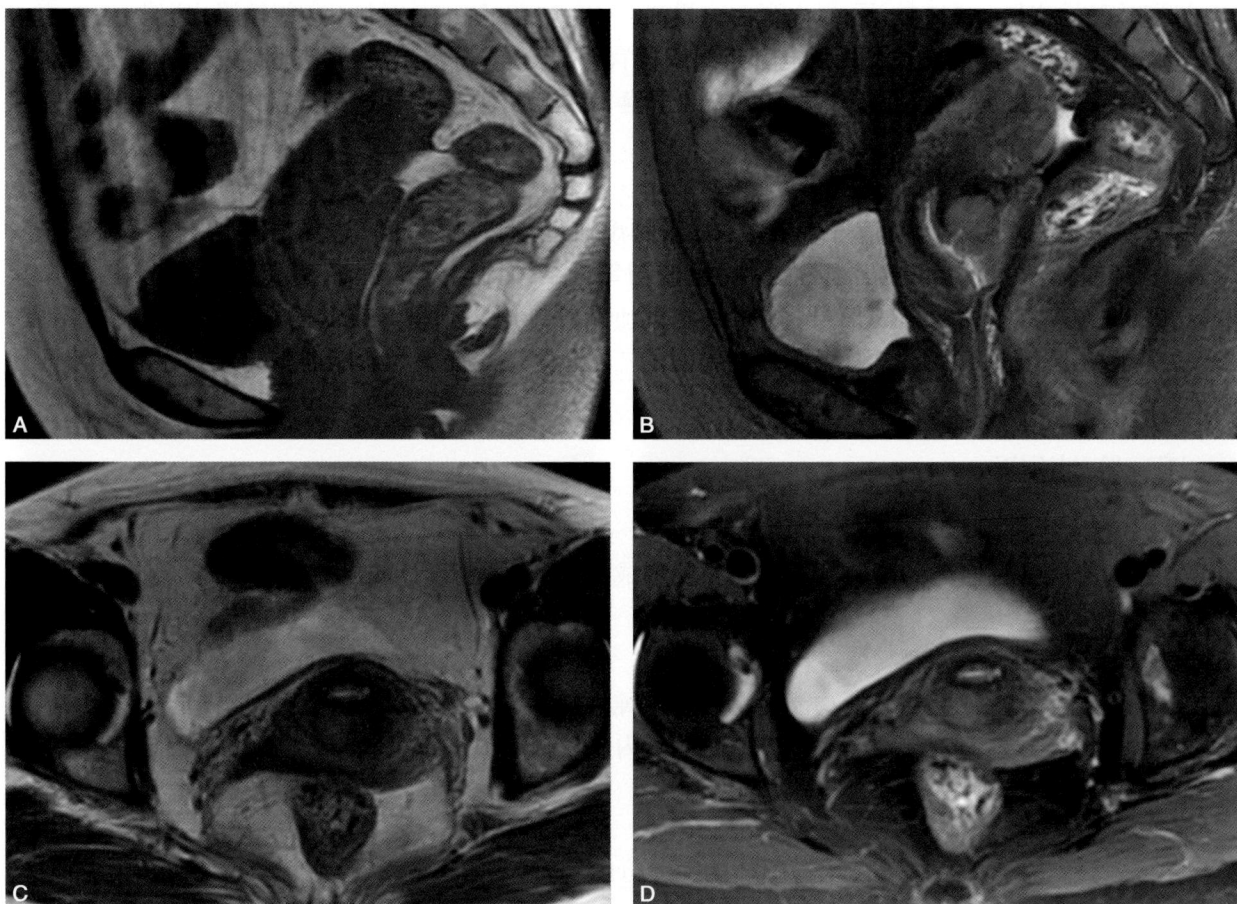

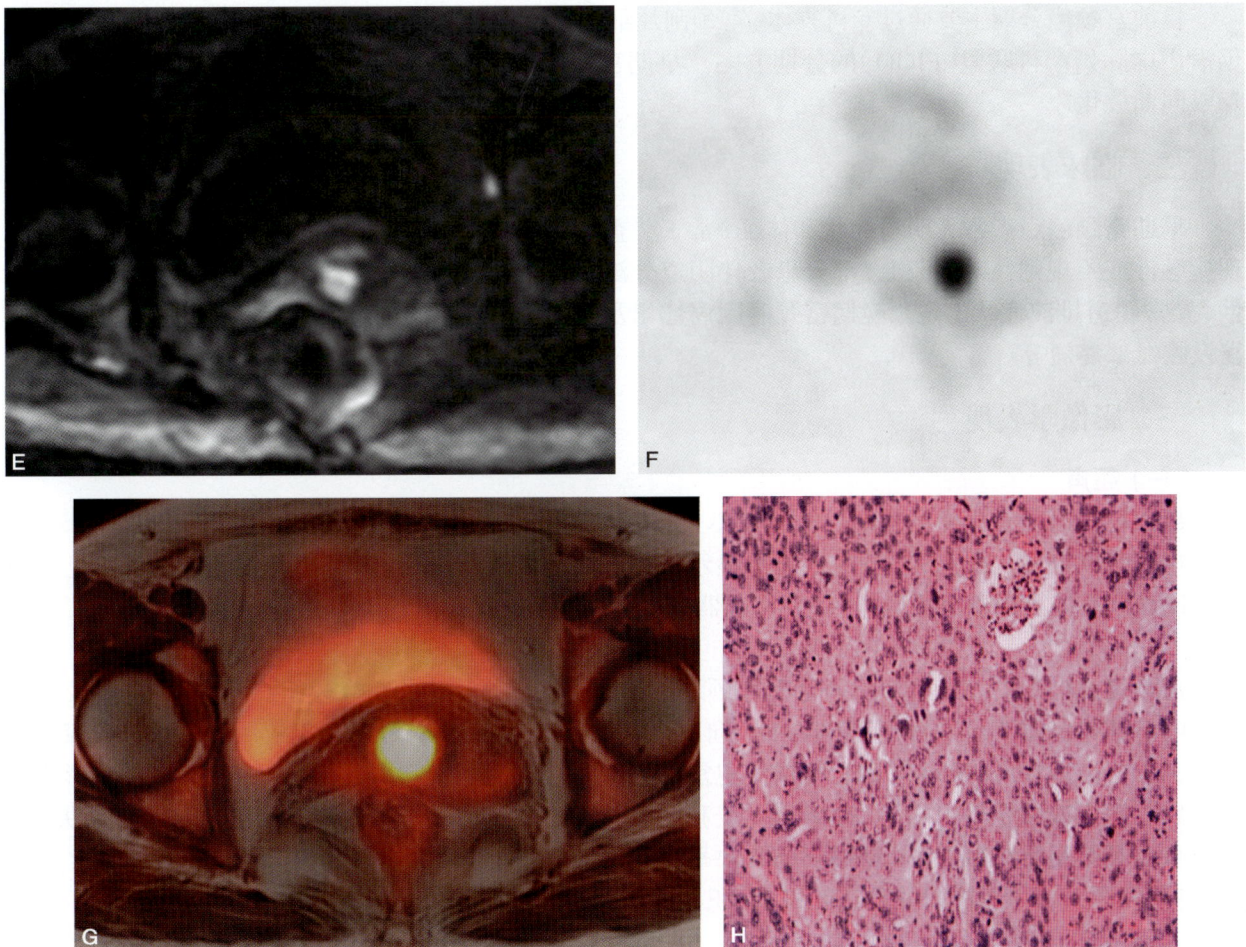

图 6-7　宫颈癌影像表现

A～G. 分别为 T1WI 矢状位、T2WI 矢状位、T1WI 横断位、T2WI 横断位、DWI、PET 及 PET/MRI 横断位，子宫后倾位，宫颈体积增大、形态不整，后壁内可见类圆形等 T1、稍长 T2 信号肿块，大小约为 1.3cm×1.2cm×1.5cm，宫颈结合带不连续，DWI 呈高信号，^{18}F-FDG 代谢放射性分布异常浓聚（SUV$_{max}$=13.27）；H. 镜下所见示：癌细胞呈巢状，浸润生长；病理诊断为宫颈鳞状细胞癌（中分化），浸润 1/2 肌层。

一、概述

宫颈癌（cervical cancer）是最常见的妇科恶性肿瘤之一，其发病率仅次于乳腺癌，位居第 2，高发年龄为 50～60 岁，目前宫颈癌的病因及发病机制尚未完全明了，可能是多种因素协同作用所致。有研究报道：人乳头瘤状病毒（human papilloma virus，HPV）感染是宫颈上皮内瘤变（cervical intraepithelial neoplasia，CIN）和宫颈癌发生的必要条件，也与吸烟、性生活过早、性病、种族及遗传等因素有关。

子宫颈上皮由子宫颈阴道部鳞状上皮和子宫颈管柱状上皮组成，CIN 及宫颈癌起源于二者交界处的移行带，此移行带位于宫颈外口，35 岁以上逐渐回缩至宫颈管内。宫颈癌的大体形态主要分为 3 种：①外生型，癌组织向表面生长，呈乳头状或菜花状，表面常伴坏死；②内生浸润型，癌组织向宫颈深部浸润生长；③溃疡型，癌组织除向深部浸润外，其表面常出现溃疡及坏死。宫颈癌的病理类型为鳞癌（最常见，75%～80%）、腺癌、腺鳞癌及其他（神经内分泌癌、未分化癌、间叶源性肿瘤、淋巴瘤等）。

宫颈癌转移方式主要包括直接蔓延及淋巴转移。直接蔓延表现为癌组织侵犯宫体、阴道、宫旁、盆壁组织、膀胱及直肠等；淋巴转移是宫颈癌最常见和最重要的转移途径，一般首先转移至宫旁淋巴结，然后依次经闭孔、髂内、髂外、髂总、腹股沟、骶前及腹主动脉旁淋巴结；晚期宫颈癌可经血行转移至肺、骨及肝。

目前宫颈癌分期主要通过专科查体、宫颈刮片细胞学检查及宫颈活检,但其主观性较强,临床分期仍沿用国际妇产科联盟(FIGO)的分期方案。早期宫颈癌常采取手术治疗,中晚期宫颈癌主要采用放疗或同期放化疗。

二、临床表现

早期宫颈癌患者常无明显症状和体征,常于普查时发现;随病变进展,癌组织破坏血管,患者可出现接触性或不规则性阴道流血,部分患者伴阴道分泌物增多,经期延长,经量增多,合并感染时可有血性、异常阴道排液症状出现。晚期宫颈癌因癌灶累及范围可出现不同的继发性症状,如尿频、尿急、便秘及腰骶部疼痛等。

三、影像学表现

(一)超声

超声检查对于宫颈癌的早期诊断意义不大,进展期宫颈癌超声可见:宫颈增大变形,回声不均,内见不规则强回声斑,彩色多普勒血流显像显示宫颈肿块内血流信号增多;肿瘤侵及子宫体时可见宫颈异常回声向宫体及阴道上段延伸,侵及邻近器官可见膀胱及直肠黏膜等受累部位出现异常回声。

(二)CT

宫颈癌CT表现:宫颈增大,外生型宫颈癌常见团块状或分叶状的实性软组织密度肿块,肿块较大时可向上推移宫体使宫体-颈连续性中断,向下可累及阴道;内生型宫颈癌可见癌肿向宫颈管壁深层浸润,使宫颈增粗变形并破坏宫颈。晚期侵犯宫旁组织时表现为由子宫向外伸出的不规则、三角形或分叶状软组织影或盆壁软组织不均匀增厚;侵犯膀胱直肠时显示肿块与膀胱直肠间的脂肪间隙消失,膀胱或直肠黏膜呈锯齿状增厚;增强扫描肿块呈轻中度强化,内常伴不规则无强化的低密度坏死区。另外,肿块可阻塞宫颈管内口导致宫腔积液、积血或积脓等继发改变。

(三)MRI

MRI具有较高的软组织分辨率及多方位、多参数、多序列成像等特点,可清晰地显示宫颈的解剖层次,较准确地判断肿瘤的大小及部位、对宫旁及盆壁的浸润程度、邻近器官受累程度及盆腔淋巴结转移等,且无放射性损伤,为目前宫颈癌诊断及分期的最佳检查方法。宫颈癌的MRI分期详见表6-1,增强早期肿瘤可见轻或中度强化,信号高于正常宫颈组织,随后信号逐渐减低,增强晚期肿瘤信号低于正常宫颈组织。

表6-1　宫颈癌MRI分期表现

Ⅰ期	肿瘤已浸润间质,但仅局限于宫颈
ⅠA	癌灶局限于宫颈黏膜内,在T1WI和T2WI呈中等信号与正常黏膜相近
ⅠB	癌灶呈等T1稍高T2信号,周围宫颈间质低信号环完整
Ⅱ期	癌灶已超出宫颈,但未达骨盆壁或癌灶累及阴道,但未达阴道下1/3
ⅡA	宫颈肿块向上推移宫体使宫体-颈连续性中断,向下可累及阴道上1/3,宫颈外缘光整与宫颈旁组织界限清晰(无宫旁浸润)
ⅡB	宫颈间质低信号环中断,宫颈外缘不规则、粗糙,低信号的宫旁组织内见高信号肿块影(有宫旁浸润)
Ⅲ期	癌肿扩展到骨盆壁和(或)累及阴道下1/3
ⅢA	阴道壁下1/3节段性破坏,出现高信号肿瘤组织
ⅢB	盆壁肌肉边缘粗糙、不规则,盆壁肌肉出现肿瘤组织信号,可引起肾盂积水
Ⅳ期	肿瘤播散超出真骨盆或侵犯膀胱或直肠黏膜。
ⅣA	低信号的膀胱或直肠壁节段性增厚或中断,出现肿瘤组织信号
ⅣB	发现远处器官的肿瘤转移灶

（四）PET/CT

宫颈癌早期时，PET/CT 显像可无异常表现，也可出现局部放射性浓聚；当肿瘤侵犯宫颈基质时，表现为宫颈增粗、形态不规则，内见软组织密度肿块影，局部 ^{18}F-FDG 代谢放射性分布异常浓聚，若肿瘤内出现坏死灶，则坏死区域的放射性分布稀疏；当肿瘤侵犯宫旁时，宫旁间隙脂肪密度增高，可出现与宫颈相连的 ^{18}F-FDG 高代谢肿块；当肿瘤侵犯膀胱及直肠时，膀胱或直肠壁不规则增厚伴 ^{18}F-FDG 代谢增高；同时可发现盆腔、腹膜后高代谢淋巴结及远处器官转移等。

PET/CT 主要从分子代谢的角度评价宫颈癌的功能代谢状态、淋巴结转移及远隔器官转移情况，在 IB2 期以上宫颈癌患者的术前评估中具有较高的诊断价值。此外，PET/CT 能提示影响患者预后的某些危险因素如肿瘤大于 3cm、腹主动脉旁淋巴结转移等，并且能够辅助临床进行放疗方案的制订。目前 PET/CT 对转移淋巴结的判定标准主要参照 PET 图像所见盆腔淋巴结 ^{18}F-FDG 摄取异常增高（即使淋巴结短径＜1.0cm）。

（五）PET/MRI

PET/MRI 作为解剖成像与功能成像的结合体，对于宫颈癌的诊断优势主要在 MRI 分期诊断宫颈癌的基础上，结合肿瘤自身的 ^{18}F-FDG 代谢情况及功能成像信息（DWI 序列）对其进行综合评价，以进一步提高对早期病灶检出的敏感性及准确性，有利于对转移淋巴结进行准确定性。有研究表明 PET 联合 MRI 可进一步提高对宫颈癌原发灶和转移灶的诊断特异度，增加宫颈癌远处转移的阳性检出率。

四、鉴别诊断

（一）阴道癌

阴道癌累及宫颈时表现为穹窿部实性肿物与宫颈相连；宫颈癌向下侵及阴道壁时表现为低信号阴道壁节段性破坏，出现高信号肿瘤组织。

（二）淋巴瘤

淋巴瘤以非霍奇金淋巴瘤较多见，预后较好，通常宫颈内膜未受累。

（三）转移瘤

转移瘤常见于子宫内膜肿瘤直接蔓延累及宫颈，表现为子宫内膜、肌层受侵。

（四）宫颈肉瘤

宫颈肉瘤较为少见，主要包括平滑肌肉瘤、间质肉瘤及横纹肌肉瘤，其中宫颈横纹肌肉瘤常见于青少年及年轻女性。

（孙洪赞 尚靳）

参考文献

[1] Koh WJ, Greer BE, Abu-Rustum NR, et al. Cervical cancer[J]. J Natl Compr Canc Netw, 2013, 11(3): 320-343.

[2] 李明华. 住院医师规范化培训放射科示范案例[M]. 上海：上海交通大学出版社，2016：480.

[3] 谢幸，苟文丽. 妇产科学[M]. 8 版. 北京：人民卫生出版社，2013：24, 488.

[4] 刘艳君，王学梅. 超声读片指南[M]. 2 版. 北京：化学工业出版社，2015：212.

[5] 王书轩，范国光. CT 读片指南[M]. 2 版. 北京：化学工业出版社，2013：395.

[6] 尚靳，郭启勇，孙洪赞，等. CT、MRI 及与 PET 融合显像评价宫颈癌分期及淋巴结转移中的应用进展[J]. 中国医学影像技术，2016, 32(5): 795-798.

[7] Freeman SJ, Aly AM, Kataoka MY, et al. The Revised FIGO Staging System for Uterine Malignancies: Implications for MR Imaging[J]. RadioGraphics, 2012, 32: 1805-1827.

[8] 于丽娟. PET/CT 诊断学[M]. 北京：人民卫生出版社，2009, 211.

[9] Grant P, Sakellis C, Jacene H A. Gynecologic Oncologic Imaging With PET/CT[J]. Seminars in Nuclear Medicine, 2014, 44(6): 461-478.

[10] Chung HH, Jo H, Kang WJ, et al. Clinical impact of integrated PET/CT on the management of suspected cervical cancer recurrence[J]. Gynecol Oncol, 2007, 104(3): 529-534.

[11] Kim SK, Choi HJ, Park SY, et al. Additional value of MR/PET fusion compared with PET/CT in the detection of lymph node metastases in cervical cancer patients[J]. Eur J Cancer, 2009, 45(12): 2103-2109.

病例八　卵　巢　癌

病史：患者女，54 岁，腹胀 15 天，超声提示盆腔肿物，影像检查见图 6-8。

一、概述

卵巢癌（ovarian carcinoma）是严重威胁女性生命的妇科恶性肿瘤，好发于中老年，病死率高，90%～95% 为原发性癌，约 10% 的卵巢癌为常染色体遗传型，由 *BRCA-1* 和 *BRCA-2* 基因突变引起。约 10% 由 Lynch 综合征引起。其他常见的卵巢癌危险因素包括年龄（绝经后期常见）、家族史、无生育史、月经初潮较早等，保护因素是口服避孕药及双侧卵巢切除术等。

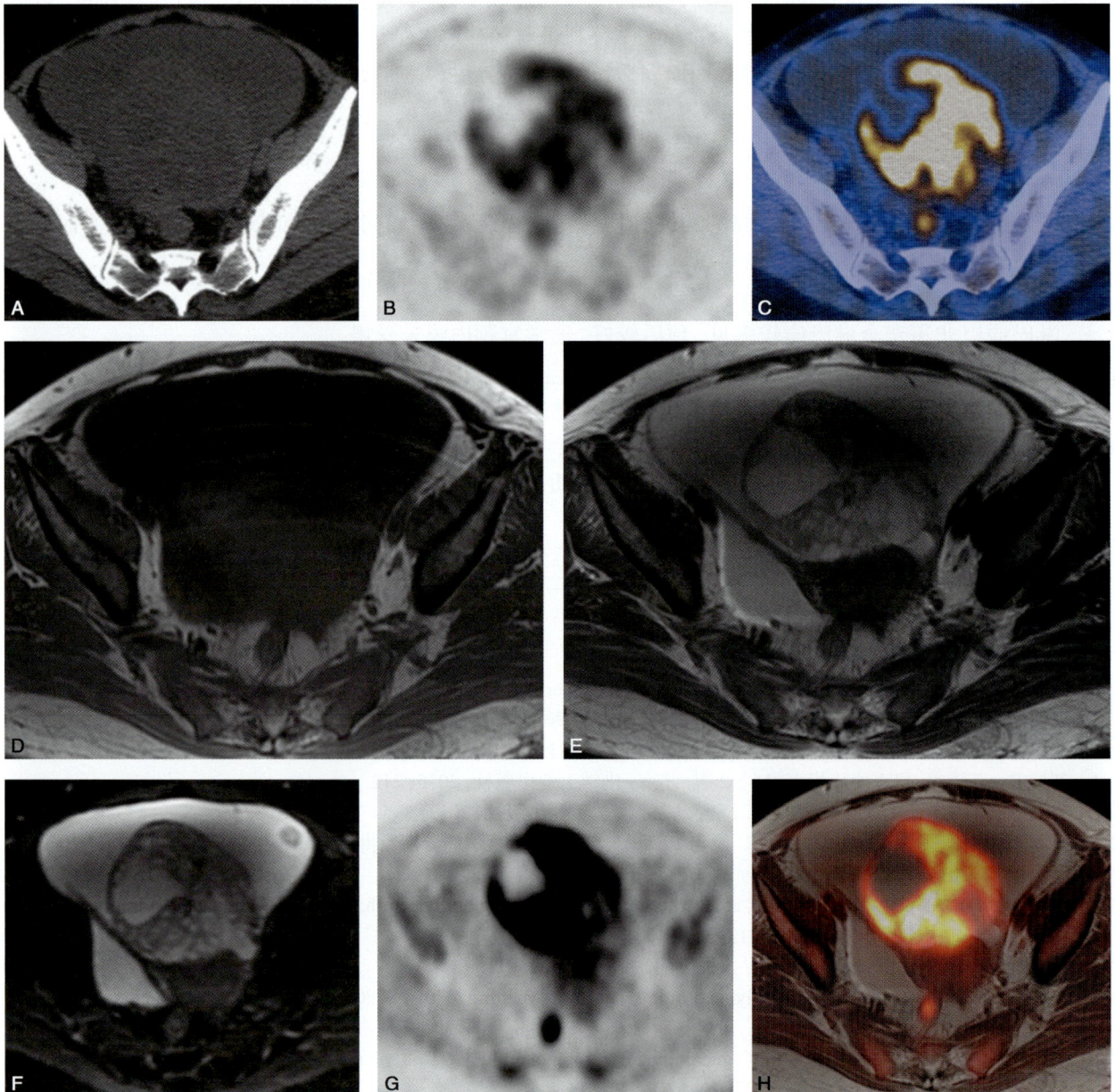

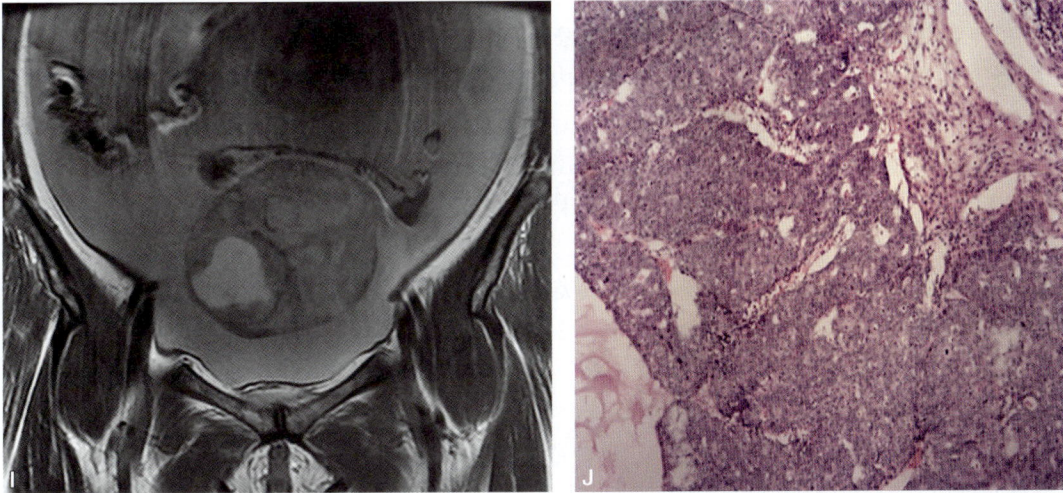

图 6-8 卵巢癌影像表现

A～C. 分别为 CT、PET、PET/CT,盆腔见巨大囊实混合性占位,以囊性为主,囊壁及间隔不规则增厚,囊内见实性结节,较大截面约为 11.3cm×9.0cm,实性部分 ^{18}F-FDG 代谢异常增高（SUV$_{max}$=23.18）,盆腔内见大量液性密度影;D～I. T1WI 横断位、T2WI 横断位、DWI、PET、PET/MRI 及冠状位,盆腔见巨大囊实混合性肿块,以囊性为主,表面凸凹不平,可见壁结节及分隔,大小约为 9.8cm×8.9cm×8.6cm,T1WI 呈低信号,T2WI 呈不均匀高信号,内伴散在小斑片状短 T2 信号灶,实性部分 ^{18}F-FDG 代谢异常增高（SUV$_{max}$=25.12）,盆腔内见大量液性信号影;J. 镜下所见示癌细胞排列呈乳头状、筛网状,乳头融合成片,部分坏死;病理证实为右附件浆液性癌（高级别）。

卵巢癌根据起源主要分为上皮来源、性索间质来源、生殖细胞来源和转移瘤,以上皮性癌最常见,卵巢上皮性癌根据其大体病理表现可进一步分为浆液性癌、黏液性癌、子宫内膜样癌及透明细胞癌,其中卵巢囊腺癌多有囊腺瘤恶变而来。卵巢浆液性囊腺癌:较为常见,50% 双侧发生,肿瘤细胞以形成不规则小囊腔和乳头为特征,肿瘤体积较大,直径可超过 15cm,外表光滑,切面多为多房囊性,囊腔内充满细小乳头,常伴坏死及出血;卵巢黏液性囊腺癌:单侧多见,肿瘤体积较浆液性癌大,直径 10～50cm,肿瘤呈卵圆形或分叶状,切面为囊性、多房伴有实性区域,囊内壁见乳头,但其乳头数量少于浆液性癌,囊腔内伴胶冻样物质。

卵巢癌常见的转移方式主要包括直接蔓延、腹腔种植及淋巴转移,因此其特点是腹、盆腔广泛转移灶,包括横膈、大网膜、腹腔脏器表面及淋巴结等。血行转移少见,晚期可转移至肺、肝。卵巢恶性肿瘤极易复发,应长期随访和监测,包括症状、体征、全身及盆腔检查、肿瘤标志物检查（CA-125 等）,可疑复发时选择 CT、MRI、PET/CT 检查。

二、临床表现

卵巢癌早期缺乏特异性表现及有效的筛查手段,75% 以上病例发现时已为进展期,晚期合并腹水或转移者主要症状为腹胀、腹痛、腹部肿块、大量腹腔积液及恶病质等表现。部分功能性肿瘤可分泌性激素出现不规则阴道流血或绝经后出血症状,分泌类似甲状旁腺激素的物质可引起多饮、多尿及消瘦无力等症状。

三、影像学表现

（一）超声

卵巢囊腺癌超声所见:囊性或囊实性混杂回声团,后方回声常有衰减,囊壁及分隔不均匀增厚,有乳头样或菜花样混杂回声;彩色多普勒血流显像可见丰富的条片状血流信号。

（二）CT

囊性及囊性为主型，肿瘤体积一般较大，囊壁及间隔不规则增厚，可见壁结节或实性肿块；其中浆液性囊腺癌表现为：多房性囊性巨大肿瘤，囊内 CT 值接近水样密度，囊壁及间隔不规则增厚，可形成囊内、外乳头状实性结节，增强后实性成分、囊壁及间隔明显强化；肿瘤进展期，常出现大量腹水、腹膜及大网膜种植性转移、淋巴结转移。黏液性囊腺癌：囊壁及间隔少有乳头生长，肿瘤形态较规则，囊内液体密度通常高于水，增强扫描囊内实性成分中度强化；肿瘤破裂可产生腹膜假性黏液瘤。

实性及实性为主型，肿瘤影像学表现与组织类型及分化程度密切相关，实性成分越多恶性可能性越大，肿块形态不整，边缘不清，与子宫分界不清，实性成分可有不规则低密度缺血坏死区，增强扫描实质中等程度强化。

（三）MRI

MRI 表现：盆腔内囊性、囊性为主、囊实混合或实性肿块，形态不规则，边界不清，囊壁薄厚不均，囊壁内见乳头状突起，乳头状突起和肿瘤的实性部分在 T1WI 上呈略高信号，在 T2WI 上呈等或不均匀高信号，囊性部分在 T1WI 上呈等、低或高信号，在 T2WI 上呈高信号；增强后乳头状突起及实性成分明显强化。

转移征象：大网膜转移表现为横结肠或前腹壁间或前腹壁后方可见扁平如饼状的软组织肿块，信号不均或呈蜂窝状，边界不清；腹膜播散表现为肠袢边缘模糊不清，腹腔内脏器表面、肠系膜等处出现不规则软组织结节或肿块。对肝脾及腹膜表面的微小转移灶，MRI 不如 CT 敏感，网膜及系膜转移可采用增强或脂肪抑制技术显示病变。

腹腔假性黏液瘤：原发或转移的卵巢黏液癌所产生的黏液囊性病变破裂入腹膜腔形成假性腹膜黏液囊肿，表现为盆腔或下腹部肿块，膈下多个与原发灶信号相同的囊性黏液房，呈等 T1 长 T2 信号表现。

（四）PET/CT

PET/CT 表现：盆腔内可见囊性、囊实性或实性肿块，囊壁及分隔薄厚不均，PET 显像实性成分呈 ^{18}F-FDG 放射性分布异常浓聚；腹腔内常出现大量腹水，腹水可无或部分有放射性摄取；部分病例可出现腹膜及大网膜不均匀增厚伴 ^{18}F-FDG 放射性摄取，也可转移至腹膜及实质脏器表面，当黏液性肿瘤发生种植性转移时，常形成腹腔假性黏液瘤；同时，盆腔、腹膜后、腹股沟处常多发 ^{18}F-FDG 高代谢肿大淋巴结，部分病例也可伴有远隔器官转移（肝转移最多见）。

PET/CT 对卵巢癌的诊断优势主要在于更准确地区分良性、交界性及恶性肿瘤，在分期的准确性方面优于 CT，在卵巢癌的早期诊断、治疗效果的评价中发挥重要作用，在评估肿瘤复发、预测患者生存期方面 PET/CT 体现出了不可替代的价值。

（五）PET/MRI

PET/MRI 对恶性肿瘤的复发具有较高的诊断价值。与 PET/CT 相比，PET/MRI 具有更高的软组织分辨率和实现多模态成像等特点，可充分发挥 PET 和 MRI 各自的成像优势，有利于进一步提高卵巢癌分期诊断的准确性。

四、鉴别诊断

（一）卵巢囊腺瘤

卵巢囊腺瘤多为囊性，形态规则，可单房或多房，囊壁和分隔薄且均匀，多无实性结节或实性成分，无转移及大量腹腔积液等恶性征象。

（二）囊性畸胎瘤

畸胎瘤囊壁较厚，包膜完整，边界清楚，囊内信号混杂，常见脂肪、软组织及钙化等信号灶，脂肪组织在抑脂序列上呈明显低信号。

（三）卵巢转移性肿瘤

卵巢转移性肿瘤常见于胃肠道恶性肿瘤腹膜种植转移，通常表现为双侧对称圆形或椭圆形软组织密度肿块，边界清晰，与邻近组织无粘连，多伴有恶性肿瘤病史。

（四）胃肠道间质瘤（GIST）

盆腔 GIST 来源于直肠者易与卵巢癌混淆，与肠管关系密切。

（孙洪赞　尚靳）

参考文献

［1］Mourits MJ, de Bock GH. Managing hereditary ovarian cancer［J］. Maturitas, 2009, 64（3）: 172-176.

［2］谢幸, 苟文丽. 妇产科学［M］. 8版. 北京: 人民卫生出版社, 2013: 24, 488.

［3］Heintz AP, Odicino F, Maisonneuve P, et al. Carcinoma of the ovary. FIGO 26th Annual Report on the Results of Treatment in Gynecological Cancer［J］. Int J Gynaecol Obstet, 2006, 95 Suppl 1: S161-S192.

［4］刘艳君, 王学梅. 超声读片指南［M］. 2版. 北京: 化学工业出版社, 2015: 212.

［5］王书轩, 范国光. CT读片指南［M］. 2版. 北京: 化学工业出版社, 2013: 395.

［6］郭启勇. 实用放射学［M］. 3版. 北京: 人民卫生出版社, 2007: 10, 1561.

［7］于丽娟. PET/CT诊断学［M］. 北京: 人民卫生出版社, 2009: 2, 211.

［8］Mapelli Paola, Incerti Elena, Fallanca Federico et al. Imaging biomarkers in ovarian cancer: the role of ^{18}F-FDG PET/CT ［J］. Q J Nucl Med Mol Imaging, 2016, 60（2）: 93-102.

［9］Grant P, Sakellis C, Jacene HA. Gynecologic Oncologic Imaging With PET/CT［J］. Seminars in Nuclear Medicine, 2014, 44（6）: 461-478.

［10］Ponisio MR, Fowler KJ, Dehdashti F. The Emerging Role of PET/MR Imaging in Gynecologic Cancers［J］. PET Clinics, 2016, 11（4）: 425-440.

［11］郭启勇, 王振常. 放射影像学［M］. 北京: 人民卫生出版社, 2015: 16, 541.

病例九　子宫癌肉瘤

病史：患者女，63岁，绝经后阴道不规则流血3个月，影像检查见图6-9。

一、概述

子宫癌肉瘤（uterine carcinosarcoma, UCS）是一种较为罕见的恶性肿瘤，来源于正常子宫平滑肌、内膜间质及结缔组织，或由子宫上皮及非上皮组织来源的混合性恶性肿瘤。根据病理类型分为子

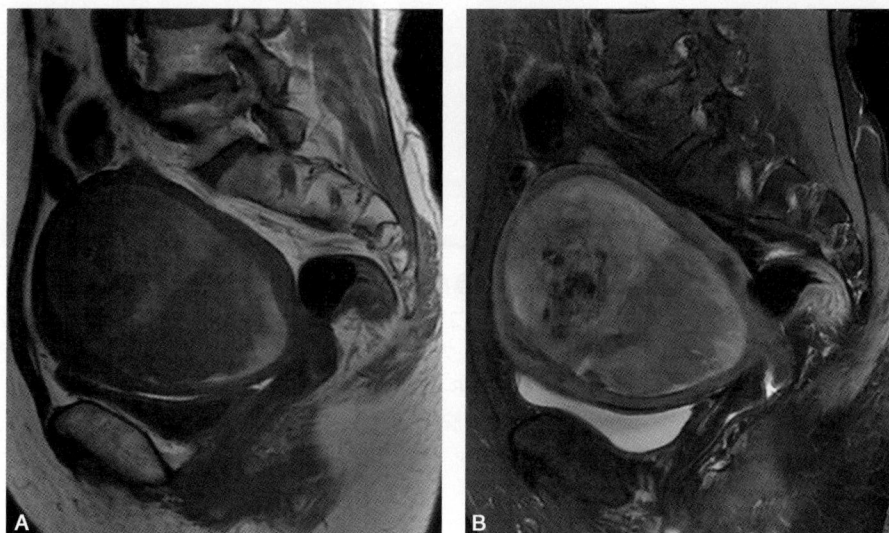

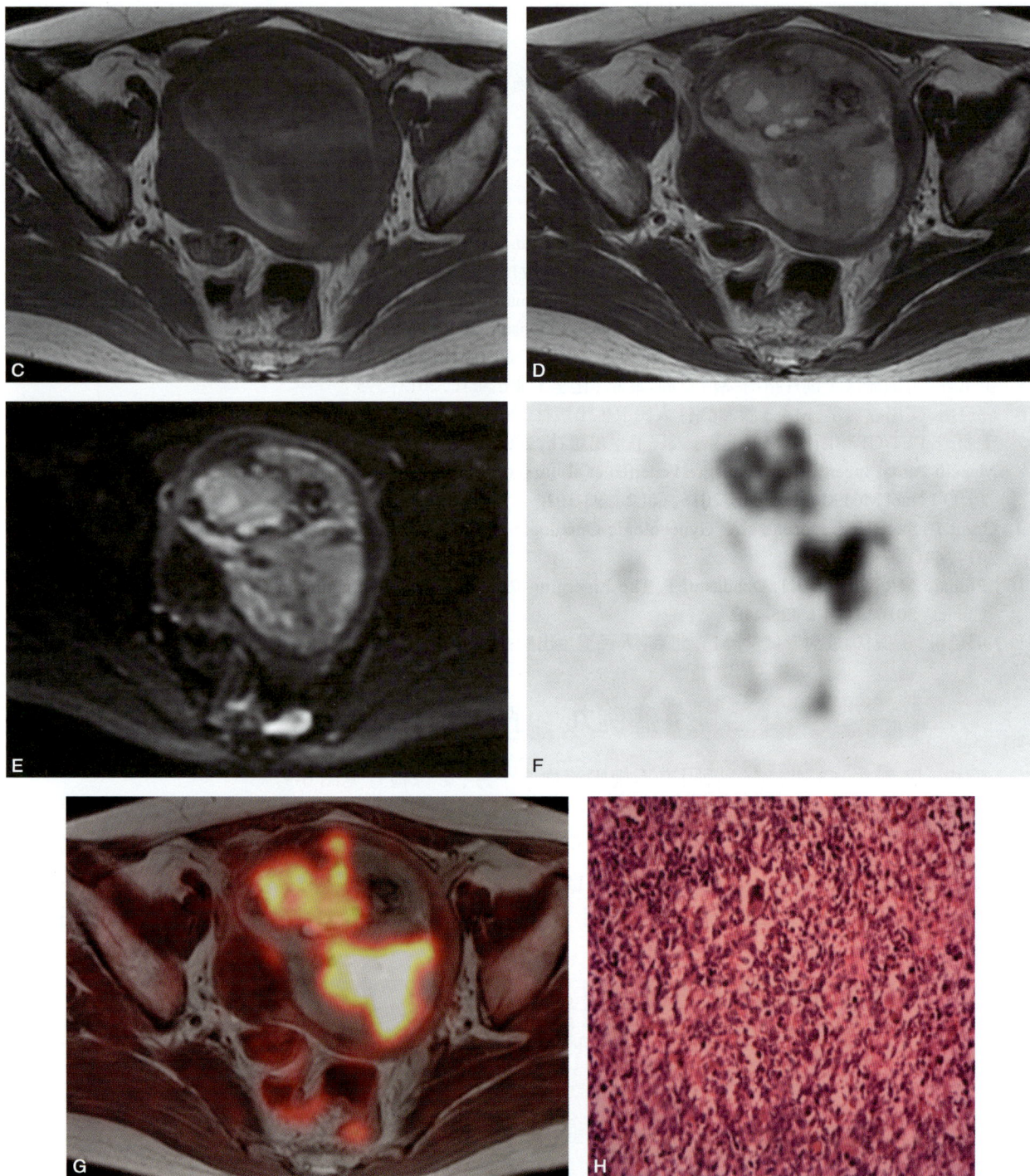

图 6-9 子宫癌肉瘤影像表现

A～G. 分别为 T1WI 矢状位、T2WI 矢状位、T1WI 横断位、T2WI 横断位、DWI、PET 及 PET/MRI，子宫腔内见巨大肿块，肌层受压变薄，部分结合带不连续，大小约为 9.8cm×8.1cm×7.8cm，T1WI 以不均匀低信号为主，T2WI 呈高低混杂信号，肿块内见囊性坏死及出血信号灶，DWI 呈不均匀高信号，^{18}F-FDG 代谢不均匀增高（SUV_{max}=16.44）；H. 镜下所见，瘤细胞呈梭形，核大，异型性显著，坏死易见，局灶可见少量异型腺体；病理证实为子宫癌肉瘤，浸润小于 1/2 肌壁。

宫平滑肌肉瘤、内膜间质肉瘤、腺肉瘤、癌肉瘤及未分化肉瘤。该病发病率低，恶性程度高，疾病发展迅速，早期即可发生远处转移。

子宫癌肉瘤也称子宫恶性中胚叶混合瘤（MMT）或恶性米勒混合瘤（MMMT），占子宫恶性肿瘤的2%～5%；肿瘤好发于绝经后女性，恶性度高，预后较差，早期易发生淋巴道及血行转移。肿瘤组织来源于米勒管上皮，由恶性上皮和间叶成分混合而成，根据组织学亚型的不同可分为混合性同源米勒管肉瘤和混合性异源米勒管肉瘤，其侵袭性取决于癌肉瘤的成分。

二、临床表现

子宫癌肉瘤早期临床症状多无特异性，常因不规则阴道流血或绝经后阴道流血、阴道异常排液就诊；部分患者可出现下腹部包块、下腹痛或腹坠感、肿瘤压迫症状及晚期恶病质等表现。

三、影像学表现

（一）超声

根据超声图像，UCS主要分为宫腔型、肌层型及内膜型，以宫腔型最常见，其典型超声表现：宫腔内占位呈不均质回声，体积较大，形态不规则，边界不清，与肌层分界欠清或伴不同程度的肌层浸润，彩色多普勒血流显像显示丰富而杂乱的血流信号。

（二）CT

CT表现：子宫体积增大，形态不规则多呈分叶状，宫腔内见等或低密度软组织肿块，内可伴低密度坏死区，钙化少见，位于宫颈者可伴有宫腔积液形成；增强后肿块动脉期呈不均匀强化，静脉期肿块呈渐进性延迟强化，其强化程度多接近或稍低于周围子宫肌层；部分患者可伴有盆腔及腹膜后淋巴结转移，或经血行转移至肝、脾等。

（三）MRI

MRI表现：子宫体积增大，宫腔内可见巨大肿块，肌层受压变薄，部分结合带不连续，T1WI多呈不均匀低信号，T2WI多呈高或高低混杂信号，病灶内有时可见血管流空信号，部分病灶内可见囊性坏死或出血灶，增强后动脉期肿瘤呈不均匀强化，静脉期呈渐进性延迟强化。

（四）PET/CT

PET/CT表现：子宫体积增大、形态不规则，宫腔内可见软组织密度肿块，其内密度不均，中心常伴液化坏死区；肿块 ^{18}F-FDG 放射性分布摄取不均，实性成分放射性摄取异常增高，液化坏死区放射性摄取较低。此外，PET/CT利用其代谢显像的优势来直观显示病灶在子宫外的播散情况、是否存在转移淋巴结及远隔器官转移等。

（五）PET/MRI

PET/MRI的诊断优势：MRI的软组织分辨率显著高于CT，可直观显示肿瘤内部组织成分信号及特点，可准确判定肿瘤大小、部位、肌壁浸润深度、宫旁是否受累及淋巴结转移等情况，同时结合自身的 ^{18}F-FDG 代谢情况及功能成像信息来对肿瘤的发展情况进行综合评价。

四、鉴别诊断

（一）子宫内膜癌

MRI主要表现在T1WI上呈等或低信号，T2WI上呈高信号，增强后病灶多呈轻度不均匀强化，且强化程度明显低于周围子宫肌层，与癌肉瘤的明显持续强化区域不同。

（二）变性子宫肌瘤

变性子宫肌瘤因成分复杂而信号表现多样，在T2WI上以高信号灶为主，其信号特点与蛋白含量高低相关，内多含囊变坏死、玻璃样变及出血等，增强后肌瘤呈不均匀强化，其强化程度低于子宫肉瘤。

（孙洪赞　尚　靳）

参考文献

[1] 万青松,罗继元. MRI 在鉴别诊断子宫肉瘤与变性子宫肌瘤中的应用[J]. 中国 CT 和 MRI 杂志,2017,15(11):88-91.

[2] Adachi Y, Nonogaki H, Minamiguchi S, et al. Carcinosarcoma of the uterus: A case report[J]. Mol Clin Oncol, 2016, 4(4):571-573.

[3] 黄建伟,田学智,张王娜.子宫内膜癌肉瘤 15 例临床病理分析[J].内科,2017,12(3):417-419.

[4] 邓波儿,孔为民.子宫癌肉瘤的诊治进展[J].医学综述,2017,23(22):4438-4442.

[5] 胡萍萍,许跃,陈淼,等.子宫内膜癌肉瘤 9 例临床病理分析[J].诊断病理学杂志,2016,23(4):279-282.

[6] Cantrell LA, Blank SV, Duska LR. Uterine carcinosarcoma: A review of the literature[J]. Gynecol Oncol, 2015, 137(3):581-588.

[7] 赵凡桂,徐阳,张浩,等.彩色多普勒超声诊断子宫癌肉瘤的临床价值[J].复旦学报(医学版),2017,44(4):512-516.

[8] 陆志华,陈宏伟,石双任.子宫癌肉瘤 CT 及 MRI 表现[J].临床放射学杂志,2012,31(9):1352-1355.

[9] 郭启勇.实用放射学[M].3 版.北京:人民卫生出版社,2007.

[10] 于丽娟.PET/CT 诊断学[M].北京:人民卫生出版社,2009.

病例十　睾丸卵黄囊瘤

病史:患者男,30 岁,右侧睾丸肿大 2 个月,超声提示右侧睾丸实性肿物,影像检查见图 6-10。

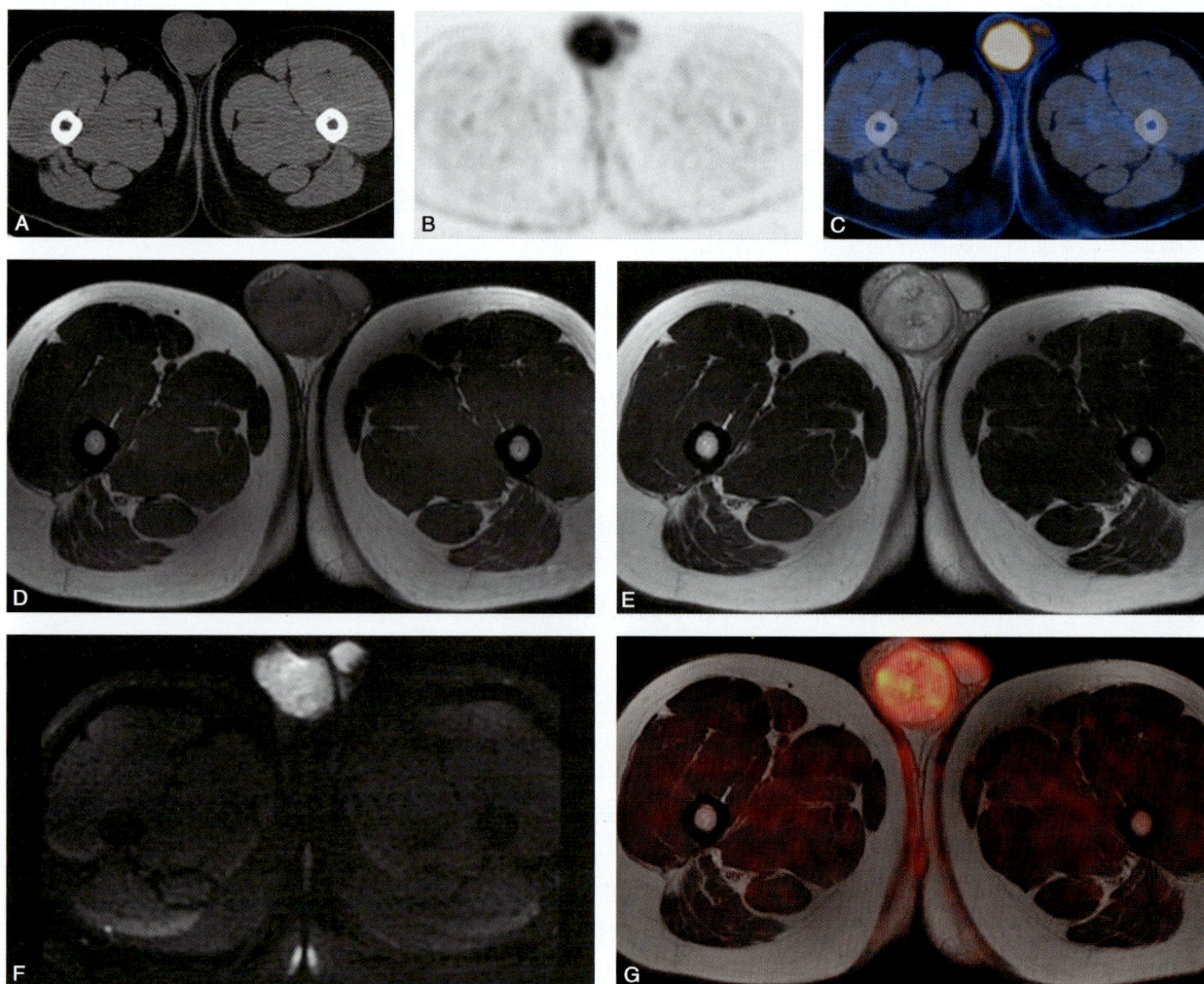

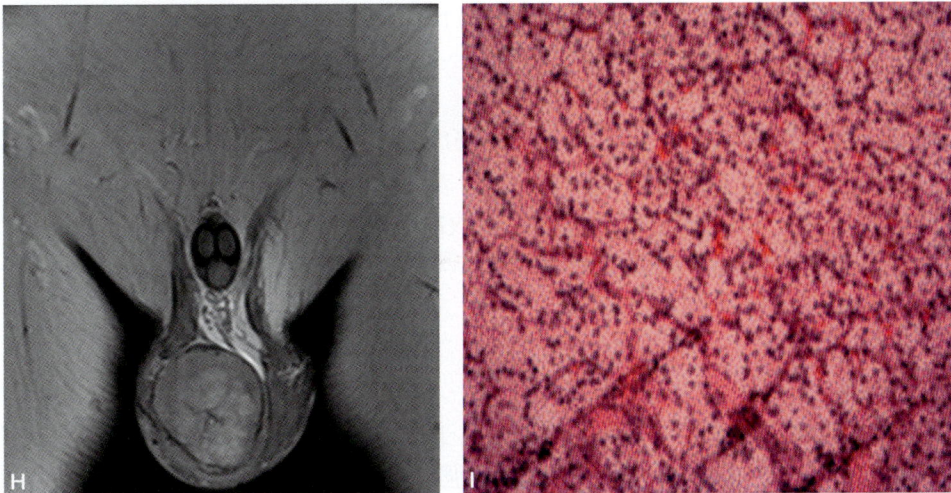

图 6-10　睾丸卵黄囊瘤影像表现

A～C. 分别为 CT、PET 及 PET/CT，右侧睾丸明显肿大，可见类圆形软组织密度肿块，边界清楚，平均 CT 值约为 18Hu，较大截面约为 5.3cm×4.7cm，^{18}F-FDG 代谢异常增高（SUV$_{max}$=8.40）；D～H. 分别为 T1WI 横断位、T2WI 横断位、DWI、PET/MRI 及 T2WI 冠状位，右侧睾丸明显增大，呈类圆形实性肿块，边界光整，可见低信号假包膜，肿块以稍长 T1、长 T2 信号为主，中心伴少许长 T1、短 T2 信号灶，DWI 呈明显高信号，^{18}F-FDG 代谢异常增高（SUV$_{max}$=9.66）；I. 镜下所见，瘤细胞排列呈疏松网状，可见较大核仁；免疫组化：AFP（+），CK（+），CD117（+），CD30（-），Oct-4（-）；病理证实为右侧睾丸卵黄囊瘤。

一、概述

睾丸卵黄囊瘤（testicular yolk sac tumor，TYST），也称内胚窦瘤（endodermal sinus tumor，EST），是一种起源于生殖细胞并具有向胚外卵黄囊成分分化能力的胚胎源性肿瘤，分为单纯性及混合性卵黄囊瘤两类，好发于儿童，约占儿童睾丸恶性肿瘤 80%，成人单纯型卵黄囊瘤较罕见，多为混合性生殖细胞瘤。卵黄囊瘤生长速度快，恶性程度高，易直接蔓延或沿淋巴转移，晚期可经血行转移至肝、肺等。

二、临床表现

睾丸卵黄囊瘤起病隐匿，通常无特异性临床表现，主要表现为睾丸无痛性肿大，多累及单侧睾丸，双侧受累少见，部分患者可伴发鞘膜积液及隐睾。血清 AFP 值是诊断卵黄囊瘤的一个特异性标志物，其变化先于临床表现，其含量与肿瘤大小、治疗情况及是否发生转移等情况密切相关。

三、影像学表现

（一）超声

患侧睾丸明显增大，肿块多为圆形或卵圆形，形态规则，边界清楚，肿瘤内部呈混合性回声，内可合并散在分布的小液性无回声区，后方回声轻度增强；彩色多普勒血流显像提示肿瘤内部血流信号丰富。

（二）CT

患侧睾丸明显肿大，肿块呈圆形或类圆形软组织密度，密度较均匀，边界清晰，表面光整，钙化少见，较大肿块内可见囊变及分隔，增强后肿块呈明显渐进式强化，增强早期实性部分明显强化，其强化程度接近于同层血管，延迟扫描仍见强化。

（三）MRI

患侧睾丸明显增大，呈圆形或类圆形实性占位，囊性变少见，边界清晰，表面光滑，肿瘤实性成分呈 T1WI 稍低信号、T2WI 稍高信号，囊性成分呈明显长 T1、长 T2 信号，部分病例合并鞘膜积液；增强后肿块实性部分明显强化，少许囊变区不强化。

（四）PET/CT 及 PET/MRI

CT 可清晰显示肿物的解剖结构、大小、形态、密度、边界等，MRI 根据其肿物成分不同而表现出不同的信号特征；PET/CT 及 PET/MRI 融合图像均表现为患侧睾丸体积增大，失去正常形态，内见 ^{18}F-FDG 高代谢实性肿物，^{18}F-FDG 摄取的高低程度取决于肿瘤的恶性程度，病灶内可伴有放射性摄取缺损区，周围伴或不伴有高代谢肿大淋巴结，部分病例伴鞘膜积液。

四、鉴别诊断

（一）精原细胞瘤

精原细胞瘤为睾丸最常见的生殖细胞肿瘤，多见于中青年，多表现为一侧睾丸肿块，密度不均，边界清楚，内多伴囊变、坏死及钙化，增强后呈轻、中度强化，分隔样强化具有一定的影像学特征，常经淋巴转移，精原细胞瘤可伴 HCG 升高，血清 AFP 值升高不显著。

（二）睾丸胚胎癌

睾丸胚胎癌好发于 25～35 岁，多表现为一侧睾丸明显不规则增大，肿块边界不清，密度不均，内常伴出血坏死，睾丸包膜常受侵，增强后多呈不均质强化。

（三）睾丸淋巴瘤

睾丸淋巴瘤多见于老年患者，多表现为一侧睾丸明显增大，边界不清，形态饱满，密度不均，增强后呈不均匀强化，其强化程度要高于卵黄囊瘤。

（四）睾丸炎

睾丸炎多表现为一侧睾丸肿大，睾丸内病变分界不清，其声像图改变与卵黄囊瘤相似，但常伴睾丸疼痛，血白细胞升高，AFP 正常。

（任 莹 尚 靳）

参考文献

［1］Kao CS, Idrees MT, Young RH, et al. Solid pattern yolk sac tumor: A morphologic and immunohistochemical study of 52 cases［J］. Am J Surg Pathol, 2012, 36（3）: 360-367.

［2］陈力博, 胡蓉, 王显丁, 等. 睾丸卵黄囊瘤 12 例报告［J］. 四川大学学报（医学版）, 2014, 45（6）: 1054-1056.

［3］许珂, 张勇, 程敬亮, 等. 成人睾丸卵黄囊瘤脑转移 1 例［J］. 中国医学影像技术, 2017, 33（5）: 786.

［4］李守林, 刘晓东, 姜俊海. 小儿睾丸卵黄囊瘤诊治（附 11 例报告）［J］. 现代泌尿生殖肿瘤杂志, 2010, 2（3）: 148-150.

［5］Dallenbach P, Bonnefoi H, Pelte MF, et al. Yolk sac tumours of the ovary: An update［J］. Eur J Surg Oncol, 2006, 32（10）: 1063-1075.

［6］Nogales FF, Preda O, Nicolae A. Yolk sac tumours revisited. A review of their many faces and names［J］. Histopathology, 2012, 60（7）: 1023-1033.

［7］向素芳, 蒋幼华, 蔡志清, 等. 睾丸卵黄囊瘤的超声诊断及病理学基础［J］. 四川医学, 2010, 31（2）: 249-251.

［8］欧常学, 孙多成, 詹志鹏, 等. 小儿睾丸卵黄囊瘤的 CT 表现及鉴别［J］. 影像诊断与介入放射学, 2011, 20（2）: 100-102.

［9］迟源, 马羽佳, 郑加贺, 等. 卵黄囊瘤的 CT 及 MRI 表现［J］. 现代肿瘤医学, 2016, 24（8）: 1278-1283.

［10］肖学红. 20 例卵黄囊瘤的 CT 和 MRI 诊断［J］. 广东医学院学报, 2016, 34（5）: 494-497.

［11］于丽娟. PET/CT 诊断学［M］. 北京: 人民卫生出版社, 2009.

第七章　骨骼肌肉系统

病例一　嗜酸细胞肉芽肿

病史：患儿女，7岁，活动后右大腿疼痛，走路稍跛行6天，影像检查见图7-1。

一、概述

骨嗜酸细胞肉芽肿（eosinophilic granuloma of bone，EGB）是一种良性骨肿瘤样病变，是朗格汉斯细胞组织细胞增生症（Langerhans cell histiocytosis，LCH）的一种常见类型，是指局限于骨的组织细胞增殖症，以儿童和青少年多见，男性略多于女性。好发于颅骨、脊柱、长骨和骨盆等，单发多见。病灶起自骨髓腔，逐渐生长压迫并破坏骨质，还可侵入软组织形成肿块。

骨嗜酸细胞肉芽肿以骨质破坏、大量细胞增生和嗜酸性粒细胞浸润为主要特点，本病可分为3个阶段：朗格汉斯细胞聚集和增生期、肉芽肿期和退缩期。病变早期朗格汉斯细胞在骨髓腔内聚集，病灶呈膨胀性骨质破坏，其内可有数量不等的嗜酸性粒细胞、淋巴细胞、浆细胞和嗜中性白细胞。嗜酸性粒细胞可多可少，多时呈片状存在；随病变进展，逐渐形成肉芽肿；退缩期纤维组织增生代替肉芽肿，并见骨修复增生。

目前，骨嗜酸细胞肉芽肿发病机制尚不明确，多认为与免疫功能紊乱、感染导致朗格汉斯细胞异常克隆增生有关，可有自愈倾向。疾病的严重程度与免疫系统的未成熟有关，随着年龄的增长，免疫系统逐渐成熟，病情可有所减轻。

二、临床表现

骨嗜酸细胞肉芽肿的临床表现缺乏特异性，临床多以疼痛、病理性骨折就诊，可有局部疼痛、肿胀和肿块。颅骨的肿块常有波动感；脊椎病变可导致脊柱后凸、肢体放射性疼痛或感觉障碍，甚至会出现截瘫。多发病灶者可出现全身症状，如低热、乏力和食欲不振等。实验室检查可有血沉中度加快、嗜酸性粒细胞和白细胞增高。病理表现为朗格汉斯组织细胞增生和嗜酸性粒细胞浸润，骨髓腔内形成局限肉芽肿，并侵蚀骨皮质，病变膨胀也可突破骨皮质累及软组织。镜下为组织细胞增生，有大量嗜酸性粒细胞浸润，病变进展期组织细胞内脂质蓄积形成泡沫细胞，嗜酸性粒细胞消失，晚期结缔组织增生而纤维化，甚至可骨化。本病预后良好，病灶经治疗可修复，也可以自愈。

三、影像学表现

（一）常规X线检查

骨嗜酸细胞肉芽肿可累及全身骨骼，发病部位以颅骨最多见，股骨次之，再次为脊柱、骨盆、肋骨、肩胛骨、肱骨、胫骨和下颌骨等。病灶大多为单发，亦可多发。嗜酸细胞肉芽肿导致骨质溶骨性破坏，早期境界分明，周围骨质多无异常改变；病变后期，破坏区周围的骨质可硬化而致密。病灶修复时，破坏区中可出现小片致密骨质，病灶范围逐渐缩小，可完全消失，但也可出现新病灶。不同部位的病灶各有特点。

1. **颅骨**　发生率最高，尤其是额顶骨，病变为单发或多发，起源于板障，逐渐累及内外板，呈圆形、类圆形骨质破坏，多个病灶可融合形成"地图颅""套洞征"。病灶边缘锐利如穿凿状或如斜坡状，周围

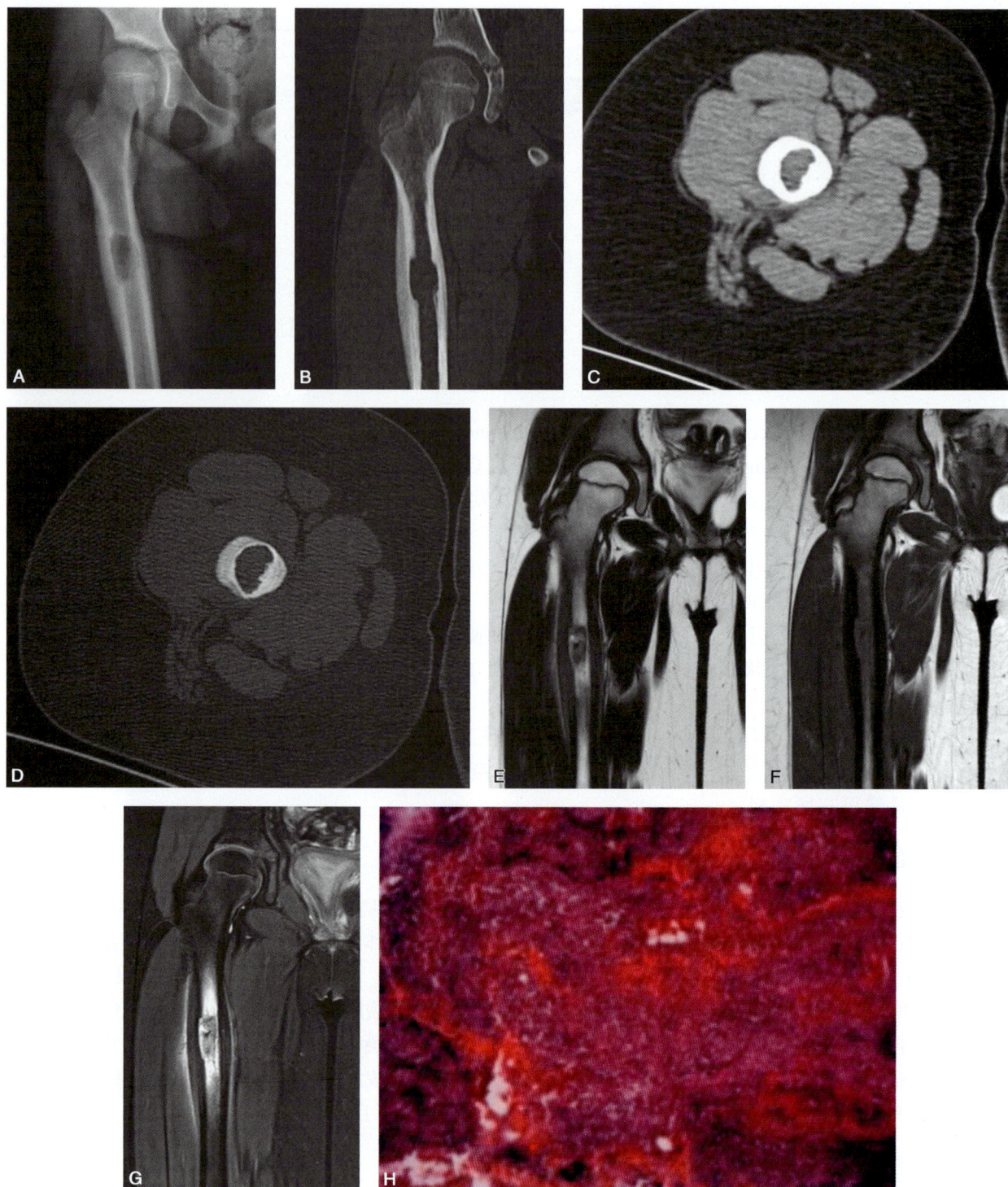

图 7-1　嗜酸细胞肉芽肿影像表现

A.（右股骨）数字 X 射线摄影（DR）正位，右股骨中上段囊状骨破坏区，骨皮质变薄，骨膜增生明显；B～D. CT 扫描冠状位、横断位软组织窗、横断位骨窗，囊状骨质破坏，骨皮质膨胀变薄，骨膜增生；E～G. MRI 扫描 T2WI 冠状位、T1WI 冠状位、T2WI 脂肪抑制，右股骨中上段髓腔内条片状稍长 T1WI、稍长 T2WI 信号改变，抑脂序列呈高信号；H. 病理，显示纤维组织内见骨小梁，出血区及淋巴细胞、浆细胞、嗜酸性粒细胞等炎细胞浸润，灶性见组织细胞样细胞增生，小片状排列，可见多核巨细胞。免疫组化：CD68（＋），S-100（＋），CD1a（＋），Langerin（＋）。病理诊断为（右股骨）嗜酸细胞肉芽肿。

可有轻度硬化。病变可跨越颅缝，也可破坏外板形成软组织肿块。病变后期死骨在骨破坏区内可呈"钮扣样"，为本病特征性的表现，提示病变修复。

2. **长骨** 病变好发于骨干和干骺端的髓腔内，呈单房或多房的溶骨性破坏，可有膨胀性改变，局部骨皮质变薄，边缘清楚，可轻度硬化。骨皮质变薄时可见虫噬或小钻孔样中断。病变部位常有层状骨膜增生，大多超越骨破坏范围。周围软组织肿胀，常包绕骨质破坏区呈袖套状，边界清楚。

3. **扁骨** 病变好发于肋骨、肩胛骨、骨盆等，病变以溶骨性、膨胀性破坏为主，边缘清楚。病变周围可有硬化，可穿破皮质引起骨膜增生，形成软组织肿块，病骨可膨胀变形或大片骨破坏压缩变形。

4. **脊柱** 以胸椎和腰椎多见，可侵犯单个、多个相邻或相间的椎体，椎体可呈囊性和溶骨性破坏，囊性破坏多起于椎体中心，边缘常有硬化。椎体可呈楔形或平板状（扁平椎），其横径及前后径均超出相邻椎体，椎间隙正常，可出现椎旁局限性软组织肿块。病变可由椎体向后发展侵及椎弓根、椎板和关节突。修复期，椎体密度增高，少数可恢复至完全或接近正常的大小和形态。

（二）CT

CT表现为单发或多发的骨质破坏、缺损，局部被软组织所替代，边界清楚，可见轻度硬化。病灶内可见斑片状碎骨片影，周围可见多层状骨膜增生。病变破坏骨皮质则可形成软组织肿块，增强扫描可见强化。

（三）MRI

MRI 与CT相比，MRI检查能更好显示病变所形成的软组织肿块及邻近结构的改变，检查病灶显示更清晰，其信号具有相对特征性。T1WI一般为低信号，少数为等信号，T2WI多呈高信号，短反转时间反转恢复序列（STIR）亦呈高信号，信号多较均匀，少数可呈混杂信号。增强扫描病灶一般呈轻至中度均匀强化，囊变区不强化。

四、鉴别诊断

骨嗜酸细胞肉芽肿影像和临床表现复杂多变。在颅骨、骨盆、肋骨等部位表现为边界清楚的单发或多发溶骨性破坏；在脊柱表现为密度增高的扁平椎，椎间隙正常；长骨病变多表现为卵圆形骨质破坏、骨皮质受侵变薄，可见层状骨膜增生。病变可出现良恶性共存的影像表现，需结合高发年龄、易发部位、实验室检查、临床和影像学表现给予鉴别。

（一）尤因肉瘤

好发年龄为10～25岁，以四肢长骨多见。全身症状似骨感染，局部症状以疼痛和肿块为主，疼痛持续时间长，以月计，且逐渐加重，对放疗极为敏感。病变区呈筛孔状、虫蚀状或片状的溶骨性破坏，早期即可突破骨皮质而形成软组织肿块，增强扫描可见不同程度的强化。骨膜反应可出现层状骨膜新生骨、针状骨及骨内硬化，层状骨膜增生被破坏可形成Codman三角。

（二）急性骨髓炎

常见于儿童和青少年，好发于四肢长骨干骺端和骨干，以血源性感染多见，临床起病急，常有全身不适，寒战高热，血常规白细胞计数增高。发病1～2天内患肢可出现功能障碍，局部红、肿、热、痛表现明显。病变早期X线仅可见软组织肿胀，发病两周后可见骨质破坏。骨质破坏区呈虫蚀状或筛孔状，边缘模糊，髓腔内可见死骨，死骨常呈条形，与周围骨质分界清楚，密度高。骨膜反应出现较晚，且多清晰完整、均匀、自然连续。

（三）骨髓瘤

好发于40岁以上男性，实验室检查尿中本周蛋白阳性。好发于扁骨如颅骨、脊柱、肋骨和骨盆，表现为多发圆形的穿凿样、蜂窝状、鼠咬状、皂泡状、蛋壳状溶骨性骨质破坏，并形成软组织肿块，破坏区边缘清楚、锐利，无硬化缘及无骨膜反应，常有广泛性骨质疏松。

（四）骨纤维异常增殖症

发病年龄多为11～30岁，病程缓慢，好发于四肢长骨。发病越早临床症状越明显，可表现为畸形、跛行或疼痛。骨质破坏可呈囊状膨胀改变、磨玻璃样、丝瓜瓤样改变或虫蚀样改变；病灶边缘可见硬化带，边界清晰，病灶内可见斑点状或索条状钙化；一般无骨膜反应和软组织肿块。

（五）骨转移瘤

发病年龄一般较大，常有原发恶性肿瘤病史，进展较快。溶骨性破坏常呈虫蚀样改变，骨质破坏区边界模糊，少有膨胀性改变，多无骨膜增生，很少出现软组织肿块，其内无肿瘤骨，易发生病理性骨折。

（丁长伟　葛晓雪）

参考文献

［1］肖永新.MRI 诊断骨嗜酸性肉芽肿的价值［J］.放射学实践，2014，29（1）：88-91.

［2］杨勇政，周山，黄文亮，等.长骨嗜酸性肉芽肿的影像学表现［J］.中国中西医结合影像学杂志，2016，14（5）：598-600.

［3］Wang J，Wu X，Xi ZJ. Langerhans cell histiocytosis of bone in children：a clinico-pathologic study of 108 cases［J］. World J Pediatr，2010，6：255-259.

［4］吴振华，郭启勇.骨与关节影像鉴别诊断指南［M］.北京：人民军医出版社，2005.

［5］郭启勇.实用放射学［M］.北京：人民卫生出版社，2013.

病例二　骨促结缔组织增生性纤维瘤

病史：患者女，39 岁，外伤后右上臂疼痛肿胀、活动受限 4 天，影像检查见图 7-2。

一、概述

骨促结缔组织增生性纤维瘤/骨促纤维增生性纤维瘤（desmoplastic fibroma of the bone，DFB），又称为骨韧带样纤维瘤（desmoids tumor），是较为罕见的骨原发性纤维组织肿瘤，发病率低，约占原发性骨肿瘤的 0.1%。骨促结缔组织增生性纤维瘤可分为 4 型，即囊样型、溶骨型、小梁型、骨旁型。本病好发于 30 岁以下，以青少年多见，无明显性别差异。临床以局部肿胀、疼痛为主要症状。可发生于任何骨，但以颌骨最多见，管状骨好发于干骺端，以股骨及桡骨多见，扁骨以骨盆多见。

本病的发病原因及诱发因素尚不明确，多认为与基因、体内激素和外伤有关。有些学者认为骨促结缔组织增生性纤维瘤不是真正的肿瘤，而是一种瘢痕的增生反应。但 Lucas 等人的研究证实了此病是一种单克隆起源的肿瘤，不是多克隆起源的瘢痕组织。有的学者认为此病与外伤有关，Shindle 等人的研究中，骨促结缔组织增生性纤维瘤的患者中有外伤史者占 22%～50%。Leithner 等人通过免疫组织化学方法，发现 80 例骨促结缔组织增生性纤维瘤患者均有组织蛋白-D 的表达，认为组织蛋白-D 可能与肿瘤的侵袭性有关。

本病是良性骨肿瘤，虽无远处转移，但局部侵袭性强，复发率高，外科治疗中需扩大手术范围，且术后需随访复查以防复发。

二、临床表现

骨促结缔组织增生性纤维瘤没有特异的临床症状和体征，大多发病隐匿。临床表现以局部疼痛、肿胀为主要症状。疼痛为间歇性或持续性的钝痛或隐痛。患者起病缓慢、病程长。当病变累及关节时，可出现关节活动障碍，也可发生病理性骨折，一部分患者以病理性骨折为首发症状。实验室检查可有碱性磷酸酶增高。本病虽为良性骨肿瘤，但侵袭性较强，且容易复发，因此外科治疗多需扩大手术范围，密切随诊以防复发。

骨促结缔组织增生性纤维瘤的大体标本呈灰白色，质韧如橡皮样。镜下可见丰富的胶原纤维，胶原纤维间可见少量散在的梭形纤维细胞，细胞体积小，胞核细长，呈梭形或波纹状，无明显核仁，无异型性及核分裂象；骨内瘤体中心无巨细胞、骨及软骨成分。

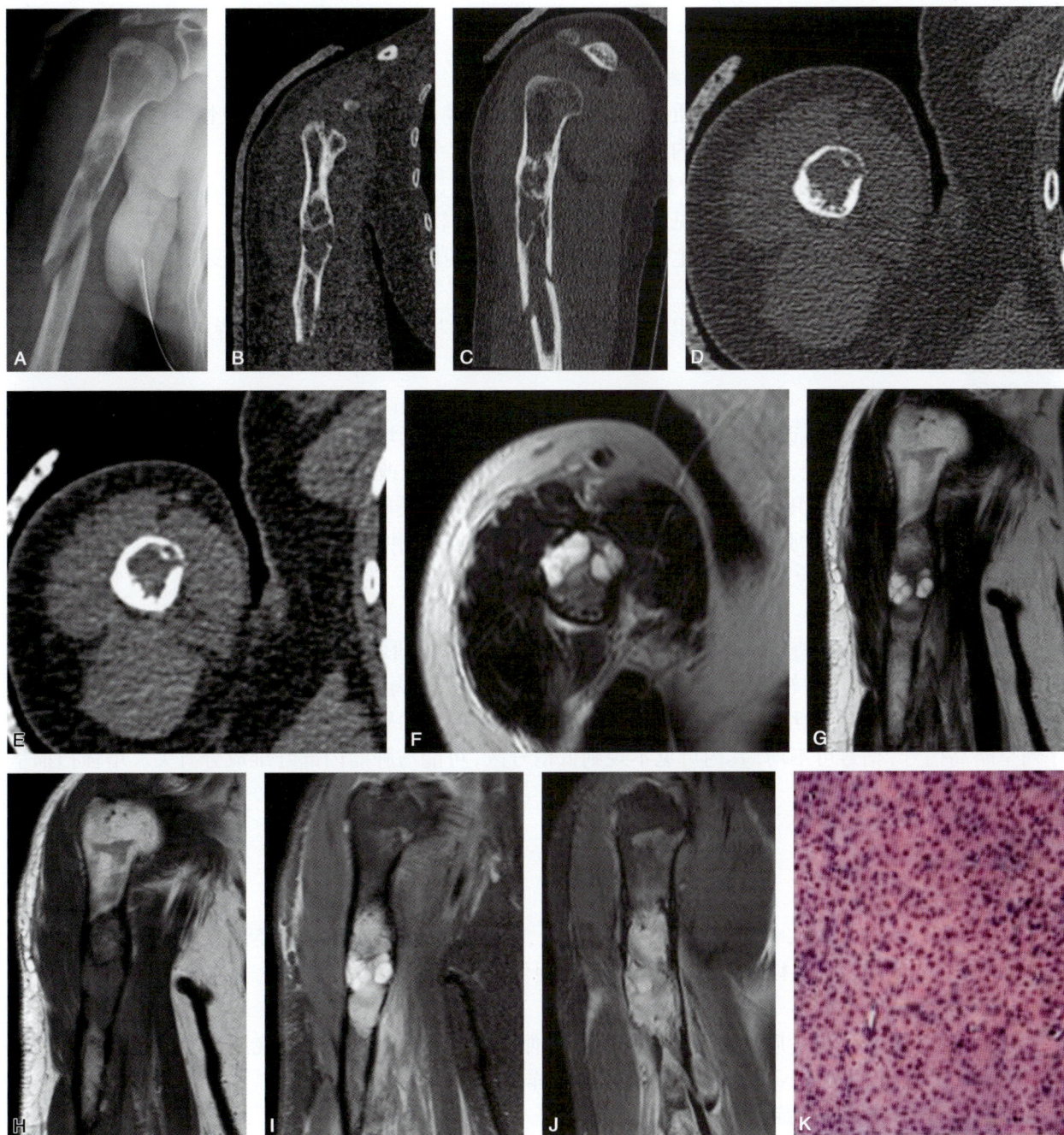

图 7-2　骨促结缔组织增生性纤维瘤影像表现

A. 右肱骨 DR 正位，右肱骨近段骨见多发类圆形骨破坏区，骨皮质薄，中段骨质断裂；B～E. 右肱骨三维 CT 冠状位、矢状位、骨窗横断位、软组织窗横断位，右肱骨近段不规则膨胀性骨破坏区，边界较清晰，未见硬化缘，局部骨皮质膨胀变薄，周围软组织肿胀；F～J. 右肱骨 MRI T2WI 横断位、T2WI 冠状位、T1WI 冠状位、T2WI 抑脂冠状位、T2WI 抑脂矢状位，右肱骨近端不规则长 T1、长 T2 信号团块影突出于骨皮质，内部信号不均，其内似见囊状分隔，周围骨皮质见长 T2 信号影，相邻软组织肿胀；K. 病理，瘤组织侵袭生长，侵袭脂肪组织，部分细胞稀疏，较多胶原，部分细胞较密集，核分裂约 2 个 /10HPF（高倍视野），瘤细胞呈梭形、多角形，弥漫排列。免疫组化：CK（ - ），Vimentin（ + ），SMA（ - ），Desmin（ - ），CD34（ - ），S-100（ - ），β-catenin（ + ），Ki-67（密集处约 15%+）。病理诊断为（右肱骨近端髓腔内组织）考虑骨促纤维增生性纤维瘤（韧带样瘤）。

三、影像学表现

（一）常规 X 线检查

骨促结缔组织增生性纤维瘤的 X 线表现分为 4 型。

1. **囊样型** 呈囊状膨胀性的骨质破坏，边界清晰，边缘可有不同程度的反应性骨硬化，骨破坏区可见残留的骨嵴，一般不形成软组织内肿块。

2. **溶骨型** 位于长骨干骺端、骨盆、足骨、椎体等部位，呈溶骨性改变，边界不清，无反应性骨硬化，少数可有骨膜反应。病灶区内可见斑片状残留骨。可有软组织内肿块形成。

3. **骨旁型** 病变通常围绕骨干生长，造成骨皮质的压迫、破坏，导致骨髓腔受侵。病灶较大时常引起邻近骨质的受累。

4. **小梁型** 骨破坏区范围较大，以"胡须样"或"树根样"的肿瘤性骨小梁为特点，影像学上有一定的特征性。

（二）CT

平扫可表现为膨胀性改变，其内密度欠均匀，可见条状密度增高影，局部骨皮质连续，明显变薄，周围软组织可无异常改变，局部可见骨质硬化；也可呈现溶骨性改变，骨髓腔扩大，密度增高，局部可有骨皮质缺失，邻近软组织内可见肿块，边缘清晰，骨质缺损区及软组织肿块内可见条状不规则高密度影，可见轻微骨膜反应；增强扫描可见强化，CT 虽可较清晰显示肿瘤内部结构和邻近组织，但大部分表现不具有特征性。

（三）MRI

与 CT 相比，MRI 检查能从不同体位更好地观察肿瘤大小、形态、信号和结构变化，以及对邻近结构的侵犯情况。病变范围较清晰，局部骨皮质膨胀、明显变薄，周围软组织形态及信号可无异常改变。骨质破坏区可见不规则软组织肿块影，与肌肉信号相比，肿块 T1WI 呈等或低信号，T2WI 及脂肪抑制序列呈略高信号，信号可不均，其内可见不规则低信号区，可能与肿瘤内部纤维成分有关。增强扫描呈明显不均匀强化。

四、鉴别诊断

（一）骨巨细胞瘤

20～40 岁为发病高峰，多见于骨骼发育成熟后，发病部位以股骨下端和胫骨上端多见，累及骨端，病变膨胀明显，呈多房皂泡样改变，边缘无钙化及硬化缘。

（二）动脉瘤样骨囊肿

病变多纵向生长，自皮质缺损区向骨外膜下延伸，膨胀明显，囊腔较大，晚期可形成粗大纵行的骨嵴或间隔。常见较多的大小不一液-液平面或憩室样突起。

（三）骨纤维异常增殖症

以 11～30 岁的儿童及青年多见，无性别差异。进展缓慢，病程较长，病变范围较广泛，呈囊样膨胀性改变、毛玻璃样改变、丝瓜囊样或虫蚀样改变，骨皮质变薄，可有不同程度骨化，骨密度常不均，可出现骨骼增粗、增大、变性。病变位于骨皮质，不侵入软组织。

（四）非骨化性纤维瘤

好发于 8～20 岁，临床症状不明显。好发于干骺端距骺板 3～5cm 处，呈单房或多房、卵圆形或扇贝样偏心性骨皮质缺损，其内可见不规则的骨性间隔，髓腔侧可有厚薄不均的硬化缘，皮质侧可向外膨胀变薄，边界清楚，无骨膜反应。

（五）高分化纤维肉瘤

多见于 20～40 岁青壮年，好发于长管状骨干骺端或骨干，以股骨下端及胫骨上端最多见。病变为溶骨性破坏，边界不清，皮质变薄，其内可见粗细不等的骨嵴，可见骨膜反应，病变常破坏骨皮质累及周围软组织。

（六）造釉细胞瘤及牙源性黏液瘤

发生在颌骨者须与造釉细胞瘤及牙源性黏液瘤鉴别。

（丁长伟　葛晓雪）

参考文献

［1］Schneider M, Zimmermann AC, Depprich RA, et al. Desmoplastic fibroma of the mandible review of the liberature and presentation of a rare case［J］. Head Face Med, 2009, 24: 25.

［2］Lucas DR, al-Abbadi M, Tabaczka P, et al. C-kit expression in desmoids fibromatosis. Comparative immunohistochemical evaluation of two commercial antibodie［J］. Am J Clin Pathol, 2003, 119(3): 339-345.

［3］Shindle MK, Khanna AJ, Mccarthy EF, et al. Desmoid tumor of the spinal canal causing scoliosis and paralysis［J］. Spine, 2002, 27(12): 304-307.

［4］Leithner A, Gapp M, Radl R, et al. Immunohistochemical analysis of desmoid tumours［J］. J Clin Pathol, 2005, 58(11): 1152-1156.

［5］Gao S, Cai Q, Yao W, et al. Desmoplastic(collagenous)fibroma of the femur: A case report and review of the literature［J］. Oncol Lett, 2013, 6(5): 1285-1288.

［6］张发林, 雍昉. 股骨促结缔组织增生性纤维瘤 1 例［J］. 中国医学影像技术, 2009, 25(8): 1457.

［7］杨毅, 陈彪. 骨韧带样纤维瘤的临床影像观察［J］, 中国民康医学, 2014, 26(19): 20-21.

［8］石慧敏, 王平仲, 王韶颖, 等. 颌骨骨促结缔组织增生性纤维瘤的影像学特点和鉴别诊断［J］. 上海口腔医学, 2007, 16(5): 489-492.

［9］吴振华, 郭启勇. 骨与关节影像鉴别诊断指南［M］. 北京: 人民军医出版社, 2005.

［10］郭启勇. 实用放射学［M］. 北京: 人民卫生出版社, 2013.

病例三　布鲁氏菌性脊柱炎

病史：患者男, 53 岁, 劳累后突然出现双侧乳头以下躯干及四肢无法活动、感觉减退、大小便失禁, 伴颈椎疼痛, 伴寒战 3 天。患者有牲畜密切接触史, 居住地有布鲁氏菌病流行, 试管凝集试验: 1: 200 (++++), 影像检查见图 7-3。

一、概述

布鲁氏菌性脊柱炎是由布鲁氏菌侵袭脊椎引起的感染性炎症, 是布鲁氏菌病较常见的并发症, 于 1932 年由 Kulowski 等人进行首次描述。在国内, 布鲁氏菌病多发生于畜牧业发达地区, 感染人群以牧民、兽医、屠宰工人、皮毛加工业的人群多见。布鲁氏菌可经皮肤黏膜、呼吸和消化系统传染, 累及大部分组织和器官, 通过皮肤黏膜侵入人体是其主要的传染途径。布鲁氏菌病为常年散发病例, 近年来随着城镇居民乳制品使用逐年增多, 发病率有所上升。

布鲁氏菌病又称马耳他热、波状热, 由各型布鲁氏菌引起, 是人畜共患的全身传染性及变态反应性疾病, 较少见。绝大多数患者是与病畜接触时皮肤受伤或食用含有布鲁氏菌的奶汁或肉而感染。布鲁氏菌为多形球杆菌, 革兰氏染色阴性。分为牛、羊、猪三型。羊型布鲁氏菌感染率最高, 对人的感染危险最大, 可暴发流行。也有报告流产型牛布鲁氏菌感染人体最多。乙型猪布鲁氏菌常发生化脓性骨髓炎, 特别是椎体。有些病例中, 椎体可发生组织坏死和化脓, 形成死骨。椎间盘也可破坏, 甚至相邻椎体骨性融合。亦可引起周围神经炎、脑炎或脑膜炎, 出现相应的神经症状。

由于椎体的血液循环微环境和解剖结构容易使布鲁氏菌堆积, 另外椎体血供丰富, 有利于布鲁氏菌的生长、繁殖。因此布鲁氏菌容易侵犯脊柱而形成布鲁氏菌性脊柱炎, 其发病率占布鲁氏菌病的 2%～60%。多发生于中青年, 腰椎多见, 胸椎次之, 颈椎较少见。布鲁氏菌经呼吸道、消化道或皮肤侵入人体后, 被吞噬细胞吞噬, 而未被消灭的细胞则形成感染灶, 进入血液循环后不断释放内

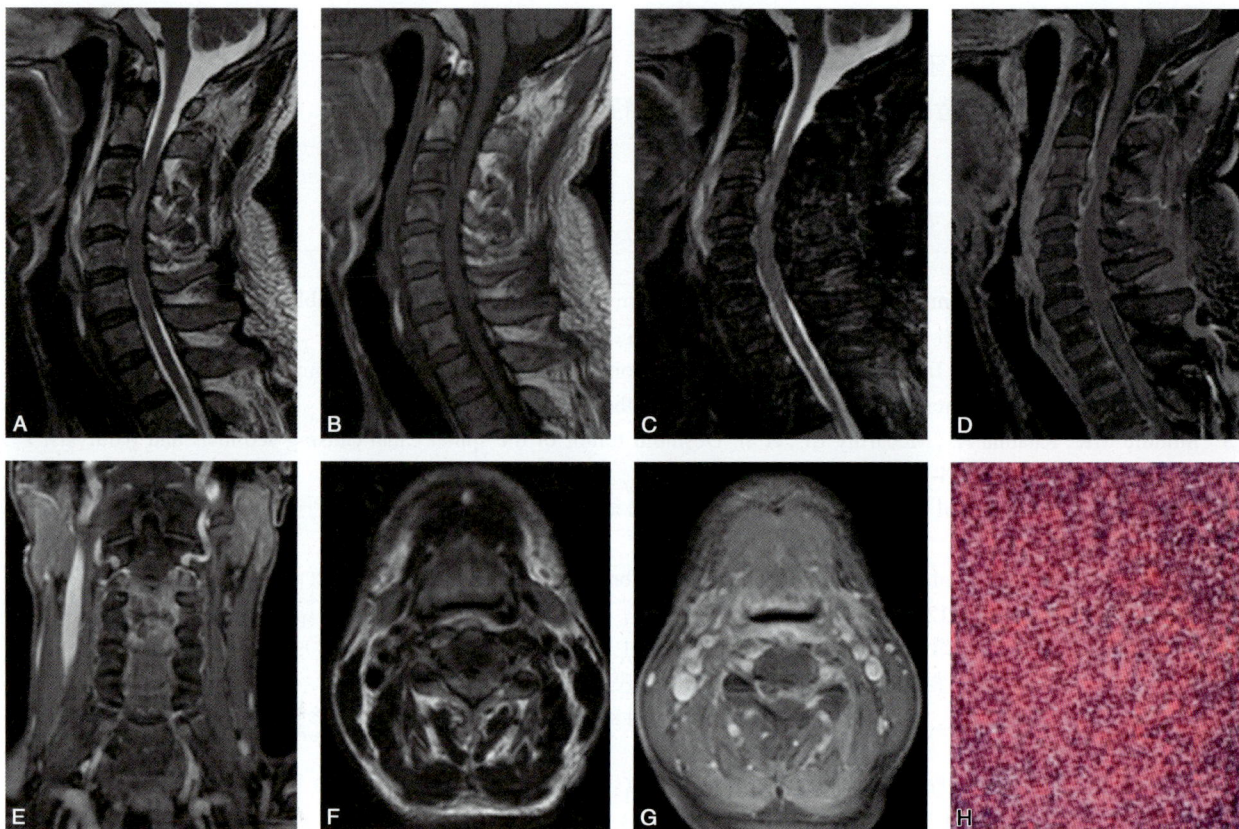

图 7-3 布鲁氏菌性脊柱炎影像表现

颈椎 MRI 扫描：A～D. T2WI 矢状位、T1WI 矢状位、T2WI 脂肪抑制、T1WI 增强矢状位，颈$_{3,4}$椎体呈长 T1、长 T2 信号改变，抑脂序列高信号，增强扫描可见强化；颈$_{3,4}$椎体水平硬膜下见局限性等 T1、长 T2 信号灶，增强扫描病变边缘强化；颈$_{3～5}$水平脊髓内模糊长 T2 信号影；E～G. T1WI 增强冠状位、T2WI 横断位、T1WI 增强横断位，硬膜下见局限性长 T2 信号灶，增强扫描边缘强化；H. 病理，炎性肉芽组织，伴微脓肿形成。

毒素，并出现慢性脓毒血症，可侵犯肝、脾、骨髓、关节等组织。椎体受侵后，则形成局部性上皮样结节，逐渐进展会形成感染性肉芽肿，破坏椎体、椎间盘，增生形成骨赘或骨桥，椎体破坏同时可有骨质增生硬化。

布鲁氏菌性脊柱炎的迅速确诊及有效的抗生素治疗至关重要。该病在临床表现上缺乏特异性，布鲁氏菌凝集试验在 1∶80 以上者，可考虑布鲁氏菌感染。影像学上易与其他疾病相混淆、引起误诊。正确认识布鲁氏菌性脊柱炎的影像学特征，对指导该病临床治疗具有重要意义。

二、临床表现

布鲁氏菌性脊柱炎常累及各个椎体、椎间盘、椎旁软组织及硬膜外腔等部位。临床可表现为持续性颈部、背部及腰部疼痛，活动受限，会出现相应部位放射性神经根疼痛和脊髓受压等症状，由脊髓不同部位感染所致。还可表现为午后低热，夜间盗汗，体重减轻，食欲不振；累及呼吸道和生殖系统，引起相应的症状，可有肝脏、脾脏及淋巴结肿大；可有全身多发游走性骨关节痛和肌痛，患者常处于被动体位。

病理改变为布鲁氏菌经黏膜或皮肤侵入人体，被吞噬细胞吞噬，并随淋巴液到达局部淋巴结，可引起菌血症、毒血症及肝、脾、淋巴结、骨髓、血管等的炎性病变。急性期为炎性细胞渗出及组织细胞变性、坏死。亚急性期及慢性期病变表现为组织细胞增生、增殖性结节和肉芽肿形成。镜下可见病灶周围有淋巴细胞、上皮样细胞及浆细胞浸润。

三、影像学表现

（一）常规X线检查

可表现为椎体骨质破坏、椎间隙变窄；晚期骨质破坏周围可见增生硬化及韧带骨化。但X线对于布鲁氏菌性脊柱炎的诊断价值有限，缺乏特异性。

（二）CT

布鲁氏菌性脊柱炎常累及腰椎，以第4腰椎体最为常见。可同时累及2～3个椎体，受累椎体骨质密度增高，骨破坏以椎体上下缘骨性关节面为主，骨小梁粗大紊乱，较大的可呈"岛屿状"改变。病灶呈软组织密度影，边缘可有不同程度的硬化，椎体边缘骨质增生明显，椎体前方骨赘形成，可有"鹦鹉嘴"征象，为本病的特征性表现。病变椎体的椎小关节面可见骨质破坏、增生，严重时可出现骨性强直。当病变累及椎间盘时，可有不同程度的椎间盘破坏，椎间隙可变窄。病变导致前纵韧带和棘间韧带钙化。椎旁软组织可肿胀，增强扫描椎旁软组织呈环形轻、中度强化。

（三）MRI

MRI是诊断、评价、定期复查布鲁氏菌性脊柱炎的首要选择，尤其是有脊髓或神经根受压时。

富含血供的椎体终板是病变最先累及的部分，所以早期椎体破坏不明显，数周后可出现骨质破坏，病灶呈小而多发的结节样改变，多局限于椎体前缘。当整个椎体受累时，边缘可有骨质增生硬化，病变呈片状或局灶性长T1、长T2信号，T2WI信号可混杂，骨质硬化区域信号减低，骨质破坏周围常有片状骨髓水肿，椎体前可形成长T1、短T2信号骨质增生，是布鲁氏菌性脊柱炎的特征性表现之一。病变椎体一般无死骨形成，骨质增生修复速度往往大于骨质破坏的速度，因此椎体并无明显形态改变或仅有轻度压缩性改变，一般无脊柱后凸畸形。

椎间盘受累时可呈炎性改变，在T2WI及抑脂序列上可见明显的椎间盘内炎性反应线，当细菌毒性增强或机体免疫力下降时，累及邻近的椎体和椎间盘，正常的髓核解剖结构消失，缺乏核间裂，病变呈长或等T1、稍长T2信号，增强扫描病变边缘可呈环形不均匀强化，椎间隙多无明显变窄或仅有轻度变窄，可能与纤维组织增生有关。

椎小关节受累时，常发生于相邻椎体的上下关节突，表现为相应关节面毛糙、形态欠规整，小关节间隙可变窄或消失，呈长T1以长T2为主，T2信号可混杂，STIR呈不均匀稍高信号；进展期可发生骨性强直，致活动不便。韧带受累时，常表现为条索状等或长T1、短T2信号。

布鲁氏菌性脊柱炎侵及邻近组织速度较慢，当邻近软组织受累时可表现为不同程度的肿胀，信号较均匀，边界欠清晰，T2WI上呈稍高信号，增强扫描一般呈均匀强化。椎体前方、两侧及后方可见肿块，表现为椎体前方、两侧及后方条片状或条梭状等或长T1、长T2信号。可形成脓肿，病灶与正常组织分界清楚，脓肿常呈均匀或不均匀的长T1、混杂T2信号，边界模糊，增强扫描可见脓肿壁不规则明显强化，中心未见强化，椎旁软组织可呈条带状强化。硬膜外脓肿可后突压迫相应硬膜囊，严重时椎管狭窄，压迫相应椎间孔内脊髓神经根，产生相应临床症状。

四、鉴别诊断

（一）脊柱结核

脊柱结核好发于胸腰段，腰1、2椎体多见，以溶骨性破坏为主，病灶多呈跳跃性分布，一般累及2～3个椎体，累及单个椎体较少见。椎体破坏灶内可有点片状长T1、短T2信号的死骨形成，周围骨质疏松，骨质增生硬化较少见。椎体后部破坏常累及椎弓根，失去正常形态易变形塌陷，椎间隙多变窄，向后形成成角畸形，可造成椎体病理性压缩性骨折。椎旁软组织范围较为广泛，常超过破坏的椎体边缘形成寒性脓肿，脓肿内可有点片状长T1、短T2钙化灶。增强扫描脓肿壁呈环形强化，壁薄而光滑。

（二）化脓性脊柱炎

腰椎发病率最高，其次为胸椎。主要感染松质骨，骨破坏多于修复，常形成死骨，椎间隙多不狭窄。椎间盘易受累，边界模糊，呈弥漫性长 T1、长 T2 信号，椎间盘形态异常，可伴有邻近椎体、终板轮廓消失。病变信号多弥漫整个椎体，椎体形态易有明显改变；受累椎间盘及相邻椎体呈广泛的长 T1 信号，增强扫描病变椎体及椎间盘可呈明显强化，强化持续时间较长。椎旁软组织肿块以病灶为中心，肿块弥漫且边界不清，增强扫描呈斑片状强化，很少伴有脓肿形成。椎旁脓肿壁厚而不规则，可形成多个脓肿灶。

（三）脊椎转移瘤

多见于高龄患者，伴原发灶，有肿瘤病史。病变呈跳跃性，易累及椎体及附件，椎间隙一般无异常。局部可见软组织肿块。

（四）椎间盘疝、终板炎

病变累及椎间盘、终板时，呈长 T1、长 T2 信号，STIR 呈稍高信号，与正常椎体分界清楚，无骨质破坏，向后突出的软组织信号为椎间盘，呈长 T1 信号，与周围组织分界清楚。

（五）强直性脊柱炎

表现为椎体前角骨质侵蚀，椎体边缘硬化，椎体边缘韧带亦出现骨化，可出现小关节模糊或关节间隙消失，但椎体内无明显信号异常，椎间盘不受累，椎旁无脓肿形成。

（丁长伟　葛晓雪）

参考文献

[1] 蔺长明, 刘向辉. 通过饮食感染布氏杆菌病的分析报告[J]. 中国人兽共患病杂志, 2001, 17(2): 58-59.

[2] Dean AS, Bonfoh B, Kulo AE, et al. Epidemiology of brucellosis and q Fever in linked human and animal populations in northern togo[J]. PLoS One, 2013, 8(8): e71501.

[3] Colmenero JD, Ruiz-Mesa JD, Plata A, et al. Clinical findings, therapeutic approach, and outcome of brucellar vertebral osteomyelitis[J]. Clinical Infectious Diseases, 2008, 46(3): 426-433.

[4] Lee HJ, Hur JW, Lee JW, et al. Brucellar spondylitis[J]. J Korean NeurosurgSoc, 2008, 44(4): 277-279.

[5] Oztekin O, Calli C, Adibelli Z, et al. Brucellar spondylodiscitis: magnetic resonance imaging features with conventional sequences and diffusion-weighted imaging[J]. Radiol Med, 2010, 115(5): 794-803.

[6] 张建, 李晶, 张继军. 布氏杆菌性脊柱炎的 MR 特征分析[J]. 新疆医学, 2015, 4(7): 858-861.

[7] 宫敬, 白莉, 吕卓. 布氏杆菌性脊柱炎的 CT、MRI 诊断[J]. 中国现代医生. 2015, 53(32): 115-117.

[8] 武小鹏, 牛广明, 高阳. 布氏杆菌性脊柱炎的磁共振研究进展[J]. 磁共振成像, 2017, 8(4): 317-320.

[9] 吴振华, 郭启勇. 骨与关节影像鉴别诊断指南[M]. 北京: 人民军医出版社, 2005.

[10] 郭启勇. 实用放射学[M]. 北京: 人民卫生出版社, 2013.

病例四　骨化性纤维瘤

病史：患者男, 70 岁, 外伤后左髋部疼痛, 活动受限, 骨盆 DR 发现左股骨粗隆间骨折 1 天, 影像检查见图 7-4。

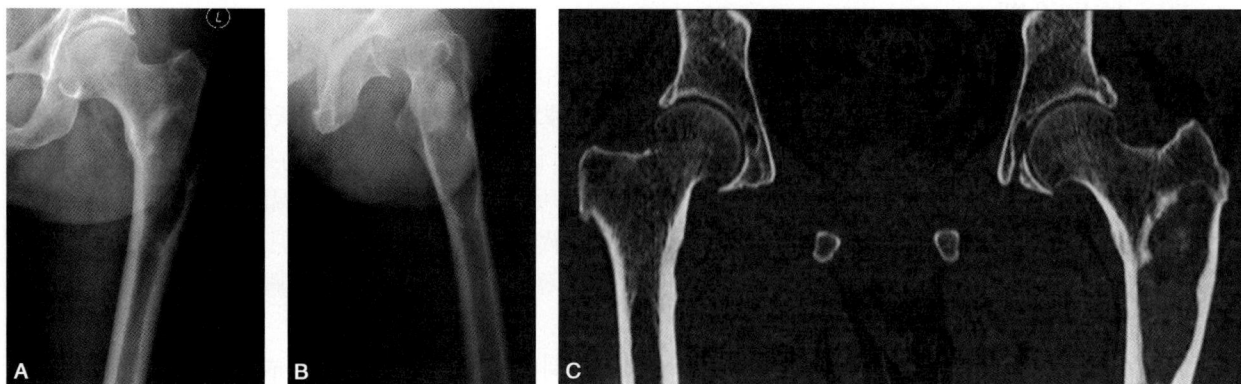

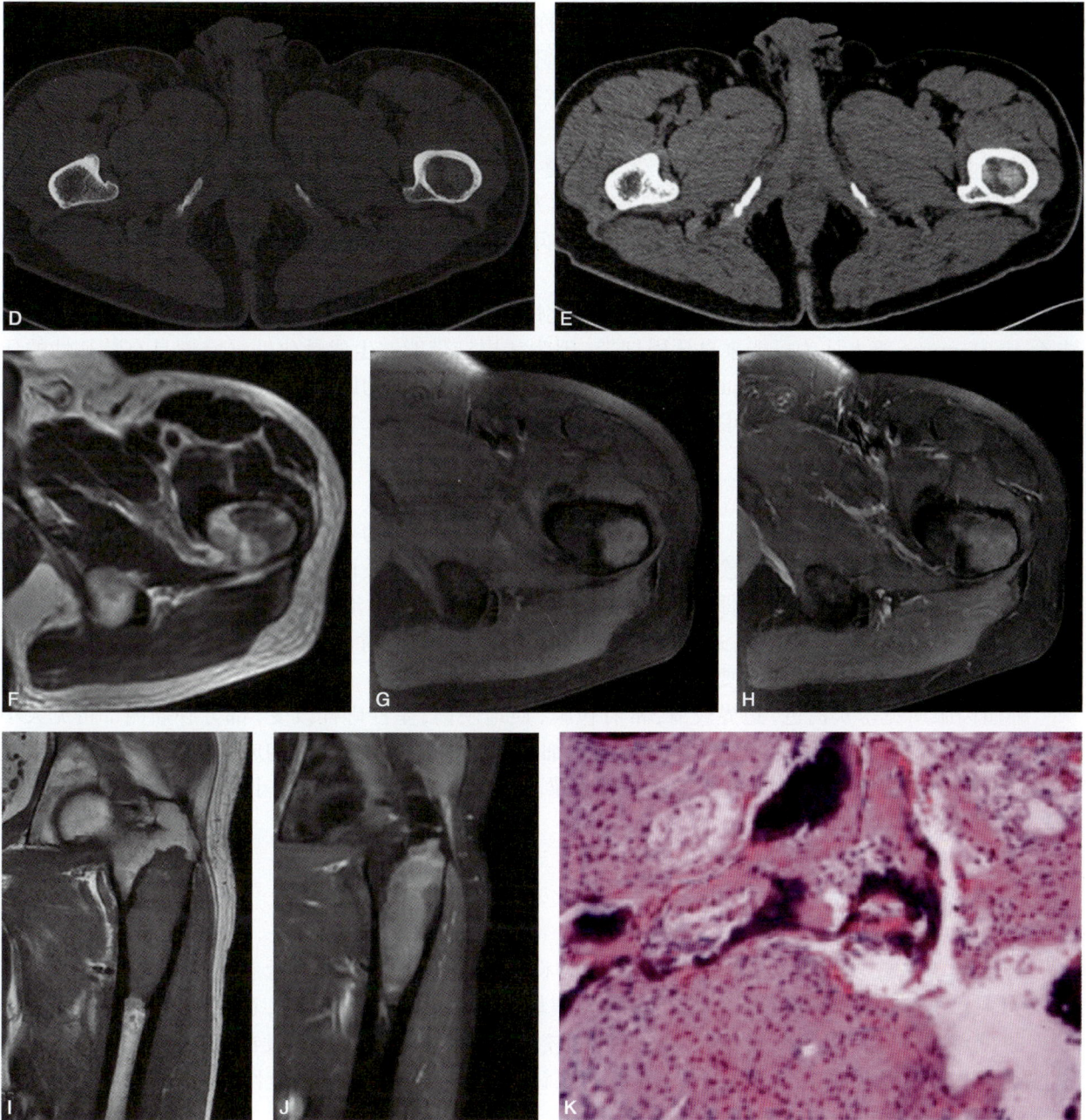

图 7-4　骨化性纤维瘤影像表现

A、B. 左股骨 DR 正位、DR 侧位，左股骨近端骨质密度减低，内见囊性低密度灶；C～E. CT 扫描冠状位、骨窗横断位、软组织窗横断位，左股骨上段粗隆下方髓腔内见膨胀性骨破坏，边界尚清，边缘骨质硬化，见片状稍高密度影；

MRI 扫描：F～H. T2WI 横断位、T1WI 横断位、T1WI 增强横断位，左股骨近端粗隆下方髓腔内可见长 T1、长 T2 信号影，T2 信号略混杂，呈膨胀性骨质破坏，边界尚清楚，增强扫描可见轻度的略不均匀强化；I、J. T1WI 冠状位、T1WI 增强冠状位，病变呈短 T1 信号影，增强扫描可见强化；

K. 病理，切面大部分暗红质硬，局灶淡黄质硬，广泛取材；瘤细胞呈梭形，疏松成片排列，内见不规则的弯曲骨小梁；病理诊断为（股骨）骨化性纤维瘤。

一、概述

骨化性纤维瘤（ossifying fibroma，OF），又称纤维骨瘤，是由纤维组织和骨组织构成的良性肿瘤，临床上较常见，是一组正常骨组织被纤维组织及其衍生矿化物取代的良性成骨性纤维病变，约占良性骨肿瘤的4.38%。Menzel于1872年首次描述此病，Montgomery于1927年首次发表于文献中。

骨化性纤维瘤好发于20～30岁，女性多见，是一种起源于纤维组织的良性骨肿瘤，具有向纤维组织和骨质双向发展的特点。肿瘤以骨组织为主，称为纤维骨瘤；肿瘤以纤维组织为主，则称为骨化性纤维瘤。病变多累及颌骨和颅骨，少见于长骨，长骨病变多位于胫骨干前侧皮质或皮质下，可占据骨干的1/3～1/2，不跨越骺线，可出现骨骼弯曲畸形。

骨化性纤维瘤病因尚不明确，有文献报道骨化性纤维瘤可能与染色体异常有关。其组织来源也说法不一，Hammer等人认为可能来自牙周韧带，因为牙周韧带能够生成骨化性纤维瘤具有特征性的牙骨质和骨样组织。Krausen和Spjut等人都认为位于筛骨和长骨内的原始间叶细胞可以生成牙骨质，因此，他们提出颌外骨化性纤维瘤可能来源于异位的牙周组织。

二、临床表现

骨化性纤维瘤临床症状轻微，生长缓慢，病程较长。临床表现为痛性或无痛性肿块逐渐增大，局部压痛，或者因外伤行X线检查时意外发现。多发生于颅面骨，可伴发面部畸形，患部弥漫性隆起。少数见于长骨，绝大部分在胫骨前侧骨皮质内。骨化性纤维瘤最有效的治疗手段为手术，病灶应尽可能完全切除，否则病灶易复发，具体术式的选择应根据病变范围而定。对于肿瘤无法彻底切除的患者来说，术后的影像检查是随访观察的必要手段之一。

肿瘤肉眼所见呈灰白色，边界较清，常有包膜，质地硬韧，呈沙砾样改变，部分肿瘤内部可见大小不等的囊腔，周围可形成骨壳。镜下主要由富于细胞的纤维组织和骨组织构成，细胞丰富程度差异较大，其间可见不规则的骨样组织和未成熟的骨小梁。成骨细胞镶边现象和骨小梁周边的板层转化表现为较特异的病理学表现。

三、影像学表现

（一）常规X线检查

病变呈单房或多房、形态不规则的骨质破坏，周围可有硬化边，无骨膜新生骨。若病变以骨组织为主，密度较高，呈圆形或椭圆形囊状骨破坏，边缘硬化，边界清楚，破坏区内可有密集大小不等的斑点状钙化。若以纤维组织为主，密度较低，可表现为单发或多发的圆形或类圆形囊状溶骨性破坏，其内可见散在或密集的较小骨化或钙化影，也可表现为弥漫性密度不均或磨玻璃样改变。

颅骨病变以顶枕骨多见，表现为半月形或半球形密度不均的溶骨性破坏区，或呈磨玻璃样半透亮区。病变内可有粗大的骨嵴或散在的钙化斑，边缘硬化光滑，呈境界清楚的骨壳。大部分病变由板障向外膨隆生长，少数可向内侵及内板进入颅腔。

颌骨病变多呈类圆形膨胀性生长，可呈囊状透光区，亦可表现为磨玻璃样骨密度增高，病变局部皮质菲薄，边界清楚。

长骨病变多呈长梭形囊状透光区，沿长轴纵行偏心性膨胀生长。病变周边可伴有不同程度的硬化，囊内可见条索状骨纹及斑点状致密影，外侧缘的骨皮质变薄可有骨皮质缺损，可无骨膜反应。

（二）CT

CT是骨化性纤维瘤的首选检查方法，尤其是CT骨窗对该病有较大的诊断价值。病变骨质破坏边缘清楚，边缘有硬化，轻度膨胀，其内可见低密度囊性区、致密的骨性间隔及不均匀的高密度。

　　颅面骨病变为髓腔内膨胀性生长的骨质破坏区，边界清，骨窗上呈"磨玻璃"样略高或高密度影，内部可有囊腔形成，有时可伴有点状钙化灶，部分病变边缘可见"蛋壳样"骨壳形成，内侧可有环形或弧线形低密度影，较大病变的相邻骨质可受压变薄，少数情况下骨质模糊不清，可能与肿瘤局部侵袭有关。

　　长骨骨化性纤维瘤多位于骨干或干骺部偏向一侧骨皮质的骨髓腔内，病变沿骨干长轴生长，可见类圆形或不规则的囊状低密度区，偏心性膨胀生长，向内累及髓腔，向外皮质变薄，边缘硬化，范围较局限，其内可见不均匀斑点状钙化或毛玻璃样增生硬化，无骨膜增生或软组织肿块影。

（三）MRI

　　骨化性纤维瘤病变实性部分 T1WI 呈低信号或等信号，T2WI 多呈高信号或混杂信号，病变区纤维及骨化部分呈低信号；如有继发囊变，囊变部分因蛋白质含量不同，其信号强度不一，T2WI 多呈高信号，T1WI 呈等或低信号；增强扫描病变实性部分呈中度强化，囊变部分不强化，囊壁及间隔可见明显强化。

四、鉴别诊断

（一）骨纤维异常增殖症

　　发病年龄多为 11~30 岁，长骨病变好发于干骺-骨干区，骨质破坏可呈囊状膨胀、磨玻璃样、丝瓜瓤样改变或虫蚀样改变，边界不清，病变范围较广泛，常合并骨折和弯曲变形。病变可伴有清楚的硬化缘，内含毛玻璃样密度和絮状骨化影为其特征。颅面骨者多属硬化性，表现为边界不清的弥漫性骨髓腔闭塞膨大和磨玻璃改变，自行消失者罕见。

（二）非骨化性纤维瘤

　　好发于 8~20 岁，以四肢长骨多见，好发于膝关节附近，病变位于长骨干骺端的偏心性骨质破坏区，其内可见不规则的骨性间隔，髓腔侧可有薄厚不均的硬化缘，皮质侧可向外膨胀变薄，无骨膜反应。

（三）骨瘤

　　成年男性多见，多位于额、筛窦，也可发生于顶枕骨，表现为自板障向外呈丘状或半球形突出，其内为与母骨板障相延续的骨松质，外围绕薄层骨皮质，CT 骨窗上多为致密骨影，MRI 上 T1WI、T2WI 一般均呈均一的低信号，增强后多不强化。无骨破坏及钙化斑。

（四）成骨细胞瘤

　　好发于脊柱，也可位于胫骨和股骨，病灶内可见钙化或骨化灶，常有骨皮质膨胀变薄之后局部断裂，肿瘤周边可形成薄厚不一的骨壳。

（丁长伟　葛晓雪）

参考文献

[1] Mohsenifar Z, Nouhi S, Abbas FM, et al. Ossifying fibroma of the ethmoid sinus: report of a rare case and review of literature[J]. J Res Med Sci, 2011, 16(6): 841-847.

[2] 卢志达, 李艳梅, 张盛忠. 鼻耳部砂砾性骨化性纤维瘤[J]. 中华耳鼻咽喉科杂志, 1998, 33(2): 100-102.

[3] Marvel JB, Marsh MA, Catlin FI. Ossifying fibroma of the mid-face and paranasal sinuses: diagnostic and therapeutic considerations[J]. Otolaryngol Head Neck Surgery, 1991, 104(6): 803-808.

[4] 高西杰, 葛英霖, 李祖斌. 长骨骨化性纤维瘤的影像学诊断[J]. 实用放射学杂志, 2008, 24(9): 1233-1235.

[5] 王永哲, 杨本涛, 陈光利, 等. 颅面部骨化性纤维瘤的 CT 和 MRI 诊断[J]. 中国医学影像技术, 2007, 23(10): 1461-1464.

[6] 曾培尧, 高振华, 于华龙. 骨化性纤维瘤和骨纤维异常增殖症的影像学比较[J]. 中国临床医学影像杂志, 2004, 15(11): 640-643.

[7] 郭启勇. 实用放射学[M]. 北京: 人民卫生出版社, 2013.

[8] 吴振华, 郭启勇. 骨与关节影像鉴别诊断指南[M]. 北京: 人民军医出版社, 2005.

病例五　甲状旁腺功能亢进

病史：患者男，35岁，右前臂外伤后肿胀疼痛、活动受限2天，影像检查见图7-5。

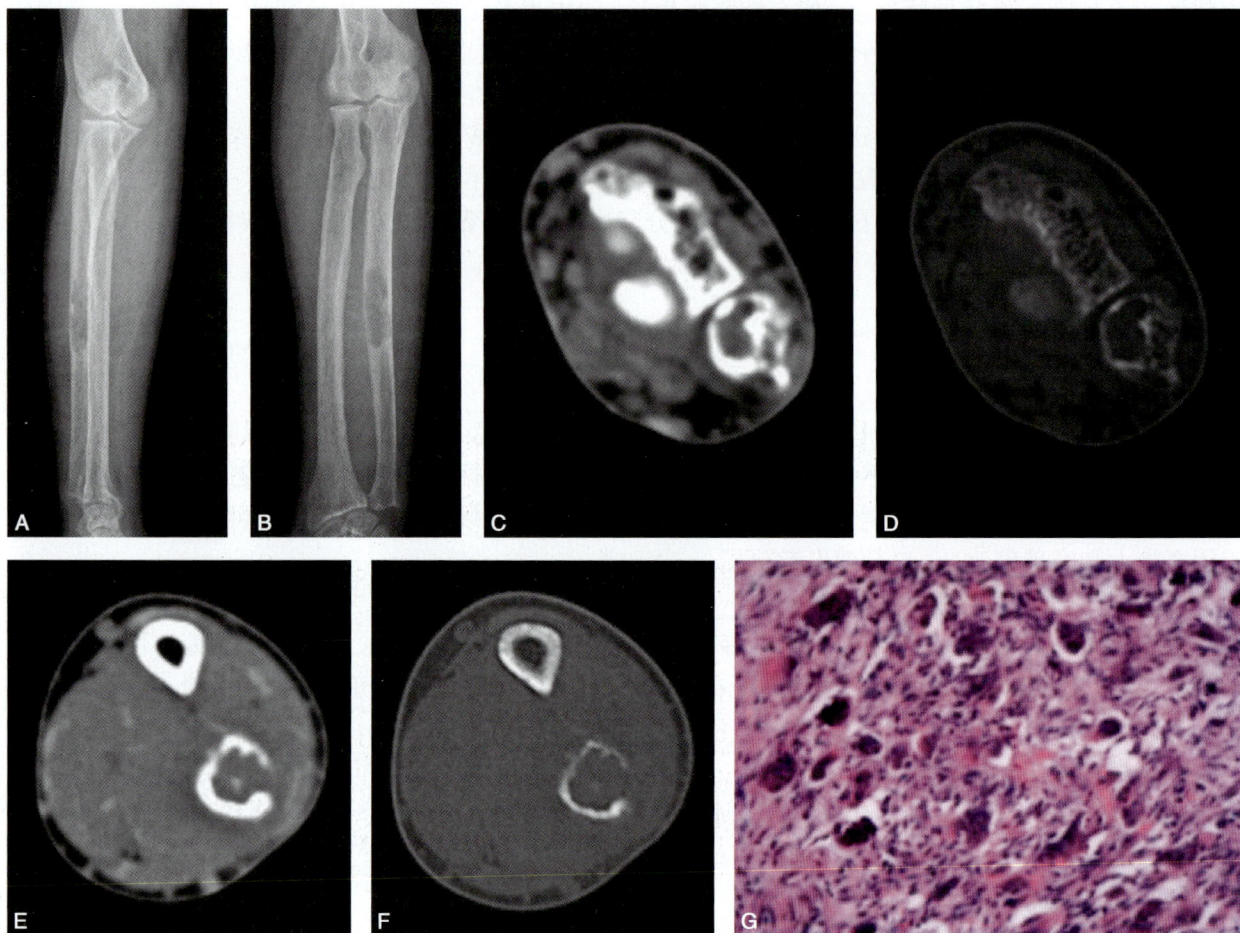

图7-5　甲状旁腺功能亢进影像表现

A、B. 右尺桡骨DR侧位、正位，右尺骨中、远段髓腔内见多囊状稍低密度区，边界尚可；右尺桡骨骨质密度减低；

CT扫描：C～F. 软组织窗横断位（C、E）、骨窗横断位（D、F），右尺骨远端、中段低密度骨破坏区，局部骨皮质破坏，周围见少许骨膜反应；

G. 病理，纤维组织增生，其间见大量多核巨细胞，不均匀散在分布少量含铁血黄素沉着，可见裂隙样结构；免疫组化：P63（－）；病理诊断为（尺骨中段、远端）甲状旁腺相关性骨病，符合骨黄色瘤。

一、概述

甲状旁腺功能亢进（hyperparathyroidism，HPT）又称甲旁亢，是由甲状旁腺肿瘤分泌甲状旁腺激素过多所引起的一种疾病。可分为原发性和继发性，原发性以甲状旁腺腺瘤最为常见，占80%～90%，其次是功能性腺癌和弥漫性甲状旁腺增生。继发性以肾衰竭及肾小管性酸中毒、骨软化症、佝偻病多见。甲旁亢可导致疼痛、乏力等临床症状；作用于骨组织，可导致骨质密度减低，增高骨折的风险。

甲状旁腺功能亢进性骨病较为少见，其发病率为0.1%。特征性影像学表现为普遍性骨质疏松、骨膜下骨皮质吸收和纤维囊性骨炎。实验室检查血钙、血尿及血清碱性磷酸酶升高，血磷降低。

甲状旁腺素主要靶器官为骨和肾，能够调节体内钙的代谢，并维持钙和磷的平衡。甲状旁腺素分泌过多,增加骨内破骨细胞的活性,增加骨钙的溶解并释放至血液中,使血钙增高,从而增加肾小管和肠道对钙的重吸收,减少肾小管磷的重吸收。因此当发生甲旁亢时,可出现骨质吸收、高血钙及低血磷的改变,常同时伴有新骨形成。骨溶解区不断扩大,形成囊样骨缺损,骨吸收区内纤维肉芽组织增生,可继发黏液变性和出血,称为纤维囊性骨炎,因其囊内的组织呈棕色,故也称之为棕色瘤。

二、临床表现

甲状旁腺功能亢进好发年龄为30~50岁,女性多于男性。临床上较少见。本病起病较隐匿,大多数患者因乏力、骨骼不适或病理性骨折就诊。主要表现为骨关节疼痛及多发性骨折。少数可有肢体弯曲、鸡胸、驼背和贫血等症状。大量的钙、磷经肾脏排出时,可累及肾脏,引起泌尿系结石,肾髓质弥漫性钙盐沉积可导致血尿及肾衰竭症状。高血钙可减低神经肌肉应激性,出现肌张力低下、食欲不振等表现。严重者可有精神不振、恶心呕吐、心跳过缓和心律不齐。

三、影像学表现

(一)常规X线检查

甲旁亢患者中,1/3出现骨骼异常,1/3呈现骨质疏松,另1/3骨骼正常。骨骼异常X线表现包括:

1. **全身骨骼广泛性骨质疏松**　表现为骨质密度减低、骨皮质变薄、骨小梁稀疏。骨质密度弥漫性减低,可为本病早期唯一的征象。骨质疏松以脊柱、扁骨及掌指骨较明显。颅骨颇具特征,可表现为多发颗粒状稀疏区,内外板边缘模糊,密度减低及血管压迹不清,板障内面偶可见团状硬化。

2. **骨膜下骨皮质吸收**　多见于较严重的甲状旁腺功能亢进患者。一般认为骨膜下吸收破坏是诊断甲旁亢最重要、最可靠的影像学征象。破骨细胞活动主要聚集在骨皮质下,引起骨皮质边缘侵蚀和局灶性骨质吸收,表现为骨皮质失去光滑而完整的边缘,呈花边状骨质缺损。好发于中节指骨桡侧缘,见于单个或多个指骨,也可发生于长骨、肋骨等。末节指骨的甲粗隆也可发生骨质吸收。

3. **软骨下骨吸收**　多发生于耻骨联合及锁骨肩峰端,可表现为关节间隙增宽、软骨下皮质模糊、不规则或骨质缺损等。

4. **局限性囊状骨破坏**　表现为单发或多发、单房或多房状囊状透光区,边界清楚,无硬化缘。较大者多见于长骨、扁骨和骨盆,可向外膨胀生长,可呈多房皂泡样改变。有的膨胀性骨破坏可突破骨皮质,形成局限性软组织肿块。

5. **骨质软化**　如发生在儿童或少年期,长骨干骺端可呈现佝偻病改变;而成人由于骨骺愈合,同时有骨质疏松存在,软骨症的改变多不易辨认。

6. **骨质硬化**　多见于继发性甲旁亢,最常见于脊柱,椎体密度多呈分层状增高,其次见于骨盆和肋骨。颅骨可显示1~2cm大小的斑片状或均匀性板障密度增高。

7. **关节软骨钙化**　多见于原发性甲旁亢,好发于膝关节、肩关节及腕部三角软骨处。

8. **软组织钙化**　主要见于继发性甲旁亢,好发于血管壁和关节周围。

(二)CT

棕色瘤以长管骨多见,亦可见于椎体、髂骨和肋骨等。病变呈圆形、类圆形或分叶状低密度区,CT值20~48Hu不等,边缘可有高密度薄层硬化缘,其内可见液-液平面,增强扫描可见强化。甲状旁腺功能恢复正常后,原棕色瘤囊腔内或周围可出现条带状或斑点状钙化灶,硬化囊壁亦增厚。

四、鉴别诊断

(一)纤维性骨皮质缺损

多见于生长期儿童,为局限性骨皮质的发育障碍,无全身性骨质疏松改变。最常发生于股骨远侧和胫骨近侧干骺端,尤以股骨内、后壁骨皮质多见,两侧可对称性发病,病灶不累及骨髓腔,无骨膜反应,为自限性疾病,可自愈。

（二）骨转移瘤

有原发性肿瘤史，病史短、发展快。骨破坏多呈虫食或鼠咬状，边缘不规则，可有软组织肿块。

（三）多发骨髓瘤

好发于中老年人，年龄多在 50 岁以上。全身可有普遍骨质疏松，但不如甲旁亢显著。病灶多位于躯干骨和四肢长骨近端，骨质破坏呈穿凿样或鼠咬状，无骨质硬化带，无骨膜下骨吸收，指骨常不受累，血磷大多正常，本周蛋白尿为其特异性指标。

（四）肾性骨病

儿童多见，骨质软化为主要表现。实验室检查可有血磷增高和血钙减低。

（五）骨质软化症

好发于妊娠及哺乳期的妇女，广泛性脱钙可使骨干弯曲变形，可有双侧对称的假性骨折，无指骨骨膜下骨吸收，颅骨无颗粒状透亮区。血尿生化检查可有尿钙及尿磷减少，无高血钙。

（丁长伟　葛晓雪）

参考文献

［1］莫梅勋,李丽银.原发甲状旁腺功能亢进性骨病的影像学诊断[J].中国医药科学,2013,3(14):111-112.
［2］王勇,胡新杰,任伯绪.影像学对原发性甲状旁腺功能亢进骨病的诊断价值[J].医学影像学杂志,2014,24(2):205-208.
［3］吴振华,郭启勇.骨与关节影像鉴别诊断指南[M].北京:人民军医出版社,2005.
［4］郭启勇.实用放射学[M].北京:人民卫生出版社,2013.

病例六　色素沉着绒毛结节性滑膜炎

病史：患儿男，6 岁，发现双踝部肿物 3 年，双踝部肿物增大，行走后疼痛加剧，皮温略增高 1 个月，影像检查见图 7-6。

一、概述

色素沉着绒毛结节性滑膜炎（pigmented villonodular synovitis, PVNS）是一种病因不明的关节滑膜或腱鞘的良性增生性疾病，主要累及关节滑膜、滑囊和腱鞘。多发生于儿童和青壮年，20～40 岁占80%，好发于膝关节，其次是髋关节、踝关节、肩关节和肘关节。本病可分为两型，即结节型和弥漫型。结节型较少见，最常见于手部，弥漫型相对多见，好发于较大的关节，多见于膝关节，也可见于踝关节、髋关节及肘关节等部位。

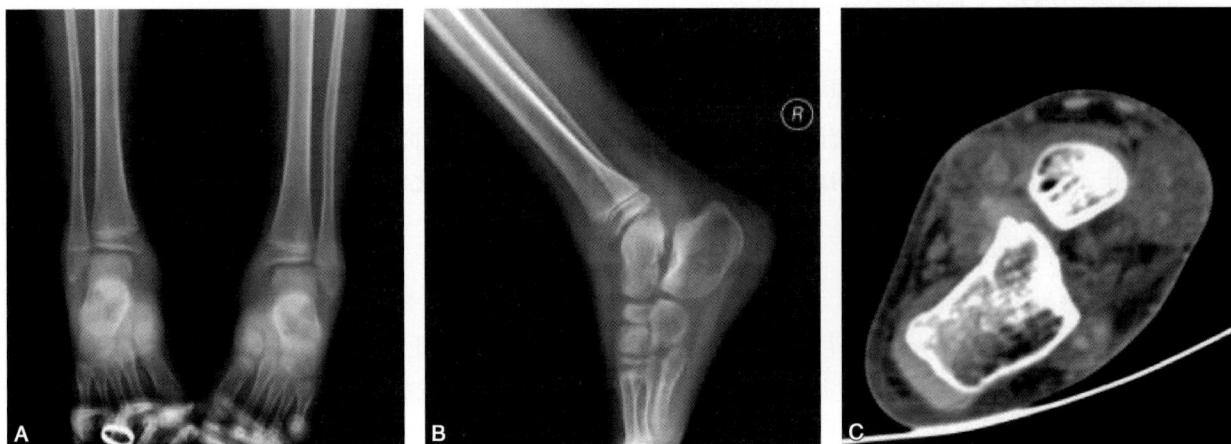

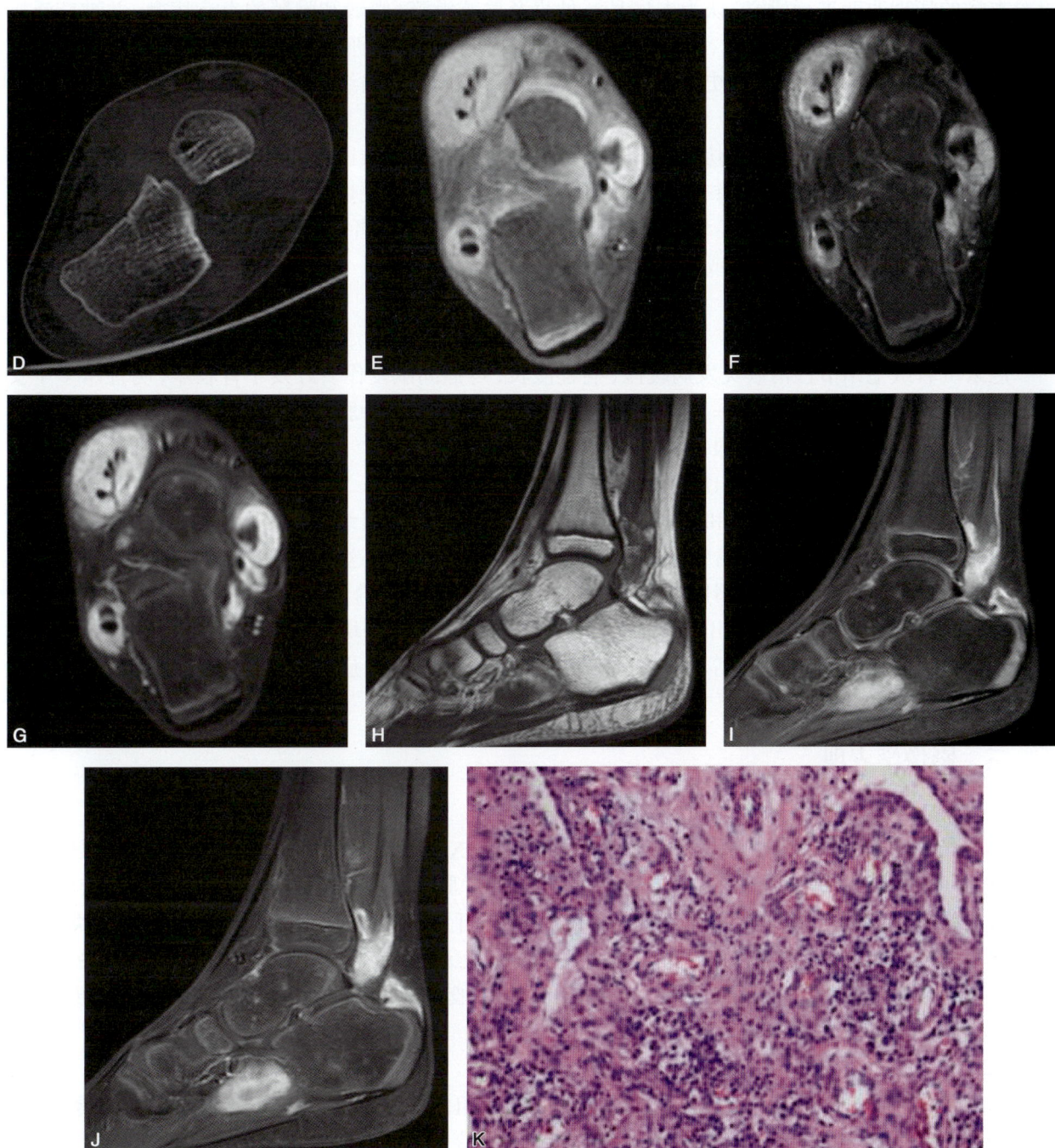

图 7-6　色素沉着绒毛结节性滑膜炎影像表现

A、B. 双踝关节 DR 正位、DR 侧位，双踝关节各骨骨质未见异常，关节间隙未变窄，周围软组织增厚；

CT 扫描：C、D. 软组织窗横断位、骨窗横断位，右踝关节内外侧、足底、足背多发沿肌腱走行稍低密度影；

MRI 扫描：E～J. T2WI 横断位、T1WI 横断位、T1WI 增强横断位、PD 矢状位、T1WI 矢状位、T1WI 增强矢状位，右踝关节周围沿肌腱走行区滑膜普遍增厚，局部呈结节状增厚，呈长 T1、长 T2 信号改变，局部信号欠均匀呈稍短 T2 信号影，增强扫描示明显强化；

K. 病理，血管内皮细胞增生，形成多量厚壁血管，间质大量中性粒细胞、浆细胞等炎细胞浸润；病理诊断为（足）绒毛结节性滑膜炎。

色素沉着绒毛结节性滑膜炎的病因仍不明确,过去曾有人把它列为恶性病变,但 Jaffe 等人于 1941 年对本病的病理改变进行研究,认为本病是一种累及关节滑膜、滑囊和腱鞘的炎症病变,并被广泛接受。其发病原因多认为与内分泌、感染、免疫反应或外伤有关。有研究中搜集的色素沉着绒毛结节性滑膜炎患者均有不同程度的外伤史,而且当腱鞘受损后,周围许多组织细胞就会聚集于受损的腱鞘,继而增生形成肿瘤样软组织病变。

本病的首选治疗方法是外科切除,但病灶很难彻底切除,任何残留均可引起病变复发,复发率可达 30%～46%。因此术前准确诊断并确定病灶范围,确保病变组织彻底切除,对减少色素沉着绒毛结节性滑膜炎术后复发具有重要的意义。另外,对于病变活跃的弥漫型患者,多采用开放性滑膜切除术,而关节镜下滑膜切除则适合于结节型或弥漫型中不活跃者。

二、临床表现

色素沉着绒毛结节性滑膜炎发病缓慢,病程漫长,疼痛间歇发作。好发于青壮年,男性略多于女性。好发于下肢关节,通常为单一关节受累。可表现为关节疼痛、肿胀。早期多无活动障碍,当关节积液或关节面破坏时,可有活动受限、关节绞索、骨擦音和关节强直等。关节周围可出现肿胀。因关节内出血或血性浆液性积液,关节抽出液可为巧克力色。

本病主要累及滑膜、滑液囊和腱鞘。病变早期未分化的结缔组织增生,滑膜表面呈绒毛样,并有含铁血黄素沉着,巨噬细胞吞噬含铁血黄素和脂类,形成泡沫细胞,这些细胞可转换成多核巨细胞。病变中期结缔组织细胞继续增大,滑膜增厚成结节状。绒毛结节易融合,形成更大的肿块,甚至弥漫性增生。此后,基质从增生细胞中溢出,形成弥漫纤维化。最后,滑膜肿块形成,侵蚀邻近骨质。镜下可见大量单核组织细胞,伴有数量不等的多核巨细胞、泡沫细胞、慢性炎症性细胞及含铁血黄素,间质纤维化及玻璃样变较多。

三、影像学表现

(一)常规 X 线检查

色素沉着绒毛结节性滑膜炎以滑膜增生为主要病变,X 线片在显示早期病变有明显的局限性。早期 X 线可见软组织肿胀和关节积液,与其他原因引起的肿胀和积液不能区分,缺乏特点。比较典型的表现为关节软组织肿胀,由于含铁血黄素的沉积,关节内可见多发密度较高的结节状软组织肿块影,软组织肿块可位于关节内,也可扩展至关节外。肿块内一般无钙化,少数可出现散在钙化斑。关节周围的骨质可见穿凿样骨缺损,边缘较锐利,可有硬化缘。一般关节间隙不受影响,但当病变进一步进展,可出现关节间隙狭窄,通常不出现骨质疏松。

(二)CT

相对于 X 线,CT 可较清晰地显示软组织肿胀、软组织肿块及骨质破坏。骨质破坏边缘清晰,可见硬化缘。大量滑膜组织的增生导致关节内压力增高,绒毛易通过关节软骨、骨与关节交界部或沿韧带附着处侵入骨松质。骨质破坏程度因不同关节而异,髋关节和踝关节等关节的关节囊较紧,容易出现骨侵蚀,而膝关节关节囊松弛,骨组织不易受压,只在晚期或肿块很大时才出现骨侵蚀。

(三)MRI

MRI 在显示关节滑膜增生、肿块和含铁血黄素方面有独特的优势,因此被认为是诊断色素沉着绒毛结节性滑膜炎的最佳诊断方法。病变关节滑膜弥漫性增厚,在 T1WI 上主要呈中等或低信号,在 T2WI 上呈等或稍高信号,关节内可有关节积液。关节周围骨质可伴有骨髓水肿,可有骨质破坏,表现为关节面下凹陷骨质缺损区,其内可见滑膜充填,增强扫描可见增厚的滑膜及侵入骨质内的滑膜明显强化。增厚的滑膜内可见多发散在绒毛状结节及含铁血黄素沉着,含铁血黄素是一种顺磁性物质,在

T1WI、T2WI 及质子像上均表现为低信号，是本病的特征性改变。

四、鉴别诊断

（一）关节结核

多有临床表现，如低热、血沉加快等。早期可出现骨质疏松，有边缘性骨质破坏，骨质破坏先从不承重的关节缘逐渐累及整个关节面，一般无硬化，骨质破坏区可见死骨，骨髓水肿较弥漫，关节周围软组织可肿胀，但无分叶状软组织肿块影。而色素沉着绒毛结节性滑膜炎多无骨质疏松和死骨，骨髓水肿也相对局限。

（二）滑膜肉瘤

滑膜肉瘤是一种发生于滑膜组织的高度恶性肿瘤，好发于膝关节。多位于关节囊外，表现为密度增高的单发分叶状软组织肿块，肿块进展迅速，肿块内可有多发散在钙化，邻近骨质可见溶骨性破坏，边界模糊，肿瘤邻近骨可见骨膜增生，尤以出现放射状骨针更有诊断意义。

（三）血友病性关节炎

具有家族遗传性，多见于儿童及青少年。常为多关节发病，关节内反复出血，早期和中期表现为关节内血肿，晚期血肿吸收，常出现含铁血黄素沉积，主要沉积于关节囊内壁，一般无滑膜结节及绒毛结节。晚期可见关节软骨和骨性关节面破坏，关节间隙可变窄。实验室检查可见出凝血时间异常。

（四）类风湿性关节炎

好发于青年人，主要为四肢小关节发病，常多个关节对称受累。可有骨质疏松，关节周围软组织肿胀，但无肿块形成。关节边缘可见骨质破坏，关节间隙变窄，晚期导致关节纤维化或骨性强直。

（五）痛风性关节炎

男性较多见，累及多个关节，好发于手足小关节，以第一跖趾关节最为多见。病变周围软组织局限性肿胀，关节腔内可见多发结节状、密度略高的痛风结节，可出现穿凿样骨质破坏。实验室检查可有尿酸升高。

（丁长伟　葛晓雪）

参考文献

[1] 李尚仲，闫新峰，齐承恩.色素沉着绒毛结节性滑膜炎的治疗进展[J].山东医药，2015，55（37）：10.
[2] 范胜坤.色素沉着绒毛结节性滑膜炎的影像学表现[J].当代医学，2010，16（24）：101-102.
[3] 李方明，聂青，孙笑飞，等.膝关节弥漫型色素沉着绒毛结节性滑膜炎术后放疗疗效[J].中华放射肿瘤学杂志，2009，18（5）：350-351.
[4] 陈基明，吴莉莉，翟建.大关节腱鞘巨细胞瘤与色素沉着绒毛结节性滑膜炎的MRI特征及其鉴别诊断[J].临床放射学杂志，2015，34（10）：1638-1642.
[5] Bravo SM, Winalski CS, Weissman BN. Pigmented villonodular synovitis（Review）[J]. Radiol Clinic North Am, 1996, 34: 311-326.
[6] 栗二毛，张斌青，郭会利.膝关节弥漫性色素沉着绒毛结节性滑膜炎的MRI影像学特征[J].风湿病与关节炎，2017，6（1）：33-35.
[7] 吴振华，郭启勇.骨与关节影像鉴别诊断指南[M].北京：人民军医出版社，2005.
[8] 郭启勇.实用放射学[M].北京：人民卫生出版社，2013.

病例七　腰椎神经鞘瘤

病史：患者女，68岁，腰疼伴右下肢疼痛麻木1个月余，影像检查见图7-7。

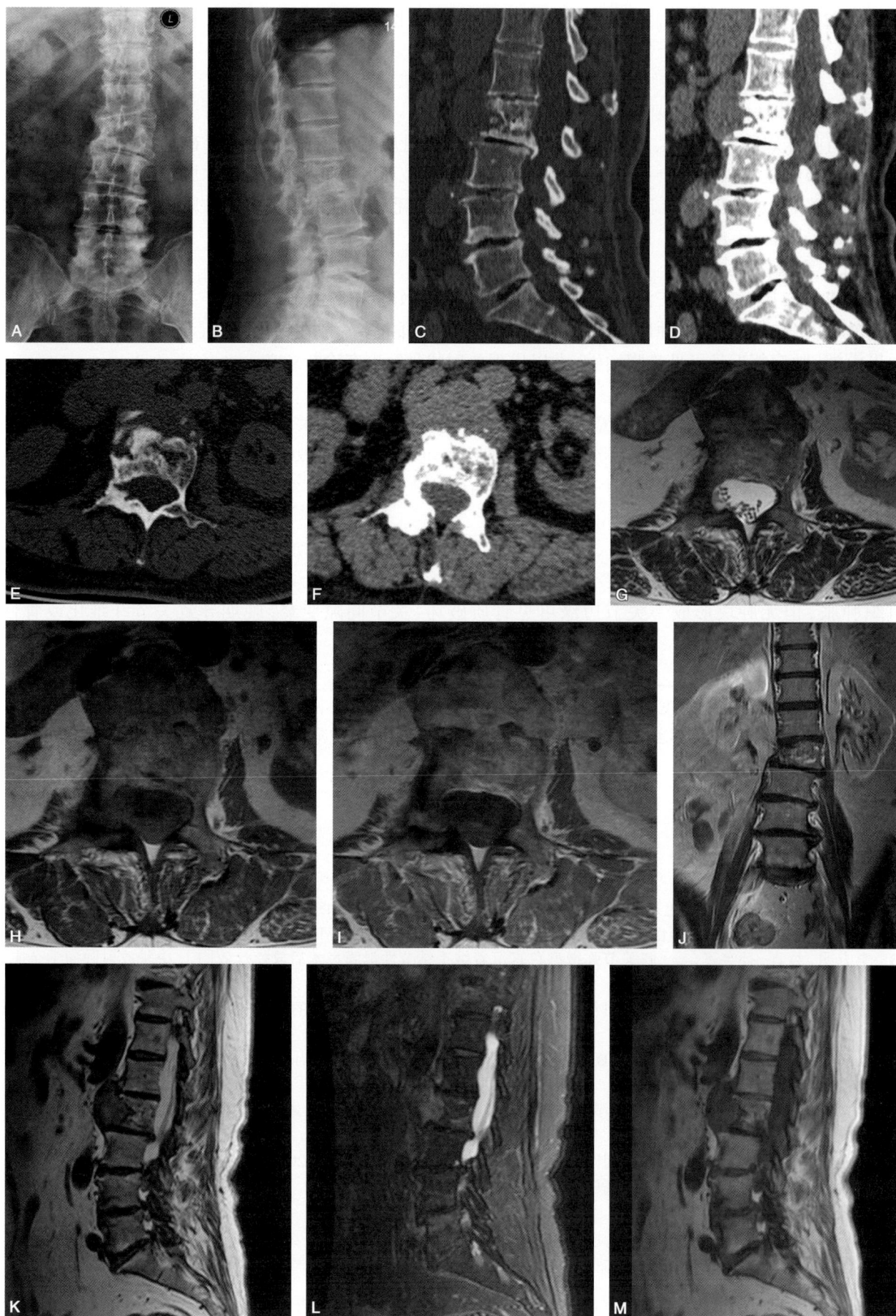

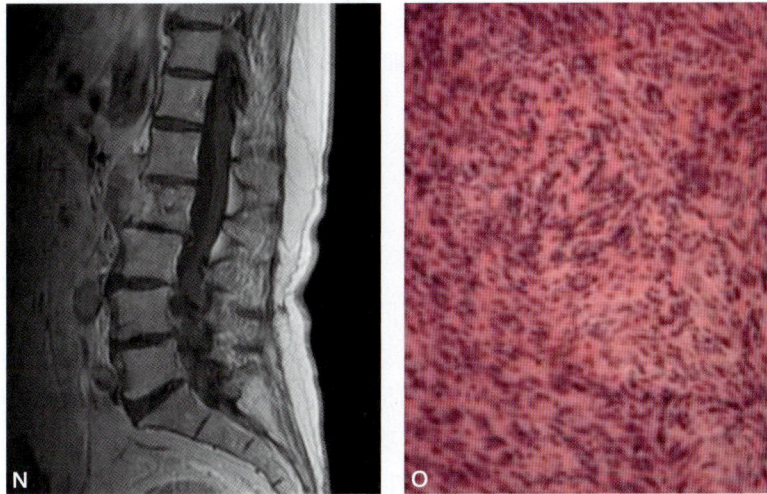

图 7-7　腰椎神经鞘瘤影像表现

A、B.右股骨 DR 正位、侧位,腰₂椎体变扁、后移,密度不均,可见骨质破坏,腰椎脊柱略后凸,腰₂₋₃椎体间隙变窄;
CT 扫描:C~F.骨窗矢状位、软组织窗矢状位、骨窗横断位、软组织窗横断位,腰₂椎体骨质形态不整,内可见不规则骨破坏,腰₂椎体前缘可见不规则团片软组织密度影;
MRI 扫描:G~N.T2WI 横断位、T1WI 横断位、T1WI 增强横断位、T1WI 增强冠状位、T2WI 矢状位、T2WI 抑脂序列矢状位、T1WI 矢状位、T1WI 增强矢状位,腰₂椎体骨质形态不整,内可见不均匀长 T1、长 T2 信号影,抑脂序列呈高低混杂信号,增强扫描可见明显不均匀强化,前缘可见不规则团片状长 T1、长 T2 信号影,增强扫描明显不均匀强化;
O.病理,瘤细胞梭形、束状、旋涡状排列,细胞核略大,略深染,排列较密集,另见软骨组织;免疫组化:CD117(−),Dog1(−),CD34(血管+),SMA(±),Desmin(−),NF(−);CD68(±),S-100(+),Ki-67(+约10%);病理诊断为(腰椎体)神经鞘瘤。

一、概述

骨神经鞘瘤(intraosseous neurilemmoma)又称骨神经膜瘤或骨施万瘤,是一种罕见的良性骨肿瘤,以女性较多见,任何年龄均可发病,以 40~50 岁的中年人最多见,约占 40%。骨神经鞘瘤较少见,发病率约占原发骨肿瘤的 0.2%,病变可发生于任何骨骼,但以颌骨和骶骨最为多见,颌骨中以下颌骨更常见,下颌骨和骶骨都有较长的神经段,这可能是骨神经鞘瘤好发的原因;其次为管状骨,而发生在管状骨内又以骨端最为好发,椎体发病较罕见。

神经鞘瘤起源于神经鞘施万(Schwann)细胞,多发生于中枢及周围神经系统,而发生于骨组织的神经鞘瘤极为罕见。骨神经鞘瘤起源于骨内的 Schwann 细胞,骨内 Schwann 细胞主要来源于骨膜的小神经分支或伴随骨营养血管的小神经分支,因此神经鞘瘤可以在骨组织内生长。骨内神经鞘瘤虽为良性骨肿瘤,病变亦可穿破骨皮质而侵入软组织,但这并非是恶性的指征。

骨神经鞘瘤的首选治疗方法为手术,以局部切除或刮除植骨为主,肿瘤对骨破坏较小时,可仅作肿瘤切除。但当骨破坏较大时,则行大块切除植骨,以维持骨的连续性。如果肿瘤较大,向骨外侵入软组织,此时可行囊内游离摘除。骨神经鞘瘤预后良好,如病灶被彻底切除,复发者罕见,但也偶有发生肉瘤的报道。

二、临床表现

骨神经鞘瘤的临床表现因患病部位不同而异,常见部位为颌骨、四肢及躯干等。肿瘤较小可无明显临床表现,当肿瘤较大,尤其当病变突破骨皮质,可引起较明显的症状,主要的表现为局部疼痛、肿胀、运动障碍和感觉功能障碍。病变位于骨内者,以局部疼痛为主,可有软组织肿胀,偶尔会导致病理性骨折。当病变位于骶骨、髂骨或腰椎时,患者可有腰痛和坐骨神经痛,累及神经时可有放射性酸胀、麻木感或触电感等神经压迫症状,亦可引起脏器压迫症状。

骨神经鞘瘤多为圆形或卵圆形的肿块,当病变组织血管丰富时则较柔软;若以纤维成分为主,质地较坚实。当肿瘤较大时,可发生坏死、囊变或出血。镜下可见神经纤维,细胞丰富,胞核多成栅栏样排列。根据肿瘤组织镜下的细胞数目及排列方式,可将其分为束状型和网状型两种,一般以前者较为多见。

三、影像学表现

（一）常规X线检查

骨神经鞘瘤在X线上的表现无明显特异性,不同部位的病灶各有特点。

1. **颌骨**　发生率最高,病变可表现为皂泡样、多房样改变,但以局限性单发囊状类圆形改变更为多见。病变不同程度膨胀性生长,边界较清,骨皮质变薄,可见硬化缘。当病灶较大时,可导致骨皮质断裂。病灶内呈较均匀的软组织密度,一般无钙化及骨化影,骨膜反应较少见。

2. **长骨**　病变好发于骨干和干骺端,多偏心性骨质破坏,单囊状的骨质破坏多没有膨胀性改变,而多囊状或多房状的骨质破坏,多伴有膨胀性的骨质改变。病灶边界清楚,有较明显的硬化缘,骨皮质变薄,当部分病变较大时,可见骨皮质蛋壳样向外膨隆。瘤区可见软组织密度,多无钙化、骨化等表现,但也有可能出现少量点片状钙化灶。

3. **椎体**　椎体病变较少见,病变多为单囊状骨质破坏,可有膨胀性改变,瘤体较大时,可突破骨皮质,引起病理性骨折,瘤区呈软组织密度,可向外生长累及周围软组织。

（二）CT

病变多起源于骨干髓腔或松质骨,可单发,偶可多发,常为偏心性生长。病灶为单房或多房的溶骨性破坏,边界清楚,边缘可见硬化缘,邻近骨皮质可膨胀变薄或断裂,当肿瘤较大时可突破骨皮质,导致病理性骨折。一般无骨膜反应,瘤体密度多不均匀,钙化及骨化较少见,增强扫描多为明显不均匀强化,尤其肿瘤较大出现坏死,可见不强化的低密度灶。

（三）MRI

能够清晰显示病灶范围及其与毗邻组织的关系。病变于T1WI为低信号和中等信号,在T2WI上呈不均匀高信号,其内坏死或囊变区为更高信号,增强扫描可见明显不均匀强化。病变界限较清晰,可突破骨皮质压迫周围软组织。

四、鉴别诊断

（一）骨巨细胞瘤

好发年龄为20~40岁,多见于骨骼发育成熟后,发病部位以股骨下端和胫骨上端多见,累及长骨骨端,呈偏心膨胀性改变,易横向发展,边缘多无钙化及硬化缘。

（二）动脉瘤样骨囊肿

多见于青少年,病变多纵向生长,自皮质缺损区向骨外膜下延伸,膨胀明显,囊腔较大,晚期可形成粗大纵行的骨嵴或间隔。常见较多大小不一的液-液平面或憩室样突起。

（三）成骨细胞瘤

以10~20岁多见,好发于脊柱,也可位于胫骨和股骨,为溶骨性破坏,病灶内可见钙化或骨化灶,常有骨皮质膨胀变薄之后局部断裂,肿瘤周边可形成薄厚不一的骨壳。

（四）骨血管瘤

好发于脊柱,以胸椎多见,一般不引起明显的临床症状,若伴有骨折,可引起背部疼痛等症状,椎体外形多无异常,病变在CT上骨松质呈粗大网眼状改变,残留的骨小梁呈稀疏的高密度粗点状,冠状位和矢状位可见栅栏状改变。

（丁长伟　葛晓雪）

参考文献

[1] 于萍,孙西河,黄文波,等.腰椎骨神经鞘瘤 1 例[J].中国临床医学影像杂,2006,17(6):360.

[2] 李胜,邹文远,石思李.骨神经鞘瘤 X 线表现[J].山西医药杂志,2010,39(9):833-834.

[3] Asaumi J, Konouchi H, Kishi K. Schwannoma of the upper lip: ultrasound, CT and MRI findings[J]. J Oral Maxillofac Surg, 2000, 58(10): 1173-1175.

[4] 许立,唐天驹.推体骨神经鞘瘤例报告[J].江苏医药,1989,5(42):282.

[5] 吴振华,郭启勇.骨与关节影像鉴别诊断指南[M].北京:人民军医出版社,2005.

[6] 郭启勇.实用放射学[M].北京:人民卫生出版社,2013.

病例八 孤立性纤维性肿瘤

病史:患儿男,7 岁,发现右胸大肌上缘包块 6 天,影像检查见图 7-8。

一、概述

孤立性纤维性肿瘤(solitary fibrous tumor, SFT)又称为局限性纤维瘤、孤立性间皮瘤,属于纤维母细胞/肌纤维母细胞来源肿瘤的中间型,于 1931 年由 Klomperer 和 Rolin 首次报道。孤立性纤维性肿瘤是一种罕见的间叶源性肿瘤,在软组织肿瘤中所占比例不足 2%,最初认为孤立性纤维性肿瘤主要发生于胸膜,但实际上可发生于任何部位,而且胸膜外孤立性纤维性肿瘤(extrapleural solitary fibrous tumor, E-SFT)较胸膜孤立性纤维性肿瘤更为常见,由于发生于不同部位的肿瘤形态以及组织学改变具有多样性,诊断有一定的困难,术前诊断准确率较低。

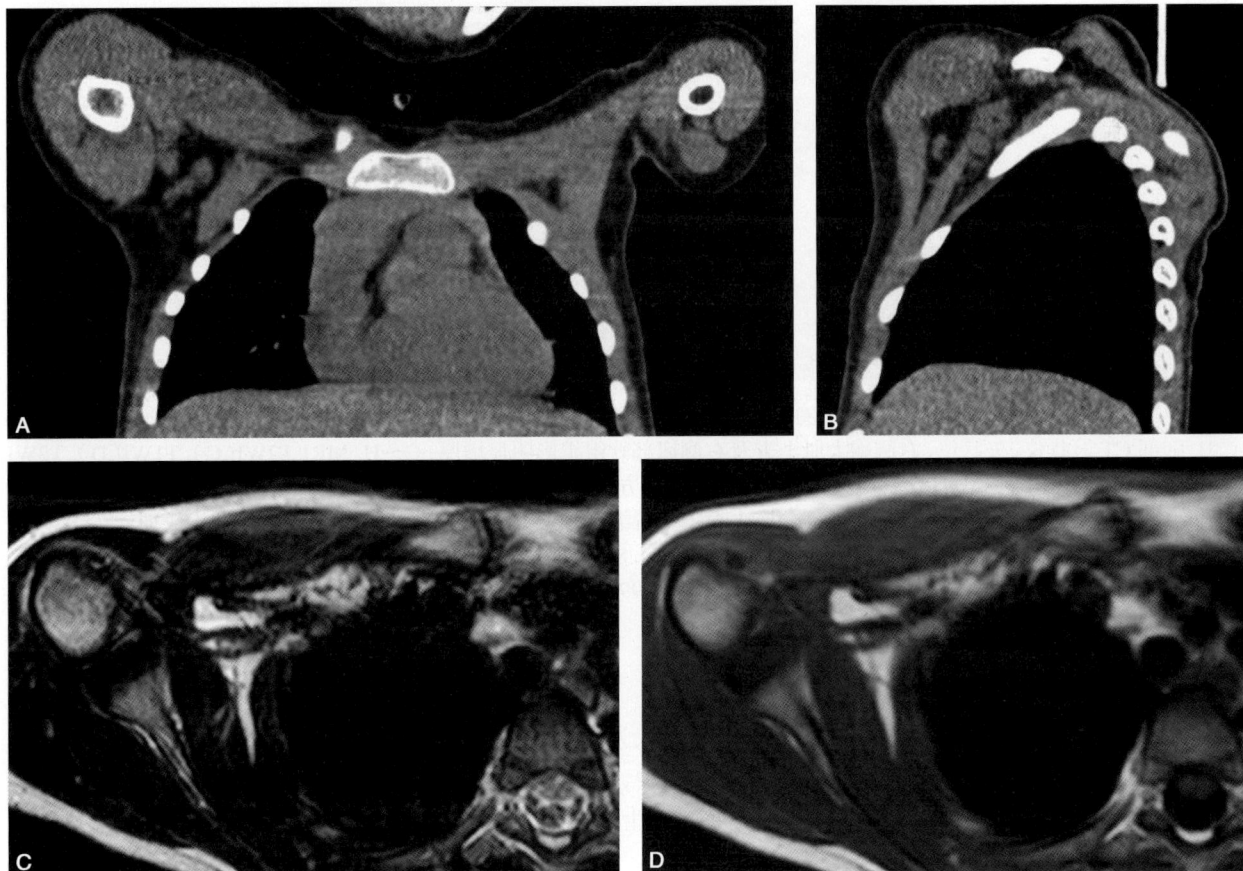

191

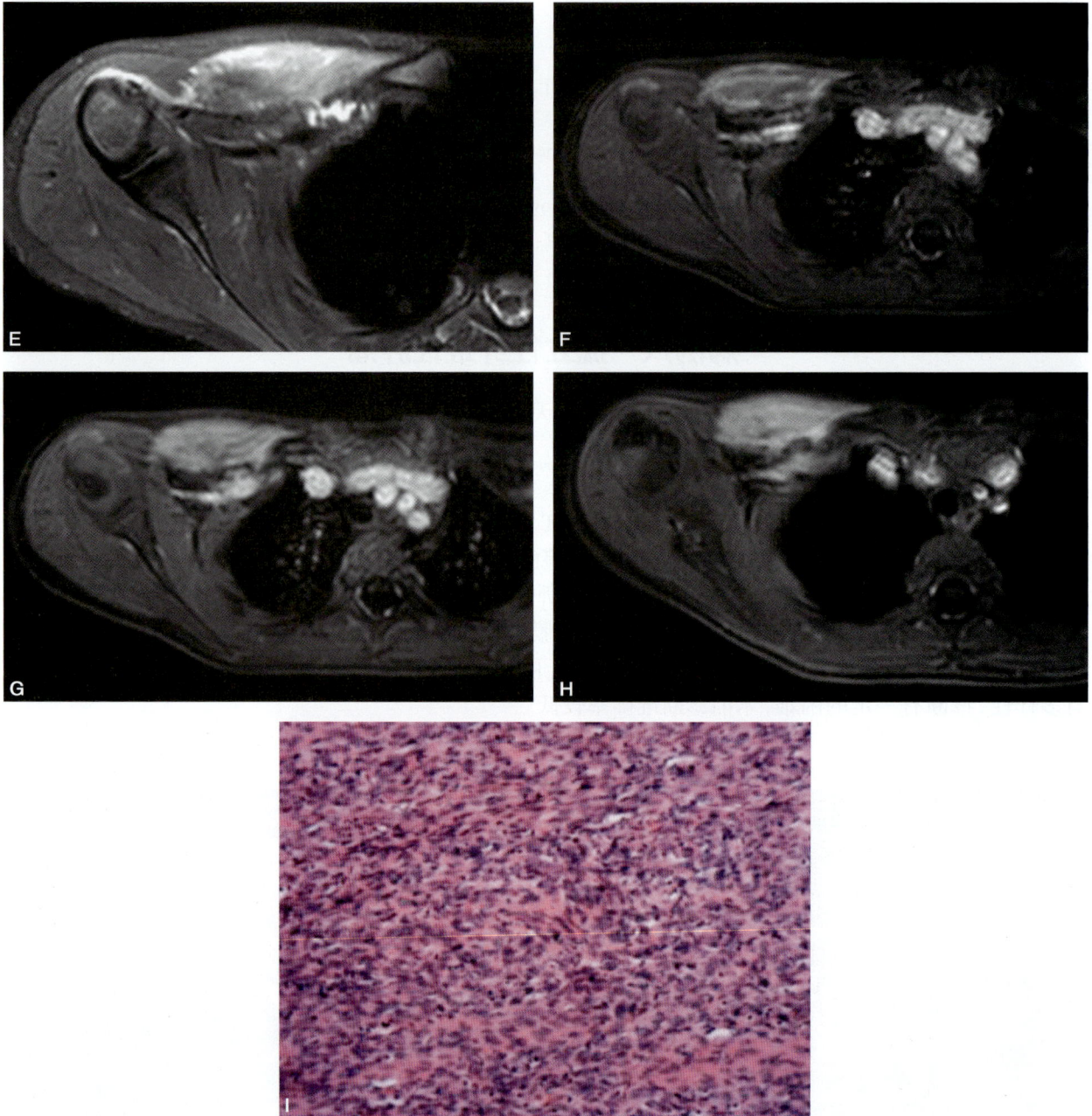

图7-8　孤立性纤维性肿瘤影像表现

A、B.胸部CT冠状位、矢状位,右侧胸大肌上方及右侧肩部软组织影明显增厚;C～H. MRI T2WI(C)、T1WI(D)、T2WI抑脂序列(E)、动态增强(F、H),右肩关节内侧、胸大肌上方见梭形肿物,呈等T1、略长T2信号影,分界尚清,抑脂序列不均匀高信号,增强扫描呈明显高信号强化;I.病理,瘤细胞梭形,编织状、束状密集排列,侵袭横纹肌;免疫组化:CK(−)、EMA(−)、β-catenin(−)、SMA(弱+)、Vimentin(+)、S-100(−)、ALK(−)、Ki-67(约3%+)、Desmin(+)、CD34(部分+)、Bcl-2(−)、Myo D1(−)、myogenin(−,成肌蛋白)、CD99(弱+);病理诊断为(右胸)交界性间叶源性肿瘤,考虑孤立性纤维性肿瘤。

　　孤立性纤维性肿瘤的病因尚不明确,有研究认为该肿瘤起源于一种表达CD34抗原的树突状间叶细胞,这种细胞几乎弥漫分布于身体的结缔组织中,并向肌纤维母细胞、纤维母细胞分化,常表现为血管外皮瘤样结构。孤立性纤维性肿瘤是一种交界性肿瘤,大部分是良性肿瘤,仅有少数(约15%)表现出侵袭性的特征。

二、临床表现

孤立性纤维性肿瘤可见于 20～70 岁中年人,平均年龄 50 岁,无性别差异,少数病例发生于儿童和青少年。肿瘤可发生于身体任何部位,40% 位于皮下组织。大多数孤立性纤维性肿瘤的患者无明显临床症状或症状轻微,多因其他病变就诊或体检时偶然发现,临床表现为局部缓慢生长的无痛性肿物,当肿瘤较大时,特殊部位的病变可引起相应症状,浅表部位可触及肿块,也可出现头痛、视神经乳头水肿、恶心呕吐、咳嗽咳痰、咯血、胸痛、腹痛腹胀等临床表现。少数患者可产生副肿瘤综合征,如产生胰岛素样生长因子可导致低血糖。

孤立性纤维性肿瘤的大体标本为境界清楚或包膜完整的肿块,切面为实性、多结节状,呈灰白色或灰褐色,质地中等偏硬,可呈分叶状。少数为灰红色。巨大肿块内常可见透明样变性和黏液样变性,有坏死、出血或边缘浸润性生长的肿瘤多提示恶性或具有侵袭性。部分瘤体内亦可见沙砾样钙化。镜下肿瘤组织主要由胶原纤维及增生的梭形细胞构成,瘤细胞多呈梭形或卵圆形,细胞质少或不清,染色质均匀,核仁不明显,核分裂象罕见,核异型性亦少见。细胞排列可表现为血管外皮瘤样、旋涡状、条束状、席纹状或不规则状,其中以血管外皮瘤样结构最具特异性,梭形细胞疏密不均,于镜下构成细胞密集区和稀疏区,其内间质血管丰富。

三、影像学表现

(一)常规 X 线检查

X 线检查对孤立性纤维性肿瘤的诊断价值较小,影像表现根据肿瘤的生长部位而异,多表现为软组织密度肿块。

(二)CT

表现为边缘光滑、境界清楚的软组织密度,与肌肉密度相比,呈等或略高密度,密度相对均匀,少数病变可因黏液变性形成低密度灶,肿瘤内一般无钙化灶。肿瘤大小差异较大,病变多呈类圆形,也有肿块呈分叶状,但分叶状与肿瘤的良恶性无关。增强扫描多呈中度或明显强化,有延迟强化的特点。动态增强病灶常呈"快进慢出"型强化或"延迟强化",这种强化方式主要与肿瘤的组织成分有关。如果增强早期肿瘤明显强化,多见于较小的病变,说明肿瘤内梭形细胞排列较密集,间质血管丰富;若增强早期未见明显强化,延迟扫描呈轻度强化,见于较大的肿瘤,表明肿瘤细胞分布稀疏。当肿瘤体积较大时,肿瘤内部成分多样,其内坏死和胶原成分不强化,病变强化不均,可呈现"苔藓样"强化或"地图状"强化。

(三)MRI

在孤立性纤维性肿瘤的诊断中具有重要价值。T1WI 多呈等或低信号,T2WI 信号较混杂,可表现为高信号、略高信号和低信号区。高信号反映肿瘤黏液样变区,略高信号反映肿瘤细胞密集区,低信号反映致密胶原纤维。因为肿瘤成分复杂,强化方式也不同。血管丰富区在动脉期可立即明显强化;细胞致密区在动脉期多为中等强化,静脉期和延迟期为持续强化;胶原纤维在动脉期呈现轻度强化,延迟期的强化程度逐渐增加。肿瘤内部的坏死区不强化,肿瘤内部及周围可有丰富的供血动脉。

四、鉴别诊断

(一)血管外皮细胞瘤

多位于脑膜和四肢,MRI 信号不均,T2WI 多呈略高信号,其内可见血管流空影,无论肿瘤大小,出血和坏死较常见,坏死区几乎可见于所有肿瘤,且坏死显著,增强扫描的强化方式为片状强化,动态增强肿瘤强化显著。

(二)滑膜肉瘤

多发生于青壮年,男性多于女性,好发于四肢近关节旁,以下肢多见,尤以膝关节最为多见。滑膜肉瘤表现为团块状或分叶状的软组织肿块，肿瘤边界多相对清楚，也可表现为浸润性生长，侵蚀邻近骨质或出现骨质破坏，肿块内可见钙化密度影。肿块内常见出血、坏死或囊变，因此T2WI多显示以高信号为主的三重信号，肿块间可见低信号间隔，增强扫描肿块呈明显不均匀强化，其内囊变坏死区及分隔无强化。

（三）肌肉淋巴瘤

以中老年人多见，好发于大腿或上肢肌肉。病变可表现为肌肉内肿物或肌肉增大，CT平扫呈等或略低密度，MRI显示T1WI呈中等或高信号，T2WI多为高信号，其内可见坏死或出血，增强扫描可见明显不均匀强化。

（丁长伟　葛晓雪）

参考文献

［1］兰文杰，郝崴.孤立性纤维瘤CT表现［J］.中国CT和MRI杂志，2015，2（13）：95-96.
［2］Gold JS，Antonescu CR，Hajdu C，et al. Clinicopathologic correlates of solitary fibrous tumors［J］. Cancer，2002，94（4）：1057-1068.
［3］Shanbhogue AK，Prasad SR，Takahashi N，et al. Somatic and visceral solitary fibrous tumors in the abdomen and pelvis：cross-sectional imaging spectrum［J］. Radio Graphics，2011，31（2）：393-408.
［4］Poyraz A，Kilic D，Hatipoglu A，et al. Pedunculated solitary fibrous tumors arising from the pleura［J］. Monaldi Arch Chest Dis，2006，65（3）：165-168.
［5］杨晓锋，吴凡，方春.孤立性纤维瘤的多层螺旋CT征象及病理特征［J］.中国医学影像学杂志，2013，9（21）：710-714.
［6］周建军，周康荣，曾蒙苏，等.孤立性纤维瘤的影像学诊断和鉴别［J］.医学影像学杂志，2008，18（8）：851-854.
［7］Zhang WD，Chen JY，Cao Y，et al. Computed tomography and magnetic resonance imaging findings of solitary fibrous tumors in the pelvis：correlation with histopathological findings［J］. Eur J Radio，2011，78（1）：65-70.

病例九　骨母细胞瘤

病史：患者女，44岁，胸背部疼痛伴下肢无力3个月，影像检查见图7-9。

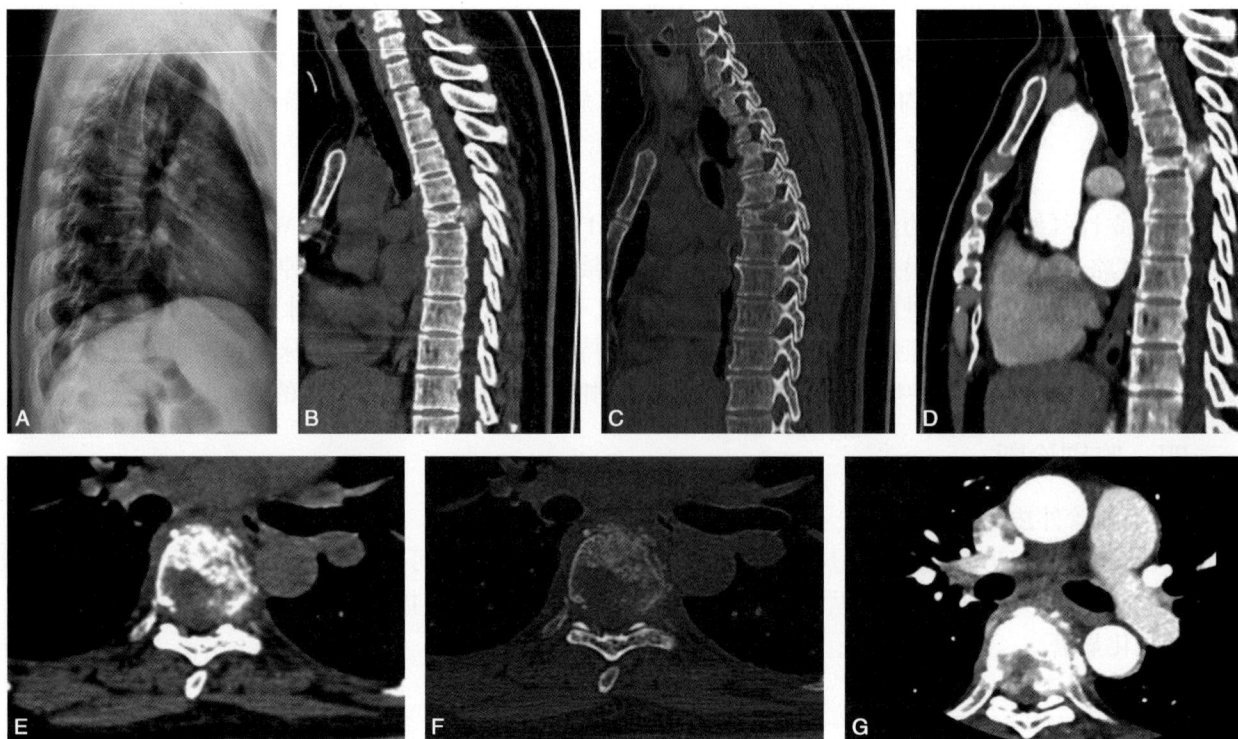

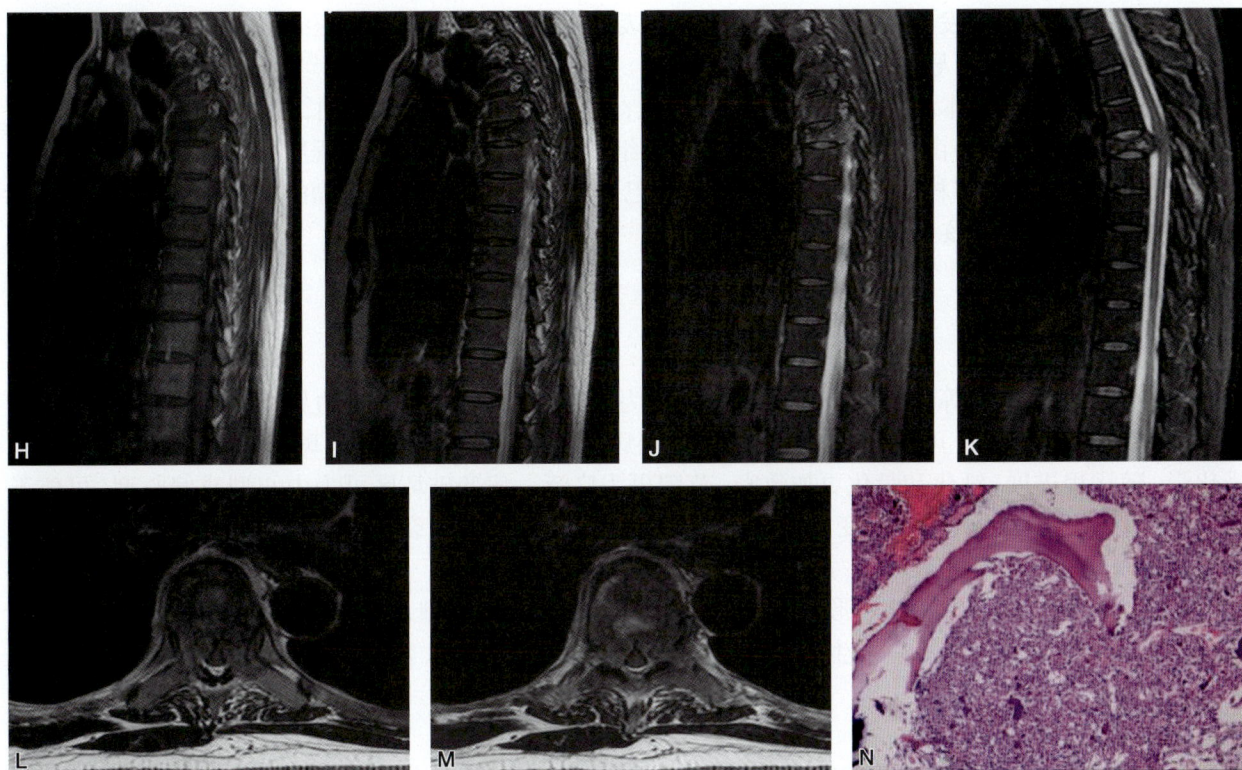

图 7-9　骨母细胞瘤影像表现

A. 右股骨 DR 侧位，胸₅椎体变扁；B～G. CT 扫描，软组织矢状位（B）、骨窗矢状位（C）、软组织增强矢状位（D）、CT 横断位平扫及增强（E～G），胸₅椎体变扁、骨质碎裂、形态不整，其内可见低密度骨质破坏区伴软组织影，增强扫描可见强化，椎体前后径增大，相应椎管变窄；H～M. MRI 扫描，T1WI 矢状位（H）、T2WI 矢状位脂肪抑制（I）、T2WI 矢状位（J）、T2WI 矢状位脂肪抑制（K）、T1WI 横断位（L、M），胸₅椎体变扁，相邻椎间隙略增宽，椎体及附件呈长 T1、长 T2 信号，后部见片状短 T1、长 T2 信号影，相应水平椎管前后径及脊髓前间隙变窄；N. 病理，骨小梁及纤维血管增生，小梁表面衬覆骨母细胞，部分区域见骨母细胞排列成片，内散在破骨样巨细胞；免疫组化：CK（－），ER（－），PR（－），Her-2（－），GCDFP-15（－），Gata-3（－）；诊断：（胸椎）骨母细胞瘤。

一、概述

骨母细胞瘤（osteoblastoma）又称成骨细胞瘤，由 Jaffe 和 Lichtenstein 于 1956 年首先进行描述并命名，是一种源于成骨结缔组织的骨肿瘤，相对少见，约占全部骨肿瘤的 0.2%。骨母细胞瘤大多数为良性，但有恶变倾向，少数病变具有侵袭性，因此依据肿瘤的组织学特点，将骨母细胞瘤分为良性骨母细胞瘤和侵袭性（恶性）骨母细胞瘤。

骨母细胞瘤好发于 10～30 岁，男性多于女性，好发于脊柱，其次为长管状骨，其余可见于颅骨、扁骨等。骨母细胞瘤的发病机制仍不明确，有的学者认为诱发骨肿瘤或刺激潜伏骨肿瘤生长的一个重要因素是骨损伤，刘光俊等人也认为骨损伤与骨母细胞瘤的发生有一定的内在联系。

骨母细胞瘤的首选治疗方法就是手术切除或刮除治疗，保守治疗一般无疗效。虽大多数为良性肿瘤，但有潜在的恶性倾向，术后易复发或恶变，因此术前肿瘤性质及范围的明确诊断很有价值。

二、临床表现

骨母细胞瘤发病年龄多在 30 岁以下，男性发病多于女性，男女比例约 2：1。起病缓慢，病程较长，大多数有局部疼痛，多为隐痛，夜间痛不明显，服用水杨酸类药物不能缓解，局部可有肿胀及压痛。不同部位的临床表现有差异，发生在脊柱的病变，较多发生于附件，也可发生于椎体，主要表现为脊椎侧弯、胸背痛等，当肿瘤生长迅速，压迫神经根或脊髓会产生相应的压迫症状；发生于长管状骨的病变，以长骨干骺端或骨端好发，一般不侵犯骨骺，临床表现多为局部钝痛，可有压痛、局部软组织肿胀或肿块，如发生于关节附近可导致肢体运动受限。

骨母细胞瘤大体标本境界清楚，呈红色或灰色，肿瘤组织呈沙砾样、质硬，含丰富的血管，易出血。镜下可见片状或小梁状、由骨母细胞增生形成骨样组织和编织骨，可见不同程度的钙化或骨化灶，间质血管丰富，还可见少量多核巨细胞、破骨细胞或淋巴细胞。侵袭性骨母细胞瘤的肿瘤细胞体积较大，有较多不规则核型和病理核分裂象。

三、影像学表现

（一）常规 X 线检查

骨母细胞瘤大小不等，多为 2~10cm，病变多为局限膨胀性骨质破坏，边界清楚，与正常骨分界处可见厚薄不一的硬化缘，可见少许骨膜反应。早期病灶内无或有密度不均的斑点状或索条状的钙化和骨化影，随病程进展，钙化和骨化更加致密，范围更为广泛。病变破坏区可为中心型或偏心型，可位于骨皮质、骨膜下或松质骨内。病变周围骨皮质可变薄、断裂，骨质断裂处可有软组织肿块，骨质破坏区周围可出现骨壳。肿瘤内斑点状、索状钙化或骨化对诊断帮助较大。

发生于长骨的病变多呈椭圆形，与长骨的长轴一致，常为中心型，少数为偏心型，偏心型骨破坏的局部骨皮质常呈薄壳状膨胀。发生于脊柱的病变，骨质透亮度较低，多呈磨玻璃样，甚至完全钙化、骨化，密度显著增高。

（二）CT

与 X 线相比，CT 具有较高密度分辨力，对骨皮质破坏、骨壳形态的显示更为直观，可更好观察瘤灶细微的钙化和骨化影，对于发生于脊柱或其他解剖较复杂部位的病变，有更好的诊断价值，利于骨母细胞瘤的早期诊断。

长骨病变多位于干骺端，呈圆形、类圆形或椭圆形的低密度影，为偏心性膨胀性生长，常为单发，病变内可见沙砾样、斑片状或不规则钙化密度影，病变邻近骨皮质变薄，边缘出现轻度硬化边缘或薄层骨性包壳。病灶中心可见软组织密度影，范围大的可穿破骨皮质而形成软组织肿块或侵犯关节引起关节囊积液。

发生于脊柱的病变，多表现为囊状溶骨性破坏，可累及椎体，囊状膨胀性骨破坏周围骨皮质菲薄，有时可有纤细骨性包壳环绕。早期病灶内的钙化或骨化灶多呈云雾状、斑点状或索条状，随病程进展，病灶内的钙化骨化灶以及病灶周围硬化缘亦趋于明显。

（三）MRI

MRI 的诊断价值存在一定局限性，MRI 信号特点并无明显的特异性，比 CT 难以显示有重要参考价值的细小钙化或骨化，但对于发生于脊柱的肿瘤，对椎管内组织有无侵犯及侵犯的范围能清晰显示。骨母细胞瘤多为膨胀性生长，呈不均匀性长 T1、长 T2 信号，病灶内的非钙化、骨化部分在 T1WI 上为低到中等信号，在 T2WI 上呈高信号，增强扫描多为中等不均匀强化；而钙化及骨化部分在 T1WI 和 T2WI 上均为低信号，增强扫描不强化，表现为强化骨样组织内的斑点状或片状不强化低信号影。病灶边缘可见厚薄不一的骨质增生硬化，T1WI 和 T2WI 上为低信号环，病灶周围的骨髓和软组织内可出现反应性充血水肿，T2WI 表现为高信号。部分肿瘤可伴有软组织肿块，T1WI 为等或稍低信号，T2WI 为等或稍高信号，增强扫描可见明显强化，当肿块突向椎管生长，压迫脊髓，可引起脊髓变性。

四、鉴别诊断

（一）骨样骨瘤

病灶直径多小于 1.5cm，周围反应性骨质增生明显，表现为广泛硬化区内局限性透亮瘤巢，无软组织肿块影形成。患者常有夜间疼痛，水杨酸类药物有效。

（二）骨巨细胞瘤

好发于 20～40 岁，多见于男性，好发于骨端，多呈偏心性生长、横向发展，破坏区为典型的皂泡样外观，骨间隔较细且均匀，无骨膜反应及骨质增生硬化。

（三）动脉瘤样骨囊肿

多见于青少年，病变多纵向生长，自皮质缺损区向骨外膜下延伸，膨胀明显，囊腔较大，晚期可形成粗大纵行的骨嵴或间隔，其内无钙化或骨化斑。

（四）骨血管瘤

好发于脊柱，以胸椎多见，一般不引起明显的临床症状，若伴有骨折，可引起背部疼痛等症状，椎体外形多无异常，病变在 CT 上骨松质呈粗大网眼状改变，残留的骨小梁呈稀疏的高密度粗点状，冠状位和矢状位可见栅栏状改变。

（五）骨转移瘤

多见于中老年患者，多有原发恶性肿瘤病史，进展较快，可多发。溶骨性破坏常呈虫蚀样改变，骨质破坏区边界模糊，少有膨胀性改变，多无骨膜增生，很少出现软组织肿块，其内无肿瘤骨。

（六）脊柱结核

以腰$_{1\sim2}$椎体多见，以溶骨性破坏为主，病灶多呈跳跃性分布，一般累及 2～3 个椎体。椎体破坏灶内可有点片状长 T1、短 T2 信号的死骨形成，周围骨质疏松，骨质增生硬化较少见。椎旁可形成冷脓肿，脓肿内可有点片状长 T1、短 T2 钙化灶。

（丁长伟　葛晓雪）

参考文献

［1］麦春华，蔡泽银，程晓光，等.骨母细胞瘤的影像学表现和诊断价值［J］.中国 CT 和 MRI 杂志，2012，10（3）：87-90.
［2］刘光俊，赵云辉，陈卫国，等.骨母细胞瘤的 X 线诊断［J］.华夏医学，2002，2（15）：161-162.
［3］赵云辉，许乙凯，陈翼，等.骨母细胞瘤的 MRI 诊断价值［J］.实用放射学，2005，21（5）：508-511.
［4］许尚文，张雪林，曾建华.骨母细胞瘤的 MRI 诊断价值［J］.放射学实践，2005，20（3）：245-247.
［5］张志斌，李勃宁.骨母细胞瘤的 X 线及 CT 诊断：附 5 例报告［J］.罕少疾病杂志，2006，13（6）：26-27.
［6］郭启勇.实用放射学［M］.北京：人民卫生出版社，2013.
［7］吴振华，郭启勇.骨与关节影像鉴别诊断指南［M］.北京：人民军医出版社，2005.

病例十　原始神经外胚层肿瘤

病史：患儿女，14 岁，发现左小腿肿胀伴疼痛 2 个月余，影像检查见图 7-10。

一、概述

原始神经外胚层肿瘤（primitive neuroectodermal tumor，PNET）是一种罕见的具有神经外胚层分化特征的恶性小圆细胞肿瘤，起源于神经外胚层，主要由未分化的高度恶性原始小圆细胞组成，肿瘤处于未分化阶段且具有多向分化的潜能，由 Hart 等人于 1973 年首先报道。原始神经外胚层肿瘤分为中枢型和外周型两种类型，中枢型占大多数，而外周型原始神经外胚层肿瘤（peripheral primitive neuroectodermal tumor，pPNET）较为少见，是指发生于中枢神经系统之外的骨骼和软组织系统的一组具有相似细胞学形态和细胞基因学特征的肿瘤。

外周型原始神经外胚层肿瘤的致病机制不确切，有人认为其可能起源于神经嵴细胞、始基性种子细胞和原始间叶细胞，病变的发生是由于 t（11；22）（q21；q12）基因异位，导致原始干细胞向神经上皮各个不同阶段分化，甚至向间叶组织分化而形成。

外周型原始神经外胚层肿瘤患者的预后较差，文献报道 3 年内死亡率为 70%，远处转移多发

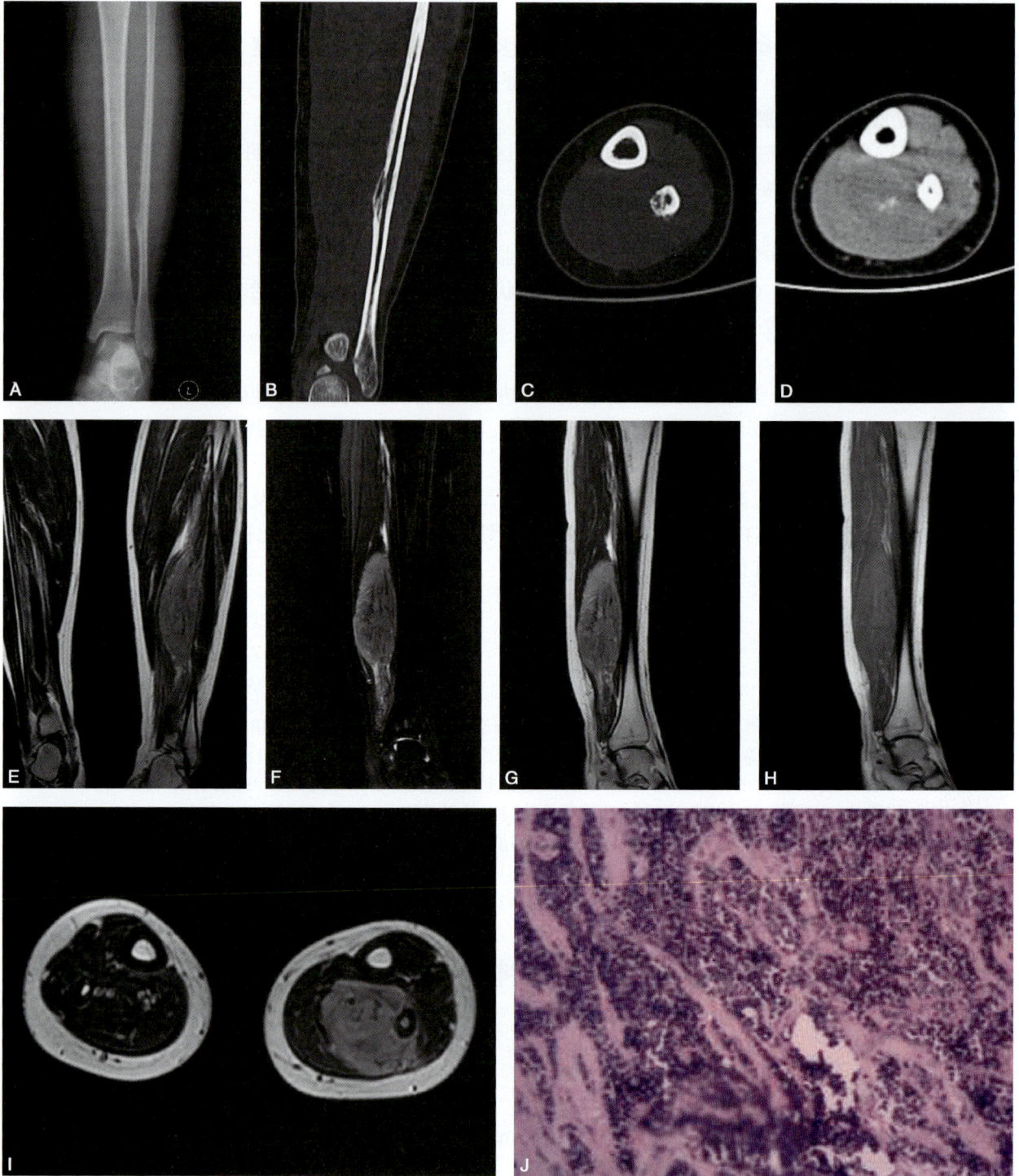

图 7-10　原始神经外胚层肿瘤影像表现

A. 左胫、腓骨 DR 正位，左腓骨中下段可见骨皮质增厚、外缘毛糙，髓腔密度增高，周围骨膜增生，邻近软组织稍肿胀；

CT 扫描：B～D. 冠状位、骨窗横断位、软组织窗横断位，左腓骨下段后内侧骨皮质增厚、外缘毛糙，内部见低密度骨破坏，邻近软组织见稍低密度肿块，边界不清晰，其内可见散在模糊钙化密度灶；

MRI 扫描：E～I. T2WI 冠状位、T2WI 脂肪抑制、T2WI 矢状位、T1WI 矢状位、T1WI 横断位，左腓骨下段邻近软组织混杂信号包块影，边界不清晰，约 4.3cm×4.1cm×11.2cm，以等 T1、稍长 T2 信号为主，抑脂序列呈高信号影，包绕左腓骨中下段；其内后侧骨质内见相同信号骨破坏；

J. 病理，瘤细胞卵圆形，弥漫成片或巢索状排列，核大、胞质少；免疫组化：CK（－），CD3（－），CD99（弱＋），WT-1（－），NSE（＋），S-100（－），Vimentin（－），CD20（－）；病理诊断为（腓骨）小圆细胞恶性肿瘤，原始神经外胚层肿瘤。

生于骨,其次为肺。外周型原始神经外胚层肿瘤目前的首选治疗方法是手术为主,术后辅助放化疗,虽然对肿瘤的切除程度及预后仍存在争议,但普遍认为这种治疗方案可以适当延长患者的生存期限。

二、临床表现

外周型原始神经外胚层肿瘤可发病于任何年龄,以儿童及青少年为主,男性多于女性,其发病部位与外周神经走行相关,好发于软组织和骨骼,主要位于胸壁、四肢和脊柱旁等部位,少数发病于腹盆腔、腹膜后、腹股沟区等部位。临床表现常为进行性增大的疼痛性肿块,可以伴发热症状,由于肿块位置不同可产生相应的压迫症状,可导致局部疼痛、头疼、恶心呕吐、腹胀腹痛等症状。本病恶性程度高,生长迅速,且易转移和复发,死亡多由于原发灶进行性浸润生长及血行转移所致。

肿瘤大体标本切面呈灰白色或灰黄色,呈鱼肉状,标本质地中等,部分病变内可见坏死,发生于骨或邻近骨的肿瘤组织内可见骨组织或膜状组织。镜下肿瘤组织由小圆细胞构成,细胞排列紧密,常在纤维蛋白基质周围环绕形成 Homer-Wright 菊形团,间质血管丰富,细胞核为圆形或卵圆形,胞质成分少,核深染,病理性核分裂象多见。

三、影像学表现

(一)常规 X 线检查

外周型原始神经外胚层肿瘤最常见影像学表现为较大的软组织肿块形成,可见骨质破坏,肿块内通常无钙化,发生于椎体的病变,可表现为椎体溶骨性骨质破坏,椎体压缩变扁,相邻椎间隙无狭窄,可见骨质硬化,无明显的骨膜反应、钙化或骨化。

(二)CT

外周型原始神经外胚层肿瘤对骨质破坏显示敏感,可较好地评价是否有骨膜反应、钙化、骨化或肿瘤骨形成。外周型原始神经外胚层肿瘤的影像学表现缺乏特异性和统一性,不同部位的病变具有以下特点:

发生于骨组织的病变表现为边界不清的溶骨性骨质破坏,伴有不规则的软组织肿块,密度稍低于肌肉组织,大多数肿块边界不清,肿物密度一般不均匀,其内可见更低密度坏死及囊变区,钙化及肿瘤骨少见,增强扫描病变多明显不均匀强化。

发生于软组织的病变主要呈软组织密度肿块,易侵犯周围组织,大多数与周围组织结构分界不清,肿块密度多不均匀,其内可见囊变、坏死改变,病灶多为单发,一般无钙化或有细小、针尖样钙化,增强扫描可见片絮状或不均匀轻度强化,邻近骨性结构可受累。

脊柱病变多表现为溶骨性骨质破坏和骨质硬化,边界清楚,无明显的骨膜反应、骨化及钙化灶,可见软组织肿块形成,增强扫描软组织肿块有明显强化。

(三)MRI

发生于骨组织的病变多表现为受累骨质内片状等或稍长 T1、长 T2 信号,周围可有稍长 T1、长 T2 信号的包块影,DWI 为高信号,说明肿瘤细胞内或细胞间水分子扩散受限,这与小圆细胞肿瘤细胞密集、富含水分的间质少有关,病灶内亦可见长 T1、长 T2 的囊性低信号区,增强扫描多为明显不均匀强化。

软组织来源的病变多表现为等或稍长 T1、长 T2 信号肿块,病变可侵犯周围骨性结构,呈长 T1、长 T2 信号改变,增强扫描可见肿块不均匀强化,病变内囊变及坏死区域无强化。

椎体病变多累及单个椎体,椎体压缩变扁,信号异常,相邻椎间隙无狭窄,椎间盘信号无明显异常,可见明显的软组织肿块,信号不均匀,在 T1WI 上呈稍低信号,在 T2WI 上呈稍高信号,增强后明显不均匀强化,与周围组织结构分界欠清,可通过椎间孔向外生长。

四、鉴别诊断

（一）尤因肉瘤

好发年龄为 10～25 岁，以四肢长骨多见。全身症状类似骨感染，局部症状以疼痛和肿块为主，疼痛持续时间长，以月计，且逐渐加重，对放疗极为敏感。病变区呈筛孔状、虫蚀状或片状的溶骨性破坏，早期即可突破骨皮质而形成软组织肿块，增强扫描可见不同程度的强化。骨膜反应可出现层状骨膜新生骨、针状骨及骨内硬化，层状骨膜增生被破坏可形成 Codman 三角。

（二）骨肉瘤

常见于儿童和青少年，好发于四肢长骨干骺端和骨干。骨质破坏区呈虫蚀状或筛孔状，边缘模糊，髓腔内可见死骨，死骨常呈条形，与周围骨质分界清楚，密度高。骨膜反应出现较晚，且多清晰完整、均匀、自然连续。

（三）纤维肉瘤

多见于 20～40 岁青壮年，好发于长管状骨干骺端或骨干。病变为溶骨性破坏，边界不清，皮质变薄，其内可见粗细不等的骨嵴，可见骨膜反应，病变常破坏骨皮质累及周围软组织。

（四）肌肉淋巴瘤

以中老年人多见，好发于大腿或上肢肌肉。病变可表现为肌肉内肿物或肌肉增大，CT 平扫呈等或略低密度，MRI 显示 T1WI 呈中等或高信号，T2WI 多为高信号，其内可见坏死或出血，增强扫描可见明显不均匀强化。

（五）骨转移瘤

发病年龄一般较大，常有原发恶性肿瘤病史，进展较快。溶骨性破坏常呈虫蚀样改变，骨质破坏区边界模糊，少有膨胀性改变，多无骨膜增生，很少出现软组织肿块，其内无肿瘤骨，易发生病理性骨折。

（丁长伟　葛晓雪）

参考文献

［1］徐朱烽，靳激扬. 8 例外周性原始神经外胚层肿瘤的 CT、MRI 表现并文献复习［J］. 东南大学学报（医学版），2017，36（3）：403-408.

［2］宋蕾，刘志敏，彭芸，等. 儿童骨肌原始神经外胚层肿瘤的 CT 和 MRI 表现［J］. 放射学实践，2015，20（12）：1182-1185.

［3］洪国斌，邬伟明，陈凯，等. 脊柱原始神经外胚层肿瘤的临床特点和影像学分析［J］. 中华肿瘤防治杂志，2010，17（13）：1025-1026.

［4］顾勤. 外周型原始神经外胚层肿瘤的临床特点及 CT、MRI 表现［J］. 中国实用神经疾病杂志，2015，18（18）：41-42.

第八章　儿科

病例一　先天性食管闭锁与食管气管瘘

病史：患儿女，3天，发现喂奶即吐3天，影像检查见图8-1。

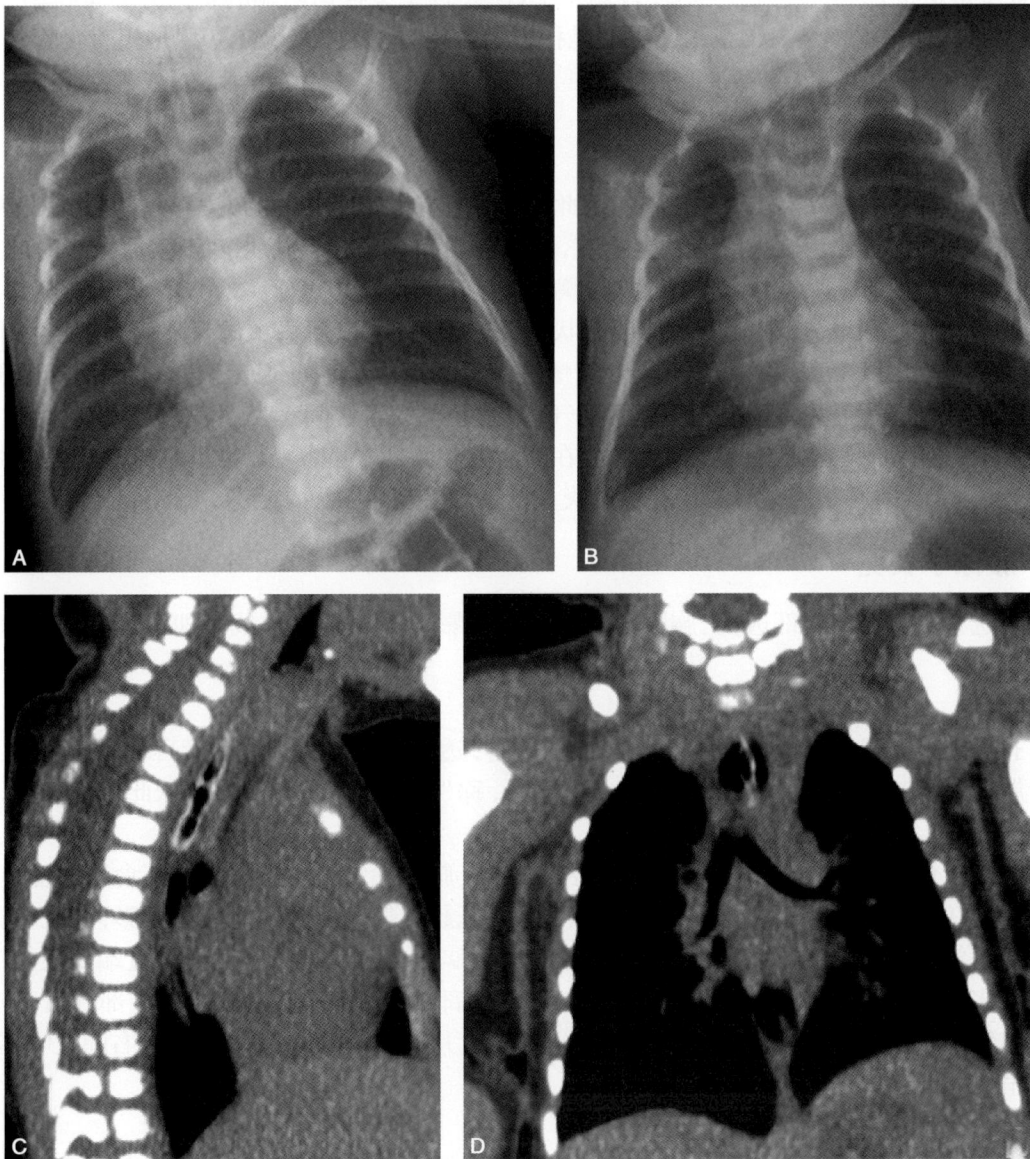

图8-1　先天性食管闭锁与食管气管瘘影像表现
A、B.上消化道造影，食管上段呈盲囊状（A）；经导管注入少量气体后可见食管上段呈充盈膨大盲囊状（B）；C、D. CT重建矢状位、冠状位，食管上段末端呈盲端改变，内见插管影；食管下段管腔充气，与隆突上气管后壁关系密切。

一、概述

先天性食管闭锁和食管气管瘘（congenital esophageal atresia/tracheoesophageal fistula，CEA/TEF）是新生儿常见的胃肠道畸形，常合并其他畸形，如脑积水、唇腭裂、动脉导管未闭、室间隔缺损、肺发育不全或不发育、膈疝、马蹄内翻足、十二指肠闭锁、多指和脊柱畸形、多囊肾、隐睾等。

根据胚胎发生学理论，食管和气管均由 Pentair 原始前肠分化而成，在第 3～6 周胚胎分化过程中，内胚层细胞经过一系列过程形成管腔，包括增殖、实化、空化等步骤，而管腔分化为食管和气管是通过管腔内壁两侧上皮细胞增生形成隔嵴来隔开的。CEA/TEF 的发生是由于隔嵴形成障碍和空化障碍所致，食管闭锁是管腔空泡化过程发生障碍所致，而气管食管瘘则是管腔分隔过程异常所致。

临床上，食管闭锁与食管气管瘘通常按照 Gross 分型分为Ⅰ～Ⅴ型：Ⅰ型是指食管闭锁的近、远端均为盲端，且两端距离较远，无食管气管瘘；Ⅱ型是指食管气管瘘位于近端，盲端位于远端，且两端距离较远；Ⅲ型是指食管气管瘘位于远端，盲端位于近端，该型又根据两端的距离分为Ⅲa型（两端距离≥2.0cm）和Ⅲb型（两端距离<2.0cm）；Ⅳ型是指近远端均有食管气管瘘；Ⅴ型是指有食管气管瘘，但无食管闭锁者。

二、临床表现

食管闭锁的胎儿常导致孕妇羊水过多，因此约 1/3 患有食管闭锁的胎儿早产。婴儿期最常见和最早出现的症状是唾液过多，喂奶后即发生呛咳，喂入物自口鼻喷出。患儿多于生后数小时吐白沫、咳嗽、憋气、发绀，是由于唾液或食物充满食管近端的盲袋后，反流入气管、支气管，若迅速从口腔、咽部吸出液体或咳嗽将呼吸道分泌物排出后，婴儿状况又趋于正常，以后每次试行喂奶，均发生相同症状。食管闭锁Ⅲ型，有大量气体可经气管下段食管瘘进入胃肠道内，使胃部充满气体，因而有腹部显著膨胀，叩诊呈鼓音。食管闭锁Ⅰ型，小儿不能吞咽气体，食管与气管之间无交通，故胃肠道内无气体，腹平坦或凹陷。食管闭锁Ⅴ型由于食管无闭锁，故在新生儿期无明显症状，最常见临床表现是间断性出现吸入性肺炎，因无食管梗阻致被误诊为普通肺炎久治不愈甚至导致严重后果。

三、影像学表现

本病首选检查方法有胸部透视、胸腹部 X 线片和造影检查。通常 X 线片即可确诊，若有疑问可插管核实。

（一）透视

从鼻孔插入不透光鼻饲管，一般用 8F 或 10F 导管，透视下导管头抵达食管盲端时受阻向上弯曲呈 U 形，盲端位置在 C_7～T_6 水平，多数位于 T_2～T_4 水平，称"食管闭锁卷管征"，可依此明确诊断。

（二）X 线片

X 线摄片应包括颈部及胸部、腹部。重要表现有：①腹部无气体征象。如果有食管气管瘘，胃肠道内可有气体存在。②正位片上于 T_2～T_3 水平纵隔内可见超出气管宽度的充气盲囊影，侧位心影后方可见食管下端充气，呈带状透亮影，上抵气管分叉处，下达膈上缘。此征象对估计与近端闭锁的距离有重要意义。③多数患儿由于食管远段与气管有瘘相通，腹部肠管充气，胃泡较扩张。部分由于不合并气管瘘或瘘口细小，黏液阻塞瘘口，腹部无气体影。④新生儿肺炎，合并肺不张，尤其右肺上叶不张多见。⑤常合并消化管、心血管及骨骼系统畸形。

（三）造影

建议选用水溶性碘对比剂，置鼻饲管于食管中上段，婴儿仰卧左前斜位注入非离子型碘对比剂 1～2mL，观察食管气管瘘管从食管前壁斜向前上方至气管后壁，采用此体位利于显示瘘管，观察闭锁盲端位置。造影完毕应立即将对比剂吸出以免误吸。检查"H"形瘘时需转动体位尽量清晰显示瘘管。①食管近端闭锁：胸部 X 线正位片有时可见近端食管充气扩张，由于食管下端和气管相通，胃肠道充气。

透视下从鼻腔插入不透光的鼻胃管至食管,当遇到梗阻时注入 1~2mL 对比剂,摄正、侧位片。食管近段盲端多位于 T_2~T_3 椎体水平。如果少量对比剂进入气道上段时,必须注意区别是通过会厌部反流入气管,还是通过食管近段和气管间的瘘道进入气管,检查结束后,尽量吸尽对比剂。②食管闭锁不伴食管气管瘘:除胃肠道无气呈舟状腹外,其他改变与上述相同。③食管闭锁伴双瘘:食管内注入对比剂显示食管近段呈盲端,并有瘘与气管或支气管沟通,有时瘘管非常小,不易显示,仅见对比剂进入气道,排除了对比剂是通过会厌部反流后,则可诊断为食管近段和气管沟通。结合胃肠道充气可以推断闭锁以下远段食管与气管之间相通。④食管闭锁仅近段和气管沟通:除了胃肠道不充气,X 线表现均与食管闭锁伴双瘘相同。⑤不伴食管闭锁的食管气管瘘:即“H”形瘘一般位于下颈段和上胸段之间的区域,但均高于气管隆突水平。诊断可能拖延至生后数周、数月、儿童期甚至成人期,说明瘘口间歇性开放,因为食管不存在梗阻,是否开放取决于腔外的压力,诊断十分困难。

X 线食管造影可明确诊断 CEA/TEF,通过食管造影,上段盲端位置可清晰显示,下段盲端及瘘口难以显示。Gross 分型多是根据食管上段盲端的位置来估计,通常认为,盲端底部位于第 2 胸椎水平以上考虑为Ⅲa 型,盲端底部位于第 2 胸椎水平以下考虑为Ⅲb 型,由于不能直接测量距离,有可能导致误差。另外在食管造影过程中,应注意尽量选择非离子型对比剂,具有流动性好、低渗优点,副作用更小。

四、鉴别诊断

对于母亲患有羊水过多症者,生后应首先想到本病。诊断先天性食管闭锁应注意以下几点:①有无食管闭锁,食管上段盲端的高度;②有无食管气管瘘;③与预后关系密切的因素(伴发畸形、并发症及患儿体重,是否为成熟儿);④全身营养情况。

(刘　鑫　白若冰)

参考文献

[1] 李樱子,陈永卫.先天型食道闭锁并气管食管瘘病因的胚胎学探讨[J].中华小儿外科杂志,2005,26(4):382-384.
[2] Nagata K, Kamio Y, Ichikawa T, et al. Congenital tracheoesophageal fistula successfully diagnosed by CT esophagography[J]. World J Gastroenterol, 2006, 12(9): 1476-1478.
[3] Mahalik SK, Sodhi KS, Narasimhan KL, et al. Role of preoperative 3D CT reconstruction for evaluation of patients with esophageal atresia and tracheaesophageal fistula[J]. Pediatr Surg Int, 2012, 28(10): 961-966.
[4] Askarpour S, Peyvasteh M, Javaherizadeh H, et al. Evaluation of risk factors affecting anastomotic leakage after repair of esophageal atresia[J]. Arq Bras Cir Dig, 2015, 28: 161-162.
[5] 周珉,任彦,陈方,等.新生儿先天性食管闭锁影像分析及造影方法[J].江苏医药,2006,32(2):180-181.

病例二　先天性肥厚性幽门狭窄

病史:患儿男,69 天,呕吐 1 个月,影像检查见图 8-2。

一、概述

先天性肥厚性幽门狭窄(congenital hypertrophic pyloric stenosis, CHPS)为胃环形肌肥厚增生致幽门管狭窄所引起的胃输出道不全梗阻的疾病,是新生儿期常见的消化道梗阻性疾患之一,多发生于足月产正常婴儿。

先天性肥厚性幽门狭窄是否存在家族史及遗传史目前还尚未清楚。认为是由于胚胎早期的幽门环形肌过度发育、增生导致幽门肌肥厚。已有研究证实肥厚的幽门肌形成中,神经丛和神经节细胞发育存在缺陷或变性,从而阻断了幽门生理上的反射弧,幽门功能失调;从而可促使幽门环形肌代偿性肥厚,管腔狭窄,导致幽门不同程度的梗阻。

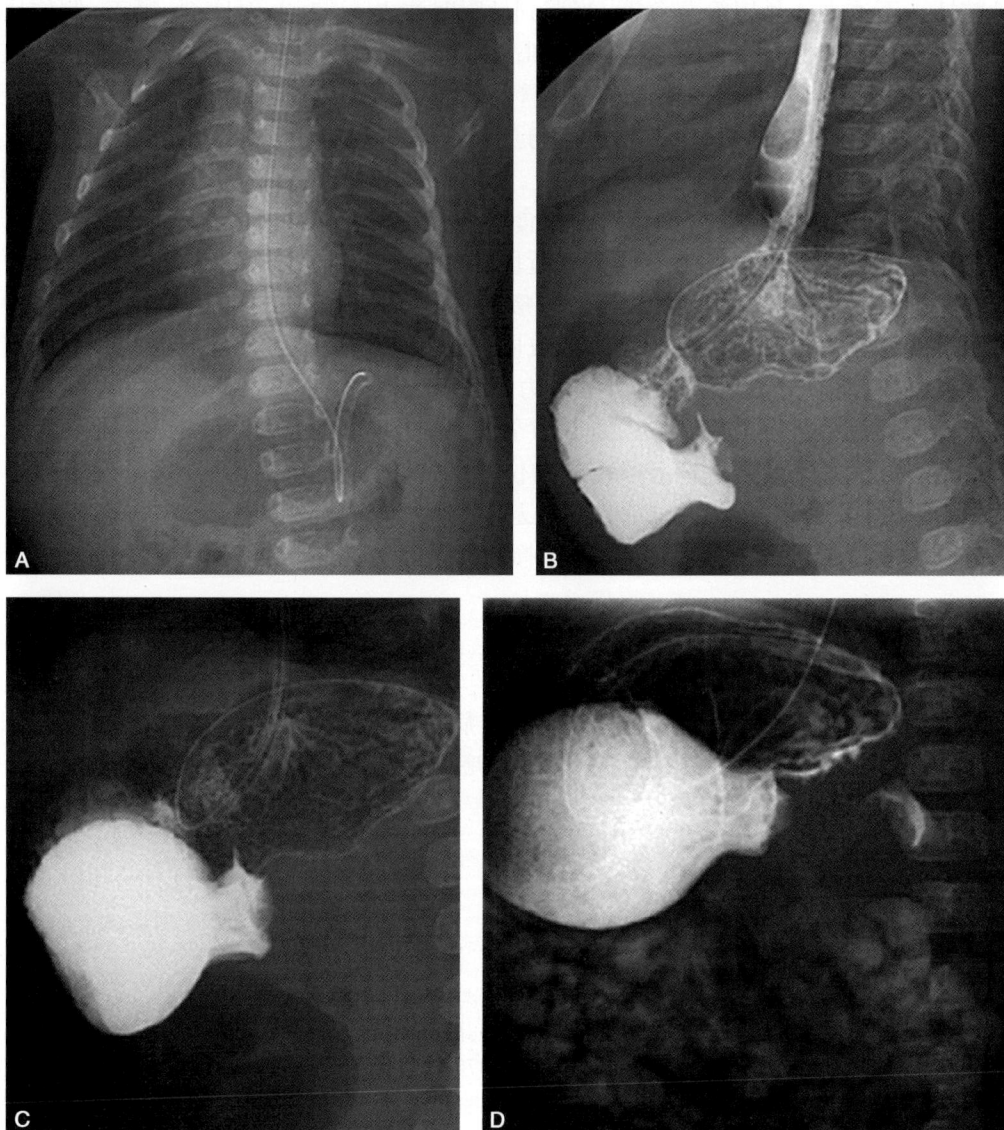

图 8-2　先天性肥厚性幽门狭窄影像表现

上消化道造影：A. 腹部单纯透视，胃内气体量较多（有胃引流管）；B、C. 患儿吞服泛影葡胺后，可见对比剂通过食管顺畅，胃轮廓形态不正常，幽门通过不全受阻，可见肩样征和小突征；D. 约 25 分后复查，幽门管变长，可见典型线样征，并可见球底压迹、肩样征。十二指肠及近段空肠显影，形态、分布未见异常。

先天性肥厚性幽门狭窄病理改变是幽门壁的各层肌肉组织均肥厚增大，幽门环形肌高度延长（1.5~3.5cm）、肥厚（0.4~0.6cm），形成硬度与软骨相似的枣状或橄榄状肌块，使胃出口延长、变窄，产生完全或不完全梗阻。肥厚组织的界限在胃端处不明显，而在十二指肠端界限明显，肥厚部突然终止在十二指肠的始端，突入十二指肠腔内。

二、临床表现

本病常见于男性患儿，男女比例约 5∶1，多为足月产正常婴儿，多于生后 2~4 周发病，最早可在出生后 1 周，最晚至出生后 5 个月出现症状。以呕吐为主要特征。呕吐可出现在首次喂奶之后，开始时为食后溢奶，偶有呕吐，但几天后呕吐频繁，几乎每次喂奶后当即或数分钟后呕吐，呕吐逐渐加重，并逐渐由一般性呕吐变为喷射性。以后由于胃逐渐扩张和弛缓，奶在胃内潴留的时间较长，呕吐次数反而减少，但呕吐量多。呕吐物为奶块或奶瓣，伴酸味，不含胆汁。腹部检查见上腹部膨隆，在前腹壁上可见活跃的胃蠕动波,起自左肋下向右上腹移动。胃蠕动波是先天性肥厚性幽门狭窄最常见的体征,一般在喂奶时或饮食后易看到。空腹时深触右侧中上腹部,在腹直肌旁可触及橄榄大小、坚硬肿块。

三、影像学表现

先天性肥厚性幽门狭窄的影像学检查和诊断有腹部平片、钡餐造影和超声检查。

(一)超声

肥厚幽门管位于右上腹,肌肉为低回声而黏膜为高回声。幽门管长度大于14~17mm,管壁厚度大于4mm和幽门管小于12mm,即可诊断为幽门狭窄。动态观察胃滞留液较多,胃蠕动增强,为肥厚性幽门狭窄的间接征象。

(二)腹部平片

腹部平片对诊断本病有一定的参考价值。可见胃充气扩张,扩张胃腔因明显蠕动波可见波浪状边缘;因梗阻而胃窦远端、小肠和结肠气体减少。透视或摄平片可除外造影检查的非适应证(如肠梗阻、胃肠道穿孔等)和观察有否鉴别诊断的征象(胎粪钙化等)。

(三)钡剂造影

在患儿禁食、禁水3小时后进行,检查前停用抑制胃肠道蠕动的药物。幽门肌肥厚的典型征象有:①鸟嘴征,钡剂存留于胃窦区,未进入幽门管,为幽门管梗阻的表现;②肩样征,蠕动波到达胃窦时前进受阻,胃窦远段大小弯侧被肥厚的幽门环形肌压迫,分别形成弧形压迹,以小弯侧的压迹较为明显;③线样征,一条或数条凹面向上的弧形线样影,长1.5~3cm,为狭长的幽门管;④双轨征,程度较轻的肥厚性狭窄,钡剂在扁平的幽门管两侧可形成双轨征;⑤伞样征,十二指肠充盈满意时可见球部有肥厚肌肉形成的压迹,边缘呈光滑的弧形,也被称为球底蘑菇状压迹或蕈伞样压迹;⑥幽门乳头征或小突征,胃小弯侧蠕动波行至远侧接近肩样征处时往往稍作停留,形成从乳头状到尖刺样的突起,其位置恒定,停留时间长短不一,短者仅瞬间可见,长者能持续数秒钟。对有严重梗阻的患儿,一旦诊断明确,即应从胃内抽尽钡剂。

四、鉴别诊断

(一)短段型HPS与幽门痉挛

幽门管长度不足12mm或/和幽门肌厚度小于等于3mm仍然可属于短段型HPS,此型HPS和幽门痉挛的相似处是:都可见于婴儿,临床上都可表现为剧烈呕吐,超声和钡餐检查都显示胃扩张、胃出口明显梗阻;与常见型HPS的最大区别是此两病在右上腹部都不能扪及肿块,影像学检查都不见幽门管显著延长,不见明显的肩样征、乳头征和球底蘑菇状压迹等常见于典型HPS的一系列特征性反应。进一步鉴别两种疾病的主要依据是对解痉挛剂的反应,如,在检查过程中给予适量的解痉药物,幽门痉挛的幽门管多能迅速开放容许钡剂顺利通过,而短段型HPS对临床给予的解痉剂多不起作用。

(二)胃窦部隔膜型狭窄

鉴别要点是胃窦部隔膜型狭窄在钡餐检查时可见在胃窦部有恒定的、中央有孔的隔膜影,仅在胃窦"小室"未充盈的瞬间才连成长管状,而且长管状影并不恒定,也无HPS时所见的肩样征、乳头征、鸟喙征等特征性表现。

(三)胃重复畸形或胃窦部肠源性囊肿

钡餐检查偶尔可见压迫胃出口、使胃出口呈长管状类似HPS,但若作超声检查则囊肿与HPS的影像学表现截然不同。

(刘 鑫 白若冰)

参考文献

［1］Gobbi D, Zanon GF, Gamba PG, et al. Pyloric hypertrophic stenosis in the premature child, a clinical case［J］. Pediatr Med Chir, 2000, 22（1）: 49-50.

［2］潘恩源, 陈丽英. 儿科影像诊断学［M］. 北京: 人民卫生出版社, 2007.

病例三　先天性小肠闭锁和狭窄

病史: 患儿男, 1天, 发现腹胀1天, 影像检查见图8-3。

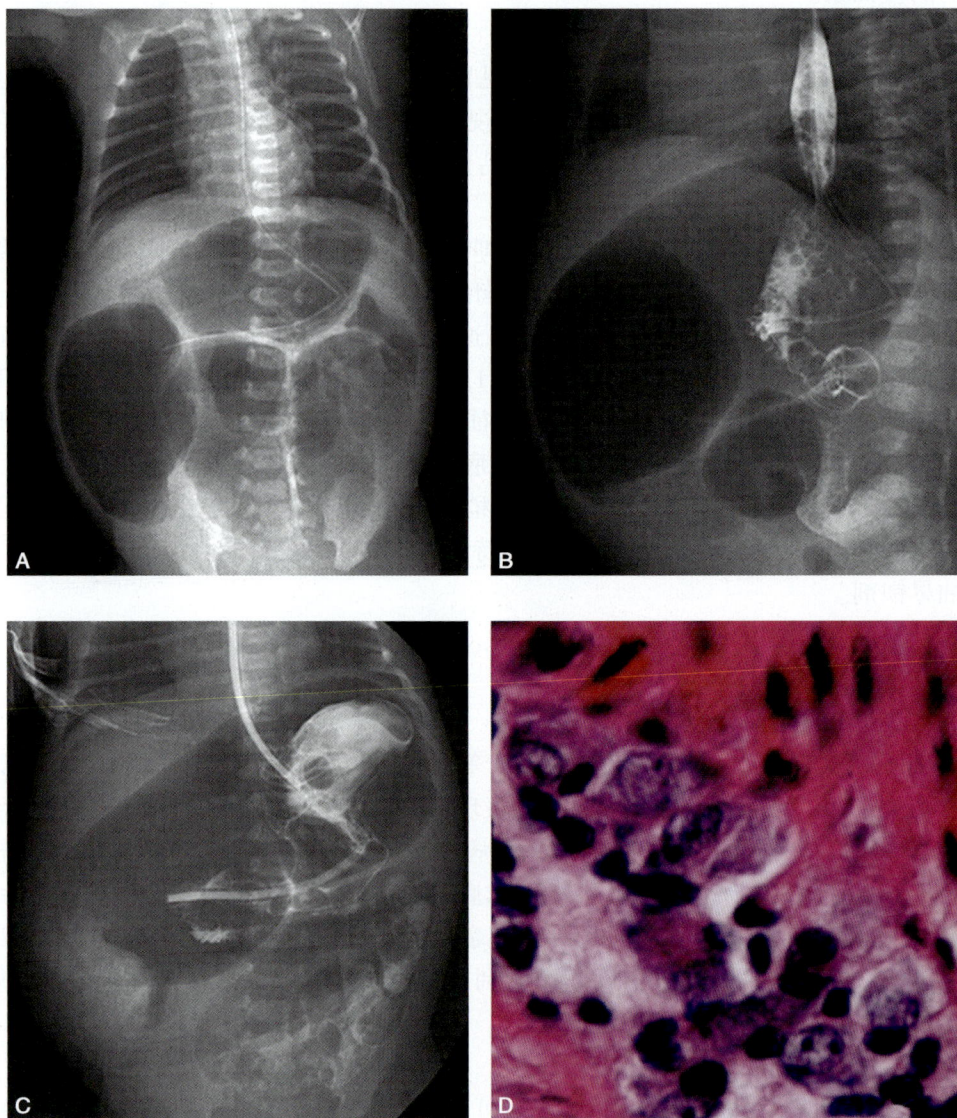

图8-3　先天性小肠闭锁和狭窄

上消化道造影: A. 造影前腹部单纯透视, 腹部见明显积气扩张肠袢影。B、C. 吞服泛影葡胺后, 可见食管泛影葡胺通过良好, 胃食管交界部位于左膈下, 胃无明显潴留, 胃的大小、形状、位置无明显异常; 幽门通过良好; 十二指肠球未见明显异常; 十二指肠其余各段和上段空肠未见异常。动态观察, 对比剂逐渐下排入明显积气扩张空肠内, 扩张空肠内除积气外, 且见液体潴留, 对比剂稀释, 密度浅淡, 反复转动体位, 对比剂未能到达左上腹部明显扩张空肠盲端, 该段空肠最宽处约5.0cm。其远侧肠管无显影, 亦未见明确充气影。D. 病理, 肠闭锁伴黏膜炎症改变。

一、概述

先天性小肠闭锁和狭窄（congenital small intestinal atresia and stenosis）是一种较常见的先天性畸形，男婴略多于女婴，是引起新生儿小肠梗阻常见原因之一。小肠闭锁和狭窄的病因，现多认为是由于胎儿在宫内发生缺氧或应激反应，损伤发育中的肠管、血管，导致局部肠管坏死，然后在其恢复与瘢痕形成的过程中产生肠闭锁或肠狭窄。

先天性小肠闭锁和狭窄可发生在小肠的任何部位，文献中通常认为最常见的部位是接近脐肠系膜管的回肠远侧段，其次是稍远于肝胰管壶腹的十二指肠；空回肠闭锁的发生率约为十二指肠闭锁的 2 倍。其中 I 型闭锁（膜状闭锁）的肠管壁仍保持连续，其肠腔内有隔膜，若隔膜上有小孔使两侧肠腔相通，即为膜状狭窄。II 型闭锁两端的肠管呈盲端，其两端间有一纤维索条组织相连。III 型闭锁两端的肠管呈盲端且分离，可伴有肠系膜缺如和肠管长度缩短。IV 型又称苹果皮样闭锁，闭锁两端的肠管呈盲端且分离较远，肠系膜缺损伴肠系膜上动脉发育不全，闭锁段肠管的营养血管呈螺旋状环绕，似呈削下的苹果皮样改变。V 型为多发性节段性小肠闭锁，小肠壁僵硬，伴长度明显缩短。

二、临床表现

先天性小肠闭锁和狭窄可分别引起完全性和不完全性肠梗阻。临床症状与病变的部位和程度有差异，主要症状为出生后持续呕吐和腹胀、无胎便等，且呕吐物多含有胆汁。但因闭锁部位高低不等，症状通常有相应变化，即闭锁的部位越高，呕吐出现的时间越早、症状越明显，就诊越早，越容易顺利通过 X 线检查发现并确定其病变位置。

三、影像学表现

小肠高位和低位闭锁在立位腹部 X 线片上有不同的表现。十二指肠高位闭锁在立位片上显示胃与十二指肠球内积气积液，通常出现明显气液面；在正卧位片上表现为胃与十二指肠球明显扩张，即"双泡征"；空肠近段的高位闭锁可见胃泡影明显扩张，中上腹部有 2～4 个液平面，下腹部肠腔充气不明显，腹部外形膨隆不明显。空肠远段和回肠的闭锁，可显示全腹部多个较大气液平面，可呈阶梯状排列，腹部外形膨隆较明显。小肠狭窄 X 线表现为不全梗阻，梗阻段以上肠腔扩张和气液平面，梗阻段以下肠腔可有少量积气影，结肠内可有粪便影存在。小肠狭窄诊断较困难，必要时可做造影检查后才能确诊。上消化道造影或灌肠检查时宜采用等渗的水溶性碘剂对比剂。

四、鉴别诊断

先天性小肠闭锁应和肠旋转不良、巨结肠等疾病相鉴别，做钡剂灌肠检查有较大的鉴别价值。小肠闭锁的患儿灌肠可显示结肠细小且较短，肠旋转不良的盲肠位置可位于右上腹或中上腹部，巨结肠则可显示狭窄段、移行段和扩张段的结肠。

（刘 鑫 白若冰）

参考文献

［1］Mohammed M, Amezene T, Tamirat M, et al. Intestinal Obstruction in Early Neonatal Period: A 3-Year Review Of Admitted Cases from a Tertiary Hospital in Ethiopia［J］. Ethiop J Health Sci, 2017, 27(4): 78-85.

［2］Collett K, Johnsen SL, Kessler J, Reigstad H, et al. Pregnant woman with polyhydramnios and fetus with small intestinal atresia［J］. Tidsskr. Nor. Laegeforen, 2017, 137(17): 112-134.

病例四 环状胰腺

病史：患儿男，1 天，出生前 10 天胎儿超声提示十二指肠闭锁或狭窄，影像检查见图 8-4。

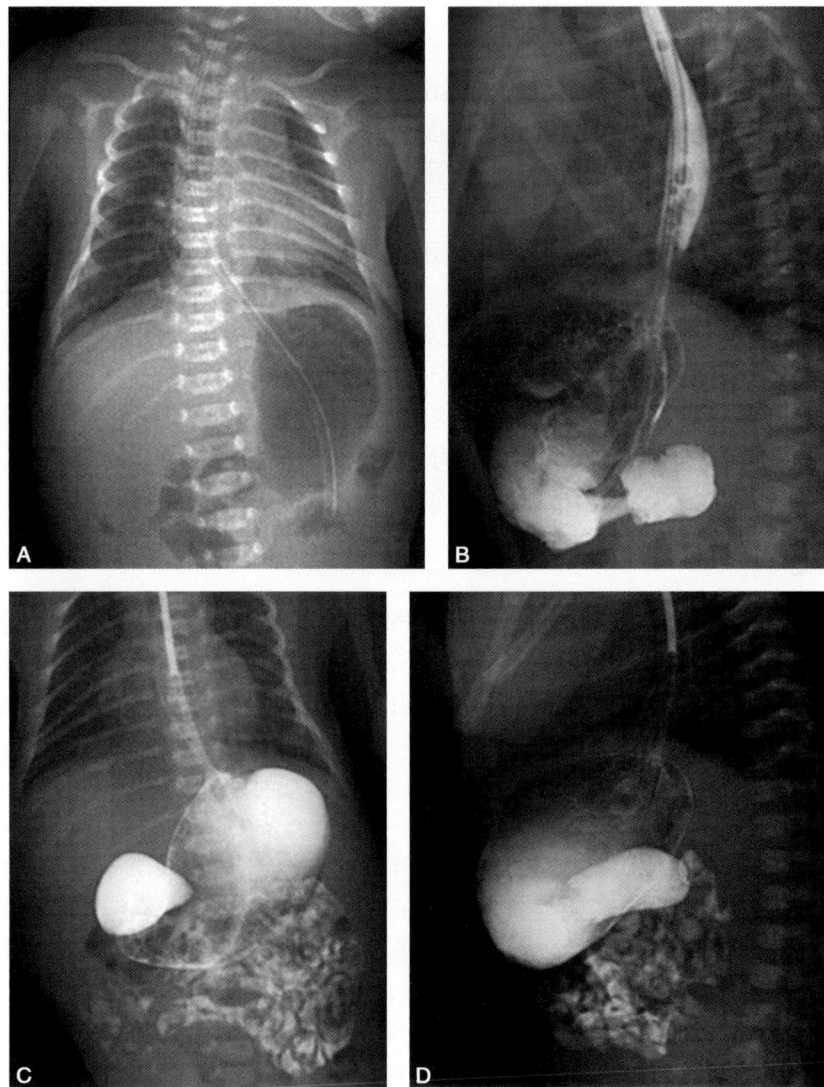

图 8-4 环状胰腺影像表现

上消化道造影：A. 造影前胸腹部透视,显示胃与十二指肠球积气扩张,留置胃管,其他肠道内气体较少；B～D. 口服非离子水溶性碘剂后表现,食管通过良好,管径与形态无异常。胃食管交界部位于左膈下,食管胃角为锐角,未见明显胃食管反流,胃扩张,幽门增宽,十二指肠球内对比剂排出受阻,球远端圆钝,取右侧卧位,约30分钟后复查,可见球后有环形狭窄影,长度接近1.0cm,可见少量对比剂进入其远侧十二指肠和小肠,小肠管径较细,分布未见异常。

一、概述

环状胰腺(annular pancreas)系先天性胰腺原基萎缩发生障碍造成的胰腺组织呈环形围绕十二指肠所致。

在胚胎期胰腺组织就环绕在十二指肠降段,胰腺原基萎缩发生障碍,环绕十二指肠部位的胰腺组织未萎缩即形成环状胰腺,大多数环状胰腺仅部分包绕十二指肠,为肠管周径的2/3～3/4。部分胰腺组织围绕十二指肠,引起十二指肠完全或不完全性梗阻。

二、临床表现

本病主要表现为完全或不完全性肠梗阻症状、呕吐,呕吐物内可含有胆汁,也可不含胆汁。如继发溃疡,可呕吐咖啡样液。有时引起黄疸。

当环状胰腺合并十二指肠闭锁时，在出生后第1、2次给新生儿喂奶或喂水后即出现呕吐，越来越重，表现为急性十二指肠梗阻的症状；呕吐物是否含胆汁取决于十二指肠闭锁段与胆总管开口部位之间的关系，若胆总管正好开口于环状胰腺区，产生不同程度的肝外胆道梗阻，影响胆汁排泄，则出现相应程度的黄疸。此类患儿很快发生脱水、体重下降、碱中毒等症状。若环状胰腺并发十二指肠闭锁的部位高于胆总管的开口，则有胎粪，甚至可排一些黄色粪便。

当环状胰腺合并十二指肠狭窄时，肠狭窄较严重时，高位肠梗阻症状出现也早。症状较轻者，可延迟到儿童期，甚至成人期症状才明显，表现为间歇性呕吐和因不完全性肠梗阻或胰腺炎所引起的腹痛。相当多的不完全性环状胰腺病例由于十二指肠梗阻相当轻微，甚至可终身不出现明显症状。

三、影像学表现

环状胰腺可以是单独存在的畸形，但约70%并发其他先天畸形，其中伴有十二指肠闭锁或狭窄以及伴有肠旋转不良者最常见，是由于这些并发症的症状促使环状胰腺病儿就诊。通过影像学检查首先明确十二指肠梗阻的原因究竟是肠闭锁、中肠扭转，还是肠狭窄，其次才是尽可能准确地做出环状胰腺的诊断。

环形胰腺所引起的十二指肠不同程度的梗阻大多数开始于第二段上部，且开始于球后，仅极少数位于十二指肠球部或十二指肠第三段。

腹部立位X线片显示胃及十二指肠有明显气液平面，钡餐检查可表现为十二指肠降段中部有一环形、光滑狭窄段或闭锁改变。狭窄段以下对比剂通过困难，且不连续，CT上表现为十二指肠降段周围的软组织较正常增厚，增厚的软组织与胰体部相连，其密度相同，强化程度也与正常胰腺相同。

四、鉴别诊断

环状胰腺应与肠旋转不良相鉴别，可选择消化道造影检查以排除肠旋转不良，CT检查可以明确环状胰腺的诊断。

（刘　鑫　白若冰）

参考文献

郑珊,郑继翠.新生儿十二指肠梗阻的诊断与治疗[J].中华胃肠外科杂志,2011,14(10):749-750.

病例五　肠旋转不良

病史：患儿女，8天，生后呕吐至今，影像检查见图8-5。

一、概述

肠旋转不良（malrotation）是一种较常见的先天性消化道发育异常，易产生十二指肠外压性梗阻。胚胎5～10周时，中肠从脐部向外突出；约在第10周，中肠逆时针旋转并逐渐回纳到腹腔，在中肠的正常旋转过程中，任何阶段发生障碍或中止，就可发生肠道解剖位置的异常。

肠不旋转是由于中肠在退回腹腔时，仍保持原来的位置，未发生任何方向旋转，即十二指肠、空肠、回肠位于腹部右侧，结肠位于腹部左侧，盲肠在左下腹。

肠旋转不良较常见，是由于中肠在退回腹腔时旋转发生障碍或终止，使盲肠位于中上腹或右上腹部，由盲肠及升结肠出发的腹膜系带跨越十二指肠第二段的前方，系带或盲肠对十二指肠前引起压迫，造成十二指肠完全或不完全性梗阻。

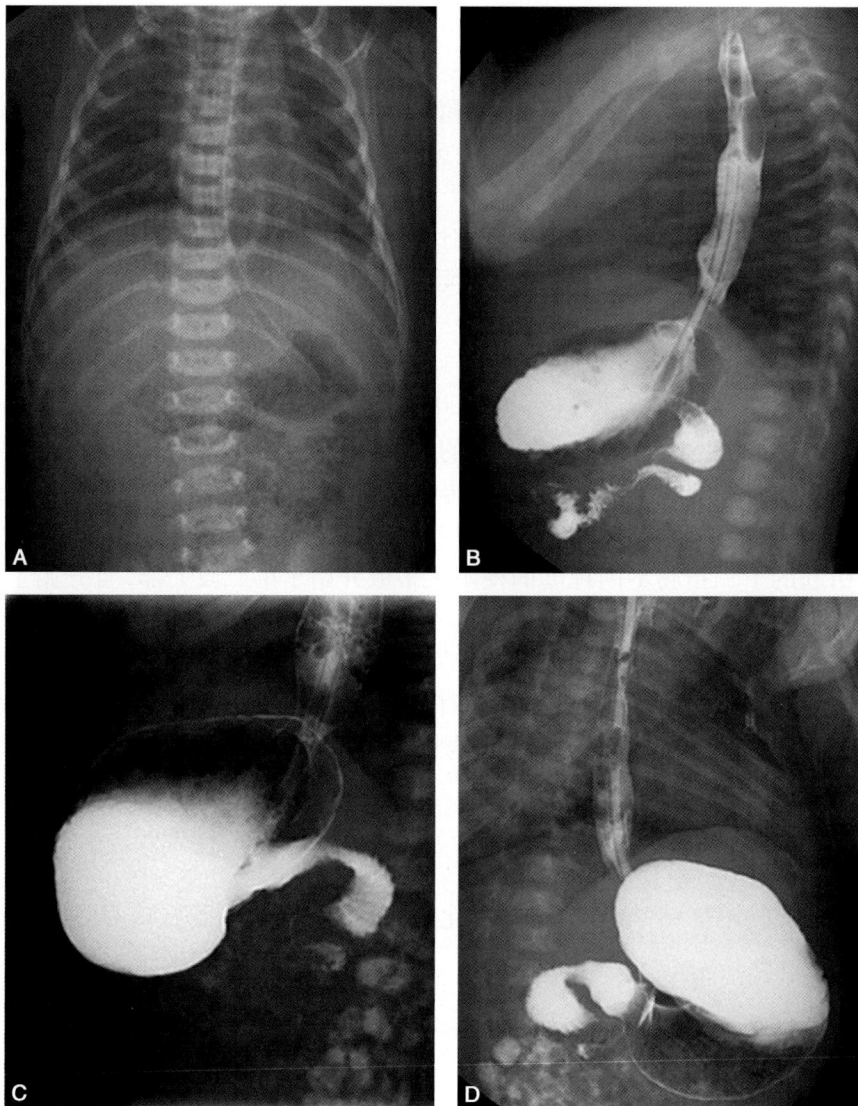

图 8-5 肠旋转不良影像表现

上消化道造影：A. 腹部正位像，胃内积气，肠道内气体较少；B～D. 吞服水溶性碘对比剂后，食管通过良好，胃食管交界部位于左膈下；无明显胃潴留，胃的大小、形状、位置无异常；幽门正常，通过良好；十二指肠球未见异常；十二指肠降段通过受阻，取右侧卧位后见十二指肠下段与空肠上段呈螺旋形向下走行，管径较细。

二、临床表现

本病发生年龄以新生儿期多见，主要表现为呕吐，一般多在出生后 3～5 天出现症状，间歇性呕吐，呕吐物中含大量胆汁，呕吐加重时，可出现咖啡样液体。如有血便，则提示中肠扭转、肠坏死。年长儿表现为不完全性肠梗阻，一般都有不太严重的呕吐史，呕吐物多含有胆汁，因症状多不典型也不太严重，若不进行影像学检查在术前难以做出确切诊断。儿童期大多表现为反复发作间歇性腹痛和呕吐，能缓解，营养发育较差。严重者可严重中毒、休克。如不及时诊断，对患儿的生命安全构成严重的威胁。先天性肠旋转不良早期症状不明显，患儿大多数为新生儿，各项生理功能发育不全，不能及时正确诊断，延误最佳治疗时期，增加治疗的难度。

三、影像学表现

（一）X线片

胃及十二指肠近端扩张充气，有时可显示"双泡征"。若表现为不全性十二指肠梗阻，包括其梗阻程度较重者，通常进行钡餐（或口服水溶性碘剂对比剂）检查以助于鉴别梗阻病因。

（二）钡灌肠

可显示异位的盲肠位于右上腹部或中上腹，回盲部可位于盲肠右侧。观察结肠和小肠的分界有一定困难，阑尾的显示对诊断帮助很大。钡剂常难以灌到回盲部，使用柔软的肛管，尽可能深地插入或使用气囊管有助于显示回盲部位置。钡灌肠可观察盲肠位置估计病因，但并非绝对可靠的鉴别诊断依据。

（三）钡餐造影

一种表现为胃及十二指肠近端扩张，十二指肠降段或水平段呈完全性或不完全性梗阻，梗阻处肠段呈外压性改变。另一种表现为 Treitz 韧带（屈式韧带）不在左上腹，十二指肠和空肠在中腹部显示螺旋形下降改变，钡餐跟踪观察可显示全部小肠和结肠的位置。

（四）CT

可根据肠系膜上动脉（SMA）和肠系膜上静脉（SMV）反位征象来诊断肠旋转不良。正常情况下，在胰头部钩突水平，SMA 位于 SMV 左侧，而肠旋转不良病例中，增强扫描显示 SMA 位于 SMV 的右侧或者后方呈"换位征"。CT 可以发现中肠旋转异常，中肠扭转在 CT 上表现为"螺旋征"，即肠曲围绕 SMA 旋转，形成旋涡状团块，团块中央为肠系膜血管，血管周围为水肿的肠系膜脂肪。

四、鉴别诊断

肠旋转不良应与十二指肠狭窄或闭锁以及环状胰腺相鉴别。后两者钡灌肠可显示盲肠位置均正常，十二指肠闭锁还可表现为结肠细小。

（刘　鑫　白若冰）

参考文献

［1］Fernandez-Moure JS, Moses ML, Andres G, et al. An unusual presentation of congenital intestinal malrotation in a nonagenarian［J］. International Journal of Surgery Case Reports, 2016, 25: 229-233.

［2］Graziano, Kathleen, Saleem, et al. Asymptomatic malrotation: Diagnosis and surgical management［J］. Journal of Pediatric Surgery, 2015, 50（10）: 1783-1790.

［3］Husberg B, Salehi K, Peters T, et al. Congenital intestinal malrotation in adolescent and adult patients: a 12-year clinical and radiological survey［J］. Springer Plus, 2016, 5（1）: 1-7.

病例六　希尔施普龙病

病史：患儿男，81天，生后便秘至今，影像检查见图8-6。

一、概述

希尔施普龙病（Hirschsprung disease, HD）亦称神经节细胞缺失征和先天性巨结肠，是婴幼儿期相当常见的结肠先天性发育畸形，男女之比为 4：1，是引起小儿低位肠梗阻最常见的原因。

Hirschsprung 病由狭窄段、移行段和扩张段组成。其发病机制多数认为是由于胚胎期局部肠管缺血、缺氧或外界某些毒素的刺激，使该段肠管神经细胞移行停顿或节细胞萎缩不发育，即形成无神经节细胞症。由于其纵行肌和环形肌间的神经丛与黏膜下神经丛内的神经节细胞缺如或减少，使肠道失去

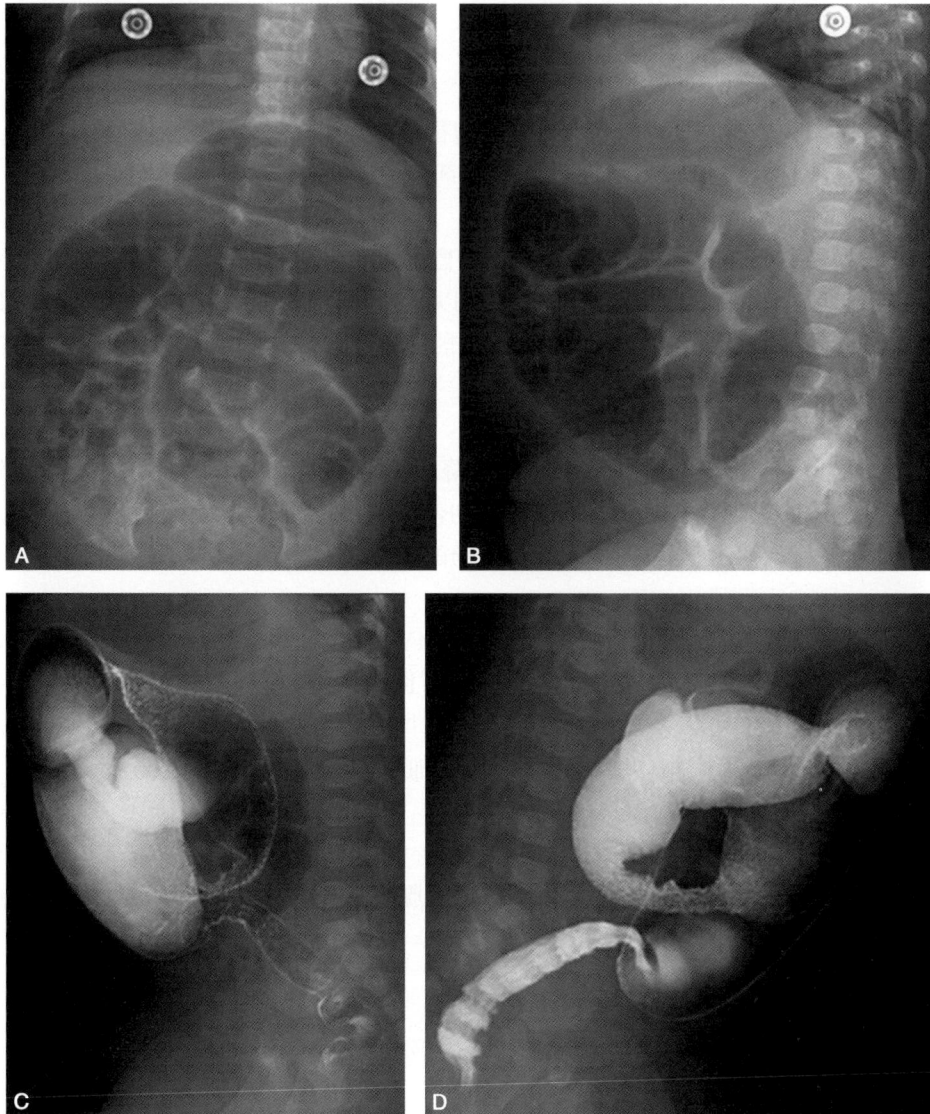

图 8-6　希尔施普龙病影像表现

钡灌肠：A、B. 造影前常规腹部透视，大、小肠积气扩张，在侧位像上直肠影不明显；C、D. 经肛通过导管注入稀钡液充盈直肠、乙状结肠，并转动体位使降结肠及其较上方结肠充盈，在乙状结肠下段表现为移行区，其上方结肠扩张，而下方结肠狭窄，两者形成鲜明对比。骶骨前间隙（骶骨前缘与直肠后壁间距离）增宽。

正常的蠕动功能，而代之为持续性收缩及痉挛状态，最终形成肠腔功能性狭窄段；移行段常呈漏斗状，长短不超过 4～8cm，其肠壁内偶尔可见到神经节细胞；病变近侧段肠管存在正常神经节细胞，逐渐代偿性扩张和肥厚，肠管较正常粗 1～2 倍或更粗，导致巨结肠形成。

　　Hirschsprung 病可根据肠管无神经节细胞的范围分为六型：①超短段型（肛门型），病变局限于直肠末端；②短段型，病变位于直肠中段以下；③中段型（普通型），病变位于直肠与乙状结肠交界部以下，占本病的 80%；④长段型，病变段位于乙状结肠与结肠肝曲之间；⑤全结肠型，病变范围包括全部结肠及末端回肠；⑥全肠型，病变累及全部结肠、回肠、空肠或部分十二指肠，罕见。

二、临床表现

　　Hirschsprung 病主要症状是出生后无胎粪排出或胎粪排出延迟、腹胀、胆汁性呕吐或粪便样呕吐、便秘等，服用泻剂或盐水灌肠可暂时性缓解症状，随后又重复出现持续性呕吐、腹胀，也可伴发假膜性肠炎发生腹泻,以及肠壁溃疡、坏死使粪便含血。

严重腹胀患儿可见腹壁皮肤明显膨隆。肛门直肠指检可有直肠空虚感,但更典型的是指检可激发排便反应,超过半数的病例在拔出手指时呈"爆炸样"排出大量胎粪(较晚时为粪便)与气体。

三、影像学表现

(一)X线片

新生儿腹部立位 X 线片出现不全性低位结肠梗阻表现,结肠和小肠均扩张,结肠可见气液平面,肠管内较多粪便影。

(二)钡剂灌肠

检查前 2~3 天内停止其他药物,饮食照常,新生儿、婴儿在做灌肠检查前通常需停止洗肠通便 2~3 天,但年长儿若粪便阻塞较甚,前一天采用开塞露通便不但对诊断无妨,有些病例因粪块排出且可使痉挛段、移行段、扩张段之间的关系显示更加清楚。

在检查前无须服泻剂或做清洁灌肠准备,肛管不宜插入过深,注入钡剂时不宜过快,以免狭窄段肠管被动性扩张。对钡灌肠 X 线征象不典型的患儿,应在 24 小时后复查钡剂排空情况,摄片时肛门放置标记,并尽量显示狭窄段、移行段和扩张段结肠。钡灌肠后确诊巨结肠患儿,应及时给予清洁灌肠,以免造成肠梗阻。

钡剂灌肠 X 线表现与病理解剖基本一致,分为痉挛段、移行段和扩张段三部分。痉挛段肠管狭窄,管壁僵直或呈锯齿状。移行段比痉挛段稍宽,呈漏斗状或骤然扩张改变。扩张段位于移行段近端,肠腔明显扩张,尤以儿童期最为明显,在新生儿期肠管扩张可表现不显著。正常小儿做钡灌肠检查,钡剂极易排出,24 小时内结肠钡剂全部或大部分排出。而巨结肠在没有出现典型 X 线征象即痉挛段和扩张段之前,钡剂滞留也是先天性巨结肠的重要 X 线征象,其表现为钡灌肠后拔出肛管不排钡或少量钡剂排出,24 小时复查,结肠内仍可见到较多钡剂滞留。先天性巨结肠可并发肠炎,表现为以扩张肠管为主,肠壁毛糙,有不规则小毛刺。

此外,Hirschsprung 病根据无神经节细胞的长短,影像学检查中可显示多种不典型类型表现:①短段型,狭窄段局限于直肠远段;②长段型,狭窄段较长,可包括大部分结肠;③全结肠型,本型结肠宽度正常或仅稍狭窄,但较正常短缩,弯曲少,缺乏柔软感和活动度;④超短段型,病变段仅占直肠末端 3~4cm,但因该段本身就缺乏神经节细胞,故尚存在不同意见。

四、鉴别诊断

Hirschsprung 病要与特发性巨结肠,尤其是累及直肠下段者鉴别,特发性巨结肠是一种病因不明的巨结肠,多见于儿童,X 线表现易与超短段型巨结肠相混淆,可根据病史(特发性巨结肠患者便秘症状多在 2~3 岁以后发生,而先天性巨结肠患儿出生后即出现便秘)、肛门直肠测压,以及结肠黏膜活检等相鉴别。

(刘　鑫　白若冰)

参考文献

[1] Tam PK. Hirschsprung's disease:A bridge for science and surgery[J]. J Pediatr Surg, 2016, 51(1):18-22.

[2] Bruder E, Meier Ruge WA. Twenty years diagnostic competence center for Hirschsprung's disease in Basel[J]. Chirurg, 2010, 81(6):572-576.

病例七　食管裂孔疝

病史:患儿男,16 个月,间歇性呕吐生后至今,影像检查见图 8-7。

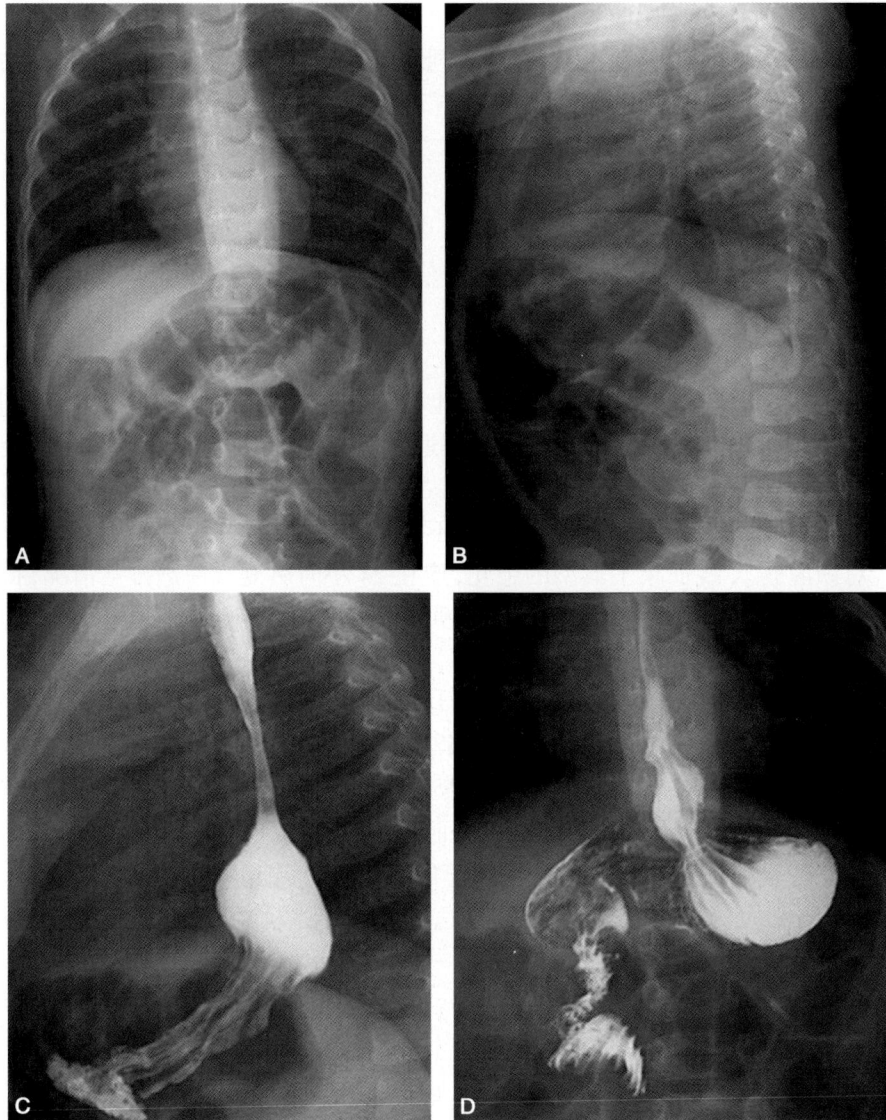

图 8-7　食管裂孔疝影像表现

上消化道造影：A、B. 造影前胸腹部检查，未见明显异常；C、D. 吞服钡液后的表现，食管通过良好，可见胃食管反流，食管胃角呈钝角；胃食管交界部移至左膈上，且 B 环与 Z 线移至左膈上，胃黏膜皱襞跨越膈肌裂孔，在左膈上出现中等大小的扩张"疝囊"，不同时相疝囊大小可变化；膈下胃腔位置、蠕动、动度无异常。幽门正常，通过良好。

一、概述

由于膈肌发育不良，腹腔脏器从膈肌缺损部分进入胸腔，称先天性膈疝。包括食管裂孔疝、胸腹裂孔疝、胸骨旁膈疝三种。

食管裂孔疝（hiatus hernia）是腹腔内脏器通过膈食管裂孔进入胸腔形成，疝入的脏器多为胃。食管裂孔疝可分为可复性食管裂孔疝和不可复性食管裂孔疝。偶尔不可复性裂孔疝可发生嵌顿、扭转、绞窄、梗死等并发症。

胸腹膜裂孔疝又称后外侧疝和 Bochdalek 疝，膈肌发育通常在胚胎第 9 周完成，两侧最后闭合处是后外侧三角，即原始胸腹膜管处。此处若未闭合而遗留缺损，称胸腹膜裂孔疝。由于膈肌左侧闭合晚于右侧，故胸腹膜裂孔疝多发生于左侧，是先天性膈疝最常见的类型。多在新生儿期即出现症状，表现为呼吸窘迫、发绀，总病死率达 30%～50%。

胸骨旁膈疝或称胸骨后疝，在胸骨旁形成的裂隙，有淋巴管和胸廓内动脉由此通过，此处是潜在的薄弱点,因某种原因该裂隙增大时,网膜、肠管甚至肝脏可经此处疝入胸腔,即形成胸骨后疝,以右侧多见,疝囊可较小。疝内容物多为横结肠及大网膜,肝脏和胃较少疝入。胸骨旁疝可无任何症状或仅有轻微症状。

二、临床表现

临床症状与疝的大小、类型有关。一般大小的食管裂孔疝主要表现为呕吐,生后不久即开始出现,以后逐渐加重。也可呈喷射状,且与同年龄组其他疾病所引起的喷射性呕吐并无明显差别,少数病例呕吐可较轻,以致未引起家长的注意,有的病例症状可延缓发生。本病的临床表现多与并发的食管炎有关,可发生胸骨后、心窝区不同程度的不适、烧灼感和疼痛,可向背部、肩部或季肋部放射。如疝入的胃囊发生溃疡,或并发扭转、嵌顿时则会引起相应的严重的症状。

三、影像学表现

(一)X线造影检查

确诊食管裂孔疝首先要正确认定胃食管连接处位置和膈食管裂孔的位置。另外显示膈上疝囊和确认食管胃环(B环)是重要的诊断依据。

1. **膈上疝囊**　发现疝囊是诊断食管裂孔疝的直接依据。通常伴食管缩短的食管裂孔疝的疝囊上端可见一较宽的环状收缩,即A环(食管前庭上端与管状食管相接处)。其下界是由食管裂孔所形成的环形缩窄区。当疝囊内充钡较少时可呈现较粗大或扭曲的胃黏膜皱襞,以此可与食管黏膜纤细、纵行皱襞相鉴别。食管旁型食管裂孔疝的疝囊位于食管旁,而食管胃连接则仍位于膈下,钡剂由食管进入胃内后,再经稍窄的食管裂孔进入位于膈上、下呈盲袋状的疝囊,此时的疝囊上不会出现A环。

2. **食管胃环(B环)**　即在横膈下方相当于胃悬吊纤维上部跨过贲门切迹(食管胃角)处,亦称B平面。食管裂孔疝伴食管缩短时,胃及食管前庭段上升至膈上,当其处于舒张状态时,由于原食管胃环处相对舒张较差,在疝囊上可出现深浅不一、单侧或双侧的切迹。通常位于A环下方2cm处。由于只有约15%的患者在检查中会出现标志性B环,在缺少B环的患者中,如果膈肌裂孔上出现胃黏膜的显影,亦可诊断食管裂孔疝。

3. **食管缩短**　食管缩短可见于各种类型的食管裂孔疝中,尤其是疝囊较大者。食管缩短更多见于并发胃食管反流的患者,食管的黏膜上皮细胞受反流的胃酸或消化酶的腐蚀作用,可引起食管黏膜炎症、糜烂和溃疡。随着炎症的刺激和溃疡的愈合,食管纵轴纤维收缩,导致食管纵轴缩短。缩短的食管不利于食管裂孔疝的修复手术,易造成术后出现再发性裂孔疝。

(二)食管裂孔疝的影像学分型

Ⅰ型:滑动疝。食管连接向上移位至食管裂孔平面以上,疝囊亦位于横膈上方,通常立位检查时其疝囊可回复。

Ⅱ型:食管旁疝。向上疝入的疝囊位于食管下段旁,但其胃食管连接仍保持或低于横膈平面。

Ⅲ型:较Ⅱ型多见,具有Ⅰ型和Ⅱ型的特征,又称混合型。疝囊也位于膈上食管旁,胃食管连接也可滑动移至膈上,但体位改变下疝囊可部分或完全回复,胃食管连接也回复至膈食管裂孔水平。

Ⅳ型:胃完全或部分疝入胸腔内,常伴发器官轴位扭转。

(三)食管裂孔疝的CT诊断

可显示经食管裂孔疝入纵隔内大小不等的疝囊。增宽膨大的疝囊位于横膈中心腱上方,疝囊内为胃壁组织和/或充有液气平面的胃腔,与腹腔内的胃相通。食管旁型裂孔疝可见疝入胸腔内的胃并列于远段食管周围,而贲门仍位于膈肌下方。CT对显示巨大裂孔疝并发胃扭转有重要价值。

(刘 鑫　白若冰)

参考文献

[1] Kohn GP, Price RR, DeMeester SR, et al. Guidelines for the management of hiatal hernia[J]. Surg Endosc, 2013, 27(12):

4409-4428.

[2] Canon CL, Morgan DE, Einstein DM, et al. Surgical approach to gastroesophageal reflex disease: what the radiologist needs to know[J]. Radiographics, 2005, 255: 1485-1499.

[3] Kahrilas PJ, Kim HC, Pandolfino JE. Approaches to the diagnosis and grading of hiatal hernia[J]. Best Pract Res Clin Gastroenterol, 2008, 22(4): 601-616.

病例八　肾盂输尿管重复畸形

病史：患儿女，19个月，发现肾积水1个月，影像检查见图8-8。

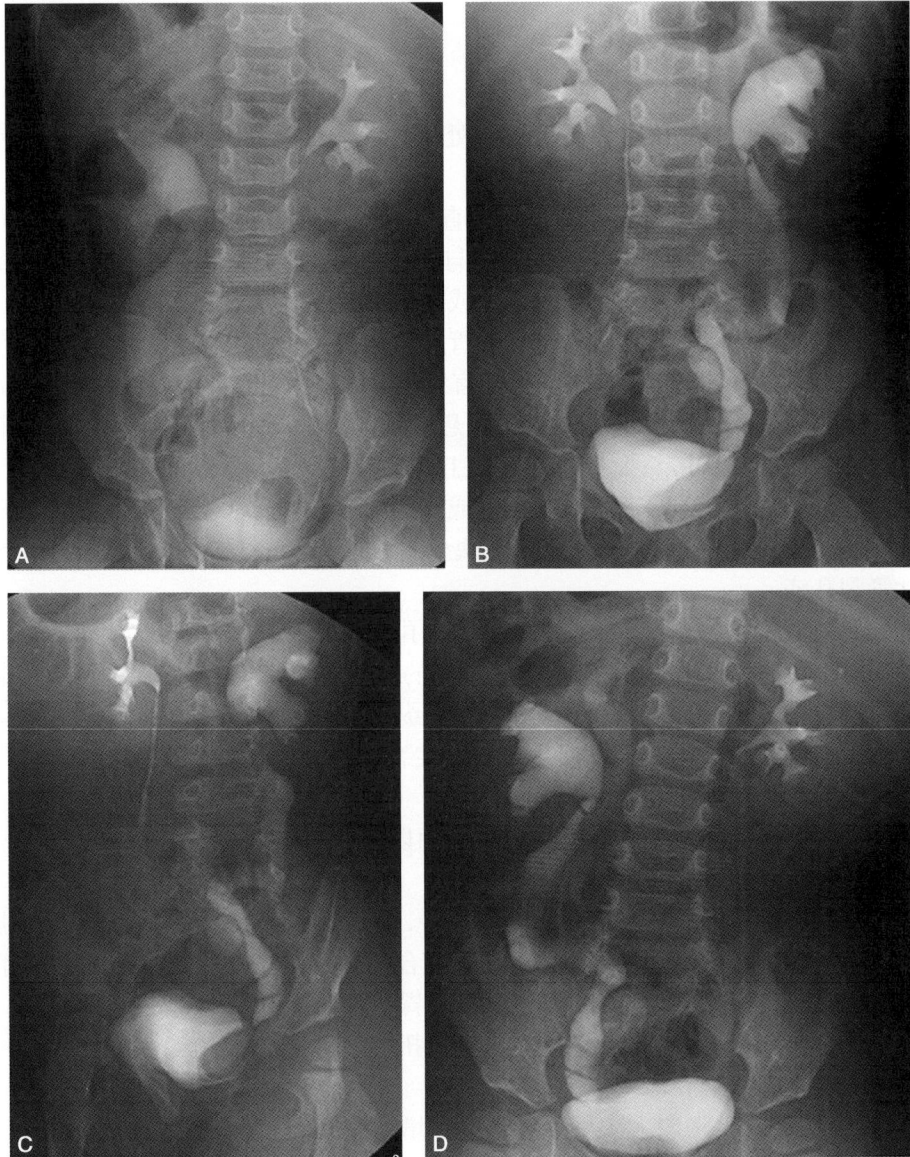

图 8-8　肾盂输尿管重复畸形影像表现

静脉肾盂造影：A～D. 经静脉注入碘海醇注射液（350）35mL，左肾体积增大，左侧重复肾畸形，左肾上组肾盏显影延迟，肾盏扩张，与之相连的输尿管迂曲扩张；左肾下组肾盏显影时间正常，肾盏、肾盂扩张，与之相连的输尿管亦迂曲扩张；上、下重肾各自相连的迂曲扩张的双输尿管平行走行；左上位肾相连的输尿管显影稍淡，末端见输尿管囊肿；左下位肾相连的输尿管显影稍浓，开口于膀胱三角区；膀胱充盈饱满，左后下壁见椭圆形充盈缺损。

一、概述

肾盂输尿管重复畸形是在胚胎期由于后肾发育异常,输尿管有异常分叉且分别进入后肾胚基所致。双肾盂较常见,此时肾脏多分成上、下两部分,各占该肾的 1/3 与 2/3,两者之间仅在肾表面有一条浅沟,肾实质仍融为一体,而肾盂、输尿管上段及血管均明显分开。上位肾的肾盂通常较小,发育不全,仅有一两个小盏,显影通常不佳或无功能。下位肾通常发育良好,但常仅有两个大盏。双肾盂可皆通向单一的输尿管(双肾盂单输尿管),也可分别通向各自的输尿管(双肾盂双输尿管)。双输尿管可分为完全性与不完全性两类:①完全性双输尿管。双输尿管分别直接通向膀胱,形成上、下两个输尿管口。通常在上面开口的输尿管连接下位肾的肾盂,在下面开口的输尿管连接上位肾的肾盂。有的双输尿管中可有一条输尿管异位开口。②不完全性双输尿管。可以从中上段即汇合成单一输尿管(Y 形输尿管),也可在接近膀胱壁处汇合后进入膀胱(V 形输尿管)。

二、临床表现

双肾盂双输尿管通常可无临床症状,但至下段若互相挤压可引起不同程度的尿路梗阻、尿路积水或继发感染。

三、影像学表现

(一)静脉尿路造影

根据上、下位肾的显影情况在静脉尿路造影(IVU)检查时可有三种不同的表现:①上、下位肾显影功能皆好时 IVU 通常能显示其全面特点。②上位肾因积水扩张未能显影者较常见,其下位肾显影后可见大盏数目减少,上、下盏间的最大距离较短,显影的下位肾上部不同程度地向外或向外下方移位、倾斜。若上位肾因继发感染或积水扩张未能充分充盈,延迟摄片可见上位肾盂显示为较淡的倒立锥形影。③上位肾显影而下位肾积水扩张不见显影者较少见,其上位肾可被挤压向上向内移位,若下位肾的肾盂输尿管也同时积水扩张,则下位肾的输尿管也可被挤压移位。

(二)超声、CT、MRI

当 IVU 不能显影或显影不理想时,超声、CT、MRI 对诊断皆有帮助,尤其是采用 MRU 或增强螺旋 CT 扫描后重建成像,不但可从横断位、冠状位、矢状位了解其结构,而且可在监视器荧光屏上转至各种不同体位、不同角度详细观察清楚其各部分特点后摄片,用于术前诊断,作用很大。

(刘 鑫 白若冰)

参考文献

[1] Van Der Molen AJ, Cowan NC, Mueller-Lisse UG, et al. CT urography: definition, indications and techniques. A guideline for clinical practice[J]. Eur Radiol, 2008, 18(1): 4-17.

[2] Martingano P, Stacul F, Cavallaro M, et al. 64-slice CT urography: 30 months of clinical experience[J]. Radiol Med, 2010, 115(6): 920-935.

病例九　肝母细胞瘤

病史:患儿男,2 岁,发现肝脏占位 1 个月,影像检查见图 8-9。

一、概述

肝母细胞瘤(hepatoblastoma)起源于上皮细胞,是最常见的儿童肝脏恶性肿瘤,占儿童期肿瘤的 0.5%～5.8%。常发生于 6 个月至 3 岁儿童,男性多于女性,可合并其他畸形,有一定的家族发病倾向。

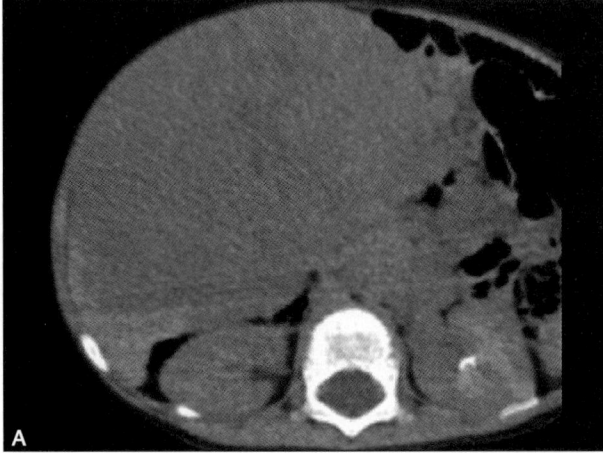
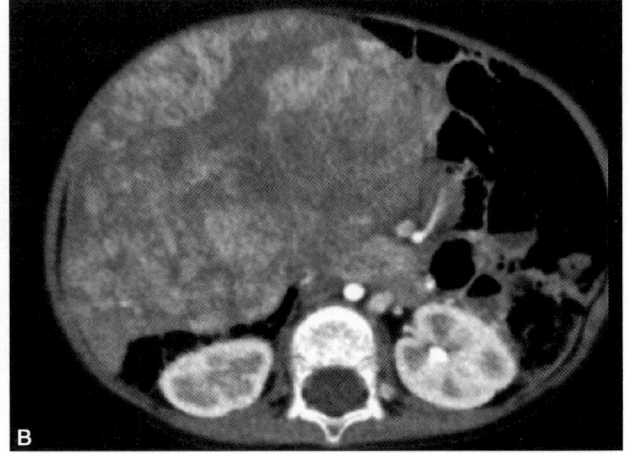
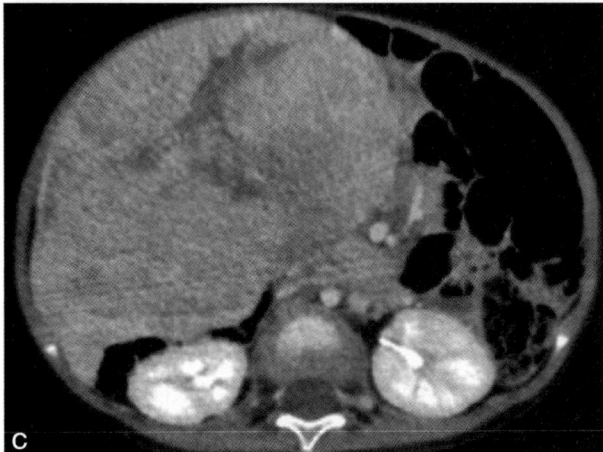
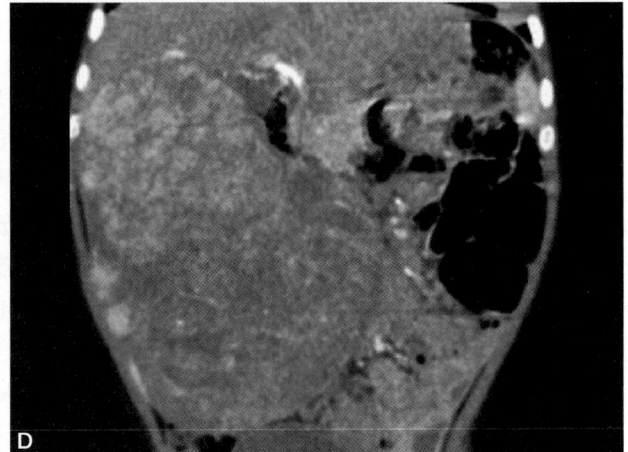
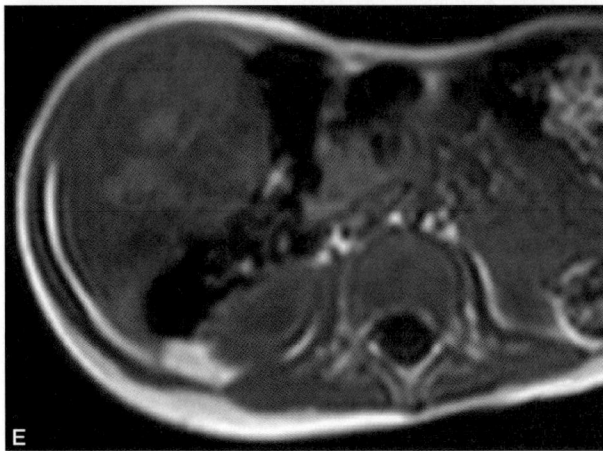
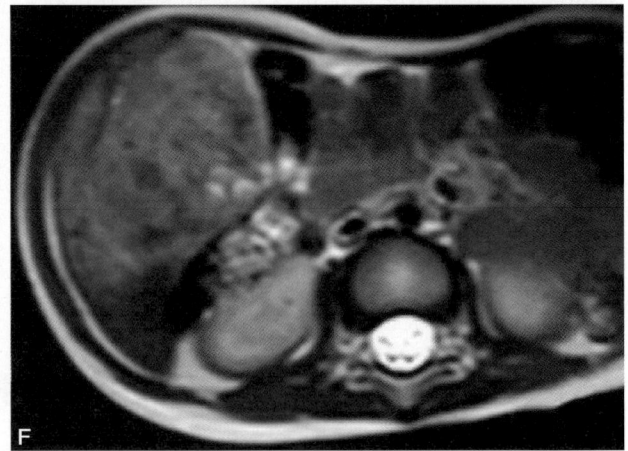

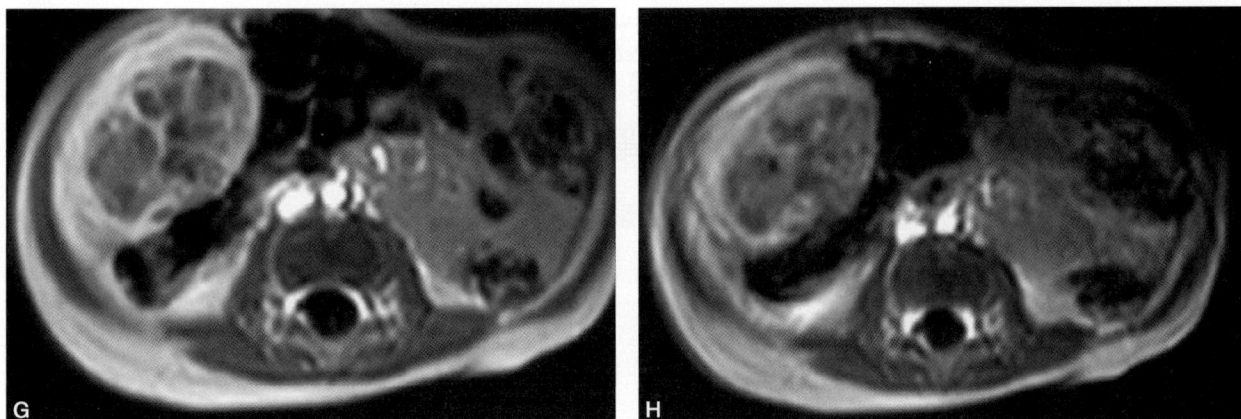

图 8-9　肝母细胞瘤影像表现

肝脏增强 CT 扫描：A～D. 平扫、动脉期、静脉期、动脉期冠状位，肝脏下缘见一巨大实性为主包块，大小约 10.4cm×8.0cm×13.0cm，呈外生性生长，边界较清晰，其内可见裂隙状低密度区及结节状钙化；增强扫描动脉期病灶明显不均匀强化，静脉期包膜及分隔强化；肝门结构轻度受压；

新辅助化疗 1 周期后行肝脏 MRI 扫描：E、F. T1WI、T2WI，肿瘤呈稍长 T1、稍长 T2 信号，内部信号不均匀；G、H. 动脉期、静脉期，增强扫描病灶明显不均匀强化。

此瘤多不伴有肝硬化，常见于肝右叶，可单发或多发，也可为多结节融合成块的。瘤体直径多在 6～17cm 之间，平均直径为 10～12cm，约半数有包膜，中心区常有坏死和出血。最常见的转移部位是肺、局部淋巴结和脑。

病理学将肝母细胞瘤分为完全上皮细胞型、混合上皮细胞及间叶细胞型。

二、临床表现

肝母细胞瘤多见于 2～3 岁以下的婴幼儿，少数年龄大者可为学龄儿童，年龄最小者可为新生儿。上腹部扪及肿块及甲胎蛋白增高是本病的特点。但仅在此瘤发展至一定阶段才出现一些一般症状，如厌食、消瘦、呕吐、贫血、腹痛或腹部较膨大。2 岁以下婴幼儿通常可无明显症状。

三、影像学表现

（一）CT

平扫时通常为低密度或等密度，若肿瘤发生坏死出现更低密度，肿瘤内出血呈斑片状高密度，肿瘤包膜在肿瘤周围呈环形低密度带。约有一半病例在肿瘤内可见不定形钙化，对诊断有一定价值。增强后大多数病例肝实质强化较肿瘤更明显，肿瘤多呈不均匀增强。偶尔肿瘤与肝实质同等增强或增强比肝实质更甚。

（二）MRI

是检查此病最佳的方法。T1WI 肿瘤与周围肝实质对比多为低信号或等信号，偶尔因少量出血瘤内有高信号斑片。T2WI 肿瘤为不均匀高信号，有部分病例也可呈等信号。有时肿瘤很大，位于肝右叶时应与肾上腺神经母细胞瘤鉴别。后者位于肝外，有明显腹膜后淋巴结肿大转移，甲胎蛋白不升高。

总之，当发现肝内有较大肿瘤，且伴有坏死、出血或 / 和钙化，而甲胎蛋白升高时，应考虑为肝母细胞瘤。

（刘　鑫　白若冰）

参考文献

［1］Yuan XJ. Advance in the treatment of children with hepatoblastoma［J］. J Applied Clinical Pediatrics, 2016, 31（3）: 171-175.

[2] Ismail H, Broniszczak D, Kaliciński P, et al. Changing treatment and outcome of children with hepatoblastoma: analysis of a single center experience over the last 20 years[J]. J Pediatr Surg, 2012, 47(7): 1331-1339.

病例十　肾母细胞瘤

病史：患儿女，17个月，发现右肾包块1个月，影像检查见图8-10。

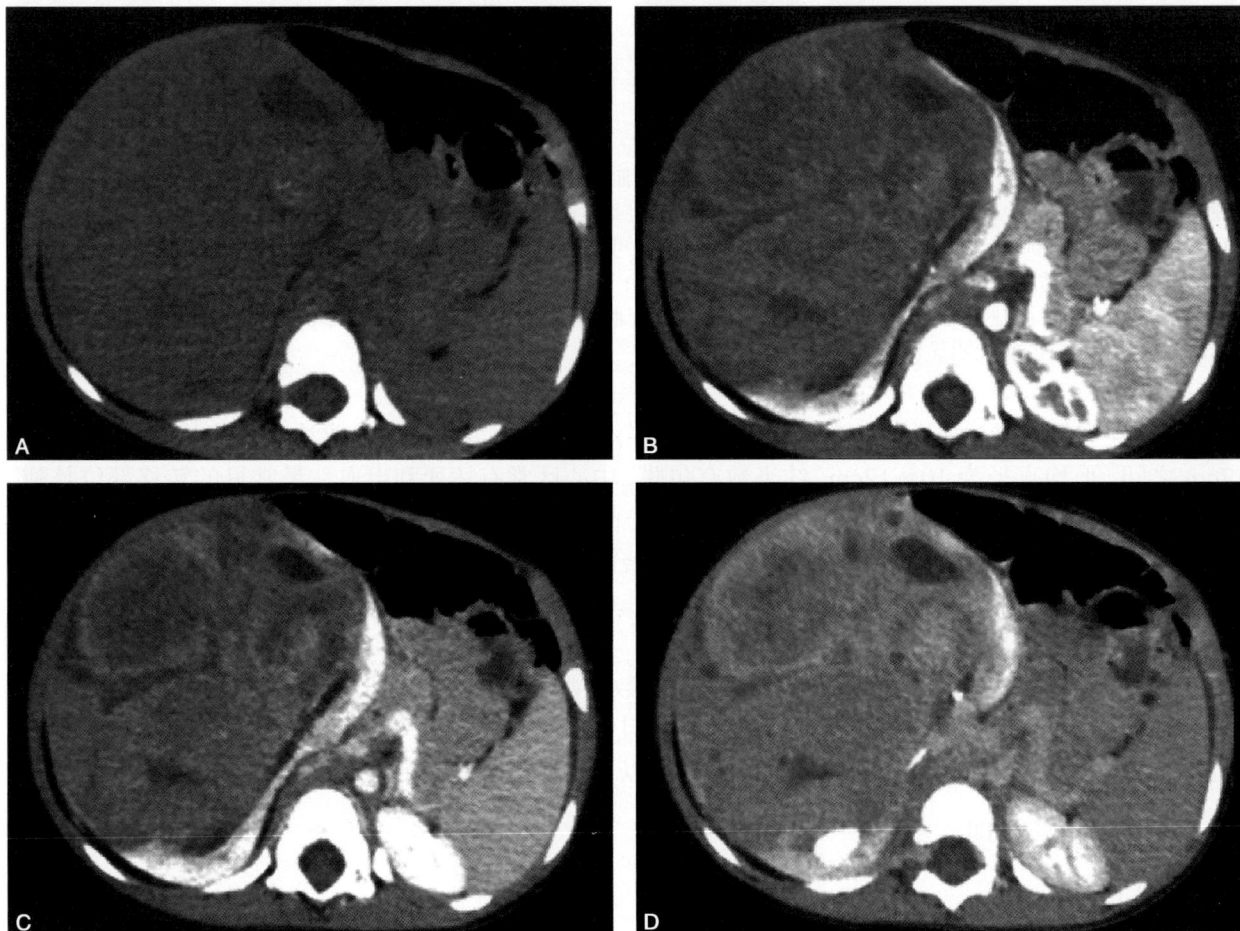

图8-10　肾母细胞瘤影像表现

肾脏增强CT：A、B. 平扫、动脉期，右肾区巨大肿块影，其内密度不均，可见斑点状高密度影，范围约 11.1cm×10.3cm×9.3cm；C、D. 静脉期、排泄期，增强扫描病灶实质不均匀明显强化，右肾其余皮质明显受压变薄。邻近腹腔脏器受压移位。

一、概述

　　肾母细胞瘤（nephroblastoma）是发展迅速的恶性胚胎性混合瘤，又称 Wilms 瘤（Wilms tumor，WT）。WT 是儿童最常见的腹部恶性肿瘤，在儿童全部恶性肿瘤中仅次于白血病、脑肿瘤和非霍奇金淋巴瘤，居第 4 位，在儿童原发性肾肿瘤中占首位，在婴幼儿期的发生率约为 1/10 000，男女发病率相似。此瘤以遗传及散发两种形式出现（遗传性 Wilms 瘤占 15%～20%），发病年龄高峰值呈双峰性，即在散发性病例平均为 3.5 岁，在遗传性病例平均年龄为 2.5 岁。病儿发现此瘤时年龄小于 5 岁者约占 1/3，其余 1/6 为 5～6 岁，1/6 年龄稍大些，90% 病例发现时年龄小于 7 岁。娩出后即发现者约占 2%。

　　WT 可发生在肾脏任何部位，但大多数开始发生于肾包膜下的肾皮质内，呈膨胀性生长，向内可突破假包膜进入肾窦、肾内血管和淋巴管;向外可突破肾包膜侵犯肾周间隙和相邻组织、器官,直至远隔转移。起源于肾盂者罕见;有的主要往肾外生长称为外生型肾母细胞瘤。而所谓肾外型或起源于异位肾胚细胞者罕见,且多发生于肾脏附近,如腰椎旁、腹股沟等处。

WT 多单发,呈圆形、椭圆形或类圆形,就诊时已体积巨大。但也可多中心起源,双侧性占 4%~10%,约 2/3 同时发生,但也有先后发病。两侧不等大,易将较小的一侧漏诊,但也可两侧皆大。双侧性 WT 患儿年龄偏小(平均约 1.5 岁),双侧同时发生者较不同时发生者预后较好。

二、临床表现

WT 无明显临床症状者约在 10%,常因偶尔扪及腹部肿块就诊。在有临床症状的病例中其症状包括:①腹部肿块,是最常见的症状,通常在发现肿瘤已相当大,最大时肿瘤可越过中线达对侧腹部,因腹围过大,腹部突出,才引起家长或医务人员的注意;②高血压,系因肿瘤压迫肾脏,促使肾素分泌增多所致;③腹痛,非局限性,若出现急性肋腹部疼痛则多提示肿瘤内出血;④血尿,镜下血尿约占 25%,肉眼血尿占 5%~20%;⑤发热或 / 和泌尿系感染症状约在 10%;⑥恶心、呕吐、厌食等胃肠道症状约占10%;⑦便秘占 5%~10%;⑧体重下降约占 5%。

可与 WT 并发的畸形包括:偏身肥大;虹膜缺如(散发性双侧虹膜缺如 -Wilms 瘤综合征);泌尿生殖系统畸形如重复肾、马蹄肾、肾脏囊性病变;Denys-Drash 综合征(含男性假两性畸形、间质性肾炎及 Wilms 瘤);Beckwith-Wiedemann 综合征(含脐疝、巨舌、巨人症等);染色体畸形以及神经母细胞瘤病等。

三、影像学表现

(一)腹部平片

WT 多较大,肋腹部或腹部可见肿瘤所形成的较大暗区,更大者可越过中线甚至占腹部的大部分,将含气肠管明显挤压移位,其边缘较清楚、较圆滑。病变侧肾及腰大肌轮廓消失。肿瘤内有的虽可显示较淡、较局限的钙化影,但仅占少数,多呈散在的斑点状、颗粒状、条状或小雪片状,有时也可在边缘呈弧线影,个别病例可有小骨块。

(二)IVU

主要表现为:①肾脏被肿瘤挤压可明显移位且伴随异常旋转。②肾盂、肾盏可因挤压呈单向或多向移位、变形、伸长、分离等改变,称为"握球征",常提示肾内肿物。③因集尿系统受压致近侧部分积水扩张,且积水扩张影排列杂乱、被肿瘤侵蚀处边界模糊。④有 10%~20% 病例 IVU 不显影,不同程度显影延迟和显影不佳者较多见,常影响检查效果。⑤当 IVU 肾盂、肾盏不显影时,应首先考虑到两种可能性,一种是集尿系统的梗阻(通常位于肾盂),另一种主要是肾静脉受侵犯形成瘤栓,IVP-CT 扫描可获得增强 CT 扫描的效果。

(三)CT

应结合平扫与增强进行,进一步核实诊断并补充 IVU 不足的最可靠的检查方法,是术前肿瘤分期和决定手术方案的重要依据。

1. CT 平扫表现 ①WT 多起自肾皮质而在肾内膨胀性生长,瘤体体积较大,多表现为断面呈圆形、椭圆形或类圆形的较大球形肿块,边缘可较圆滑,也可部分向外突出形成不规则形甚至大分叶状。②巨大的 WT 向内侧可越过中线,向前可抵达腹壁,向下可进入盆腔,且同时向四周扩展,压迫推挤相邻的组织和脏器。③肿瘤本身与肾实质对比呈等密度或稍低密度,瘤内若出血、坏死、囊变在局部便形成更低密度,加上可能存在高密度的钙化和低密度的脂肪。④少数病例肿瘤较小,可不改变肾脏轮廓而密度也显得均匀。

2. CT 增强表现 ①瘤体本身的实体部分仅轻度增强,残余的肾脏明显增强,尤其是肾盂、肾盏充盈时密度更高,肾与肿瘤从密度上已形成鲜明对比;肿瘤压缩周围残存肾实质所形成的假包膜,增强

221

后密度介于肿瘤与肾的密度之间，更能将肿瘤边缘勾画清楚。②增强后肿瘤内由坏死、供血不足、囊变等形成的低密度区显示得更加清楚，肿瘤总体密度不均。③肿瘤周围的假包膜在 CT 增强上可在肿瘤周围形成细条状环形影，可不均匀、不规则、不完整；肾周脂肪层模糊、消失皆提示肿瘤已向外扩展。④增强的肾盂、肾盏被肿瘤明显挤压、变形、伸长或扩张且推向边缘，有的病例多个肾盏离心性被向四周推挤表明肿瘤起自肾脏中心部分或肾盂。⑤肾静脉或下腔静脉受累时 CT 能显示局部血管增粗，血管内由瘤栓形成的充盈缺损影。⑥在肾门区、腹主动脉旁、腔静脉旁可见到肿大淋巴结。⑦下腔静脉癌栓，由于右肾静脉较短，发生于右肾的病灶更易侵入血管。

（四）MRI

肿瘤在 T1WI 上显示为中等信号，其中的局灶性信号增强区代表出血；在 T2WI 上信号明显增高，其强度与正常肾脏大致相似，难以区分；但只要将平扫结合增强进行，MRI 的诊断效果便获得突破性提高。除钙化外，MRI 不但可以解决 CT 所能解决的问题，而且可以常规地对比观察冠状位、矢状位与横断位，并且可采用多种成像技术解决特殊的诊断需求，对于疑难病例的核实与鉴别诊断有其独到的作用。

（刘　鑫　白若冰）

参考文献

［1］Andrew M, Davidoff. Wilms Tumor［J］. Adv Pediatr, 2012, 59：247-267.

［2］McMahon S, Carachi R. Wilms'tumor with intravascular extension：A review article［J］. J Indian Assoc Pediatr Surg, 2014, 19：195-200.

第九章 介入放射学

病例一 支气管扩张多支供血栓塞治疗

病史:患者男,68岁,以"反复咯血3年"为主诉入院,既往支气管扩张病史20年。入院后完善查体及相关检查,符合介入手术指征,行支气管动脉造影及栓塞术,咯血症状好转出院。其后2年内,患者咯血症状反复发作,先后行6次动脉栓塞术控制出血,术中造影图像见图9-1。

一、概述

咯血(hemoptysis)是指喉以下呼吸道出血,随痰液或咳嗽动作从口腔排出。根据咯血量分为痰血、小量、中等量和大咯血。大咯血是指咯血量每天500mL以上(或一次咯血300mL以上),甚至达到每天2 000mL以上。急性大咯血咯血量达到1 500mL以上时可以发生失血性休克,也可以因血块阻塞气道而发生窒息死亡,是致死性出血。

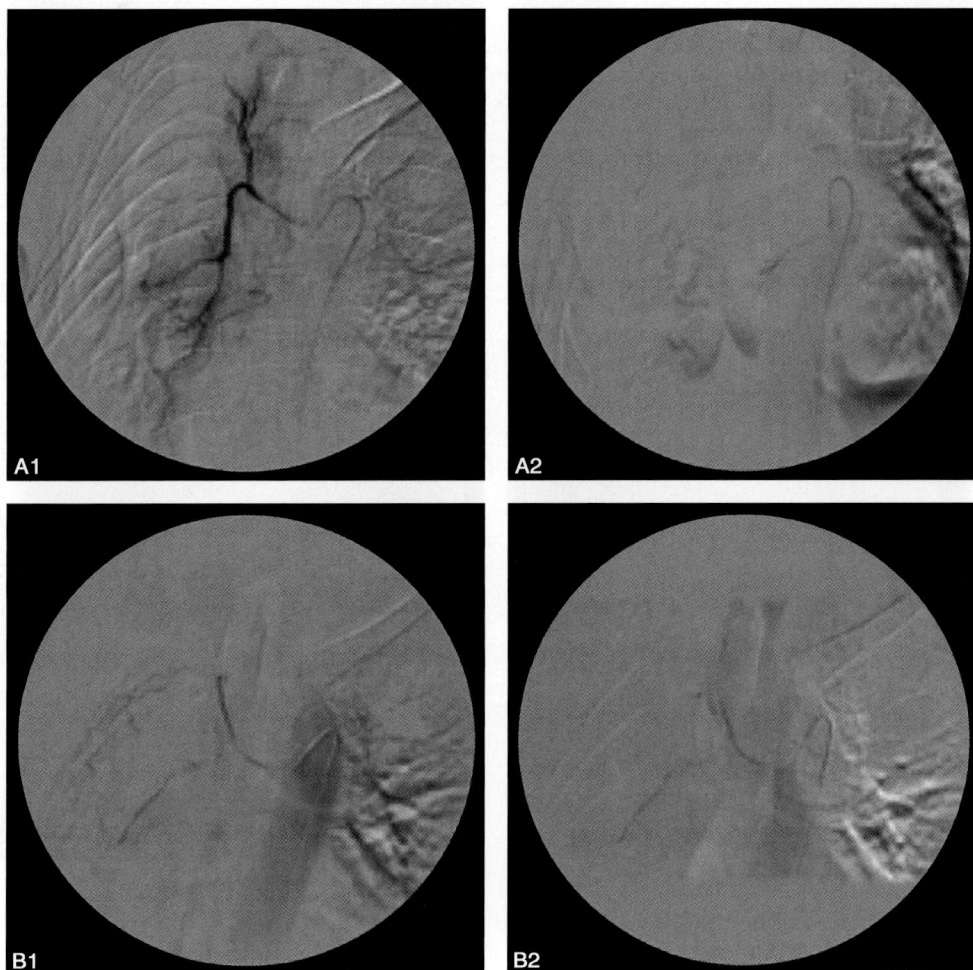

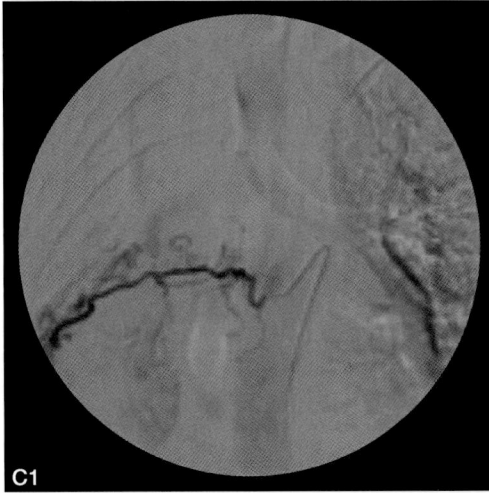

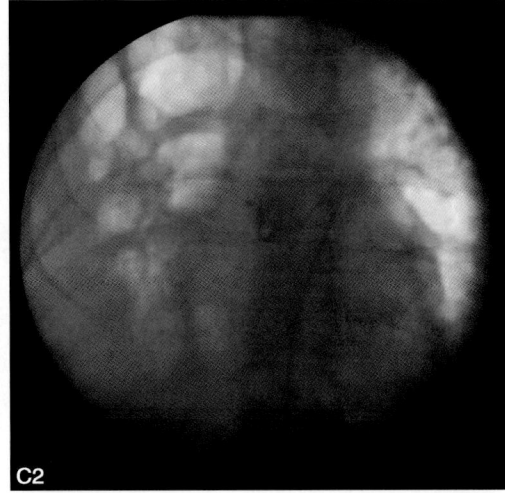

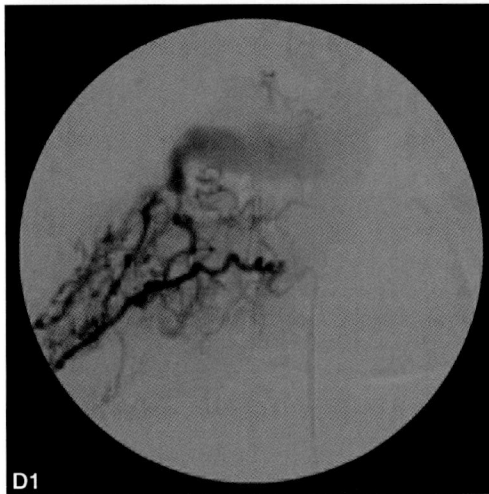

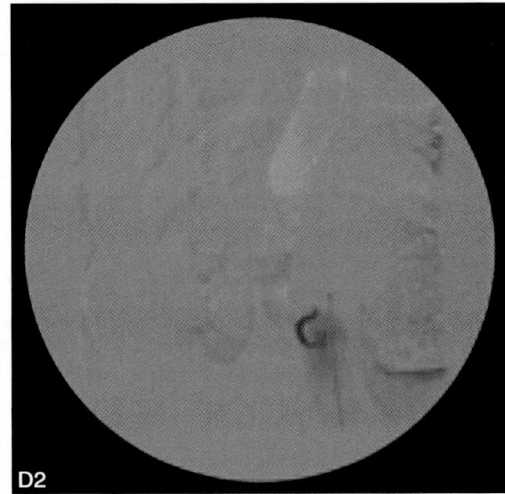

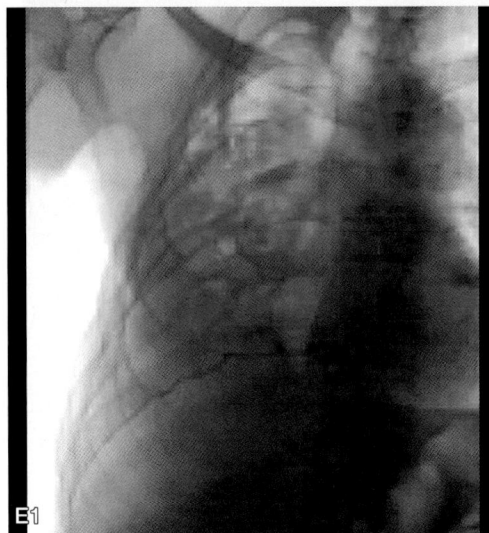

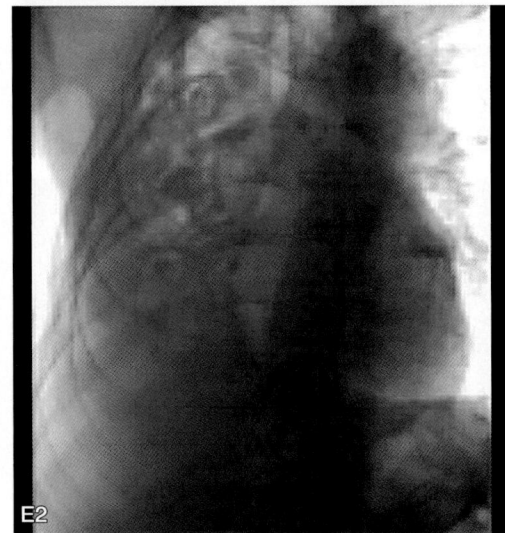

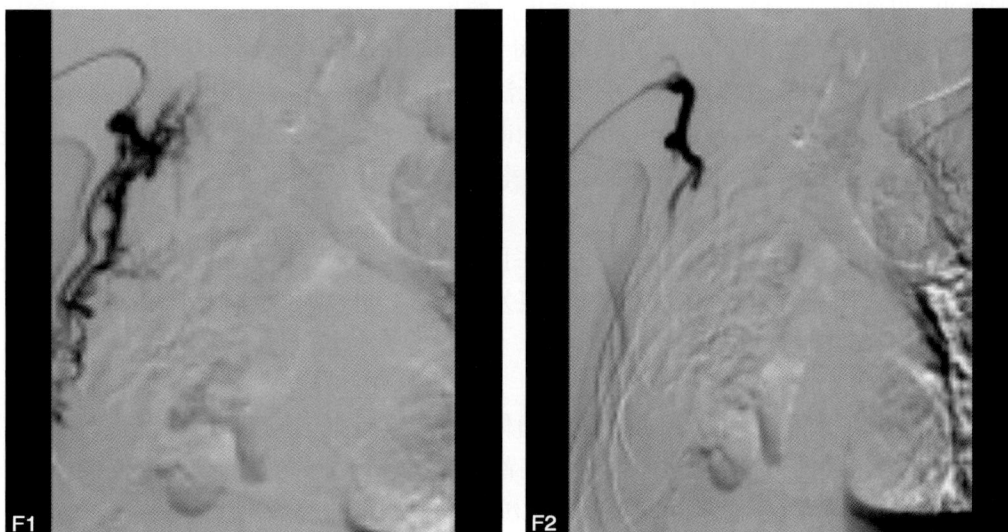

图 9-1　支气管动脉栓塞术中造影图像

介入术中 DSA 造影示患者 2 年内先后行 6 次动脉栓塞手术止血,其中 A1~F1 分别为 6 次栓塞前造影图像,可见病变血管增粗、扩张、迂曲,呈网状、丛状或簇状增生;A2~F2 分别为 6 次栓塞后造影图像,病变血管染色消失。

　　支气管扩张症引起咯血最为常见,其发病的重要因素是支气管-肺组织感染和支气管阻塞,病变的支气管壁黏膜常有慢性溃疡和急慢性炎症征象,伴有毛细血管扩张或支气管和肺动脉的终末支扩张与吻合,形成血管瘤,破裂时引起大量出血。咯血大部分源于肺部的体循环系统,主要为支气管动脉,其他可来自锁骨下动脉分支、肋间动脉等,极少部分源于肺动脉分支。

　　临床表现为咳嗽、咯血,大多表现为间歇性大口咯血,24 小时量达 300mL 时可以从口鼻急性喷出大量鲜血。长期反复发作的咯血可以出现贫血貌。除咯血症状外,还伴有不同肺部原发病变的临床表现,如支气管扩张症有反复发作的咳嗽、脓痰等。

二、诊断

　　咯血的临床体征并不明显,部分患者病变侧胸部可以听到湿啰音,其诊断主要依靠影像学资料。

(一)胸部 X 线片和 CT

　　支气管扩张的典型 X 线表现为粗乱的肺纹理中有多个不规则的蜂窝状透亮阴影或沿支气管走行的卷发状阴影,合并感染时其内可出现液平面。CT 可以显示支气管管壁增厚呈柱状或成串、成簇的囊样改变。

(二)支气管造影

　　可明确支气管扩张的部位、形态、范围和病变的严重程度,现已基本被高分辨 CT 所取代。

(三)支气管镜

　　可明确出血、扩张或阻塞的部位,还可进行局部灌洗,取冲洗液做涂片及细菌学、细胞学检查,有助于诊断和治疗。

(四)血管造影

　　可以明确咯血的供血动脉和出血部位。咯血病变区的血管造影表现为供血的支气管动脉增粗、扩张甚至呈瘤样改变,分支血管增多呈网状、丛状分布,可出现支气管动脉和肺循环间的分流征象,有活动性出血时对比剂溢出肺泡或支气管,经久不散。

三、介入治疗

　　支气管动脉壁破裂引起咯血,尤其是大咯血,是呼吸系统的危急重症,相较于失血而言,窒息引起的后果更加严重，可能危及生命。内科保守治疗止血效果差、易复发，甚至因为无法及时控制咯血引起患者死亡。内科治疗无效者，可行外科手术切除病变肺叶，然而许多大咯血患者来不及手术或由于急性低氧血症、慢性肺部疾病累及范围广泛等原因无法耐受手术而失去治疗机会。随着介入诊疗技术的发展，支气管动脉栓塞术（bronchial artery embolization，BAE）已成为大咯血的有效治疗方法之一，据统计，国外报道支气管动脉栓塞术治疗大咯血的止血率为 76.7%～96.0%。

（一）适应证

①急性大咯血，经内科治疗无效，且暂不具备手术条件者；②反复大咯血，经内科治疗无效，不适宜手术或拒绝手术者；③咯血经外科手术治疗后复发者；④不明原因的咯血，但又反复发作，可行支气管动脉造影明确诊断并及时行栓塞治疗。

（二）禁忌证

①碘过敏者和有动脉插管禁忌者，如严重出血倾向、严重感染、全身一般状况极差又不能平卧者；②导管不能固定于靶血管内，注射栓塞物容易反流者；③支气管动脉与脊髓动脉有交通，而导管又不能超选择越过脊髓动脉开口者；④患者烦躁不安不能配合或有严重的心肺疾患者。

（三）操作步骤

1. **支气管动脉造影**　采用 Seldinger 法穿刺右股动脉，留置 5F 动脉鞘，使用 5F 猪尾导管行胸主动脉造影，寻找病变血管及其开口位置，使用 RLG 或 Cobra 导管于气管分叉水平上下寻找支气管动脉开口、造影。支气管动脉多开口在 5～6 胸椎水平的胸主动脉前壁或侧前壁，直径为 1～2mm，一般左侧 2～4 支，右侧 1～2 支，并多与右上肋间动脉共干，约 1/3 病例的左右支气管动脉共干，部分患者支气管动脉可发自锁骨下动脉。病变血管失去正常形态，表现为网状增多、增粗、迂曲、支气管动脉-肺动、静脉分流、对比剂直接外溢或病变区染色加深等征象，应对其进行栓塞。如病变血管较细、迂曲，常规导管无法进入时，则使用微导管。常规造影未发现病变血管时，行升主动脉及双侧锁骨下动脉造影。如造影检查未发现异常血管，可对可疑供血的支气管动脉进行栓塞。

2. **支气管动脉栓塞**　明确病变血管后，需仔细辨认是否存在脊髓动脉、肋间后动脉等与之共干，一旦发现脊髓动脉共干情况，必须将导管跨越其远端 1cm 以上。如使用微导管也无法跨越，则放弃此病变血管栓塞；如发现肋间后动脉等血管与支气管动脉共干时，尽量将导管跨越正常血管后栓塞。将导管送至靶血管后，根据靶血管粗细，采用直径 300～700μm 的明胶海绵颗粒、PVA 颗粒或 Embosphere 微球进行栓塞，将栓塞材料与对比剂制成混悬液，透视下缓慢注入至靶血管，直至血流减慢、末梢不显示、保留少许主干时完成此血管栓塞；栓塞过程中一旦出现反流，立即停止栓塞剂注入。对于靶血管增粗明显或存在较大支气管动脉-肺动、静脉瘘者，可使用明胶海绵条或钢圈栓塞主干。靶血管栓塞后均行 DSA 造影证实达到栓塞目的时结束治疗，拔出导管及动脉鞘，穿刺点压迫止血，注意足背动脉搏动情况。

（四）注意事项

1. **支气管扩张多支供血栓塞治疗**　支气管动脉栓塞术已成为临床救治大咯血的常用技术，对绝大多数咯血患者治疗效果优良，但仍有少数患者疗效欠佳，如上述病例，患者术后 2 年内咯血症状反复发作，先后行 6 次动脉栓塞术控制出血。文献研究表明，之前栓塞的血管再通及非支气管动脉系统血运重建参与病灶供血是介入治疗大咯血复发的主要原因。参与病变的侧支血管除了常见的肋间动脉、胸廓内动脉、甲状颈干、胸外侧动脉等血管，供应肺和胸膜的体循环侧支血管还可发自膈下动脉、腹腔动脉、胃左动脉等。

对于可能存在的侧支血管，可通过 CT 平扫所显示肺部病变的位置来预测，即侧支供血遵循"就近原则"——肺上外侧病变主要由锁骨下动脉及腋动脉分支供血；肺前内侧病变主要由胸廓内动脉供血；肺后外侧病变主要由肋间动脉供血；肺底病变主要由膈下动脉供血，偶尔可来自肝动脉或胃左动脉；肺内病变广泛累及胸膜，可能导致多侧供血；如所有可能参与病变供血的体循环侧支均栓塞确切，但患者仍有进行性咯血，此时应考虑肺循环血管出血的可能，可酌情行肺动脉造影。

2. **支气管动脉和脊髓动脉或/和肋间动脉共干** 对于有支气管动脉和脊髓动脉或/和肋间动脉共干的,应使用同轴导管技术尽可能超选择性插管,以避开脊髓动脉和肋间动脉,并在术中、术后密切注意患者四肢感觉和运动功能等,发现问题及时处理。

3. **其他** 栓塞前将导管头牢固地楔入支气管动脉,在透视下缓慢注入栓塞物,每释放一次栓子,都应手推对比剂以明确靶血管栓塞的程度,以及导管是否还在靶血管内,以免误栓。

（五）并发症

支气管动脉栓塞术后,部分患者可出现低热、胸闷、胸痛、胸骨后烧灼感等栓塞后综合征,一般无须处理;较严重的并发症为肋间皮肤坏死和支气管食管瘘;最严重的并发症为脊髓损伤,发生率约为1%,一般认为是由于支气管动脉与脊髓动脉间有吻合支,高浓度的对比剂或栓塞材料损伤脊髓或脊髓根动脉水肿、阻塞导致脊髓缺血所致,常在术中或术后数小时开始出现,逐渐发展为横断性截瘫,伴感觉障碍和尿潴留等,一旦发生应立即给予血管扩张剂、脱水剂和激素治疗,绝大部分患者在数周或数月后可完全或部分恢复。

（张 军　郭启勇）

参考文献

［1］郭启勇.实用放射学［M］.北京:人民卫生出版社,1993.

［2］Nugent Z, Oliveira V, Maclusky I, et al.Bronchial artery-pulmonary artery malformation as a cause of cryptogenic hemoptysis［J］. Pediatr Pulmonol, 2012, 19(1): 1-4.

［3］Yoon W. Embolic agents used for bronchial artery embolization in massive hemoptysis［J］. Expert Opin Pharmacotuer, 2004, 5(2): 361-367.

［4］贺能树,吴恩惠.中华影像医学介入放射学卷［M］.北京:人民卫生出版社,2005.

［5］王传卓,刘兆玉.支气管动脉栓塞术治疗咯血疗效观察(附125例报告)［J］.山东医药,2017,57(40):79-81.

［6］Lee BR, Yu JY, Ban HJ, et al. Analysis of patients with hemoptysis in a tertiary referral hospital［J］.Tuberc Respir Dis (Seoul), 2012, 73(2): 107-114.

［7］王国安,吴宏成,吴仕波,等.支气管动脉栓塞介入治疗支气管扩张大咯血205例疗效分析［J］.中国呼吸与危重监护杂志,2013,12(1):85-88.

病例二　应用双肾动脉烟囱技术腔内修复近肾腹主动脉瘤

病史:患者男,78岁,以"发现腹主动脉瘤10天"为主诉入院,患者因进食后呕吐就诊,行腹部CT检查发现腹主动脉瘤及贲门占位,经病理检查诊断为贲门癌。腹主动脉瘤较大直径达7cm［图9-2-(1)］,临床上直径7~8cm的腹主动脉瘤瘤体年破裂率高达20%~40%,术中血压变化会增加瘤体破裂风险,且一旦破裂后果极为严重,经多学科会诊后决定行腹主动脉瘤腔内修复术后手术治疗贲门癌。但该患者腹主动脉瘤瘤颈近端紧邻肾动脉开口,不适合行常规腹主动脉瘤腔内修复术(endovascular aneurysm repair, EVAR)治疗,行分支支架置入需要个体化定制,费用高昂且等待时间长。肾动脉烟囱技术是在腹主动脉病变的腔内修复术过程中,为避免支架主体对肾动脉开口的封堵,在肾动脉至非病变段主动脉内置放支架,因其形似"烟囱"而得名,该技术可保留肾动脉血流的同时修复腹主动脉瘤,操作相对简单,费用低且无须等待。

治疗经过:术中经右侧股动脉穿刺置入标记导管造影并定位,明确肠系膜上动脉、双侧肾动脉开口位置,肾动脉直径,瘤颈直径,瘤体大小、走行,双侧髂动脉走行及直径等,标记并保护肠系膜上动脉,避免支架覆膜处遮挡肠系膜上动脉血流。穿刺左侧股动脉及双侧肱动脉,于双侧股动脉穿刺路径置入腹主动脉支架主体及分支,双侧肱动脉穿刺路径置入双侧肾动脉烟囱支架,手术过程顺利,释放支架成功后造影见主动脉瘤封堵满意,未见内漏,肠系膜上动脉及双侧肾动脉血流通畅［图9-2-(2)］。双侧肱动脉穿刺点压迫止血,股动脉穿刺点Proglide缝合止血。术后1周复查腹主动脉CTA未见内漏且双肾动脉管腔通畅［图9-2-(3)］,患者按预期计划转入胸外科手术治疗贲门癌。

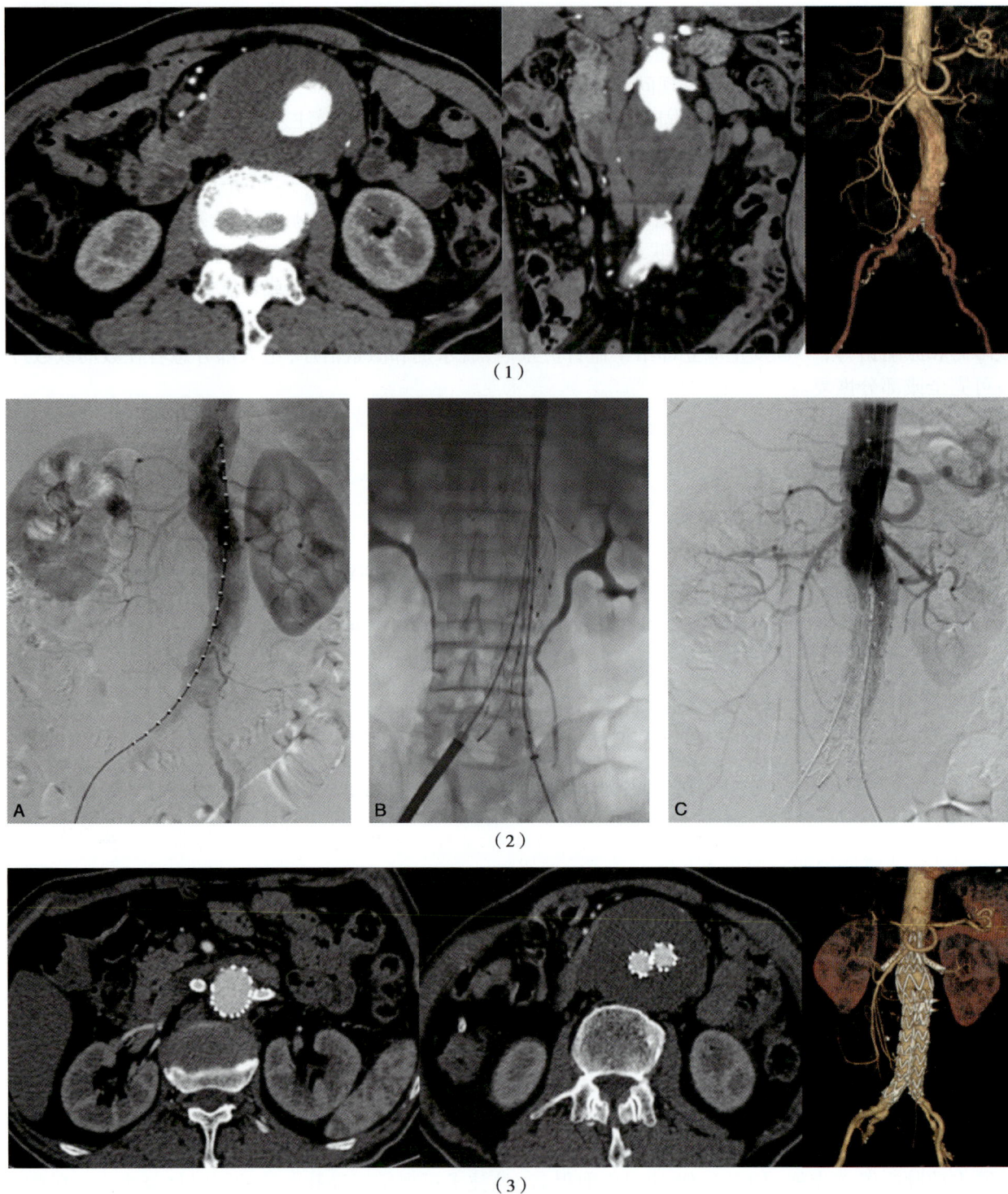

图 9-2　腹主动脉瘤影像表现

（1）增强 CT 及三维重建显示腹主动脉瘤样扩张，直径达 7cm，可见大量附壁血栓，瘤颈紧邻双肾动脉下缘。

（2）A、B. 分别为术前血管造影和术中植入支架情况；C. 术后造影，显示瘤腔隔绝良好，无内漏，双侧肾动脉通畅。

（3）术后 1 周增强 CT 及三维重建显示腹主动脉瘤腔隔绝良好，双肾动脉通畅。

一、概述

　　腹主动脉瘤（abdominal aortic aneurysm，AAA）是指腹主动脉局限性扩张直径大于 3cm 或超过正常直径的 1.5 倍，好发于 60 岁以上的老年人，男性发病率高，动脉硬化是其发病最主要的原因，吸烟、高血压、炎性反应及创伤为其高危因素。

二、临床表现

（一）腹部搏动性包块

最常见，表现为上腹部或脐周可触及搏动性包块，常有压痛，可闻及收缩期杂音及震颤。

（二）疼痛

约 1/3 患者出现，突然发作的中上腹疼痛较多见，可呈持续性。

（三）邻近器官受压

压迫肠道可出现腹部不适感，严重者还可出现不全性或完全性肠梗阻症状；压迫输尿管可出现腰部胀痛以及输尿管梗阻和肾盂积液。

（四）动脉瘤破裂

瘤体直径越大越容易破裂，破裂后患者出现低血压甚至失血性休克。

（五）栓塞症状

动脉瘤内血栓脱落后栓塞至脏器及肢体，可引发相应部位的急性缺血症状。

三、影像学表现

（一）超声

对于腹主动脉瘤的诊断准确率高，是一种无痛性、无创伤、费用相对较低的有效检查，目前已作为腹主动脉瘤筛查以及小动脉瘤随访的首选方法。

（二）CTA

无创性检查，同时可获得冠状位、矢状位和横断位等断层图像以及三维立体图像，并可同时显示主动脉的分支血管情况，应用广泛，尤其适用于治疗前测量主动脉及动脉瘤相关直径及长度，以利于支架移植物的定制和选择，腹主动脉管腔局限性扩张，直径大于 3cm 或超过近端正常直径的 1.5 倍即可诊断。

（三）MRA

诊断标准同 CTA，但 MRA 难以显示钙化，费用较 CTA 高，检查时间长，不适用于怀疑瘤体破裂及安置心脏起搏器的患者，限制了其临床的广泛应用。

（四）血管造影

主要应用于介入治疗中，造影可充分显示扩张的主动脉、瘤颈以及肾动脉、髂动脉等血管情况。

四、诊断与鉴别诊断

结合患者年龄、是否存在高危因素及腹部症状应考虑到腹主动脉瘤的可能，根据典型的超声、CTA等影像学检查可进一步明确诊断。注意与以下疾病鉴别：

（一）肠梗阻

主动脉瘤压迫肠道时，可出现呕吐、排气排便困难症状，应注意鉴别。

（二）腹部肿物

腹部过胖或腹腔积液患者主动脉瘤的搏动性包块触诊不满意时，可误诊为腹膜后占位病变，注意鉴别。

五、治疗

（一）保守治疗

对于普查发现的腹主动脉瘤需要严密监测，一旦发现瘤体大于 5cm，或监测期间瘤体增长速度过快，需尽早手术治疗；同时要注意控制血压、心率和血脂等指标，并且严格戒烟。

（二）开放手术

腹主动脉瘤切除及人工血管置换术是治疗本病的经典术式，对于全身状况良好，可以耐受手术的腹主动脉瘤患者,开放手术仍是标准的治疗方式。目前国内普遍公认手术适应证:腹主动脉瘤体直径＞50mm,由于女性腹主动脉较细,超过45mm应考虑手术治疗;瘤体增长过快,随访期间每半年直径增长＞5mm;出现因瘤体引起腹痛症状,不论瘤体大小均应手术治疗;开放手术禁忌证主要包括严重心、肺、肾功能障碍,严重凝血功能障碍等。

（三）腔内修复术

腔内修复术(endovascular aneurysm repair,EVAR)是一种微创治疗腹主动脉瘤的手段,近年来发展迅速,EVAR适应证和禁忌证与开放手术相似,与外科手术相比,具有创伤小、并发症少、患者术后住院时间短等特点,为一些不能耐受传统开放手术或术后可能出现严重并发症的高危病例提供了治疗的机会。EVAR术前需充分评估瘤体直径,瘤颈长度、成角、直径,髂、股动脉走行及动脉钙化情况。常规EVAR手术要求动脉瘤瘤颈长度≥10mm,瘤颈直径≤28mm,瘤颈与近端主动脉夹角＜70°,髂总动脉直径≥8mm,无严重髂、股动脉迂曲钙化。

内漏是EVAR术后常见并发症,主要分为四型:①Ⅰ型由支架移植物的近、远端与血管壁贴合不严所致,可通过球囊扩张或加用支架移植物来纠正;②Ⅱ型指由侧支血管(如肠系膜下动脉、腰动脉及髂动脉)的血流逆行进入瘤腔,术后出现动脉瘤增大,对于不能自行闭合且有增大趋势的Ⅱ型内漏需栓塞其供血动脉;③Ⅲ型指支架接口处或由支架断裂形成的内漏,可通过球囊扩张支架接口处或加用移植物纠正;④Ⅳ型为移植物渗漏引起,一般多可自行闭合。

随着支架移植物的逐渐改进,术后内漏发生率逐渐下降,烟囱技术、开窗技术等广泛开展及分支支架及多层支架的应用,使近肾及肾上动脉瘤的腔内治疗成为可能,越来越多原本需要开放手术病例转为腔内治疗。

（郑加贺）

参考文献

［1］刘光锐,郭曦,吴文辉,等. 近肾腹主动脉瘤腔内修复术中肾动脉烟囱技术的应用［J］,心肺血管病杂志,2016,35(10):795-798.
［2］郭启勇.实用放射学［M］.3版.北京:人民卫生出版社,2007.
［3］Best WB, Ahanchi SS, Larion S, et al. Abdominal aortic aneurysm anatomic severity grading score predicts implant-related complications, systemic complications, and mortality［J］. J Vasc Surg, 2015, 63(3): 577-584.
［4］Khashram M, Williman JA, Hider PN, et al.Systematic review and meta-analysis of factors influencing survival following abdominal aortic aneurysmrepair［J］. Eur J vasc Endovasc Surg, 2015, 51(2): 203-215.
［5］Steuer J, Lachat M, Veith FJ, et al. Endovascular grafts for abdominal aortic aneurysm［J］. Eur Heart J, 2015, 37(2): 145-151.
［6］Lederle FA, Freischlag JA, Kyriakides TC, et al. Openversus endovascular repair(over)veterans affairs cooperative study group. Outcomes following endovascular vs oper repair of abdominal aortic aneurysm: a randomized trial［J］. JAMA, 2009, 302(14): 1535-1542.
［7］Ducasse E, Lepidi S, Brochier C, et al.The "open" chimney graft technique for juxtarenal aortic aneurysms with discrepant re-nal arteries［J］. Eur J Vasc Endovasc Surg, 2014, 47(2): 124-130.

病例三　右髂静脉血栓的静脉非典型平滑肌瘤

病史:患者女,54岁,以"右下肢肿胀2周"为主诉入院。患者于2周前火车旅行后出现右下肢肿胀,间断加重,1周前于我科门诊检查发现右下肢深静脉血栓,口服药物治疗,未见明显缓解。患者半年前曾间断出现右下肢行动困难后自行缓解,今为求进一步系统治疗收入我科。

辅助检查:①门诊彩超描述,右髂外静脉至股总静脉起始部管径增宽,约32.0mm,管腔内充满低回声反射,彩色多普勒仅探及细束样血流信号。余右下肢深静脉管壁光滑、连续,未见明显血栓回声,彩色血流充盈良好。诊断:右下肢深静脉血栓［图9-3-(1)］。②实验室检查:血常规及凝血五项正常(D-二聚体正常)。

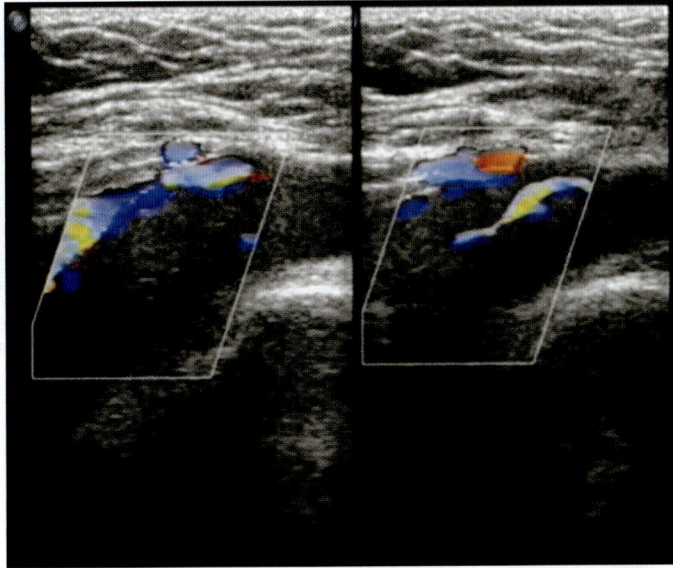

图 9-3-（1）　下肢深静脉血栓超声图像

治疗过程：局麻下经颈静脉植入可回收下腔静脉滤器 1 枚。送入导丝及鞘芯，送至右侧髂外静脉水平，造影见局部扩张，腔内见大块充盈缺损。撤出鞘芯，边撤外鞘边回抽，存在压力较大及压力缓解过程，但未抽出血栓。反复上述过程 2 次，未抽出血栓。再次造影，充盈缺损基本同前［图9-3-（2）］。

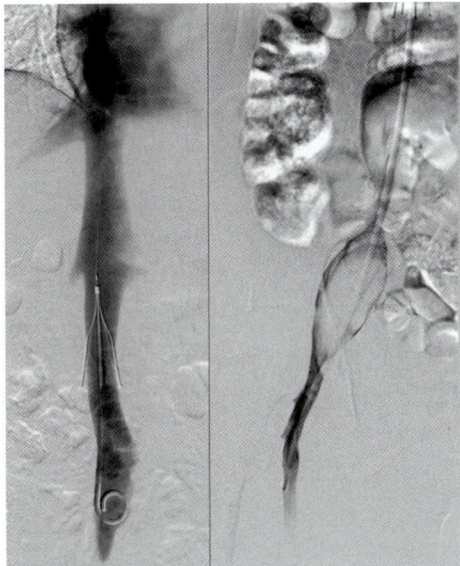

图 9-3-（2）　下肢深静脉血栓造影图像

结合术前化验凝血无异常，再次完善血栓弹力图，结果无异常。遂不除外肿瘤，补充完善盆腔增强CT，可见右髂外静脉局部膨大，其内见类圆形肿块形成，较大截面约 4.5cm×3.0cm，不均匀强化。提示右髂外静脉占位［图 9-3-（3）］。

后转入我院血管外科，行手术切除治疗，术后病理提示（右髂外静脉内）非典型平滑肌瘤［图 9-3-（4）］。

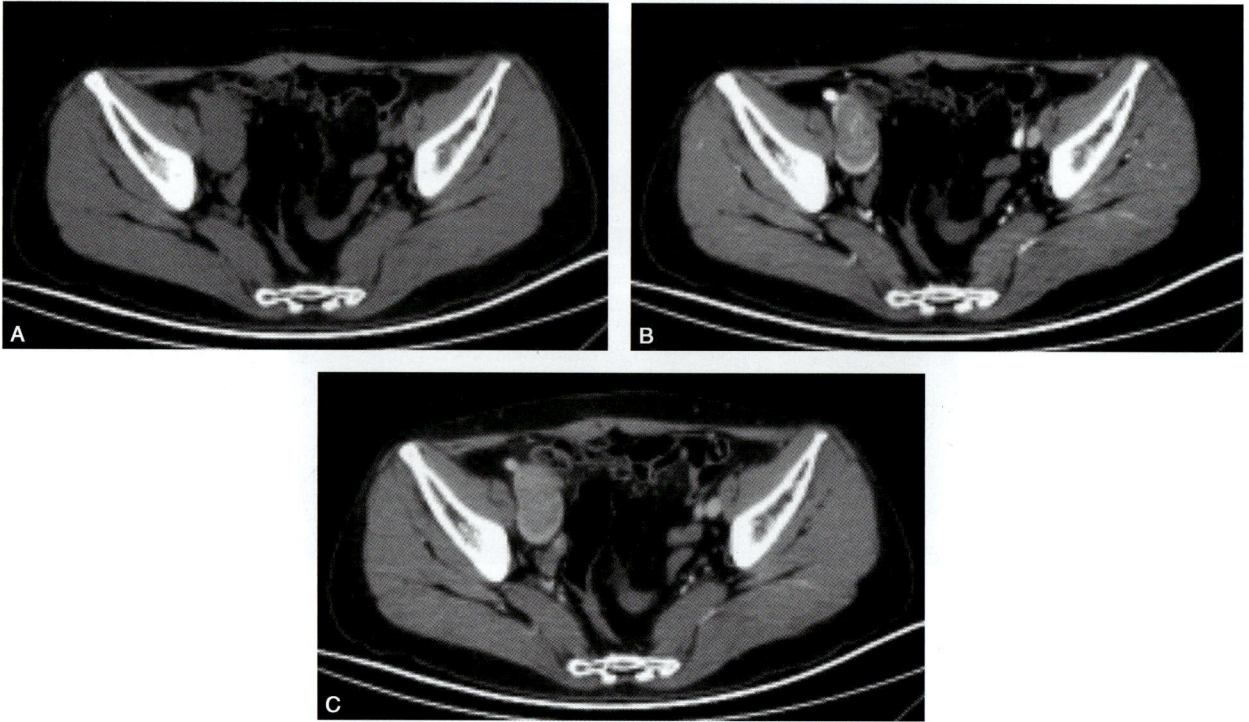

图 9-3-（3）　右髂外静脉占位 CT 图像

盆腔增强 CT 扫描：A. 平扫，右髂外静脉局部膨大，其内见类圆形软组织密度肿块形成，边界清晰，较大截面约 4.5cm×3.0cm；B. 动脉期，病灶轻度强化；C. 静脉期，病灶轻度强化。

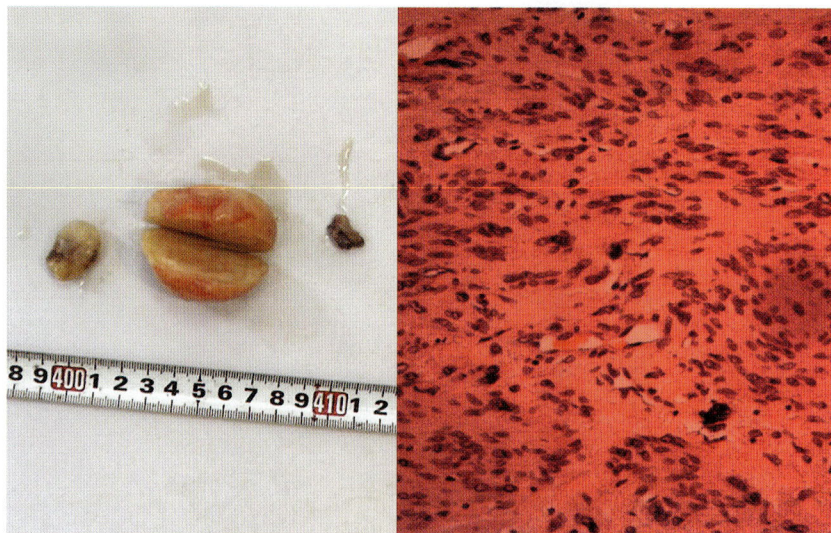

图 9-3-（4）　病理结果提示非典型平滑肌瘤

一、概述

　　静脉内平滑肌瘤病（intravenous leiomyomatosis，IVL）是一种在静脉内蔓延但无浸润性生长的平滑肌细胞肿瘤，是良性肿瘤，大多数起源于子宫平滑肌瘤，肿瘤侵入邻近的子宫壁静脉或宫旁静脉，并可沿其继续向上生长，延伸至下腔静脉甚至右心房、右心室，引起机械性阻塞症状。

　　血管平滑肌瘤病发生机制不十分清楚，有两种假说：一种假说认为雌激素水平影响静脉壁平滑肌细胞增殖发生平滑肌瘤。依据是平滑肌瘤病主要发生在绝经前女性，90% 有妊娠，50% 合并子宫平滑肌瘤，但也有绝经后和男性发生血管平滑肌瘤病案报道。另一种假说是子宫平滑肌瘤直接侵犯静脉系统沿腔静脉生长，但也有发生在肺静脉和肺动脉平滑肌瘤病的报道。

血管平滑肌瘤生长较慢，预后较好。许多死亡病例是由于肿瘤累及心脏程度较重，因机械梗阻导致死亡，而非新生物直接所致；有个别血管平滑肌瘤病引起肺部转移的报道，因此认为有时良性血管平滑肌瘤可能有恶变趋势。

二、临床表现

当病变较局限时可以无症状，多数患者表现非特异性症状，如子宫平滑肌瘤引起阴道出血、盆腔不适或疼痛；肿瘤累及右心腔时发生呼吸困难、晕厥或充血性心力衰竭；其他症状如疲劳、腹痛、腹水和下肢水肿等。

三、影像学表现

（一）超声

超声表现为盆腔（子宫）和/或受累静脉及心腔内低回声占位，其内可见血流。可以发现子宫多低回声肌瘤等。

（二）CT

显示下腔静脉和/或卵巢静脉、子宫静脉扩张，肿瘤黏附在静脉腔内，呈等密度管状结构。增强扫描示血管内和右心腔内充盈缺损，飘浮状，"血管内血管征"是典型表现；肿瘤自身可呈不均匀强化，与肿瘤坏死、玻璃样变程度有关。

（三）MRI

MRI 多方位和多参数成像，基于流空效应能较好显示大血管。血管平滑肌瘤病显示腔静脉扩张，流空效应消失；增强后病变可强化。累及右心房血管平滑肌瘤易误诊为心房黏液瘤，MRI 表现为相应部位等 T1、稍长 T2 信号占位，静脉内流空信号消失。

四、鉴别诊断

（一）静脉血栓

静脉血栓主要为纤维机化组织成分，与同层面主动脉密度相比，常呈略高或等密度。静脉血栓大部分为偏心性生长。附壁血栓形成后，局部可产生涡流，血栓可顺血流方向进一步蔓延。由于血栓周围有通畅的血流，且血栓处管腔变窄，血流速度相对邻近无血栓处较快，所以血栓不易形成完全性栓塞，且游离缘经过冲刷是较光滑的。由于静脉血栓常呈部分偏心性栓塞，增强扫描静脉期显示为部分充盈缺损，尤其是密度高低对比非常明显，是静脉血栓典型的 CT 表现。增强扫描血栓无强化。

（二）静脉瘤栓

髂静脉瘤栓患者通常有盆腔恶性肿瘤病史，同时提示病变复发或进展，临床症状伴或不伴有患侧下肢水肿，CT 平扫时和同层面主动脉密度比较，常呈低或等密度。由于瘤栓的膨胀、浸润性生长，不仅造成相应静脉管径增粗，还对血管壁进行压迫和侵犯，所以瘤栓的静脉管壁可不光整。栓子内存在动脉血供是区分静脉瘤栓与血栓最直接的证据，由于瘤栓是存活的肿瘤组织，几乎所有的瘤栓都富有血供，增强瘤栓可有强化。随着病情进展，可在静脉发现动脉期瘤栓滋养动脉显影，是诊断静脉瘤栓的特征性征象，也是鉴别瘤栓与血栓的主要依据之一。

（温　锋）

参考文献

[1] 吴光耀, 鄢龙, 田志雄. 血管平滑肌瘤病影像学评估[J]. 临床放射学杂志, 2008(5): 623-625.

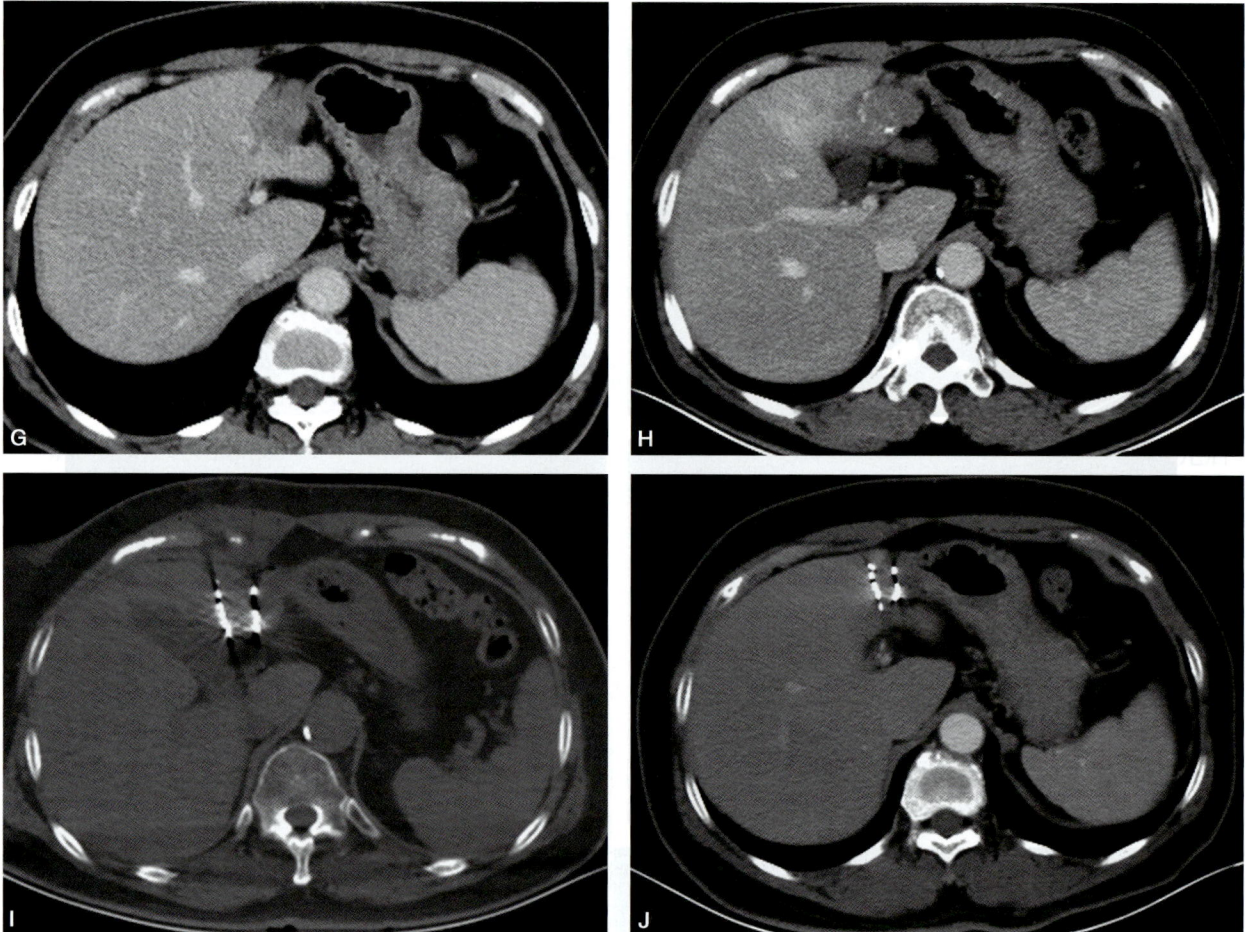

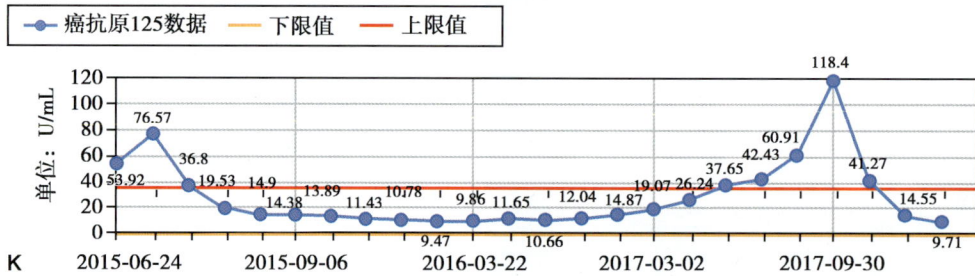

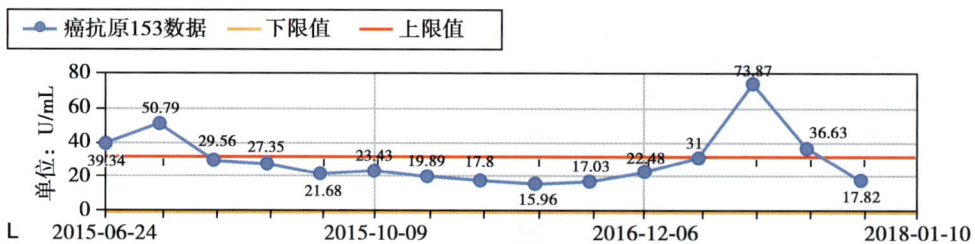

图9-4　卵巢癌肝转移患者影像学及检验结果

A.术前于我院行 PET/CT 示肝左叶 FDG 高代谢肿物,符合恶性,结合病史转移瘤可能大;B.术前行肝脏增强 CT 示肝左叶弱强化、略低密度灶,转移瘤可能性大;C.肝左叶病灶穿刺活检后病理回报为肝腺癌,结合病史,符合卵巢癌肝转移;D.穿刺活检后即刻行 CT 引导下双针射频消融术;E.射频消融术后 3 个月复查肝脏增强 CT,消融效果良好,疗效为完全缓解(CR);F.射频消融术后 27 个月复查 PET/CT 示肝左叶肿瘤复发;G.射频消融术后 27 个月复查肝脏增强 CT 示肝左叶肿瘤复发;H.发现肝左叶病变复发后立即行 TACE 治疗,术后 1 个月增强 CT 示 TACE 术后疗效不佳,碘油沉积不良、肿块增大;I.TACE 术后 1 个月行碘-125 粒子植入术;J.碘-125 粒子植入术后 3 个月复查增强 CT 示肿块明显缩小、肝内无明显异常强化;K.治疗期间 CA125 的动态变化;L.治疗期间 CA153 的动态变化。

一、概述

肝转移癌（metastatic hepatic carcinoma）又称继发性肝癌或转移性肝癌。肝脏是人体最大的实质性脏器，是极为适宜肿瘤细胞生长的器官，也是最容易形成转移性肿瘤的器官之一。全身各脏器的恶性肿瘤几乎均可转移至肝脏。癌细胞的浸润及转移主要取决于其本身的生物学特性及机体免疫状态。肝脏接受动、门脉系统的双重供血，丰富的血供使肿瘤细胞更容易获得营养，而且肝窦内皮细胞的孔隙有助于癌细胞驻留肝内，因而在全身各脏器恶性肿瘤的各个发展过程中肝转移最为常见，其中以消化系统肿瘤占比约一半。欧美国家肝转移癌的发生率远高于原发性肝癌（约为 20：1），我国两者发生率比较接近。死于癌肿的患者中 25%～50% 有肝转移。最常见的原发灶为结肠、胃、胰腺、乳腺和肺癌。其次为食管癌、胆囊癌、肝外胆管癌、恶性黑色素瘤等。前列腺和卵巢转移到肝的少见。大多数的肝转移是多发的，77% 涉及两叶，只有 10% 的病例是孤立的。人体各部位恶性肿瘤转移至肝脏的途径有门静脉、肝动脉、淋巴和直接浸润 4 种。

（一）门静脉转移

凡血流汇入门静脉系统的脏器，如食管下端、胃、小肠、结直肠、胰腺、胆囊及脾等的恶性肿瘤均可循门静脉转移至肝脏，这是原发癌播散至肝脏的重要途径。有报道门静脉血流存在分流现象，即脾静脉和肠系膜下静脉的血流主要进入左肝，而肠系膜上静脉的血流主要汇入右肝，这些门静脉所属脏器的肿瘤会因不同的血流方向转移至相应部位的肝脏。但临床上这种肿瘤转移的分流情况并不明显，而以全肝散在性转移多见。其他如子宫、卵巢、前列腺、膀胱和腹膜后组织等部位的癌肿，亦可通过体静脉或门静脉的吻合支转移至肝，也可因这些部位的肿瘤增长侵犯门静脉系统的脏器，再转移至肝脏，或先由体静脉至肺，然后再由肺到全身循环而至肝脏。

（二）肝动脉转移

任何血行播散的癌肿均可循肝动脉转移到肝脏，如肺、肾、乳腺、肾上腺、甲状腺、睾丸、卵巢、鼻咽、皮肤及眼等部位的恶性肿瘤均可经肝动脉播散至肝脏。

（三）淋巴转移

盆腔或腹膜后的癌肿可经淋巴管至主动脉旁和腹膜后淋巴结，然后倒流至肝脏。消化道恶性肿瘤也可经肝门淋巴结循淋巴管逆行转移到肝脏。乳腺癌或肺癌也可通过纵隔淋巴结而逆行转移到肝脏，但此转移方式较少见。临床上更多见的是胆囊癌沿着胆囊窝的淋巴管转移到肝脏。

（四）直接浸润

肝脏邻近器官的癌肿，如胃癌、横结肠癌、胆囊癌和胰腺癌等，均可因癌肿与肝脏粘连由癌细胞直接浸润而蔓延至肝脏，右侧肾脏和肾上腺癌肿也可以直接侵犯肝脏。

二、临床表现

早期一般无明显症状和体征，或被原发肿瘤所掩盖，大多数为影像学检查所发现。一旦有临床表现，转移灶常已较大或较多。中晚期患者常见的症状大多为非特异性表现，如体重下降、乏力、纳差、发热等；肝脏局部表现如肝区不适、疼痛、肝大、变硬、触痛；部分患者可伴有脾大或腹水。无胆道梗阻时大多无黄疸或仅有轻度黄疸。在疾病的终末期，肝大、腹水、黄疸、恶病质等呈进行性加重，一般预后不佳。90% 以上肝转移癌患者 AFP<25μg/L，少数来自胃、食管、胰腺及卵巢的肝转移癌 AFP 可呈低浓度阳性，一般<100μg/L。亚临床期肝转移癌常无酶学异常。已有临床表现者多伴有碱性磷酸酶（ALP）与谷氨酰转肽酶（GGT）升高。癌胚抗原（CEA）的检测对胃肠道恶性肿瘤肝转移有较大意义。右半结肠癌易转移到肝右叶，囊性胰腺癌转移到肝脏仍呈囊性结构，恶性畸胎瘤转移到肝脏可出现脂肪密度，绒癌易出血，结肠黏液腺癌易钙化等，这些征象可对追溯组织来源提供线索。

三、影像学表现

（一）超声

肝内单发或多发结节、肿块,可为低回声、强回声或不均匀回声,呈"牛眼状"改变。多普勒超声有助于评价肿瘤内部和周边的血流模式,最多见的情况是肿瘤内部缺乏血流,另外约 30% 的病例中可观察到肿瘤内部的非特异血流信号。超声造影明显提高了肝转移癌定性诊断的准确性,典型的少血管肿瘤在动脉期表现为肿瘤内部增强的缺乏,而在富血管转移癌病例则可观察到早期明显增强。不论动脉期增强是何种类型,在动脉后期及门静脉期对比剂都会快速清除。在动脉期和门静脉期还可观察到环状增强,但肝转移癌最具特征性的表现是在血管后期和实质期相对于周围肝组织呈低回声。

（二）CT

1. 平扫表现　在正常肝组织基础上发生的肝转移癌表现为肝内单发或多发结节、肿块,圆形或分叶状,大多表现为略低于肝实质的低密度影,多在略低密度病变内有更低密度区,从而显示为同心圆状或双重轮廓改变。边界多为模糊不清。发生在脂肪肝的转移灶密度可高于、等于或低于肝实质,单纯平扫很容易漏诊。肿瘤内有新鲜出血或钙化时呈高密度。

2. 增强扫描表现　肝转移癌的 CT 增强可有以下表现:①病灶边缘强化。肝转移癌由于代谢旺盛,血供相对不足,早期瘤灶就有坏死倾向,中心密度降低。转移癌恶性程度高,越接近边缘肿瘤细胞生长越活跃、血供越丰富,所以边缘性强化是肝转移癌的主要强化方式。当病灶中心坏死出现边界清楚的小圆形低密度影,而其直径明显小于瘤组织直径时,类似瞳孔的形态为"瞳孔征"。随着瘤灶的增大,坏死范围扩大而包围它的瘤组织较小时,呈圈饼样表现,即"圈饼征"。转移灶外围肝细胞、肝血窦受压或侵蚀出现低密度影,而中心坏死区范围介于"瞳孔征"与"圈饼征"之间时称"牛眼征"。当肿瘤组织坏死仅存在一层较薄的壁样组织,形似完全囊性变时,称"囊样坏死征"。有时瘤灶不均匀坏死,囊壁厚薄不均匀,局部突起,形如"壁结节征"。②整个瘤灶均匀或不均匀强化。③强化程度。增强表现取决于肿瘤本身血供与增强扫描方式,大多数肝转移癌是少血管的,因此,在增强扫描时仍低于周围肝实质的密度。富血管性肿瘤转移到肝,在动态增强扫描的早期(动脉期),强化显著而密度高于正常肝组织。发生在肝弥漫性脂肪浸润背景上的转移癌,增强扫描时转移灶的密度因高于脂肪肝的密度而呈现出来。④肝转移癌动态增强扫描的延迟期,瘤灶均呈低密度。⑤囊性改变。囊性腺癌肝内转移灶常呈囊样改变,大的病灶中心坏死密度低于边缘部分,强化后更加清晰。⑥瘤灶边缘呈环形强化。动脉、门静脉双期均出现密度高于正常肝的环形强化,且在肝内多个结节发生,是肝转移癌 CT 诊断的重要特征。⑦大的转移灶可侵犯局部血管,但较少见到大的分支内如门静脉癌栓形成。⑧病灶边缘代表假包膜的"晕圈征"。⑨肿瘤侵蚀血管可合并出血,表现为瘤内团块状或沿边走行的高密度影,与囊液混合沉淀分层出现"液-液面征",平面下为沉淀血液,呈略高密度影。⑩肿瘤的坏死或出血致营养障碍可产生钙化,钙化形态不固定,呈斑片状、斑点状高密度影,偶尔可表现为整个病灶钙化,而多发性细点状钙化为肝转移癌的特征性表现,最常见于结肠黏液性腺癌。

（三）MRI

各种影像学检查方法中,对发现肝转移肿瘤病变 MRI 最为敏感。肝转移瘤在 SE T1WI 和 T2WI 上信号变化多种多样,多数 T1WI 呈中等低信号,增强扫描表现为轻度强化。在 T2WI 上为中等高信号,由于瘤块内常发生坏死、囊变、出血、脂肪浸润、萎缩、纤维化、钙化等改变,MRI 信号强度不均匀。肝转移瘤的典型表现为:①T1WI 上病灶边缘略高信号,内部呈低信号的所谓"靶征"或"牛眼征"。瘤灶中央在 T2WI 上呈小圆形或片状、均匀或不均匀高信号,周围绕以与正常肝实质相比或高或低的信号内晕环,或在内晕环外再围以比正常肝实质信号高的外晕环。增强扫描常见有壁结节及强化边。②瘤周"光环征",瘤周水肿带呈略高信号环,或瘤灶中心凝固坏死性信号呈低信号,周边为高信号的存活瘤组织包绕时,可形成"光环征"。胰腺癌和结肠癌的肝转移瘤可呈囊性改变,当瘤灶完全液化坏死或囊变时,T2WI 呈明显高信号状如灯泡称为"灯泡征"。有些富血供的转移瘤如平滑肌肉瘤、嗜铬细胞瘤、内分泌肿瘤、肺癌、肾癌等因血管成分多，在 T2WI 上也可为明显高信号。恶性黑色素瘤肝转移可表现为 T1WI 高信号，T2WI 低信号。其他肿瘤瘤灶 T1WI 高信号的原因有：①转移灶内新鲜出血；②卵巢癌、胃癌、胰腺囊腺癌、类癌等黏液分泌性肿瘤的肝转移瘤，肿瘤细胞内富含黏液。来源于胃肠道或卵巢黏液腺癌、平滑肌肉瘤等的肝转移瘤灶可发生钙化，表现为瘤灶内 T1WI 与 T2WI 信号缺失。

（四）血管造影检查

血管造影可显示转移瘤灶的部位、大小、数目与累及范围。肝转移瘤的血管造影表现因原发病灶的不同而不同，根据其供血情况，可分为 3 种：①富血管型或血供丰富型，造影表现与肝细胞癌相似，肝动脉明显增粗，可见大量粗细不一、排列紊乱的肿瘤血管。血管湖样充盈，肿瘤染色明显，肿瘤染色有时呈厚环状，但肝动静脉瘘和门静脉癌栓少见。②等血管型或血供中量型，肝动脉可增粗，肿瘤血管多较纤细、密集，排列紊乱呈网状，肿瘤染色略浅淡，多呈薄环状或蜂窝状。③乏血管型或血管稀少型，动脉造影，肝动脉血管细小，分支呈枯树枝状或多无明显肿瘤血管和肿瘤染色显示，肿瘤较大时可见肝动脉分支血管受压移位，肝实质期可见数目不等、大小不一的类圆形充盈缺损影。部分腹腔动脉造影表现为少血供型的肝转移瘤，超选择性肝动脉造影可显示为等血供或多血供型。

四、诊断与鉴别诊断

肝脏转移性肿瘤在晚期病例诊断往往很容易，但病情较轻的病例诊断常较困难。肝脏病变影像学检查方法较多，包括超声、CT、磁共振及 DSA 造影检查。目前，肝脏肿瘤性病变的正确诊断和疗效评估，在极大程度上依赖于影像学检查。超声、CT 及磁共振检查在肝转移瘤的诊断中具有极为重要的作用与地位，几种方法各有不同的原理和特点，可以互相补充与互相印证。肝活检可确诊肝脏转移性肿瘤，如果怀疑发生肝脏转移肿瘤或治疗需要组织学根据时应做肝活检，大约 65% 的病例经肝活检可获得阳性结果，另有 10% 的病例经吸出液体的细胞学检查证实，而且肝活检在超声波检查引导下进行时其阳性率可增加。癌胚抗原（CEA）升高有助于肝转移癌的诊断，结直肠癌肝转移时 CEA 阳性率高达 60%～70%。

临床中乏血供转移瘤最常见，好发于胃肠道、肺、乳腺和头/颈部肿瘤。其 CT 强化特点是：门静脉晚期正常肝实质强化，乏血供转移瘤表现为低密度病变，部分边缘强化。边缘强化的发生意味着肿瘤边缘有活力。需要与局灶性脂肪肝、脓肿、非典型乏血供肝癌和肝内胆管细胞癌等鉴别。富血供转移瘤临床不常见，原发肿瘤多见于肾细胞癌、胰岛细胞瘤、类癌、肉瘤、黑色素瘤和乳腺癌。需要与其他富血供肿瘤如血管瘤、局灶性结节增生（FNH）、腺瘤和原发性肝细胞肝癌等鉴别。主要的鉴别诊断如下：

1. **原发性肝癌**　①多有肝病背景，乙肝或丙肝标志物常阳性；②常伴有肝硬化；③血 AFP 常明显升高；④超声常显示实质不均质光团，部分伴有晕圈；⑤超声常显示丰富的血流，可测及动脉频谱，阻力指数常大于 0.6；⑥增强 CT 或 MRI 检查动脉期多明显强化，但门静脉期及延迟期强化程度迅速减弱，呈"快进快出"特点，可伴有假包膜；⑦门静脉癌栓几乎是原发性肝癌的特征性征象。

2. **肝海绵状血管瘤**　①发展慢，病程长，临床表现少而轻，一般状况良好，常体检发现；②乙肝与丙肝标志物多为阴性；③CEA、AFP 等肿瘤标志物均阴性；④典型病变超声多为强回声光团，内有网状结构；⑤彩超检查并不显示丰富的彩色血流，少见动脉频谱；⑥增强 CT 或 MRI 扫描动脉期可见边缘结节样或花环样明显强化，为不连续强化，随时间延长，强化由外周向中心蔓延，延迟扫描像强化程度仍高于或等于周围肝实质，呈"快进慢出"特点。MRI 扫描 T2WI 肿瘤为均匀高信号（随回波时间延长信号强度增加），表现为"灯泡征"。

3. **肝脓肿**　①常有肝外（尤其胆道）感染病史或糖尿病病史；②多伴有寒战、高热症状；③常伴有肝区疼痛，体检可有肝区叩击痛；④血白细胞总数及中性粒细胞数常增高；⑤超声可表现低回声占位，有时可见液平；⑥CT 平扫：境界清楚的圆形低密度区，CT 值为 20～40Hu，轮廓清晰，脓肿壁为"晕圈征"，其密度高于脓肿腔而低于正常肝，可见腔内液平面。增强脓腔不强化而脓肿壁呈环形强化，轮廓光滑厚度均匀,外周可见低密度水肿带;⑦MRI 平扫:脓腔呈长 T1 和长 T2 信号,脓肿壁的信号稍高于脓腔但低于正常肝组织。MRI 增强:脓肿壁呈环形强化;⑧必要时行肝穿刺检查,有时可抽得脓液。

4. **肝肉瘤**　无原发癌的病史,如肝血管肉瘤常有氯乙烯等化学试剂接触史,占位病变多局限。

5. **肝内胆管细胞癌**　①肿瘤内含有丰富的纤维间质,多数平扫为边界不清或较清低密度病灶,动脉期强化不明显,以边缘轻、中度强化为主,静脉期和延迟期可有延迟强化,呈"慢进慢出"表现;②胆管细胞癌可伴有胆管扩张,可伴有肝内胆管结石;③多伴有 CA199 升高;④多为单发病灶。

6. **肝囊肿**　有些转移性肝癌病灶平扫呈囊性改变,需与肝囊肿进行鉴别。囊性转移瘤形态较肝囊肿不规则,壁更厚,增强可见轻度环形强化,较大病灶形态可呈分叶状,可见不完全分隔,且分隔可见轻度强化,而肝囊肿形态规则、壁薄,边界清晰、锐利,增强无强化。据此结合病史和临床表现可以鉴别。

五、治疗

恶性肿瘤肝转移患者的预后与原发肿瘤的类型、位置、恶性程度、肝转移范围以及有无肝外转移等密切相关。除对结直肠癌肝转移治疗已初步形成规范外,绝大多数恶性肿瘤肝转移目前仍无公认的治疗规范可循。但随着各种治疗手段,包括手术和非手术治疗等的进步及综合应用,使很多原来预后极差的恶性肿瘤肝转移患者的生存期得到一定延长。

(一)手术治疗

当原发肿瘤发生远处转移时,其本身已属Ⅳ期。过去很长一段时间内认为,一旦发现恶性肿瘤肝转移,患者即已不再适合手术治疗。此时以化疗、介入和免疫治疗等保守治疗为主,患者的生存期一般较短。近年来,随着治疗理念及肝切除技术的进步,手术治疗也开始用于部分符合一定条件的恶性肿瘤肝转移患者,且临床证实他们的预后得到了明显改善。如小肠类癌和胃、胰腺的神经内分泌癌肝转移,容易切除,可长时间缓解症状与存活。肝转移性类癌和神经内分泌癌患者,经过严格选择,可行肝移植术。转移性类癌肝移植也能取得良好疗效(5 年生存率为 69%)。因此,对符合以下各项条件的恶性肿瘤肝转移患者可施行手术切除治疗:①原发肿瘤灶能或已经切除;②根据肝转移灶的大小、个数、位置和范围判断,肝转移灶可完全切除(切缘阴性),且余肝功能正常、余肝体积 30%(达到 50% 较安全);③全身状况允许,心、肺、肾功能良好,没有不可切除的肝外转移灶。

(二)放疗

体部立体定向放疗(stereotactic body radiation therapy,SBRT)是一种外放疗技术,用于对颅外体部肿瘤进行精准定位的高剂量放疗。SBRT 治疗可很好地控制局部肿瘤且对周围正常组织损伤小,已开始用于恶性肿瘤肝转移的治疗。SBRT 治疗恶性肿瘤肝转移时患者需满足一定条件:肿瘤可控制且无肝外转移灶;肝转移灶≤3 个;肝功能良好。若肝转移灶为 4 个且最大直径为 3~6cm,给予 SBRT 治疗前需谨慎评估。肝转移灶>4 个或最大直径>6cm,目前是 SBRT 治疗的禁忌。

(三)碘-125 粒子植入术

碘-125 粒子植入术是近年来新兴的内放疗方案,其可通过持续放射低剂量 γ 射线,在损伤肿瘤细胞 DNA 分子链的同时,电离机体内水分子产生自由基,起到抑制肿瘤生长、杀伤肿瘤的作用。与常规放疗相比,碘-125 粒子植入术具有高度适形、肿瘤靶区剂量高、可反复植入等优势,可进一步提高肿瘤清除率。同时,由于碘-125 粒子组织穿透距离短(1.7cm),随距离的增加其辐射剂量大幅降低,故能够有效降低对周围组织造成的损伤,保证治疗的安全性。

(四)射频消融治疗

射频消融治疗(radiofrequency ablation,RFA)的原理是在影像引导下刺入肝肿瘤内的射频针发出高频电磁波(350~500kHz),能使组织离子随电流变化的方向产生振动,从而使电极周围组织离子相互摩擦产生热量。在局部温度达到 45～50℃时，肿瘤活体细胞蛋白质产生变性，达到 70℃时，肿瘤组织产生凝固性坏死。RFA 电极在肿瘤中位点的温度可调控升高到 80～92℃，保证相应消融肿瘤组织完全坏死。射频消融治疗是一种有效的局部微创治疗手段，具有较低的并发症发生率和死亡率。

射频消融治疗较少受患者状态及病灶位置的影响，可以治疗手术无法切除的肝脏转移病灶，不开腹手术而有效地消灭肝脏转移肿瘤，避免了反复的手术治疗和较大的创伤，最终能达到满意的细胞减灭治疗。如肝外原发病变可获得有效治疗，可进行肝转移癌 RFA。目前，临床将转移瘤最大直径≤5cm、数目≤5 个作为治疗指征。

（五）经导管肝动脉化疗栓塞术

目前，多数情况下全身化疗对肝转移癌效果不明显，而经导管肝动脉化疗栓塞术（transcatheter arterial chemoembolization，TACE）对部分肝转移瘤有较好的疗效。TACE 的原理是先通过向肝肿瘤内注射高浓度化疗药，鉴于继发性肝癌大部分血供也来自肝动脉，而正常肝细胞则主要由门静脉供血，经肝动脉灌注的化疗药物由于首过效应大部分为肝脏清除，故在达到肿瘤局部高药物浓度作用时，大大减低全身毒性。然后用混有少量化疗药的碘化油或载药微球等栓塞肿瘤血管，使肿瘤细胞凋亡或坏死，从而使肝转移灶缩小甚至消失。另外，肝动脉造影中可发现其他影像学未发现的病灶，为下一步治疗起到指导作用。TACE 对肝转移灶的疗效确切，与单纯全身化疗相比，TACE 联合全身化疗治疗能提高结直肠癌肝转移患者肝切除术后的无复发生存率。

（六）全身化疗

手术及介入治疗需要结合化疗和/或靶向药物治疗，这是因为全身还可能存在有影像检查不能发现的微小转移病灶，而且，手术、射频消融治疗及 TACE 等是有效的局部治疗手段，治疗的主要目的是进行理想的肿瘤细胞减灭。只有结合化疗等全身治疗手段才能有效地提高患者生存期，化疗在恶性肿瘤肝转移患者治疗中有着不可替代的作用。

肝转移瘤综合治疗需要遵循规范化及个体化的原则，各种治疗方式可以根据患者的病情联合使用，采用全身治疗（按照原发癌的病理来选择方案）联合肝脏局部治疗（手术切除、RFA、TACE 及碘 125-粒子植入术等）的总体原则。与全身静脉化疗相比较，非手术切除的局部治疗在肝转移的综合治疗方面起着很重要的作用，但每种介入手段也各有优缺点，TACE 可以明显提高肝转移的局部治疗效果，但对于乏血供的肝转移瘤效果较差，而 RFA 及碘-125 粒子植入术的疗效不受转移瘤血供类型的影响，但受病变大小和数量的限制。根据患者的疾病特点联合应用各种介入治疗手段可以提高疗效、有效延长患者生存期。

（孙 巍）

参考文献

［1］王守安，白人驹，孙浩然.肝转移瘤的 CT 灌注成像［J］.实用放射学杂志，2007，23（9）：1193-1197.
［2］刘赓年，谢敬霞.消化系影像诊断学［M］.上海：上海科学技术出版社，1992.
［3］郭启勇.实用放射学［M］.北京：人民卫生出版社，1993.
［4］Vogl TJ, Gruber-Rouh T, Eichler K, et al. Repetitive transarterial chemoembolization（TACE）of liver metastases from gastric cancer: local control and survival results［J］. Eur J Radiol, 2013, 82（2）: 258-263.
［5］王胜利，白宝艳，武坤，等.常规 US、CEUS 及增强 CT 检出转移性肝癌的价值［J］.现代肿瘤医学，2014，22（6）：1411-1413.
［6］冯晓波，张彦舫，陈宪，等.肝转移性肿瘤 DSA 表现分析［J］.临床放射学杂志，2000，19（10）：637-639.
［7］Ruers T, Punt C, Uan Coevorden F, et al. Radiofrequency ablation combined with systemic treatment versus systemic treatment alone in patients with non-resectable colorectal liver metastases: a randomized EORTC Intergroup phase Ⅱ study（EORTC 40004）［J］. Ann Oncol, 2012, 23（10）: 2619-2626.
［8］Bonaccorsi-Riani E, Apestegui C, Jouret-Mourin A, et al. Liver transplantation and neuroendocrine tumors: lessons from a single centre experience and from the literature review［J］. Transpl Int, 2010, 23（7）: 668-678.

病例五　增强 CT 引导下经皮射频消融联合 ^{125}I 粒子植入治疗胰腺癌

病史：患者女，74 岁，以"胆肠吻合术后 5 个月，后背痛 1 个月"为主诉入院。5 个月前因黄疸就诊于当地医院，诊断为"胰头占位、梗阻性黄疸"，行姑息性胆肠吻合术，胰腺病灶未予处理。出院后未予特殊治疗。1 个月前开始出现后背部疼痛，逐渐加重。外院增强 CT 及本院 ^{18}F-FDG PET/MRI 检查［图 9-5-（1）］显示胰头钩突部占位，大小约为 3.5cm×2.5cm，SUV$_{max}$=5.2。病灶包绕肠系膜上动、静脉及门静脉起始部，其中肠系膜上动脉累及超过 180°。术前 CA199：665.4IU/mL（正常值：0～37IU/mL）。术前评分：体力评分（ECOG）1 分；疼痛评分（NRS）7 分。入院诊断：①局部进展期胰腺癌（cT$_4$N$_0$M$_0$，Ⅲ期）；②胆肠吻合术后。综合普外科、内镜科、肿瘤内科会诊结果并征求患者及家属意见，采取的治疗方案为：CT 引导下同步行胰头占位穿刺活检、射频消融和 ^{125}I 粒子植入治疗。待病理回报后，替吉奥胶囊（S1）单药口服。

介入手术：介入手术采用局麻，增强 CT 引导，20G 活检枪，Habib 单级射频消融导管及射频消融系统，^{125}I 粒子。术前患者禁食 8 小时，仰卧于 CT 检查床上，连接心电监护，训练患者呼吸。患者体表贴定位纸，首先行 CT 增强扫描，定位病灶部位及邻近肠管、血管结构，确认进针角度及深度。采用 20G 活检枪的穿刺套管针（刺入皮下后采用钝性针芯）进针至胰头沟突部病灶内，CT 扫描确认后，取活组织标本。沿穿刺针鞘送入单极射频消融电极，回退穿刺针鞘，CT 证实射频电极位置良好，打开电极（8W，2 分钟）对病灶进行射频消融，间歇 1 分钟后，同时回撤穿刺针套管及射频电极，对胰头部肿瘤再次进行射频消融（8W，2 分钟）。撤出射频电极，加用穿刺针芯将穿刺针重新刺入肿块内，CT 证实位置良好，撤出针芯，沿穿刺针鞘逐步排布 ^{125}I 粒子。治疗后再次行上腹部增强 CT 检查［图 9-5-（2）］。

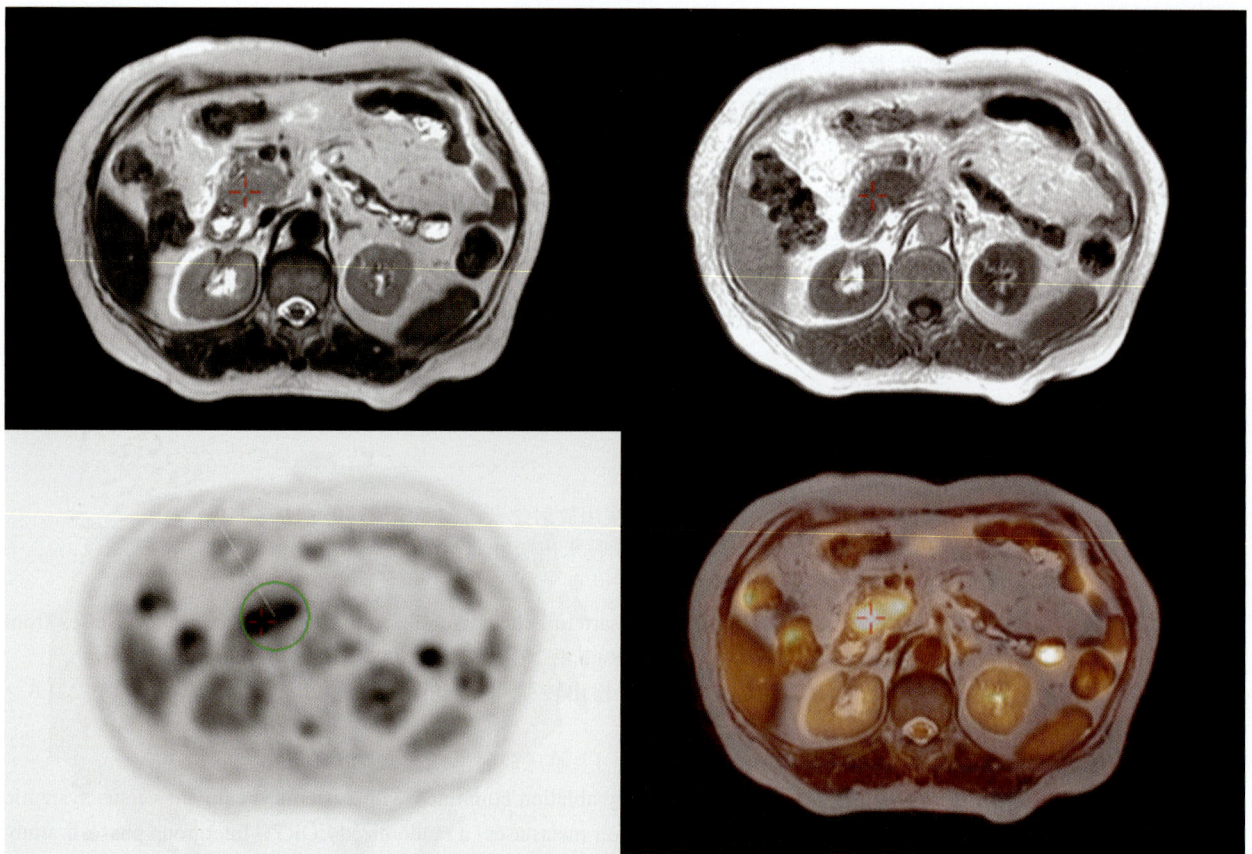

图 9-5-（1）　术前 PET/MRI
胰头钩突部高代谢病灶。

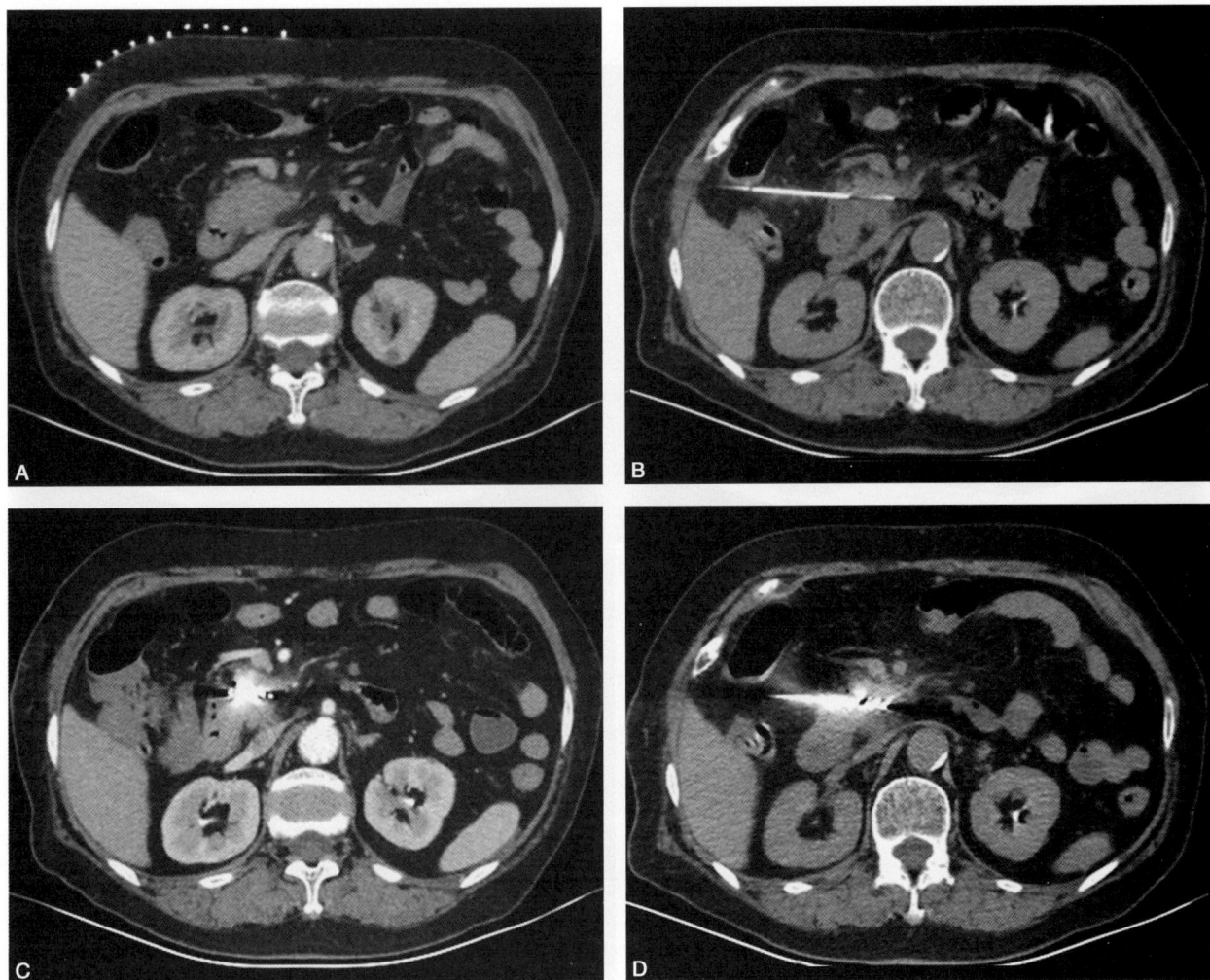

图 9-5-（2） 增强 CT 引导下射频消融和粒子植入

A. 术前定位 CT，显示钩突部弱强化病灶；B. 位于病灶内的射频针以及位于病灶边缘的 20G 穿刺针外套管；C. 粒子植入的过程；D. 术后复查增强 CT 显示胰腺周围少量渗出，穿刺针道腹腔内见少量出血。

术后观察与随访：患者术后禁食 24 小时，给予补液、抑酸、营养支持及抑制胰酶分泌治疗。3 天后复查 PET/MRI 显示病灶大部分代谢消失［图 9-5-（3）A］。术后 6 天复查 CA199：837.1IU/mL。术后 1 周 NRS 评分 3 分。术后病理回报腺癌［图 9-5-（3）B］。住院期间无胰腺炎及肠道、血管并发症发生，术后 1 周患者顺利出院，后续化疗方案：口服替吉奥，方案每周期第 1 日至第 28 日，口服 80～120mg/d，每 6 周重复。

术后 1 个月患者返回我科复查，增强 CT 扫描［图 9-5-（3）C］后依据 RECIST（实体瘤临床疗效评价标准）评效为 SD。NRS 评分 2 分。CA199：336.1IU/mL。现患者继续随访中。

一、概述

中国是胰腺癌高发区，发病率整体呈上升趋势，已跃居各类癌症死亡的第 7 位。而欧美国家胰腺癌的发病率更高，死亡率居恶性肿瘤的第 4 位，并且研究预测至 2030 年，发达国家胰腺癌死亡率将上升至恶性肿瘤的第 2 位，仅次于肺癌。胰腺癌恶性度高，患者 1 年生存率低于 25%，可手术切除者的 5 年生存率也不超过 5%，局部进展期和伴转移的胰腺癌患者中位生存时间分别为 6～10 个月和 3～6 个月。

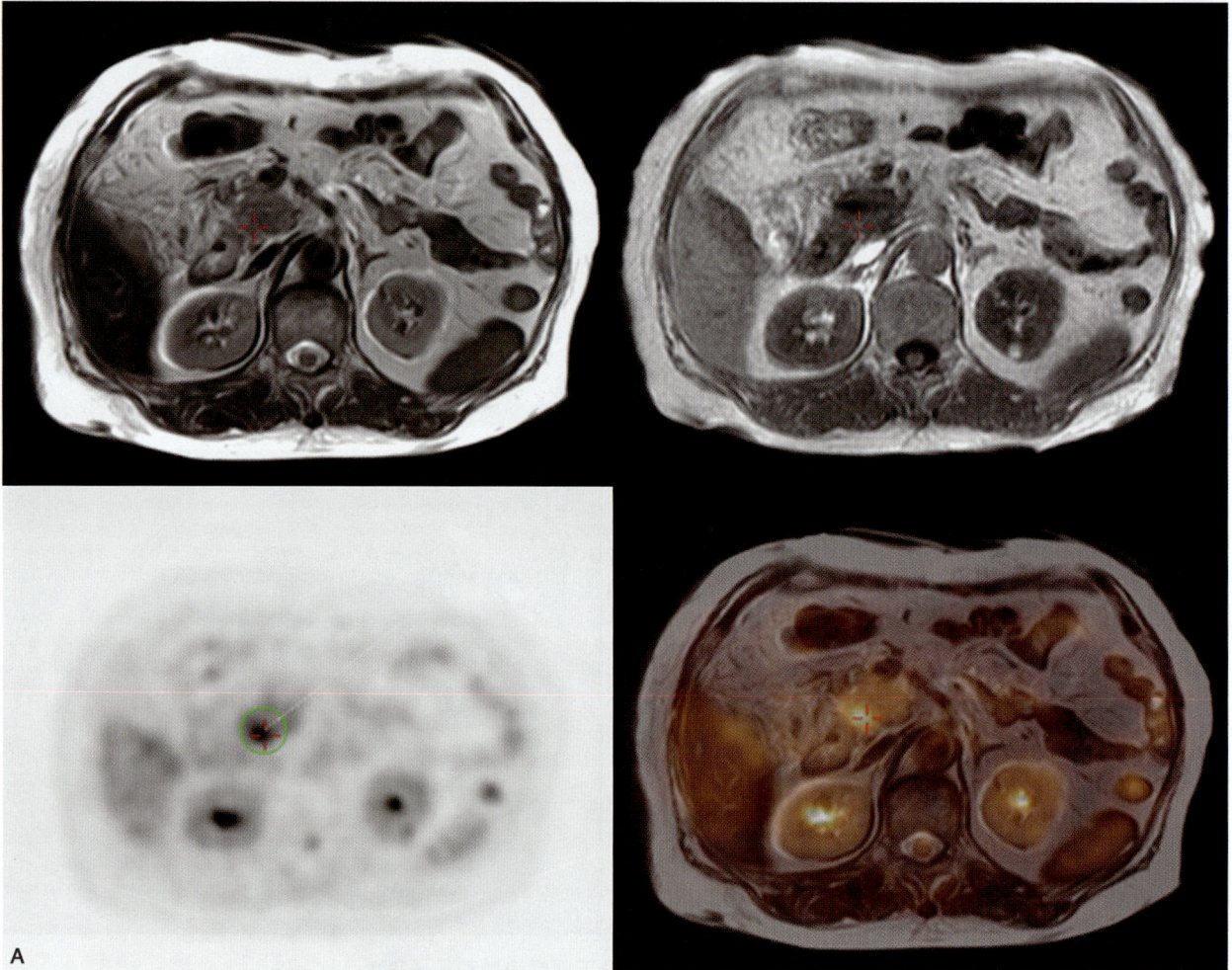

A

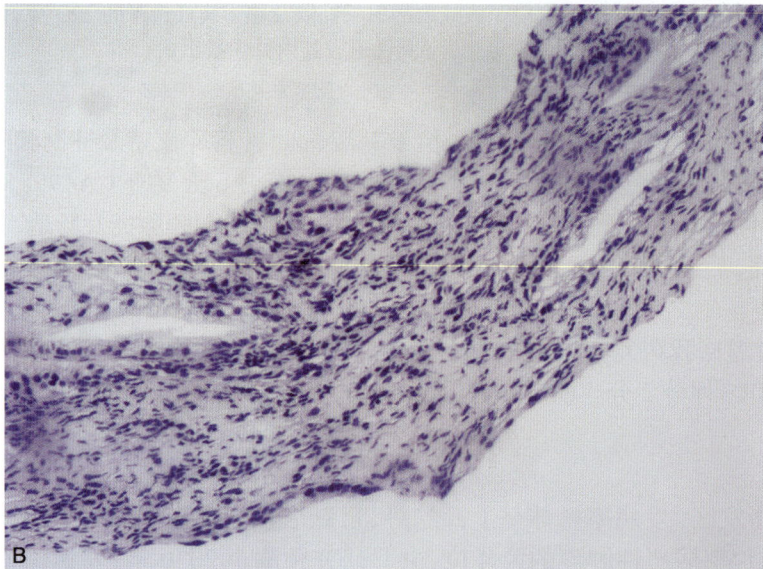

B

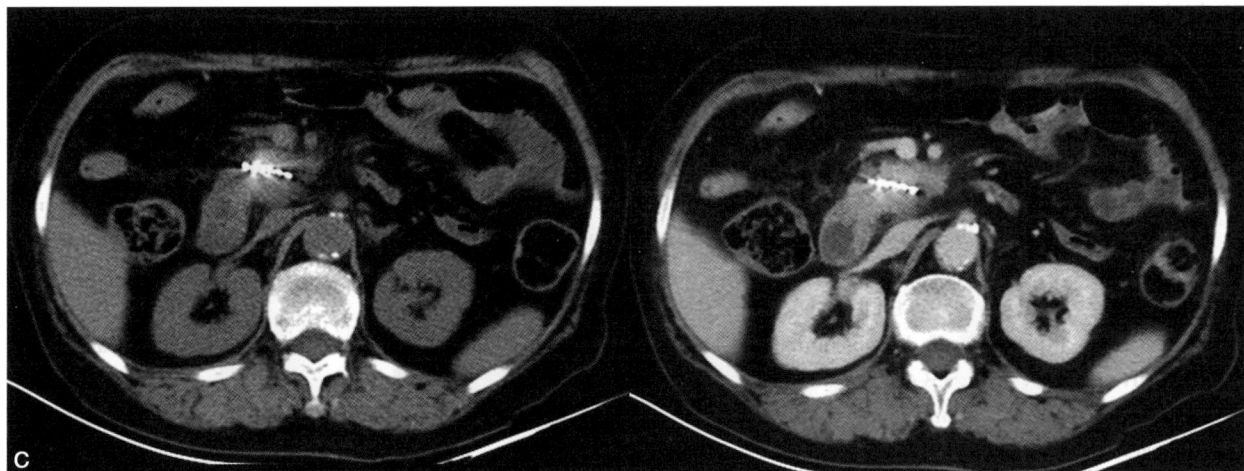

图 9-5-（3） 胰腺癌术后影像学复查及病理检查

A. 术后 3 日复查 PET/MRI，大部分病灶代谢消失，靠近肠道见少量肿瘤残留；B. 病理回报为腺癌，未提示分化程度；C. 术后 1 个月复查增强 CT，依据 RECIST 评效为 SD。

二、诊断与鉴别诊断

胰腺癌的临床诊断与鉴别诊断遵循以影像学（包括超声、CT、MRI、ERCP、PET、EUS）为基础的综合临床表现（疼痛、黄疸、体重下降、消化不良等症状），体格检查，实验室检查（CA199）的多学科诊治原则。组织病理学和/或细胞学检查是确诊胰腺癌的"金标准"。

三、多模式姑息治疗

由于 80% 的胰腺癌患者初诊时已失去外科手术的机会，目前，越来越多的医生和患者尝试全身化疗联合局部微创治疗的多模式姑息疗法。已报道的外科手术中经皮或超声内镜下胰腺癌局部治疗包括：射频消融（RFA），微波消融（MWA），冷冻消融，纳米刀（IRE，不可逆电穿孔），体部立体定向放疗（SBRT），^{125}I 粒子植入，高强度超声聚焦（HIFU），光动力学疗法（PDT）和局部抗肿瘤药物注射。

由于位置深在，周围重要脏器众多，大部分胰腺局部治疗多采用单一模式、开腹或超声内镜的方式完成。本病例采用增强 CT 引导下的经皮穿刺活检、射频消融和 ^{125}I 粒子植入一次性解决胰腺癌诊断和局部治疗的过程，对于高龄、外科姑息术后的患者无疑提供了一个很好的治疗选择。首先，增强 CT 引导，可以最大程度减少经皮穿刺损伤血管等胰腺周围结构的可能。并且，克服了超声引导下消融后气体生成等改变对后续粒子植入的干扰。术后即刻增强 CT 扫描有助于疗效的评价以及并发症的及时发现。由于采用了低造影剂用量（每次 60mL），所以两次增强扫描并没有显著增加患者肾脏的负担，同时积极的补液和水化降低了肾功损害的风险，患者术后 3 日复查肾功能正常。

其次，射频消融和 ^{125}I 粒子植入优势互补。^{125}I 粒子低剂量率的持续照射可以治疗不全消融后的肿瘤残留。而射频消融的引入可以一次性灭活大部分胰腺肿瘤，对于快速生长的病灶来说降低了肿瘤负荷，为 ^{125}I 粒子的长期治疗赢得时间。本病例 PET/MRI 检查再次明确显示出射频消融即刻的肿瘤杀伤作用。同时，联合治疗可以减少粒子植入的穿刺次数和粒子使用数量，潜在降低了出血、胰腺炎、放射损伤等并发症的发生。

最后，局部治疗可能有助于提高全身化疗的疗效。已有研究提示射频消融和粒子植入后可以增加肿瘤周围血流量及血管的通透性，有利于药物到达病灶发挥作用。虽然目前推荐的局部治疗方案仅适用于局部进展期胰腺癌的患者，但随着更多基础研究的开展和高质量临床研究的出现，相信局部联合治疗将成为各期胰腺癌综合治疗的重要手段。

（梁宏元）

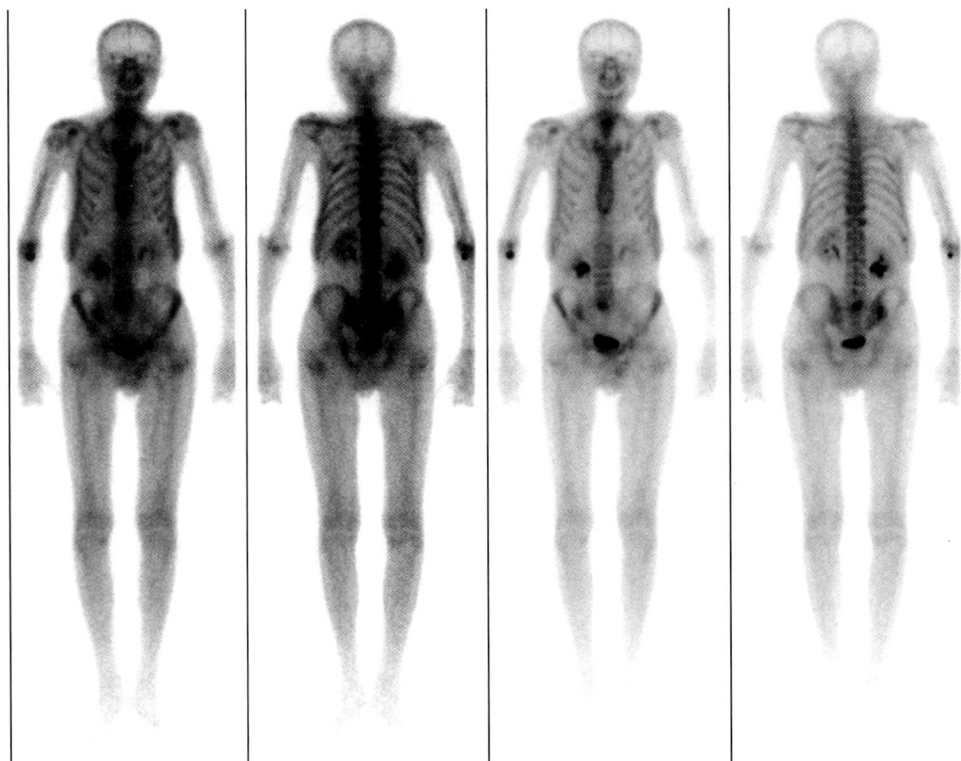

图 9-6-(3)　术后 5 个月复查全身静态骨扫描
原第 4 后肋核素浓聚现象消失。

一、概述

骨骼是晚期恶性肿瘤远处转移的常见部位,仅次于淋巴结和肺。骨转移瘤也是最常见的骨肿瘤,超过了各种原发骨肿瘤。骨转移瘤的常见并发症包括骨痛、病理性骨折、功能障碍等,会严重影响患者的生活质量。

二、临床表现

骨转移瘤引起疼痛的机制尚不明确,有文章指出,肿瘤浸润性生长压迫周围神经,骨质破坏引起的病理性微骨折,肿瘤本身释放的细胞因子增加疼痛传导,肿瘤细胞刺激破骨细胞溶解释放出更多细胞因子等,都是导致骨痛的因素。因此,对于骨转移瘤患者,除了要积极进行抗肿瘤治疗,还要兼顾有效的止痛治疗。

三、治疗

骨痛是一种复杂的疼痛综合征,包括持续的基础疼痛和短时的爆发痛,并且骨痛与运动及体位变化具有较大的相关性。对于此类疼痛,即便是强效的阿片类药物也很难控制,增加药物剂量的同时又会增加副作用。所以迅速有效地控制骨痛是临床医生面临的重要问题。为了有效缓解骨转移瘤患者的疼痛,临床上逐渐开展了诸如射频消融(RFA)、微波消融、冷冻消融、超声 Hifu 刀、经皮骨成形术等多种新的治疗方法,这些方法在治疗骨痛方面的优势十分显著。

射频消融是一种微创局部热毁损技术,主要由发生器、电极针和皮肤电极组成,对于较坚硬的骨组织,还包括不带有皮肤电极的双极射频针。在影像设备引导下将电极针直接穿刺至病灶内,通电后双极针会高速交替变换正负极,双向电流频繁交替,会激发电极针周围组织中离子和极性分子产生剧烈振荡,而振荡离子又和其他分子间相互摩擦产生热量向邻近组织传递,形成一个椭圆形高温区,从而促使肿瘤组织脱水、干燥,继而产生凝固性坏死,起到灭活肿瘤组织作用。肿瘤凝固性坏死后体积缩小,减轻了对神经的压迫,同时消融产生的热量聚集毁损了骨膜和骨皮质邻近的传感神经纤维,毁损了破骨细胞及肿瘤坏死因子、白介素等,达到消除疼痛刺激因子及传导途径的目的。因此,射频消融治疗可以达到消灭肿瘤和消除骨痛的双重治疗效果。

自 Dupuy 等首次报道了 RFA 可以缓解骨转移瘤痛以来,RFA 逐渐开始在临床应用并得到了认可。其主要优势在于,在影像引导下进针深度可灵活调整,病灶损毁范围可以精确控制。RFA 亦有缩小肿瘤体积的作用,可为瘤体过大不能进行手术的患者提供根治的机会。据报道,射频消融术可改善患者的生活质量,有效防止和减少骨相关事件发生,患者耐受性好,不良反应少。Madaelil 等研究证明,RFA 能够有效缓解骶骨转移瘤所致疼痛,并能有效控制局部肿瘤进展。除了单独应用 RFA,临床也在逐渐尝试将其与放疗、开放手术、椎体成形术等技术联合应用于骨转移瘤的治疗,尤其是对于髋臼、脊椎等身体重要支撑结构发生的骨转移瘤,RFA 联合骨水泥成形术可以更好地消除肿瘤和缓解疼痛,止痛效果优于单一的局部治疗,并且可以强化骨性结构的稳定性,具有三重疗效。

总之,针对骨转移瘤,RFA 既可以消灭肿瘤又可以消除骨痛,能够达到事半功倍的效果,值得临床大力推广。

（毛晓楠）

参考文献

[1] 孙燕.内科肿瘤学[M].北京:人民卫生出版社,2001.

[2] 干子阳,周建生.骨转移癌的姑息治疗[J].医学与哲学,2013,34(1B):45-47.

[3] 陈锦州.射频消融在骨肿瘤中的应用及研究进展[J].医学综述,2012,16(23):3591-3593.

[4] 李泓锡,姚鹏.奥施康定配合射频消融术治疗骨转移癌痛的效果观察[J].实用药物与临床,2017,20(7):812-815.

[5] 廖正银,游昕,蒲吉,等.经皮骨成形术治疗肿瘤骨转移疼痛[J].中国疼痛医学杂志,2011,17(12):714-718.

[6] 王东,聂远,蒋代国,等.椎间孔镜下射频消融治疗椎旁骨转移瘤患者顽固性疼痛的疗效观察[J].中华医学杂志,2013,93(29):2321-2323.

[7] Dupuy DE. Radiofrequency ablation: an outpatient percutaneous treatment[J]. Med Health R I, 1999, 82(6): 213-216.

[8] Georgy BA, Wong W. Plasma-mediated radiofrequency ablation assisted percutaneous cement injection for treating advanced malignant vertebral compression fractures[J]. AJNR Am J Neuroradiol, 2007, 28(4): 700-705.

[9] Sandri A, Carbognin G, Regis D, et al. Combined radiofrequency and kyphoplasty in painful osteolytic metastases to vertebral bodies[J].Radiol Med, 2010, 115(2): 261-271.

[10] 张丽云,陈克敏,王忠敏.骨肿瘤射频消融治疗研究进展[J].介入放射学杂志,2009,18(5):395-397.

[11] Madaelil TP, Wallace AN, Jennings JW. Radiofrequency ablation alone or in combination with cementoplasty for local control and pain palliation of sacral metastases: preliminary results in 11 patients[J]. Skeletal Radiol, 2016, 45(9): 1213-1219.

[12] Greenwood TJ, Wallace A, Friedman MV, et al. Combined ablation and radiation therapy of spinal metastases: a novel multimodality treatment approach[J].Pain Physician, 2015, 18(6): 573-581.

[13] 张然昕,汤小东,郭卫,等.射频消融辅助开放手术姑息性治疗脊柱转移癌的近期临床疗效[J].中国脊柱脊髓杂志,2016,26(9):839-844.

[14] Pezeshki PS, Davidson S, Murphy K, et al.Comparison of the effect of two different bone-targeted radiofrequency ablation(RFA)systems alone and in combination with percutaneous vertebroplasty(PVP)on the biomechanical stability of the metastatic spine[J].Eur Spine J, 2016, 25(12): 3990-3996.

[15] Schaefer O, Lohrmann C, Markmiller M, et al.Combined treatment of a spinal metastasis with radiofrequency heat ablation and vertebroplasty[J].AJR, 2003, 180: 1075-1077.

[16] Schaefer O, Lohrmann C, Herling M, et al.Combined radiofrequency thermal ablation and percutaneous cementoplasty treatment of a pathologic fracture[J].J Vasc Interv Radiol, 2002, 13: 1047-1050.

[17] Toyota N, Naito A, Kakizawa H, et al.Radiofrequency ablation therapy combined with cementoplasty for painful bone metastases: initial experience[J].Cardiovasc Intervent, 2005, 28: 578-583.

病例七 限流支架治疗经颈静脉肝内门体分流术后反复肝性脑病

病史：患者女，60 岁，4 年前无明显诱因出现呕血症状，于外院检查诊断为自身免疫性肝硬化、门静脉高压，近 4 年间反复出现呕血、黑便，应用药物保守治疗后好转。1 个月前出现腹胀症状，CT 及 MRI 提示肝硬化、门静脉高压、腹腔积液（图 9-7A～D），药物治疗腹胀无明显缓解，于 2015 年 6 月 9 日行经颈静脉肝内门体分流术（TIPS），术中造影示下腔静脉及肝静脉通畅，分流前测量肝静脉压力梯度（HVPG）为 $40cmH_2O$，置入 8mm×60mm 支架一枚进行分流，分流后测量 HVPG 为 $16cmH_2O$（图 9-7E～H）。出院后 1 个月内患者反复发生肝性脑病症状 4 次，外院应用药物治疗后无明显缓解。再次入我院后完善相关检查，考虑反复肝性脑病为 TIPS 分流道过大引起，于 2015 年 7 月 14 日行肝内门体分流道限流支架置入术。术中造影示原分流道血流通畅，测 HVPG 已降至 $4cmH_2O$（图 9-7I）。应用丝线缠绕金属裸支架的方法制作限流支架（图 9-7J），支架置入后即刻 HVPG 上升至 $12cmH_2O$（图 9-7K）。术后患者肝性脑病症状明显缓解，术后 3 天复查超声提示分流道血流通畅，分流道有效直径为 5.2mm（图 9-7L）。术后患者未再出现呕血、黑便及肝性脑病症状。2015 年 10 月（术后 3 个月）复查 CT 分流道通畅，腹腔积液消失（图 9-7M、N）。2017 年 2 月（术后 18 个月）复查 CT 分流道通畅，腹腔无明显积液（图 9-7O、P）。

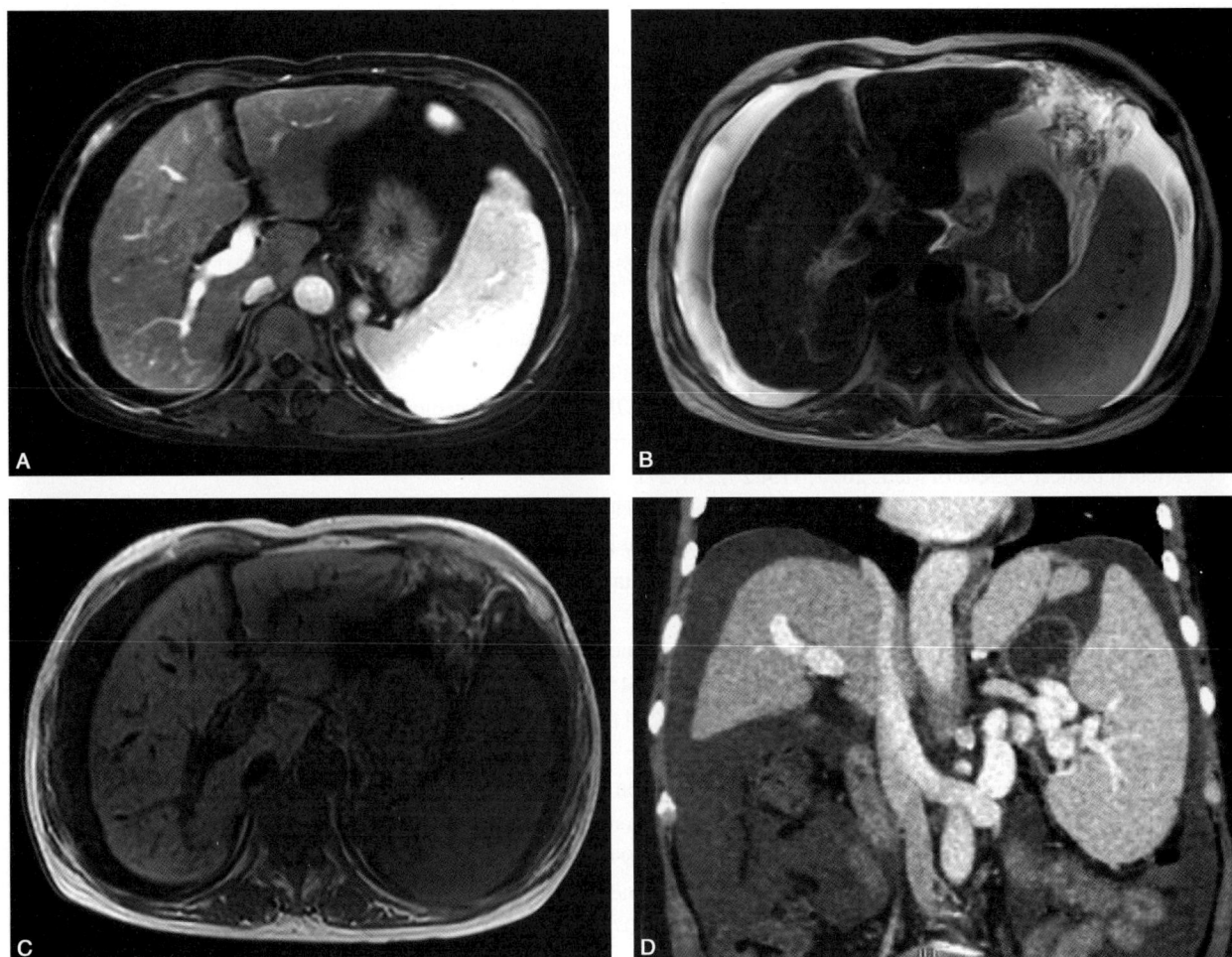

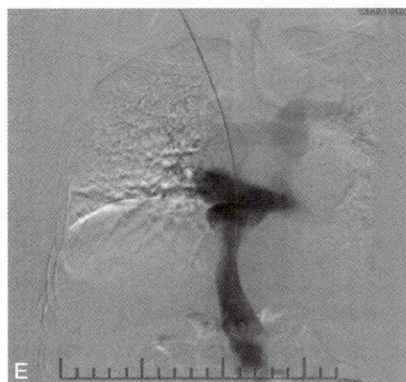
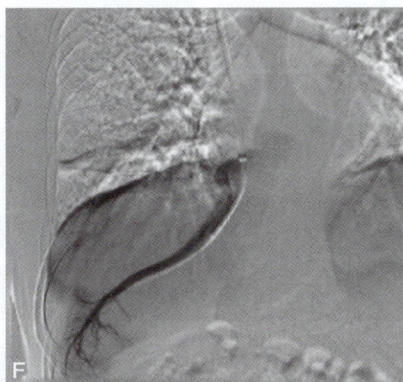
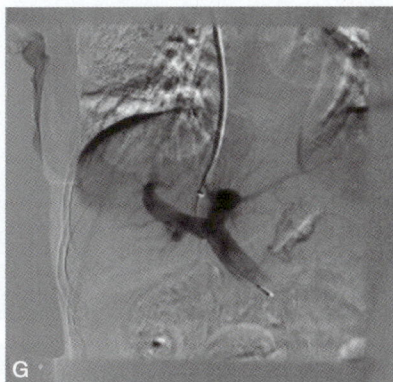
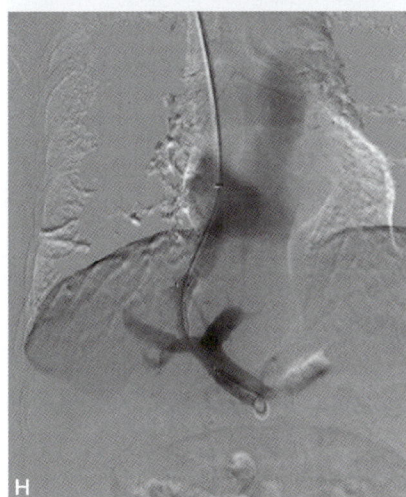
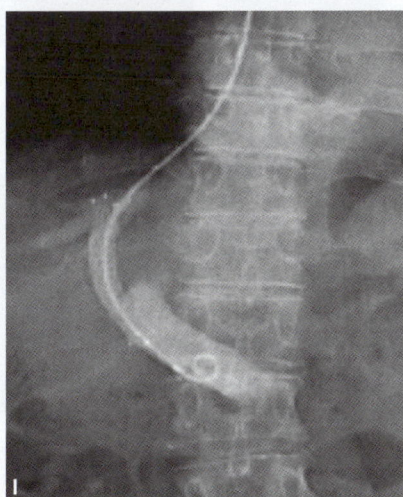
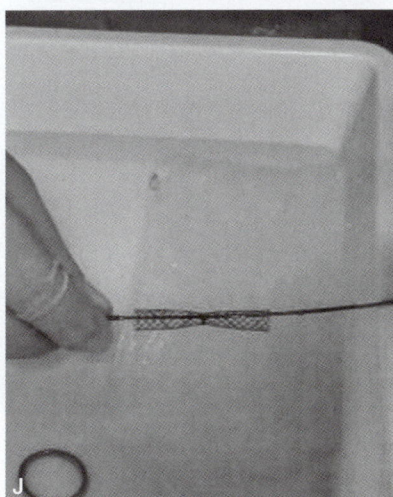
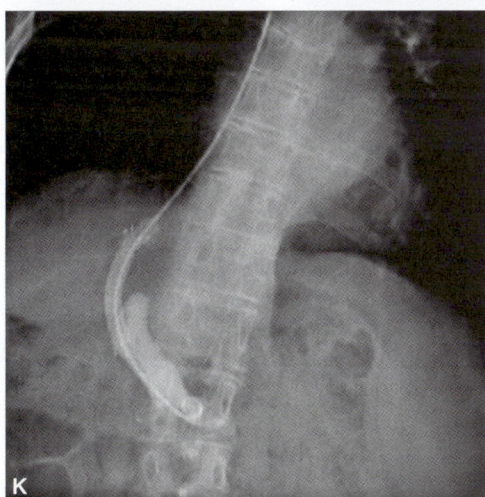
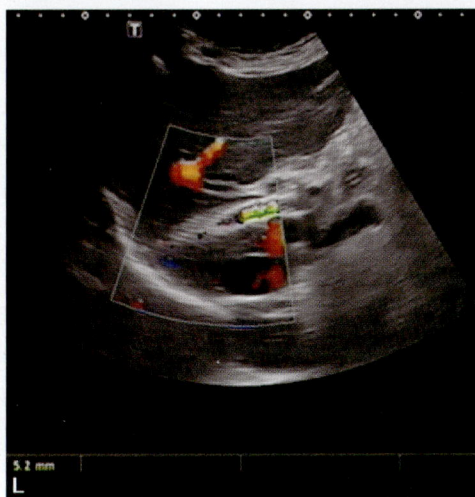

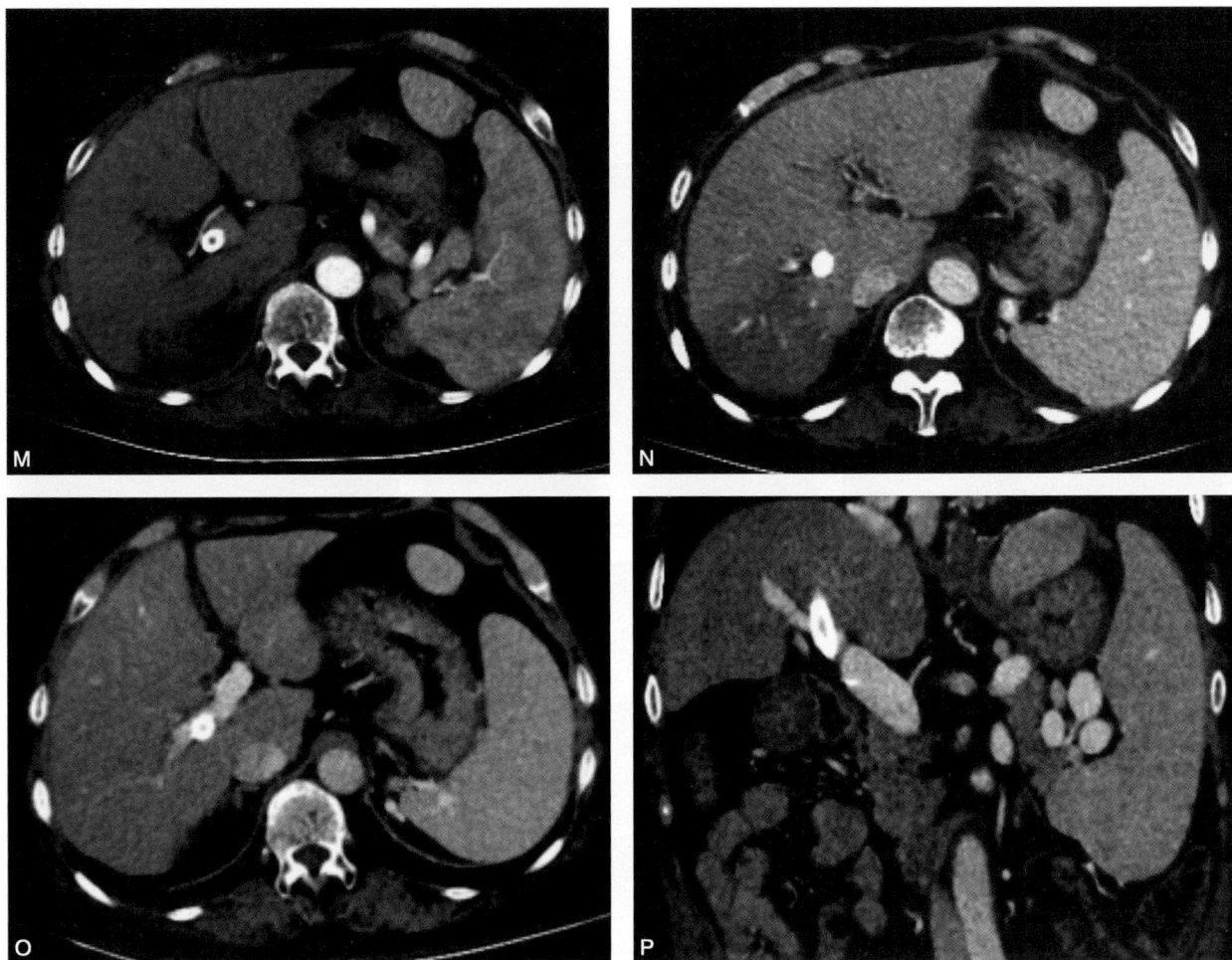

图 9-7　限流支架治疗 TIPS 术后反复肝性脑病

一、概述

肝硬化是由一种或多种病因长期或反复作用,引起的弥漫性、不可逆性肝脏损害。病理上以广泛的肝细胞变性、坏死、再生为特征,伴有结缔组织增生及纤维间隔形成,正常肝小叶结构破坏,假小叶形成,肝脏逐渐变形、变硬而发展为肝硬化。肝硬化时肝脏的组织结构改变导致肝血窦压力增高,进而导致门静脉血液回流阻力增加,使得门静脉血液回流缓慢、流量减少、压力增高。

门静脉高压症大多数由肝硬化引起,少数患者继发于门静脉主干或肝静脉回流受阻以及一些原因不明的因素。当门静脉血液不能顺利通过肝脏经过下腔静脉回流入心脏时,就会引起门静脉的压力增高,出现一系列相关的临床表现,如脾大、脾功能亢进、食管胃底静脉曲张甚至破裂出血、腹水等。门静脉高压症不是单一脏器的独立疾病,而是涉及多器官、系统的一组临床综合征,机制复杂,病因和整个疾病的发展、演变过程仍不完全清楚,治疗方法多种多样,其疗效及预后的影响因素较多,需要根据患者病情选择适当的个体化治疗方案,减少并发症,改善患者生活质量。

经颈静脉肝内门体分流术(transjugular intrahepatic portosystemic shunt, TIPS)是数十年来逐渐成熟的用于治疗肝硬化门静脉高压症的一项介入治疗手段,它综合了穿刺、血管成形、支架置入等多项介入技术。TIPS 主要原理是经由颈内静脉入路,采用特殊穿刺装置、球囊导管及血管内支架在较粗的肝静脉和肝内门静脉之间建立一个有效的分流道,使部分门静脉血流经分流道直接汇入体循环,从而降低门静脉压力。

二、临床表现

各种原因所致肝硬化均可引起门静脉高压症,病因不同,病理改变有所不同,临床表现多种多样,可归纳为以下 4 个方面的症状和体征:

(一)肝脏功能受损

表现为面色晦暗、乏力、食欲减退、蜘蛛痣、肝掌、睾丸萎缩、男性乳房发育、皮肤巩膜黄染、转氨酶增高、低蛋白血症、凝血功能不全、组织水肿、腹水等。

(二)门静脉压力增高

不同程度的脾大、脾功能亢进引起外周血红细胞、白细胞和血小板减少,严重者可伴有门体静脉交通支形成、开放及破裂出血引起呕血、黑便、腹壁静脉曲张等。约 25% 的患者在第 1 次大出血时即因出血性休克或肝脏功能衰竭死亡;部分患者出血虽然停止,但常在短期内复发出血;在第 1 次出血后 1~2 年内,约半数患者可再次出现大出血,且肝脏功能恶化,死亡率大大增加。

(三)肝炎肝硬化基础上肝脏再生结节癌变

肝炎肝硬化基础上发生门静脉高压患者,尤其是大结节性肝硬化患者,肝癌的发生率较高,给治疗带来较大困难,预后较差。

(四)肝外表现

肝性脑病、肝肾综合征、肝肺综合征、免疫力低下继发腹水感染等。

三、影像学表现

(一)超声

肝硬化门静脉高压患者可表现为肝实质回声粗糙、不均匀,肝表面凹凸不平呈结节状,门静脉增宽,血流速度减慢,其内可见血栓。脾大,腹腔内可见游离液体。

(二)CT

肝脏形态及密度的改变:肝脏体积缩小,肝叶比例失调,肝右叶及左内叶萎缩较常见,尾状叶及左外叶代偿性肥大。肝裂增宽,肝门开大,肝脏发生逆时针转位。肝脏纤维化、结节再生会导致肝内密度不均匀。

继发性改变:脾脏增大增厚,脾静脉扩张。肝表面、腹腔内散在游离液性密度。门静脉主干扩张,侧支循环血管形成、扩张、扭曲,包括奇静脉、胃冠状静脉、食管 - 胃底静脉及腹膜后的旁路侧支循环静脉。常位于脾门附近、食管下段和胃底贲门区,表现为团状、结节状软组织影,增强扫描明显强化,很容易识别其血管性质。

(三)MRI

一般表现与 CT 相似,MRI 在肝硬化诊断及肝内结节性质判断方面要优于 CT。同时,MRI 在显示门静脉与体循环之间的侧支循环血管方面也有独到的优势。典型部位的侧支循环血管表现为迂曲扩张或集合成团的管状血管流空信号。

四、诊断与鉴别诊断

(一)临床表现

可有肝炎、血吸虫病、长期饮酒史,有黄疸、鼻出血、牙龈出血或上消化道出血史,或有慢性腹泻、腹胀、下肢浮肿等。查体可有黄疸、肝掌、蜘蛛痣及腹壁静脉曲张,肝脾肿大、腹水等。

(二)实验室检查

血常规表现为红细胞、白细胞及血小板减少,大便隐血试验阳性,凝血功能异常,血清总胆红素、转氨酶增高,白蛋白降低。乙肝、丙肝等相关的抗原抗体、蛋白电泳及免疫学检查可以表现异常。

（三）影像学检查

超声检查可评估肝、脾大小和有无肝硬化、腹水及其严重程度,测量脾静脉、门静脉直径及有无血栓形成,评估门静脉血流方向等。X线钡餐透视检查可评估食管胃底静脉曲张情况;CT及MRI可以观察肝、脾大小、形态以及血管的直径及走行情况,必要时可行肝静脉、下腔静脉及门静脉造影检查;纤维胃镜检查可确定食管-胃底静脉曲张及其严重程度以及有无出血危象,同时能够与胃十二指肠溃疡、糜烂性胃炎、胃癌等引起的出血相鉴别。

五、介入治疗

TIPS是应用一种微创的方法,在肝脏内建立一条由门静脉向体循环的分流通道,由于自然存在的势能差,门静脉内的高压血液可以通过该分流道流入体循环,从而直接降低门静脉压力,缓解门静脉高压相关并发症。

1. TIPS手术适应证 ①内科治疗无效,又不适合或不愿接受外科治疗的肝硬化门静脉高压性上消化道出血;②既往有消化道出血病史,目前有再出血或再出血风险的门静脉高压患者;③经内镜下硬化治疗后仍有反复出血或有胃底静脉曲张或破裂出血者;④肝硬化门静脉高压所致难治性腹水患者;⑤肝移植术前作预防出血治疗者;⑥外科治疗后再出血的肝硬化门静脉高压患者;⑦巴德-基亚里综合征继发门静脉高压性上消化道出血者。

2. TIPS手术禁忌证 急诊静脉曲张破裂大出血时,TIPS无绝对禁忌证,但在下列情况时应持谨慎态度:①重要脏器如心、肺、肾功能严重不全;②肺动脉高压存在右心衰者;③难以纠正的凝血功能障碍者;④顽固肝性脑病者;⑤未受控制的感染性疾病,尤其是存在胆道系统感染者;⑥多囊肝或肝脏多发囊肿者;⑦肝癌合并重度静脉曲张者;⑧门静脉海绵样变性。

3. TIPS治疗过程 ①术前充分复习患者影像信息,经右颈静脉穿刺插管至肝静脉,注入对比剂显示肝静脉及其分支,必要时可以选择性肠系膜动脉或脾动脉插管行间接门静脉造影。②通常选择肝右静脉或肝中静脉与门静脉之间建立分流道。将穿刺装置插入肝静脉内,向预定的门静脉分支穿刺,边拔针边抽吸,抽出静脉血液后造影证实是否在门静脉内,然后经穿刺针外套管插入导丝至肠系膜上静脉或脾静脉,换5F猪尾导管至脾静脉造影并测量压力。③门静脉造影后插入超硬导丝至脾静脉或肠系膜上静脉,沿导丝插入球囊导管扩张肝内分流道,然后置入血管内支架覆盖分流道全程。④肝内分流道建立后对胃冠状静脉、胃短静脉及所属食管胃底静脉血流仍然明显者进行栓塞,栓塞后再次进行门静脉造影及测压,确定门静脉压力下降,分流道通畅后拔管。

4. TIPS术后并发症及处理 ①分流道再狭窄:术后抗凝治疗;再次介入治疗,包括球囊导管扩张、原位置入支架、平行TIPS等。②肝性脑病:肝性脑病是影响TIPS疗效的主要并发症,目前认为TIPS术中选择门静脉左支进行分流、采用8mm支架分流、术后严格控制食物中蛋白摄入等措施可降低肝性脑病的发病率。发生肝性脑病后需及时对症处理,如术后反复肝性脑病发作需进行分流道栓塞或进行限流支架置入,避免进展为肝性脊髓病。

（马羽佳）

参考文献:

[1] Franchis RD, Expanding consensus in portal hypertension: Report of the Baveno VI Consensus Workshop: Stratifying risk and individualizing care for portal hypertension[J]. J Hepatol, 2015, 63(3): 743-752.

[2] 中华医学会消化病学分会消化介入学组. 经颈静脉肝内门体静脉分流术治疗肝硬化门静脉高压共识意见[J]. 中华消化杂志, 2014, 34(1): 3-6.

[3] Ginès P, Cárdenas A, Arroyo V, et al. Management of cirrhosis and ascites[J]. N Engl J Med, 2004, 350(16): 1646-1654.

[4] García-Pagán Juan Carlos, Caca Karel, Bureau Christophe, et al. Early use of TIPS in patients with cirrhosis and variceal bleeding[J]. N Engl J Med, 2010, 362(25): 2370-2379.

［5］European Association for the Study of the Liver. EASL clinical practice guidelines on the management of ascites, spontaneous bacterial peritonitis, and hepatorenal syndrome in cirrhosis［J］. J Hepatol, 2010, 53（3）: 397-417.

病例八　高度疑似肝脓肿的胆管细胞腺癌

病史：患者女，43 岁，以"右上腹胀痛 20 天"为主诉入院。2 年前因肝内胆管结石、胆道梗阻行胆囊切除术及胆道探查、T 管引流术。入院后完善肝脏增强 CT［图 9-8-（1）］，发现肝左叶占位，考虑脓肿形成，遂行肝脓肿穿刺引流术，术中无法抽出脓汁，抗炎治疗后症状缓解出院。6 周后复查上腹部增强 CT［图 9-8-（2）］，发现肝左叶占位增大，行穿刺活检，病理结果提示为胆管腺癌。

一、概述

周围型肝内胆管细胞癌（peripheral intrahepatic cholangiocarcinoma）是指起源于肝内小胆管或末梢胆管上皮的恶性肿瘤，是肝脏第 2 高发的原发性恶性肿瘤，占肝内原发性恶性肿瘤的 5%～10%。好发于 50～70 岁的老年人，女性比例稍高，95% 为腺癌。其发病率近年来呈持续上升趋势，恶性程度高，临床表现及实验室检查缺乏特异性，治疗效果及预后欠佳，因此早期发现并正确诊断至关重要。

已证实影响胆管细胞癌的危险因素包括肝内胆管结石、原发的硬化性胆管炎、肝吸虫感染、慢性病毒性肝炎、胆总管囊肿，其中，胆管细胞癌与长期胆道感染和炎症联系紧密的文献最多。多数学者认为肝内胆管结石引起的胆汁淤积和反复的胆管炎可以导致胆管周围炎症发展、黏膜上皮细胞增生、增生性乳头状腺瘤和胆管细胞癌的发生发展，但单纯患有肝胆结石不能提供致癌刺激因素，还可能受遗传、免疫、营养、环境等多种因素的共同影响。

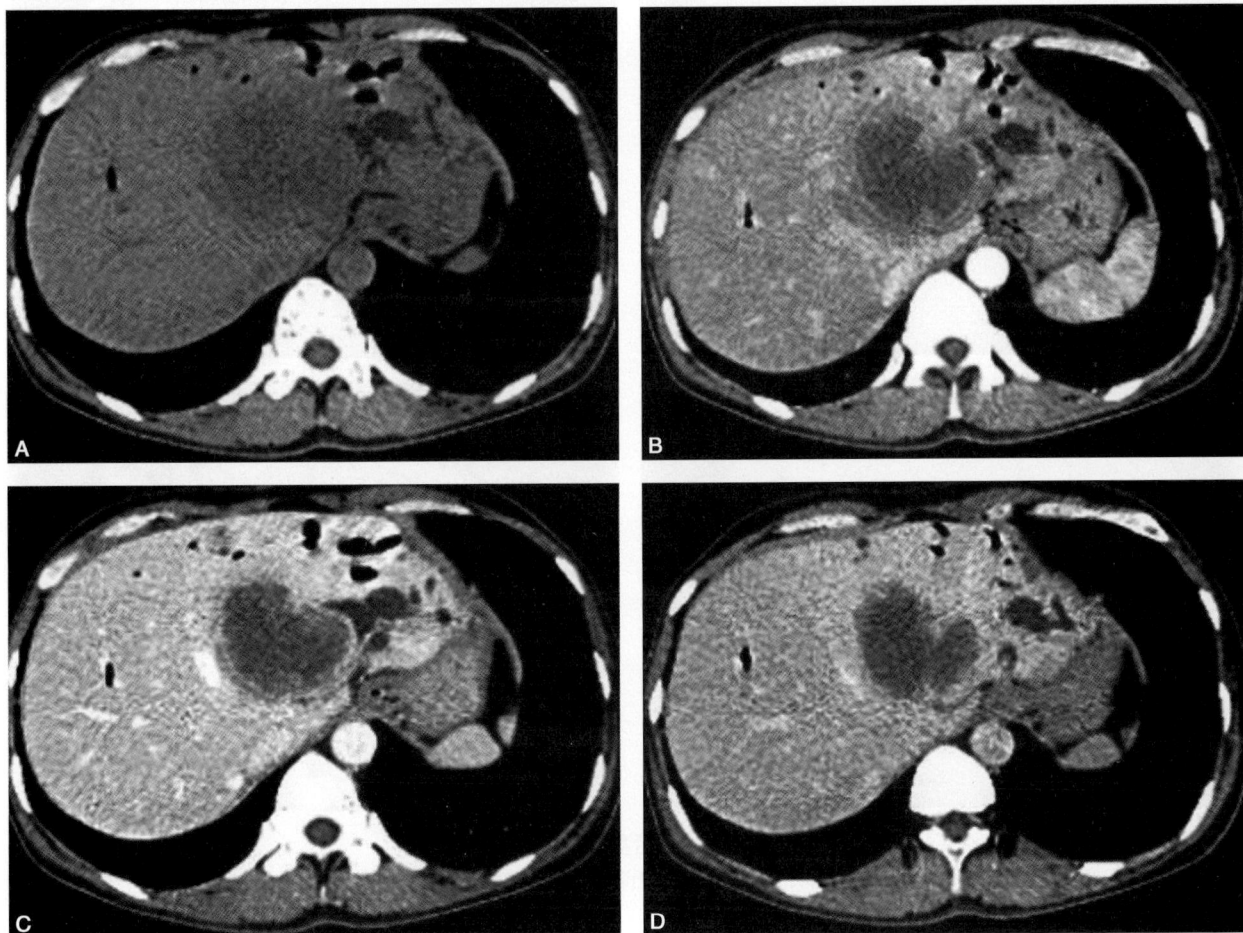

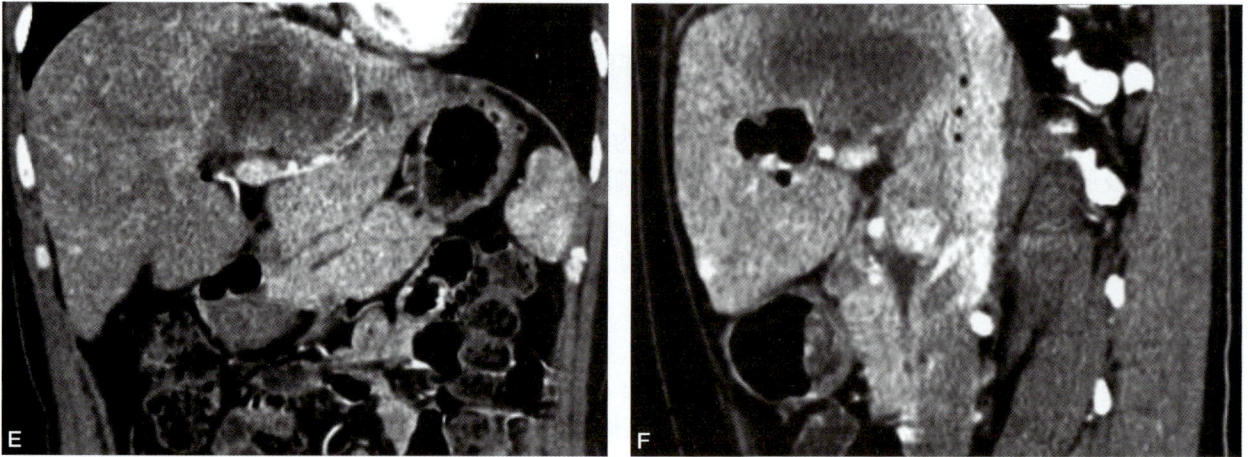

图 9-8-（1） 术前增强 CT 图像

A. 平扫：肝左叶大片状不均匀低密度影，边界模糊；B. 动脉期：病灶周围见片状异常灌注；C. 门静脉期：病灶边缘呈不完整环状强化；D. 延迟期：病灶强化部分向内延伸，呈向心性延迟强化；E、F. 门静脉期冠、矢状位重建：病灶区肝被膜局限性向内凹陷。

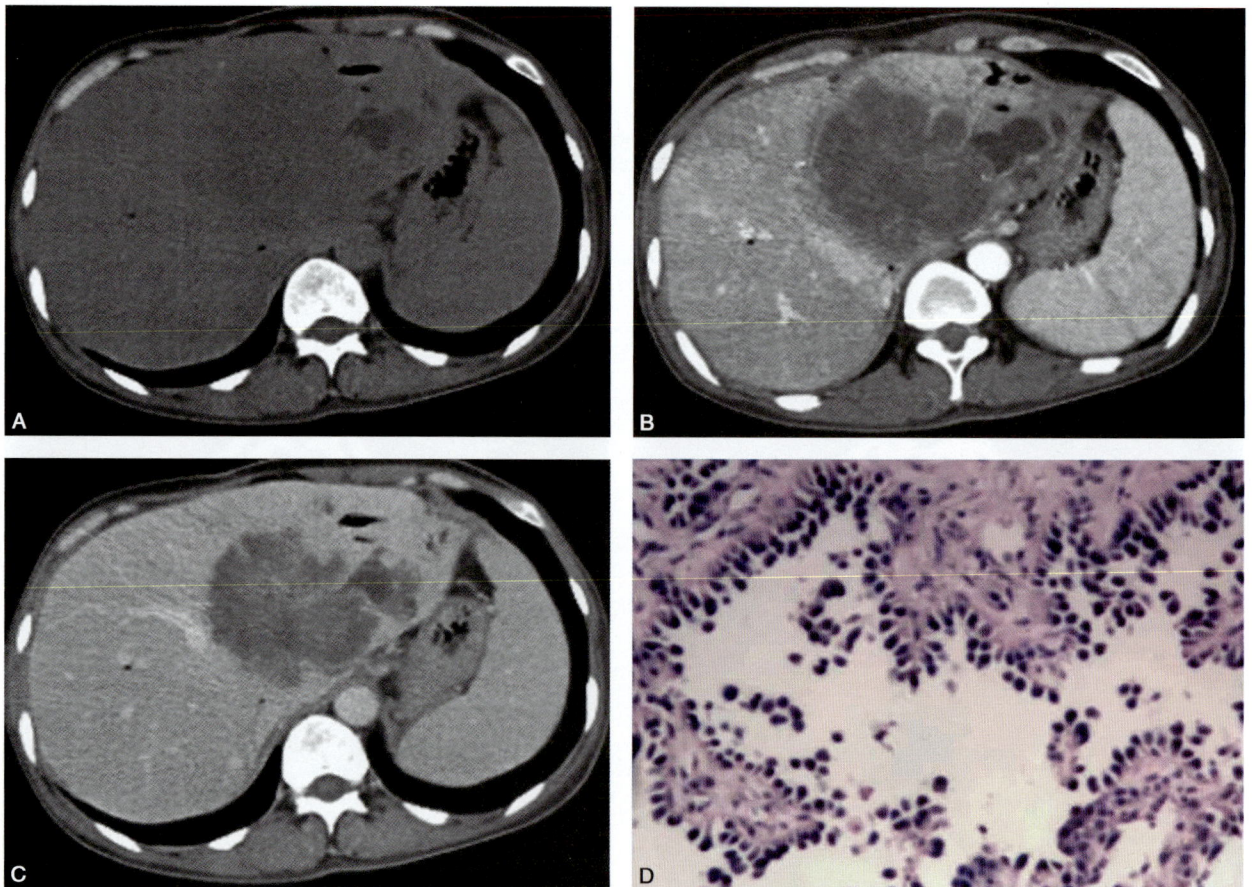

图 9-8-（2） 术后复查增强 CT 图像

A～C. 平扫、动脉期、静脉期：肝左叶占位较前增大；D. 病理结果提示胆管腺癌（中分化）。

周围型肝内胆管细胞癌体积常较大,直径多为 5~20cm,大体外观常为灰白色、质地较硬,呈浸润性生长,可见导管及致密的纤维基质,主要由不同分化程度的管状结构组成;肿瘤坏死、出血少见且范围小,囊变罕见;可有卫星灶。镜下可见大小不一的腺腔,较正常胆管大,多为典型的腺癌结构,腺管及腺泡腔内可见无胆汁的黏液成分。

二、临床表现

根据大量临床资料报道,本病临床表现呈多样性,缺乏特异性症状和体征。早期多表现为上腹部不适或闷痛、胀痛、乏力、食欲减低、体重减轻,较为隐匿;晚期可出现腹痛、体重下降、腹部肿块等。患者肝功能可正常,AFP 大多不升高,部分患者的 CEA、CA19-9、碱性磷酸酶、γ-谷氨酰转肽酶可显著升高。周围型肝内胆管细胞癌好发于肝左叶外侧段,肿瘤沿着胆管黏膜浸润性生长,引起胆管狭窄、阻塞及扩张。发生在肝门部的胆管细胞癌多合并梗阻性黄疸,若同时合并胆结石者多有反复发作的上腹痛、发热和/或黄疸表现。

三、影像学表现

(一)超声

超声具有简单、经济、无创等优点,是临床筛查的首选方法,可检出包块、肝内胆管扩张及腔内新生物。周围型肝内胆管细胞癌多表现为单发、均匀的低回声肿物,有时可以见到卫星灶,当肿瘤较大伴中心纤维化和坏死时可表现为均质内深藏的回声。彩色多普勒超声可清楚显示肿块内部及周围血流分布情况。

(二)X线

肝动脉造影肿瘤血管和肿瘤染色不明显,肿瘤侵犯周围肝内血管引起血管边缘不规则,甚至狭窄或阻塞。

(三)CT

周围型肝内胆管细胞癌通常较大,表现为肝内边缘不清的低密度肿块,可有浅分叶,偶可见病变内钙化。肿块周围可见局限性胆管扩张、胆汁淤积或胆石形成,胆管扩张表现多样,肿瘤阻断肝内胆管分支可引起远侧胆管扩张,沿管壁蔓延,可至肿瘤侧,甚至远离肿瘤部位的胆管扩张,文献报道肿块周围出现肝内胆管扩张是诊断胆管癌的重要依据,此征象出现率为 41%~52%。病灶处的包膜回缩被认为是周围型肝内胆管细胞癌的特征性表现,与肝内其他占位性病变所形成的外凸现象形成明显对比,对于诊断和鉴别诊断具有重要的参考价值。周围型肝内胆管细胞癌多表现为少血供的特点,即增强扫描的动脉期仅瘤周轻度薄环状强化,明显不同于富血供肿瘤如肝细胞癌在动脉期的明显强化。肿瘤内含有丰富的间质成分,因此还具有延迟强化的特点,即延迟期肿瘤强化范围增大、程度增强等,这是胆管细胞源性肿瘤的特点之一。此外,CT 还可显示门静脉与肝静脉受累及肝内转移等情况,有助于明确肿瘤分期。

(四)MRI

具有多个序列成像、组织分辨率高等特性,在显示肿物本身及周围肝组织改变方面有优势。同时因其组织对比性较好,在显示小的肝转移灶、淋巴结转移及肿块侵犯门静脉方面优势显著。周围型肝内胆管细胞癌在 T1WI 上呈低信号,T2WI 上呈高信号,其信号强度变化可反映肿瘤的成分,肿瘤无明显包膜。按照肿瘤内纤维组织、分泌黏液及坏死组织的多少可将周围型肝内胆管细胞癌分为两种亚型:一种为硬化型,即含有大量纤维组织,而黏液及坏死组织较少,T2WI 表现为稍高信号;另一种为纤维组织含量较少,而黏液和坏死组织较多,其 T2WI 信号较前者高。增强扫描多表现为渐进性向心性强化,即动脉期病灶边缘呈轻至中度结节状或不完整环形强化,强化程度低于或等于正常肝实质,门静脉期强化逐渐向中心延伸,至延迟期随着时间延长,病灶进一步强化,高于或等于周围正常肝实质,这种延迟性强化形式在肝脏恶性肿瘤中以胆管癌最为常见。同时,可伴有肝包膜局部回缩、周围肝内胆管轻度扩张及其内结石。

磁共振胆胰管造影（MRCP）是一种无创的胆胰管显影技术，所有的软组织信号被抑制，不仅肝内外胆管显示完整，还可显示胆管的异常狭窄、扩张以及胆管内的结石影或充盈缺损，对其定位诊断很有帮助。结合 MRCP 与 MRI，可以观察到胆管的变化和肿瘤的范围，这是其他影像学检查无法达到的效果，可对及时、准确发现有关病变起到重要的参考作用。

四、鉴别诊断

（一）肝细胞癌

患者一般合并肝炎或酗酒史，多发生在肝硬化基础上，患者生化检查通常有 AFP 升高表现。肿块有假包膜者边缘清楚，是肝细胞癌（hepatocellular carcinoma，HCC）CT 诊断的重要征象。增强扫描呈"快进快出"形式，即在动脉期主要由肝动脉供血的肿瘤出现明显斑片状、结节状早期强化，在门静脉期，门静脉和肝实质明显强化，而肿瘤没有门静脉供血，强化程度迅速下降，至平衡期，肝实质继续保持较高程度强化，肿瘤强化程度则继续下降而呈相对低密度表现。

（二）肝海绵状血管瘤

大多无临床症状。超声检查以均匀强回声为主。CT 增强扫描肿块由边缘开始强化，呈结节状、棉团状，逐渐向中心呈渐进性填充，强化维持时间较长，在门静脉期仍为高密度，延迟到 3 分钟以上仍有强化。MRI 扫描血管瘤在 T2WI 上呈明显的高信号，即"灯泡征"，周围肝组织质地正常，无明显基础病变。

（三）肝细胞腺瘤

好发于年轻女性，部分有口服避孕药史。超声因肿瘤有出血而常呈不均匀回声，无出血者呈低至高回声。CT 增强扫描动脉期腺瘤多明显强化，门静脉期及平衡期呈等密度。MRI 扫描腺瘤多表现为 T1WI 呈等、低信号，T2WI 呈高信号，伴内部出血者依出血时间而信号水平不一，T1WI 可见斑片状高信号或混杂信号，增强 MRI 所见如同动态 CT。

（四）肝转移瘤

有原发灶及相关病史。常为肝内多发病灶，增强扫描强化方式与原发灶类似。病灶以小而多为特点，形态大多为圆形或类圆形，大小在 2～5cm 多见，增强扫描多数呈环状强化，部分呈瞳孔征、牛眼征、圈饼征。

（五）不典型肝脓肿

脓肿早期未形成明确的液化坏死腔，或应用抗生素造成病程不典型，细菌数量少、毒力弱等情形，从临床到影像学改变均不甚典型，称为不典型肝脓肿。因此，与周围型肝内胆管细胞癌鉴别有时较为困难，可导致相互误诊，综合文献报道，从影像学角度，两者可从以下几个方面加以鉴别：

1. **好发部位**　周围型肝内胆管细胞癌以肝左叶多见，可能与左肝易感染及容易发生肝内胆管结石有关；肝脓肿发生于肝右叶多见，与门静脉分支走向有关。

2. **边缘强化征**　表现为病灶周围有环状或部分环状强化，动脉期明显强化，门静脉期及延迟期与正常肝组织相同。当肝脓肿与周围型肝内胆管细胞癌都表现为边缘环形强化时，对环形是否完整的观察和评价在两者的鉴别诊断中起重要作用，环形完整强化在肝脓肿的出现率更高，环形不完整强化在周围型肝内胆管细胞癌的出现率更高。

3. **向心性延迟强化**　向心性延迟强化被认为是周围型肝内胆管细胞癌的特征性表现，具有诊断性意义。表现为门静脉期病灶边缘强化下降，强化范围向内部延伸，但强化程度低于肝实质，延迟期进一步强化，其中央低密度无强化区随着时间延长而缩小，似"沙滩征"。

4. **肝被膜回缩征**　病灶区的局部肝被膜呈局限性凹陷。有研究认为该征象仅出现于恶性肿瘤，但近年来有文献报道良性病变也会出现此征。

5. **靶征**　周围型肝内胆管细胞癌靶征出现率低，且多为单靶，即中央为低密度坏死区，边缘为囊壁形成的强化环；而肝脓肿靶征出现率较高，常可见双靶，即在单靶囊壁外又环绕低密度水肿带。外环可延时增强为等密度，此被认为是其特征。

6. 分隔状强化　又称为簇状征、花瓣征、蜂窝征等，多出现在动脉期、门静脉期，呈多房或蜂窝状低密度区，增强扫描病灶内间隔可有强化。有文献报道 CT 检查患者肝脏发现分隔状强化和坏死区出现气液平面，对于提示肝脓肿具有重要的参考价值。

7. 肿块缩小征　多见于延迟期，表现为病灶周围延时强化为等密度，而病灶内间隔可见持续强化，低密度液化坏死区显示更清楚，病灶较平扫时缩小。肿块缩小征反映了化脓性炎症或残留肝组织的炎症反应，在两者的鉴别诊断中对肝脓肿有更大的提示意义。

此外，肝脓肿常伴有发热、白细胞升高、肝区压痛等表现，应结合病史、体征及其他相关临床资料综合分析，并动态观察图像变化，必要时行超声引导下穿刺定性。

（畅智慧）

参考文献

[1] Maetani Y, Itoh K, Watanabe C, et al.MR imaging of intrahepatic cholangiocarcinoma with pathologiccorrelation[J]. Am J Roentgenol, 2001, 176(6): 1499-1507.

[2] 孙美洲，段立伟，李东复，等.胆管细胞型肝癌临床诊治进展[J].胃肠病学和肝病学杂志，2012，21(3): 213-215.

[3] Zhang Y, Uchida M, Abe T, et al. Intrahepatic peripheral cholangiocarcinoma: comparision of dynamic CT and dynamic MRI[J]. J Comput Assist Tomogr, 1999, 23(5): 670-677.

[4] Valls C, Guma A, Puig I, et al.Intrahepatic peripheral cholangiocarcinoma: CT evaluation[J].Abdom Imaging, 2006, 25(5): 490-496.

[5] 郭启勇.实用放射学[M].北京：人民卫生出版社，1993.

[6] 白人驹，张雪林.医学影像诊断学[M].北京：人民卫生出版社，2010.

[7] 王红琴，杨光钊.囊性肝内胆管细胞癌与肝脓肿 CT 征象及鉴别诊断[J].放射学实践，2013，28(4): 424-427.

病例九　椎动脉假性动脉瘤介入治疗

病史：患者以"左侧手臂疼痛 1 周余"为主诉入院。患者 1 周前无诱因出现左侧手臂疼痛，呈持续性疼痛，阵发性加剧，伴有麻木感，左手无力，右侧手臂无疼痛，症状逐渐加重，于外院就诊，行胸部 CT 提示左侧胸腔积液，给予胸腔穿刺引流出 600mL 血性液体，后转入我院胸外科进一步治疗。完善头颈部增强 CTA 提示：约颈$_6$椎体水平左侧椎动脉显示不清，周围软组织密度包块，考虑动脉瘤伴破裂可能大（图 9-9A）。实验室检查：血常规正常，凝血五项纤维蛋白原 5.51g/L；D-二聚体 460μg/L。

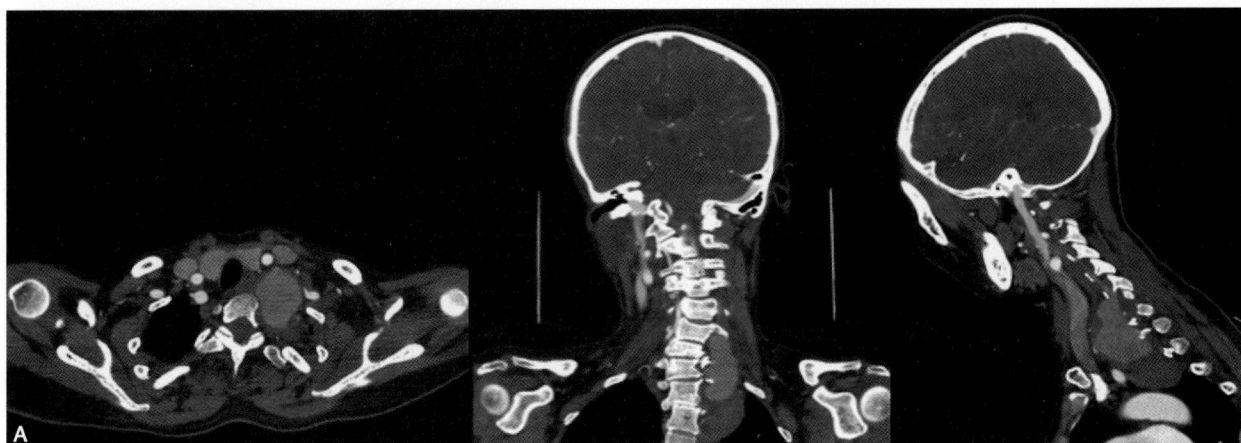

图 9-9A　椎动脉假性动脉瘤影像表现
约颈$_6$椎体水平左侧椎动脉显示不清，周围软组织密度包块，考虑动脉瘤伴破裂可能大。

治疗过程：升主动脉造影提示右椎动脉优势供血，左侧椎动脉显影不清，近端瘤样扩张换 5F 猎人头导管至左侧锁骨下动脉开口处，正斜位造影明确左侧椎动脉载瘤情况，利用微导管及 2～5mm 弹簧圈栓于载瘤动脉远端及近端分别行致密栓塞，然后再次利用 5F 猪尾导管于升主动脉造影，示左侧椎动脉瘤消失（图 9-9B ）。

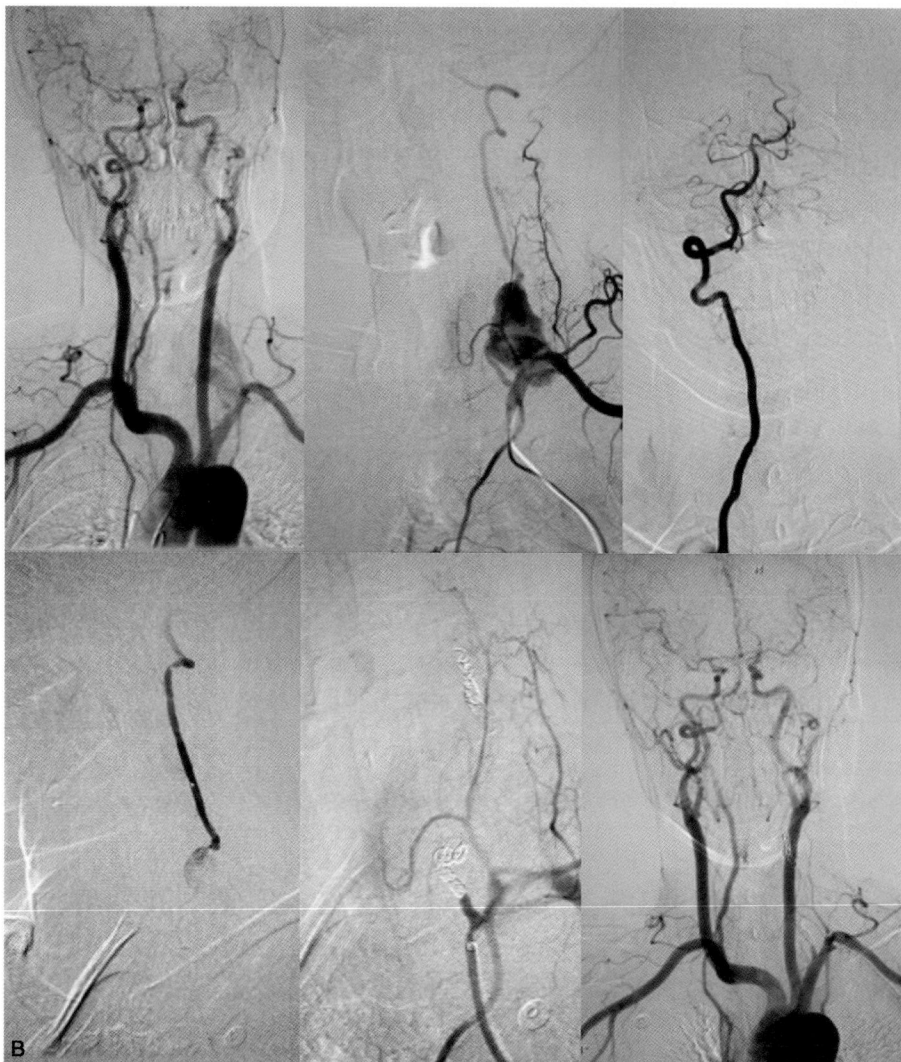

图 9-9B　术中造影图像

随诊复查：术后 1 周、3 个月及 9 个月（图 9-9C）行头颈 CTA 提示左椎动脉瘤无强化，病灶逐渐缩小，同时患者术后无神经系统不良症状。

一、概述

假性动脉瘤（pseudoaneurysm，PSA）指动脉管壁被撕裂或穿破，血液自此破口流出而被主动脉邻近的组织包裹而形成血肿。通常认为，任何导致动脉血管壁破裂的致病因素均可能形成假性动脉瘤，包括创伤、各种医源性操作、炎症或感染、肿瘤等。医源性操作是假性动脉瘤发生的首要因素，手术、活检术、血管插管术可直接损伤动脉血管或术后感染间接形成假性动脉瘤肿瘤所致的假性动脉瘤相对少见，良、恶性肿瘤均可发生。

病理上，假性动脉瘤区别于真性动脉瘤的特征是：假性动脉瘤囊壁由部分血管外膜或仅仅是血管周围软组织结构包绕构成。因此，假性动脉瘤更容易破裂、出血，且瘤体的大小与破裂的风险并不相

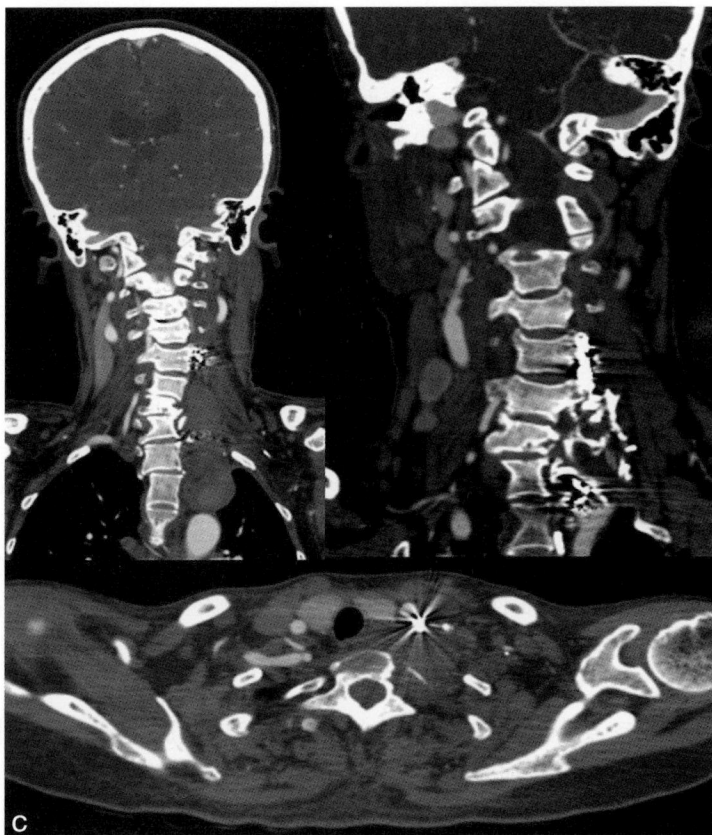

图 9-9C　术后复查 CTA 图像
头颈增强 CTA 扫描提示动脉瘤栓塞良好，无复发。

关。既往认为无症状性假性动脉瘤可自发性血栓形成，可不予干预，定期作随访观察，除非瘤体增大或出现症状才干预。随着血管腔内技术的发展，即使无症状性假性动脉瘤亦建议治疗。假性动脉瘤一旦形成不会自然愈合，常继续增大、破裂。瘤体压迫周围神经血管引起严重症状，瘤内血栓脱落也会引起栓塞症状，故必须及早治疗。

有关自发性假性动脉瘤的报道很少。发生的机制可能是动脉粥样硬化的基础上出现溃疡，血管破裂形成，或者类似于主动脉夹层的发生机制。

二、影像学诊断

（一）超声

彩色多普勒超声是集诊断与治疗为一体的技术，但对于复杂病例，超声难以提示假性动脉瘤的起源部位以及瘤颈的详细信息，也不能提供给临床医师足够的三维结构信息，而且其诊断受操作者的操作水平所限。

（二）CT

多层螺旋 CT 在诊断假性动脉瘤中的优势不仅在于确立诊断，显示病变的位置、形态和大小，更能通过三维重组方式提供更精确的瘤颈位置及形态学信息，为临床进一步选择合适的治疗方法提供依据。

（三）MRI

对比增强的 MRA 也能清晰显示假性动脉瘤的部位、大小、形态、与载瘤血管的关系及侧支循环血管建立情况，突出病变的三维解剖关系。但 MRA 检查耗时，不能作为假性动脉瘤患者首选的检查方法。

（四）DSA

血管造影是诊断假性动脉瘤的"金标准"，也是血管腔内治疗的基础。DSA 能显示假性动脉瘤的特点，正确识别其供血动脉，实时评估靶血管血流动力学状况，包括对侧支血管参与代偿供血的评估。

三、治疗

假性动脉瘤的治疗可分为保守治疗、外科手术和腔内微创治疗。最初 Fellmeth 等提出加压法治疗股动脉穿刺后引起的假性动脉瘤，该方法操作简单，尤其对于早期新鲜假性动脉瘤具有较好效果。目前也出现了凝血酶辅助腔内注射方法。传统外科手术创伤大、并发症多、手术风险高，已逐渐由微创腔内技术所取代。

介入腔内治疗主要包括经导管栓塞术和支架植入术。栓塞法主要适用于载瘤动脉终末型或非主干动脉假性动脉瘤。对于供血动脉血流阻断后其所供养组织、器官不会出现梗死的动脉瘤可采用栓塞法治疗。

对假性动脉瘤远端血管有分支供血者，则需要将载瘤动脉两端同时栓塞，不能仅栓塞近端载瘤动脉，以免远端侧支对瘤体供血。本例病例即采用此方法，在右侧椎动脉为优势供血动脉的前提下，对左椎动脉假性动脉瘤近端及远端分别栓塞达到隔绝瘤腔的目的，术后由于椎基底动脉循环代偿，患者未出现神经系统并发症。

支架植入术可分为覆膜支架隔绝术和多层裸支架植入术。覆膜支架可迅速隔绝假性动脉瘤的破口，并重建动脉血管腔，且能保持远端血管血流通畅，防止或阻止了动脉瘤破裂出血的发生。

血管内栓塞术的疗效与安全性：创伤性假性动脉瘤无论是行栓塞术或支架置入术，只要封堵血管彻底，支架贴壁良好，均能取得较好的疗效，复发或破裂出血的概率很低。肿瘤性假性动脉瘤在破裂出血时急症栓塞治疗有较好疗效，因肿瘤进展，可重新侵犯血管而复发。感染性假性动脉瘤因血管壁和周围组织侵蚀，发展迅速，更易破裂，并产生脓毒栓子，释放到末梢循环，因此血管栓塞术及支架置入术疗效均不理想，应强调治疗基础疾病的同时，宜外科手术治疗。血管腔内治疗的并发症相对较少，常见的并发症包括异位栓塞、医源性血管损伤、栓塞后综合征以及所栓塞脏器一过性功能损害等。

（赵鹏飞）

参考文献

［1］肖景坤，吕维富，张正峰，等. 血管内栓塞术治疗 37 例假性动脉瘤［J］. 介入放射学杂志，2013，22（1）：60-63.

［2］李建初，蔡胜，姜玉新，等. 假性动脉瘤的彩色多普勒超声征象及其临床意义［J］. 中华超声影像学杂志，2001，10（8）：473-475.

［3］王付启，李亚敏. 多层螺旋 CT 血管造影在假性动脉瘤的诊断、治疗及随访中的应用［J］. 中国医学影像学杂志，2009，17（3）：234-236.

［4］傅家庆，孙贞超，陈东，等. 三维对比增强 MRA 诊断股动脉假性动脉瘤的价值［J］. 实用放射学杂志，2008，2（8）：1086-1088.

［5］Kapoor BS, Haddad HL, Saddekni S, et al.Diagnosis and management of pseudoaneurysms：an update［J］. Curr Probl DiagnRadiol，2009，38（4）：170-188.

［6］罗中华，秦勉，张学昕，等. 血管内介入治疗头颈部创伤性血管损伤［J］. 医学影像学杂志，2012，22（10）：1613-1616.

［7］杨敏玲，谢春明，庞宁东，等. 经导管选择性动脉栓塞治疗创伤性假性动脉瘤［J］. 中国介入影像与治疗学，2010，7（4）：382-385.

［8］陈幸生，林梃，官云彪，等. 创伤性假性动脉瘤的诊治［J］. 中国血管外科杂志（电子版），2011，3（4）：209-212.

［9］郭明金，冯翔，冯睿，等. 腔内微创治疗创伤性假性动脉瘤［J］. 中华外科杂志，2008，46（4）：317-318.

［10］施海彬，顾建平，何旭，等. 外周血管假性动脉瘤的介入治疗［J］. 中华放射学杂志，2005，39（9）：34-36.

［11］袁瑞凡，丁文彬，金杰，等. 21 例假性动脉瘤的治疗策略［J］. 介入放射学杂志，2009，18（12）：896-899.

较为常见的治疗手段,如瘢痕妊娠、肾恶性肿瘤等,针对富血供椎体肿瘤的术前栓塞也已在临床较为广泛使用。由于占位性病变的血供情况较为复杂,通过术前增强 CT 检查一般可较为准确地判断病变供血血管,DSA 造影时可针对性进行栓塞,提高栓塞治疗效果。可以预期,介入动脉造影及栓塞治疗的广泛应用,将对一些临床疾病的治疗带来新的思路和契机。

（赵 云）

参考文献

[1] Salisbury JR. Histological Typing of Bone Tumours[J]. Journal of Clinical Pathology, 1994, 47(6): 571.

[2] 马庆军,党耕町. 骨巨细胞瘤诊断与治疗研究现状[J]. 中华外科杂志, 2005, 43(12): 819-821.

[3] Breitenseher M, Dominkus M, Scharitzer M, et al. Diagnostic imaging of giant cell tumors [J]. Der Radiologe, 2001, 41(7): 568-576.

[4] Libicher M, Bernd L, Schenk JP, et al. Characteristic perfusion pattern of osseous giant cell tumor in dynamic contrast-enhanced MRI [J]. Radiologe, 2001, 41(7): 577-582.

[5] Shi HB, Suh DC, Lee HK, et al. Preoperative transarterial embolization of spinal tumor: embolization techniques and results[J]. Journal of Interventional Radiology, 1999, 20(10): 2009-2015.

第十章　核医学

病例一　IgG4 相关性疾病

病史：患者男，41 岁，双侧颌下腺反复肿大 5 年余，伴眼睑水肿，可自行缓解，1 个月前复发，10 天前因服食海鲜，周身出现皮疹伴瘙痒，进一步加重。3 年前外院诊断"过敏性鼻炎"。查体可触及肿大的颌下腺，眼睑水肿，下睑明显。入院相关化验：血沉 18mm/h；ANA（抗核抗体）阳性；类风湿因子、C 反应蛋白和补体正常；抗核抗体系列（15 项）阴性。总 IgG：20.90（6.95～15.15）g/L；总 IgE：572.0（0～100）IU/mL；IgG4：22.80（0.012～2.01）g/L；PET/CT 检查影像如图 10-1。

一、概述

IgG4 相关性疾病（IgG4-related disease，IgG4-RD）是 2010 年确认的一种与免疫相关的系统性、慢性、自身炎症性疾病。好发于老年男性，可累及全身多系统，临床表现多样，主要临床特征是受累器官肿胀、纤维化及硬化，血清 IgG4 水平增高；病理学特征为受累组织和器官大量淋巴细胞浸润，特别是 IgG4 阳性浆细胞浸润，生发中心形成。IgG4 相关性疾病的具体发病机制尚未明确，其发生有遗传易感因素，目前尚不能完全肯定其为自身免疫性疾病，有观点认为该疾病的发病机制可能是过敏反应。

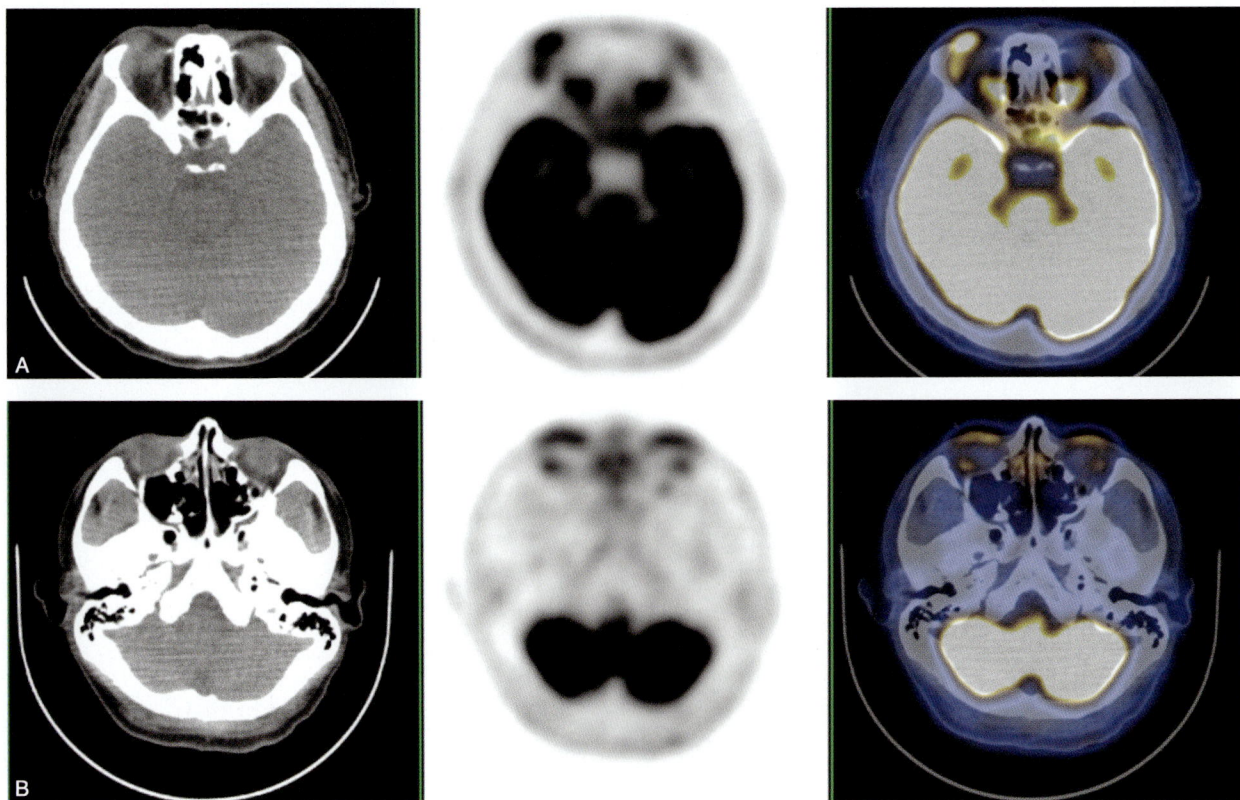

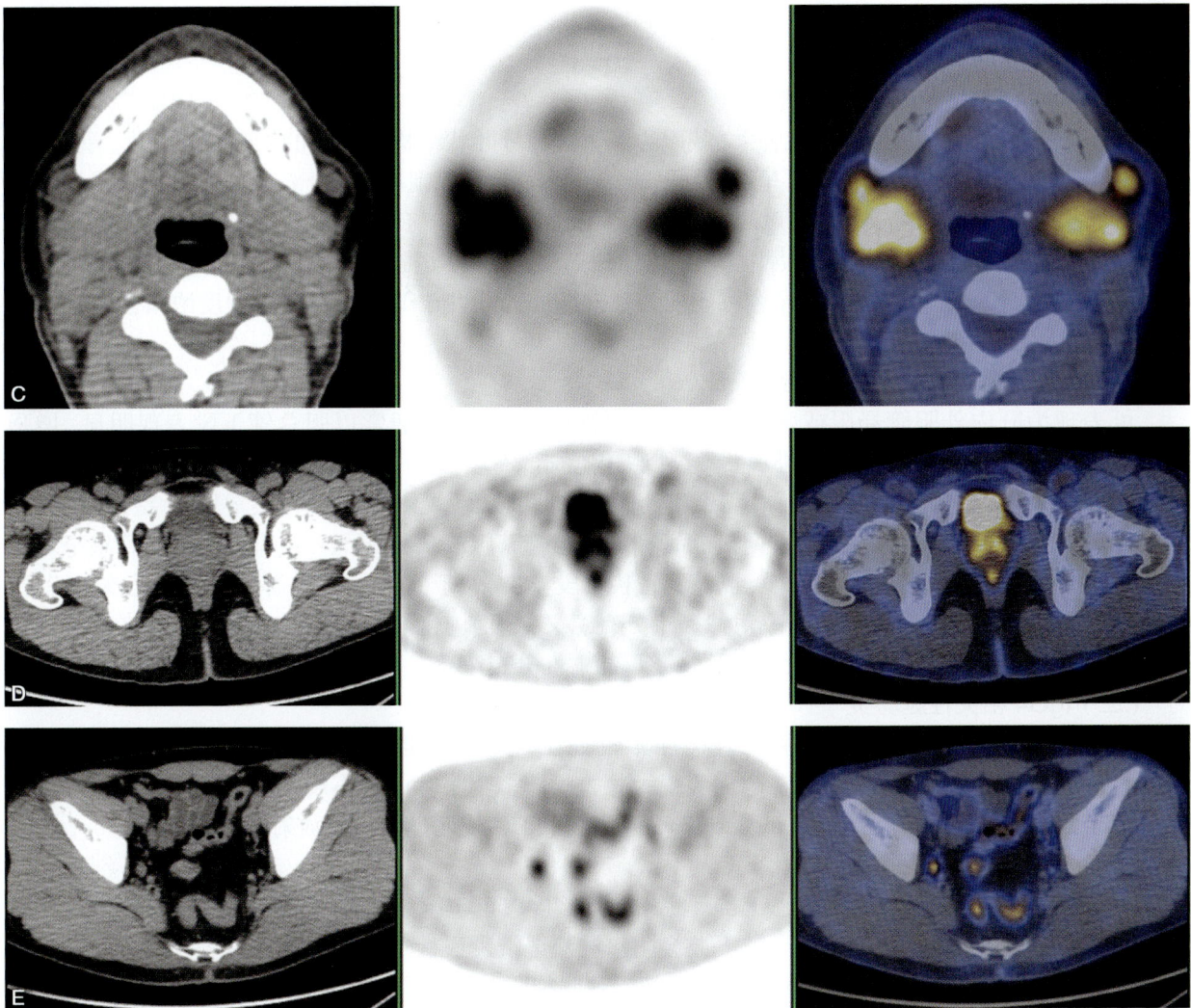

图 10-1　IgG4 相关性疾病 PET/CT 图像

A. 双侧泪腺肿大伴 FDG 高代谢；B. 双侧下睑 FDG 高代谢；C. 双侧颌下腺及淋巴结肿大伴 FDG 高代谢；D. 前列腺局灶 FDG 高代谢；E. 右盆壁淋巴结 FDG 高代谢。

二、临床表现

IgG4 相关性疾病可累及多个系统的器官或组织，包括胰腺、胆管、唾液腺、前列腺、眼眶、腹膜后、淋巴结、肺、胃肠道、中枢神经系统、乳腺、心包、肝脏及皮肤等，既往很多疾病如自身免疫性胰腺炎、硬化性胆管炎、Mikulicz 病、腹膜后纤维化，以及一些不明原因食管及输尿管狭窄、气管支气管狭窄、支气管壁增厚、硬化性纵隔炎、腹主动脉周围炎、小管间质性肾炎、肺部结节或肿块、间质性肺病、胸膜增厚、结节或胸腔积液、硬化性甲状腺炎、硬化性前列腺炎、韦格纳肉芽肿病、炎性假瘤等目前都可部分归为本病的一种表现。患者临床症状因受累器官不同而各异，通常表现为受累脏器增大、纤维化，可伴有相应阻塞、压迫症状，甚至脏器硬化而导致器官功能衰竭。

实验室检查血清 IgG4 浓度明显升高，可有血清 IgG 和 IgE 浓度升高及抗核抗体（antinuclear antibody，ANA）、类风湿因子（rheumatoid factor，RF）阳性。

脏器病理学检查 IgG4-RD 特征性的形态学特点为：淋巴浆细胞浸润、席纹状纤维化、阻塞性静脉炎，大量的 IgG4 阳性浆细胞浸润对 IgG4-RD 的诊断是必需的，若每高倍镜视野 IgG4 阳性浆细胞＞30 个，且 IgG4$^+$/IgG$^+$ 浆细胞的比值＞50%，通常高度提示 IgG4-RD。

三、影像学表现

（一）IgG4 相关性自身免疫性胰腺

典型影像学表现为胰腺弥漫性肿大，胰腺边缘正常的分叶状结构及内部的细微结构消失，呈"腊肠样"改变，或周围出现包膜样结构，呈胶囊征；胰管可见广泛不规则狭窄，少部分可表现为胰腺局部肿大，胰头部多见，与胰腺癌类似；超声回声减弱，CT 密度减低，MR T1WI 低信号；胰腺周围的脂肪边界清晰，少见胰腺钙化、胰管结石及假性囊肿。增强扫描动脉期轻微强化，延迟强化明显。部分病例也可伴有周围淋巴结肿大。FDG 代谢显像可表现为弥漫性或局灶性放射性分布不同程度浓聚。个别情况下在治疗过程中可阶段性呈多灶型炎症表现。

（二）IgG4 相关性硬化性胆管炎

可表现为肝内外胆管局限或弥漫狭窄以及胆管壁均匀增厚，通常以胆总管下段表现明显，增强扫描可见强化，影像学有时很难与胆管恶性肿瘤相鉴别。有学者将 IgG4 相关性硬化性胆管炎（IgG4-SC）依胆管狭窄分布模式分为 4 型：1 型，仅有肝外胆管胰腺段（局限性）狭窄，最常见；2 型，肝内胆管和/或肝外胆管弥漫性狭窄；3 型，肝门区胆管和肝外胆管胰腺段狭窄；4 型，仅有肝门区胆管狭窄。胆管壁增厚同时累及狭窄段与非狭窄段，以及胆管狭窄段较长（大于 10mm）伴上游胆管扩张是该病特征。影像学上非狭窄段的胆管壁均匀增厚对诊断十分有意义，超声内镜应作为疑诊 IgG4-SC 患者的常规检查项目。FDG 代谢显像可见沿胆管走行区域条形放射性分布浓聚。

（三）IgG4 相关性涎腺炎

影像学表现缺乏特异性，通常表现为双侧颌下腺及腮腺不同程度增大，以颌下腺受累为主，边界清楚，密度均匀。腺管造影检查正常。超声表现为肿大腺体多个小叶内的不规则低回声病灶。核素唾液腺动态显像显示腺体分泌功能一般正常或仅轻度下降。FDG 代谢显像可呈放射性分布浓聚。

（四）IgG4 相关性腹膜后纤维化

通常表现为围绕腹膜后大血管及输尿管周围的软组织，可包绕、压迫输尿管导致输尿管梗阻，继发肾盂积水，也可包绕压迫下腔静脉导致下肢会阴水肿甚至继发血栓形成。部分也可表现为腹腔器官周围软组织包块，如胰腺周围，也可包绕压迫肠管导致肠梗阻。CT 可显示病变部位、范围及受累组织继发梗阻等改变，增强 CT 有助于主动脉粥样硬化及血管狭窄、动脉瘤等形态改变的显示。MRI 无须增强就可清晰显示腹膜后软组织病变，可用于肾功能不全患者。FDG PET/CT 上腹膜后异常的软组织病变可表现出不同程度的放射性分布浓聚改变，不仅可协助诊断，还可根据其放射性分布增高程度评估病变活动性，并评价治疗反应。

四、鉴别诊断

对 IgG4 相关性疾病的诊断需要综合考虑临床病史、体格检查、相应的实验室以及影像学检查，病理学检查是最终的确诊手段。FDG PET/CT 具有全身显像的优势，综合多部位病变特征有利于本病的诊断。此外，功能显像的优势在于敏感地显示受累脏器以及对病情活动度和治疗效果进行评价。

单部位的 IgG4 相关性疾病受累需要与该脏器其他病变相鉴别。胰头部局灶性 IgG4 相关性自身免疫性胰腺炎临床容易误诊为胰腺癌。局灶型自身免疫性胰腺炎的胰管可走行于病灶内，上游胰管扩张程度一般相对较轻，弥散成像上胰腺病灶信号比胰头癌更高，增强后多为延迟强化，胰周脂肪结构清晰，无血管受累。肝内胆管和/或肝外胆管弥漫性狭窄型的 IgG4 相关性硬化性胆管炎需要与原发性硬化性胆管炎相鉴别，后者的狭窄典型表现为多发的窄带状，并与其间的管腔扩张形成串珠状改变，胆管分支常减少。仅有肝外胆管胰腺段（局限性）狭窄的 IgG4 相关硬化性胆管炎也需要与胰腺癌相鉴别，鉴别点在于前者的胰管梗阻程度及上游胰管扩张程度低于后者。IgG4 相关性腹膜后纤维化需要与继发于肿瘤的继发型腹膜后纤维化相鉴别，一般认为后者腹膜后病变累及范围可比前者更广，病变累及肾动脉以上以及髂动脉分支以下者更有可能为继发型腹膜后纤维化。此外，腹膜后占位向前推移主动脉和/或髂动脉，或 MR T2 加权像显示混杂信号病变也提示继发型腹膜后纤维化可能，而输尿管向内侧会聚则更多见于原发型腹膜后纤维化。

（辛 军 于树鹏）

参考文献

[1] Stone JH, Zen Y, Deshpande V. IgG4-related disease[J]. N Engl J Med, 2012, 366(6): 539-551.
[2] Joshi D, Webster GJ. Biliary and hepatic involvement in IgG4-related disease[J]. Aliment Pharmacol Ther, 2014, 40(11-12): 1251-1261.
[3] Ohara H, Okazaki K, Tsubouchi H, et al. Clinical diagnostic criteria of IgG4-related sclerosing cholangitis 2012[J]. J Hepatobiliary Pancreat Sci, 2012, 19(5): 536-542.
[4] 刘航, 肖卫国. 腹膜后纤维化33例临床分析并文献复习[J]. 中华风湿病学杂志, 2013, 17(6): 383-386.
[5] Zhang J, Shao C, Wang J, et al. Autoimmune pancreatitis: whole-body 18F-FDG PET/CT findings[J]. Abdomal Imaging, 2013, 38(3): 543-554.
[6] 刘立恒, 王振常, 杨正汉, 等. IgG4相关性疾病影像诊断现状与进展[J]. 磁共振成像, 2016, 7(7): 527-534.

病例二　SAPHO综合征

病史：患者女，52岁，手脚脓疱7年，腰骶及胸骨疼痛半年，影像学表现见图10-2。

诊断：考虑SAPHO综合征。

随访：患者收入我院风湿免疫病房，经依那西普控制病情，骶髂关节及胸骨疼痛缓解，双足及双下肢皮疹较前减轻，出院后继续治疗。

一、概述

SAPHO综合征是主要累及皮肤、骨和关节的一种慢性疾病，其病因不明，可能与遗传、感染及免疫等多种因素相关。SAPHO为5个英文单词的缩写，即滑膜炎（synovitis）、痤疮（acne）、脓疱病（pustulosis）、骨肥厚（hyperostosis）和骨炎（osteitis）。诊断标准：①骨关节表现+聚合性痤疮或暴发性痤疮或化脓性汗腺炎；②骨关节表现+掌跖脓疱病；③骨肥厚（上胸壁、肢端骨、脊柱）伴或不伴皮肤损害；④慢性复发性多灶性骨髓炎（chronic relapsing multifocal osteomyelitis, CRMO）包含中轴或外周骨，伴或不伴皮肤损害；满足4个条件之一即可确诊。

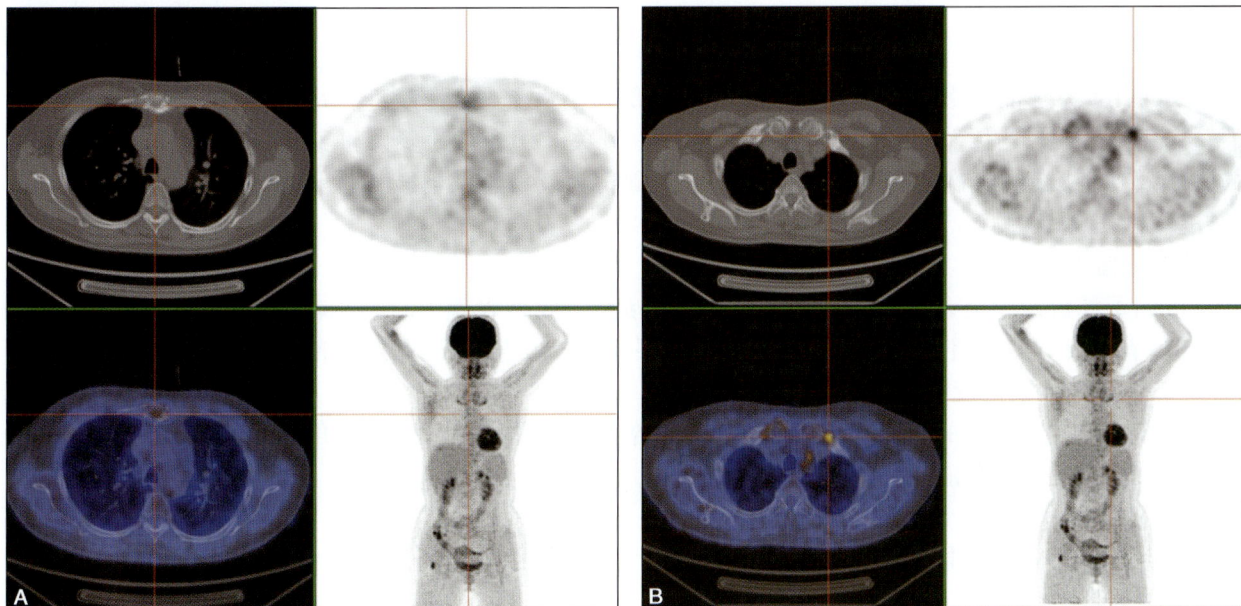

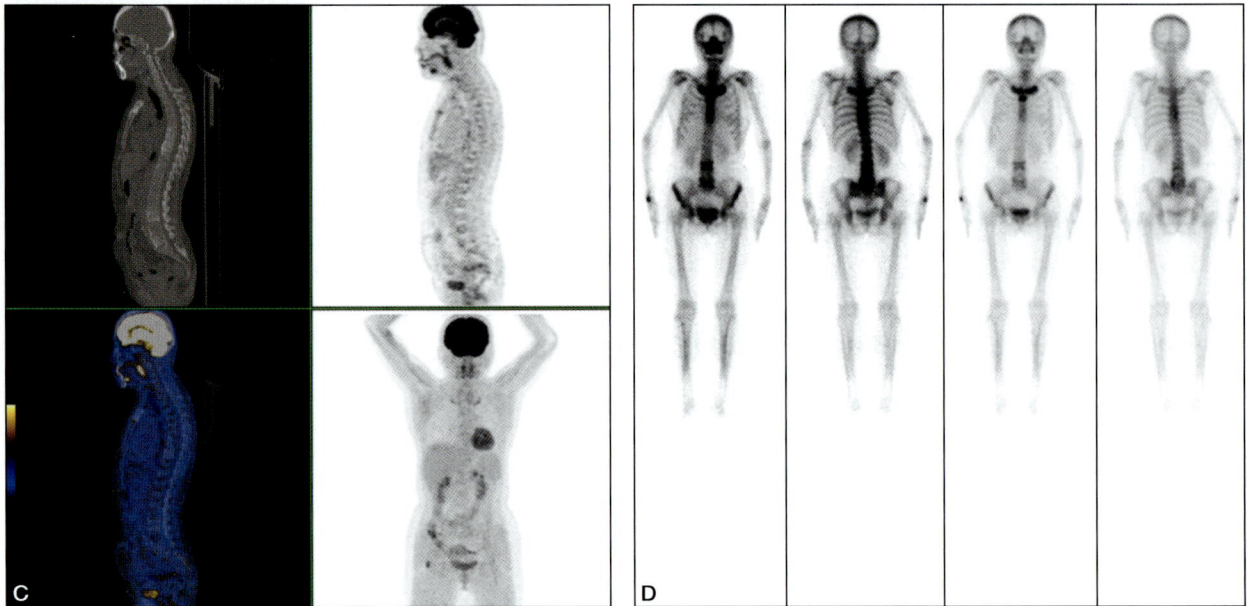

图 10-2　SAPHO 综合征影像表现

^{18}F-FDG PET/CT：A～C. 横断位（A、B）、矢状位（C），胸骨柄、胸$_{7\sim10}$椎体，腰$_{3、5}$椎体密度不均匀增高，FDG 摄取浓聚不显著（SUV$_{max}$=3.23）；双胸锁关节周围软组织 FDG 摄取略浓聚（SUV$_{max}$=4.5）；右髋关节前缘软组织 FDG 摄取局限性浓聚（SUV$_{max}$=5.67）；

^{99m}Tc-MDP SPECT 全身骨静态显像：D. 双侧胸锁关节及胸骨柄放射性分布异常浓聚，呈"牛头征"改变；脊柱放射性分布欠均匀，中段胸椎及腰椎多个椎体放射性分布弥漫性不均匀浓聚，双侧股骨及胫骨骨干放射性分布对称性略浓聚。

二、临床表现

本病可发生于任何年龄，以儿童和青年多发，女性略多于男性。患者常有骨关节肿痛，最常累及的是胸锁关节、胸肋关节、肩关节、髂骨、耻骨等，其中胸骨为主，其次为骶髂关节。多数患者有两处以上病变，同时可伴有关节周围炎症。病程长久后胸肋锁骨连接处融合，骨肥厚可压迫邻近的神经血管，表现为前胸壁疼痛和肿胀，常呈双侧性，天气潮湿和冷时加重。20%～60% 患者皮肤受累，可在骨病变同时、之前或之后。皮肤损害可表现为掌跖脓疱病、化脓性汗腺炎或重症痤疮。

三、影像学表现

SAPHO 综合征的影像学表现与病程和受累部位有关。早期多表现为溶骨性改变，随着病程进展，多表现为骨质增生、骨硬化，最终导致骨肥厚。骨关节病变常为多骨和多关节同时受累，成人病例最常累及前上胸壁，其次是脊柱、骨盆、长骨，儿童病例最易累及下肢长骨干骺端，其次是前上胸壁、脊柱。

（一）超声

可用于评价滑膜炎、附着点炎、早期前胸壁炎症等，典型表现为滑膜炎、前胸壁及外周肌腱（如跟腱）的附着点炎。但是超声对于深部病变（特别是中轴骨）检查受限，受操作者水平的影响较大。

（二）常规 X 线检查

可作为骨关节受累的筛查，典型表现为骨质增生、硬化性关节炎、脊椎角病变、骶髂关节炎等。X线片对早期病变不敏感，多数可表现为阴性。

（三）CT

能够评价溶骨及成骨性病变的范围，清晰显示骨质硬化、肥厚、骨皮质侵蚀、关节腔变窄、骨性融合等影像表现。

（四）MRI

检查对骨髓水肿、滑膜炎显示灵敏，有助于病变定位及早期发现周围软组织病变，鉴别病灶的活动性，且无辐射。CT及MRI对本病特异性差，难以与成骨性转移瘤或硬化性骨髓瘤鉴别。

（五）核素骨显像

可作为前述检查手段的有效补充，有利于诊断早期病变。胸锁关节区双侧较对称放射性浓聚，即"牛头征"（"bull's head" pattern），为特征性改变。

（六）PET/CT

有助于活动性的判定及与恶性病变的鉴别。活动性病灶可表现为FDG摄取增高。早期骨病变以溶骨为主，无明显增生硬化，PET表现为代谢增高，需与转移瘤鉴别。慢性修复期，CT表现为骨硬化和骨肥厚，此时骨扫描表现为浓聚，PET无代谢增高。PET有助于与成骨转移瘤或慢性骨髓炎鉴别，此二者常表现为骨硬化伴代谢增高。

四、鉴别诊断

（一）骨转移瘤

多有原发肿瘤病史，多发病变呈非对称、无规律分布。

（二）骨髓炎

骨感染性疾病骨质破坏区常有死骨，骨内和软组织脓肿形成锁骨感染性疾病，罕有双侧分布，无明显上部肋软骨骨化、肥厚。

（三）系统性疾病骨骼受累

银屑病关节炎累及脊柱伴有掌跖脓疱疮时与本病鉴别困难，但骨炎伴骨肥厚影像学表现在银屑病关节炎中并不常见。强直性脊柱炎、反应性关节炎、类风湿性关节炎等均可出现前上胸壁关节侵蚀破坏、关节间隙变窄、骨硬化，但病变相对较轻，其他部位病变相对较重。

（四）其他

Paget病、急性发热性嗜中性皮病（Sweet综合征）、肋软骨非感染性炎症（Tietze综合征）等。

（辛　军）

参考文献

[1] Rukavina I. SAPHO syndrome: a review[J]. Journal of children's orthopaedics, 2015, 9(1): 19-27.
[2] 张强, 次旦旺久, 孙洪赞, 等. CT与核素骨显像诊断SAPHO综合征的对比分析[J]. 中国临床医学影像杂志, 2016, 27(8): 589-593.
[3] Schaub S, Sirkis HM, Kay J. Imaging for Synovitis, Acne, Pustulosis, Hyperostosis, and Osteitis (SAPHO) Syndrome[J]. Rheumatic diseases clinics of North America, 2016, 42(4): 695-710.

病例三　艾滋病合并肺孢子菌肺炎

病史：患者男，47岁，1个月前无明显诱因出现发热，自觉低热，体温37～38℃，有畏寒、寒战，多于夜间开始发热，伴气短，活动后及改变体位后较重，夜间能平卧。血常规示白细胞正常，红细胞计数4.05×10^{12}/L，血红蛋白126g/L，单核细胞百分比12.6%，嗜酸性粒细胞百分比10.7%，嗜酸性粒细胞计数0.78。肺炎支原体、衣原体阴性。胸部CT提示支气管炎症性改变。予以患者孟鲁司特治疗，未见好转。6天前，患者发热时体温升高明显，最高体温39.0℃，偶有意识模糊。血常规示白细胞计数正常，中性粒细胞计数略减低；军团菌抗体、肥达试验、外斐试验测定阴性；肺炎支原体IgM、IgG及肺炎衣原体IgM均阴性，衣原体IgG阳性。因发热待查，予PET/CT检查辅助诊断（图10-3），除肺部病变外，身体其他部位未见异常密度灶及放射性摄取改变。

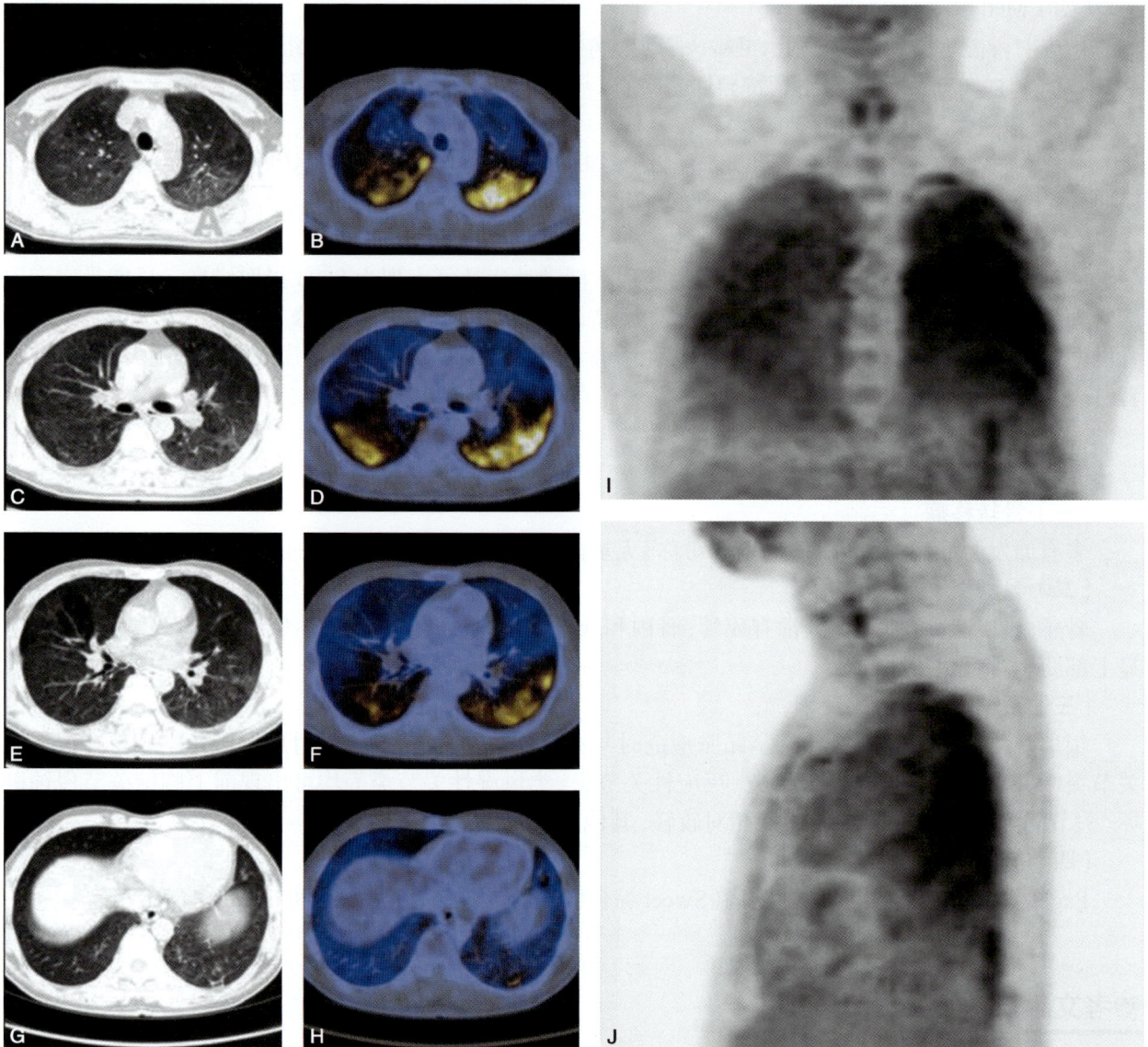

图 10-3 艾滋病合并肺孢子菌肺炎 PET/CT 表现

A～H. 胸部 CT（A、C、E、G）与胸部 PET/CT 融合图（B、D、F、H）显示肺透过度减低，双肺对称性分布磨玻璃样斑片，小叶间隔增厚影，伴弥漫性、对称性 FDG 摄取，提示多叶段弥漫性间质性肺炎改变，双肺上叶后段及双肺下叶上段为著；双肺上叶尖段和前段、右肺中叶、左肺上叶舌段及双肺下叶基底段病变较轻微；I、J. MIP 前位相（I）和侧位相（J）显示"黑肺"外观，并双肺背侧放射性浓聚为主改变。

后续进行艾滋病联合检测＋梅毒螺旋体特异抗体测定（发光法）：HIV 阳性，梅毒螺旋体抗体 0.03s/co。患者拒绝支气管肺泡灌洗，故临床考虑患者肺孢子菌肺炎可能性大，予以患者复方磺胺甲噁唑、醋酸卡泊芬净治疗。患者发热症状逐渐好转，半年后随诊患者临床症状完全消失，肺 CT 显示肺内病变吸收。

一、概述

肺孢子菌肺炎（Pneumocystis carinii pneumonia，PCP）又称卡氏肺孢子虫肺炎，其病原菌为人肺孢子菌（Pneumocystis jiroveci，PC），是一种真菌，可引起双肺间质性浆细胞性肺炎改变。PCP 为条件性肺部感染性疾病，常见于严重免疫缺陷患者，如 HIV 感染/AIDS、恶性肿瘤、白血病、器官移植患者。对于 HIV 感染/AIDS 患者，PCP 是最常见的机会性感染，病情进展迅速，如患者未得到及时有效的治疗，可导致死亡,因此早期诊断、早期治疗至关重要。艾滋病合并PCP的诊断需综合临床症状、影像学及实验室相关检查,确诊需要依靠病原学检查,即在痰液或支气管肺泡灌洗/肺组织活检等发现孢子菌的包囊或滋养体。

二、临床表现与病理

主要症状为咳嗽,常为刺激性干咳,后期有少量黏液痰;发热多为持续性高热;患者呼吸困难进行性加重,如治疗不及时,可迅速发展为急性呼吸窘迫综合征。咳嗽、发热及呼吸困难称为PCP"三联征",是PCP的典型临床症状。影像学诊断主要依赖肺CT,但早期影像学改变常轻微。临床症状的严重程度与影像学不一致为PCP的典型特征。

HIV患者T淋巴细胞中的CD4细胞破坏,免疫力低下,PC经呼吸道吸入后在肺泡内大量繁殖,PC孢子寄生在肺泡上皮细胞及肺泡间隔内,使肺泡毛细血管壁通透性增加,Ⅰ型上皮细胞脱落,肺泡腔内充满菌体及泡沫状嗜酸性物质,肺表面活性物质减少,肺顺应性及弥散功能下降,导致肺通气、换气功能障碍,临床表现为进行性呼吸困难,甚至出现呼吸衰竭。同时为了清除肺泡内渗出物,Ⅱ型肺泡上皮增生,致肺间质增厚,最终可引起肺间质纤维化。

三、影像学表现

(一)胸片

可见双肺从肺门开始的弥漫性网状结节样间质浸润。10%～39%的早期PCP患者胸片表现正常或接近正常。

(二)胸部CT

胸部CT显示双肺对称性分布磨玻璃密度改变,片状、大片状模糊灶,不掩盖血管纹理;间质性病变灶,小叶间隔增厚;马赛克样改变,斑片状磨玻璃密度灶及网络相间存在;肺尖及肺底少有病变累及。

(三)FDG PET/CT

艾滋病合并PCP的FDG PET/CT影像学表现报道很少,均为病例报道,可见FDG PET放射性分布弥漫性升高,双肺FDG摄取可先于CT肺间质的改变,有助于PCP的极早期诊断;同时,通过治疗前后FDG摄取水平的改变,可评估疗效。

本例对应于CT病变位置,FDG PET显示弥漫性对称性摄取增高,双肺上叶后段、双肺下叶上段为主,双肺上叶尖段、前段,左肺上叶舌段、右肺中叶及双肺下叶基底段放射性分布相对稀疏。

四、鉴别诊断

(一)肺结核

有长期低热、乏力、盗汗病史;血行播散型肺结核需与典型的PCP肺CT征象鉴别,可见沿着肺间质分布的结节灶,均匀或不均匀分布,通常无PCP肺尖及肺底轻微受累的改变;痰查结核菌、PPD(纯蛋白衍化物)、结核T细胞检测试验可为阳性。

(二)细菌性肺炎

高热,白细胞计数及中性粒细胞比例增高,病变较PCP局限,极少出现对称性分布特征。

(三)肺泡蛋白沉积症

肺泡蛋白沉积症(pulmonary alveolar proteinosis,PAP)是一种少见的肺部疾病,病因不明,可能与免疫功能障碍或因组织对外界理化刺激(粉尘或化学物质)产生的异常反应。其特征是表面活性剂样蛋白及磷脂蓄积于终末气道和肺泡腔。该疾病好发年龄在20～50岁,男性发病率高于女性。PAP较常见的一个特征是临床症状、体征与影像学表现不一致,即影像学表现显著而临床症状轻微,这点与PCP不同。CT表现为双肺野磨玻璃样及实变病变,对称性可不明显;"铺路石征"(磨玻璃改变及小叶间隔增厚叠加形成）与"地图样"改变（病变与周围正常肺组织分界清晰）是 PAP 典型的影像学表现，但单从影像学上还是较难与 PCP 鉴别，需结合临床症状、体征及相关实验室检查综合分析。

（辛 军 张 新）

参考文献

[1] 中华医学会感染病学分会艾滋病学组. 艾滋病诊疗指南第三版（2015 版）[J]. 中华临床感染病杂志，2015，8（5）：385-401.

[2] Kono M, Yamashita H, Kubota K, et al. FDG PET imaging in Pneumocystis Pneumonia[J]. Clinical nuclear medicine，2015, 40(8): 679-681.

[3] Win Z, Todd J, Al-Nahhas A. FDG-PET Imaging in Pneumocystis carinii Pneumonia[J]. Clin Nucl Med, 2005, 30(10): 690-691.

[4] 李菲，唐笑先，师建强，等. 肺泡蛋白沉积症的临床特点和多层螺旋 CT 表现[J]. 实用医学影像杂志，2017，18（5）：406-409.

病例四　多系统萎缩

病史：患者女，53 岁，走路不稳，言语含糊加重半年，就诊当地医院 CT 未见异常，后病情加重，不能站立，语言顿挫，偶有饮水呛咳，强哭强笑，生活不能自理。既往 30 年前轻外伤后癫痫，苯巴比妥每日 2 次，口服，近半年未见发作，PET 及 MRI 表现见图 10-4。

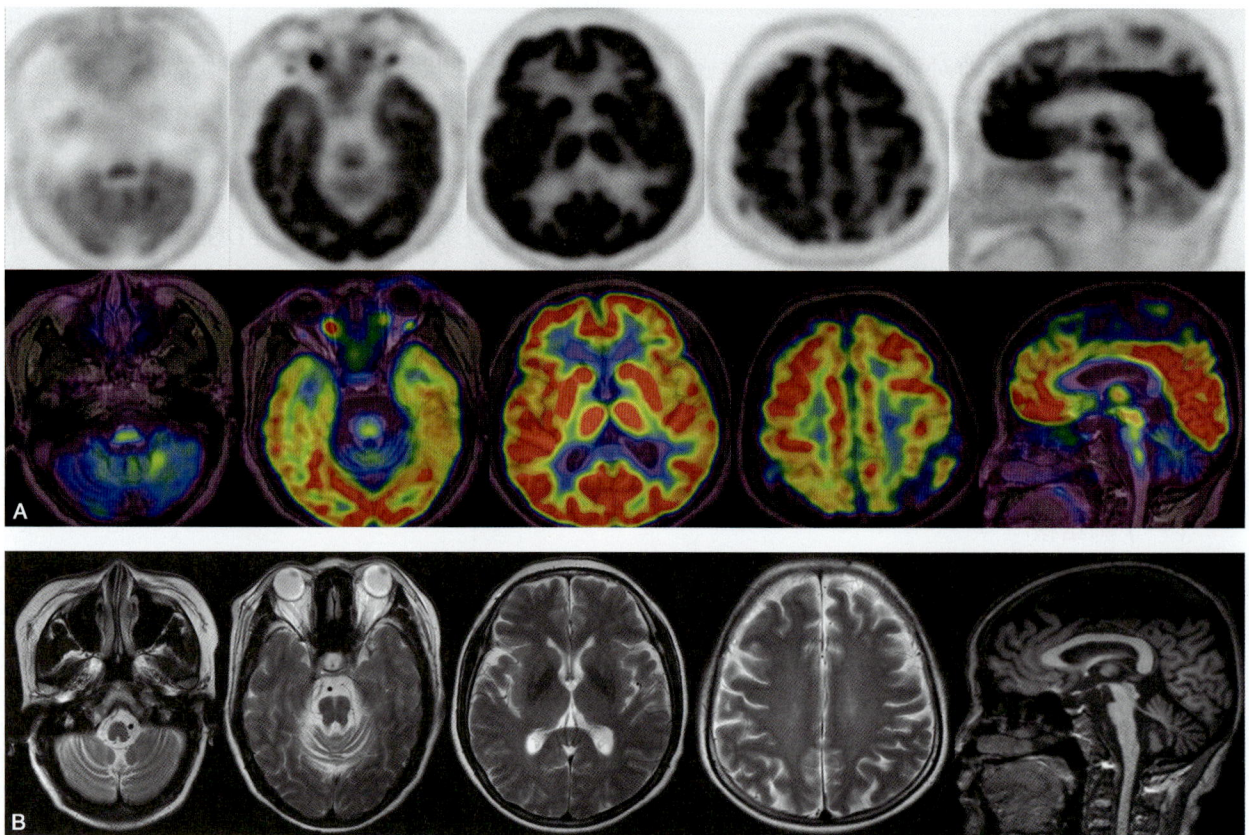

图 10-4　多系统萎缩 PET 及 MRI 表现

A. 头 FDG PET 扫描，小脑、脑桥代谢活性减低；B. 头 MRI 扫描，脑桥、延髓、小脑明显萎缩，横断位 T2WI 脑桥"十字"征，矢状位正中矢状位示中脑上缘萎缩平坦或凹陷，呈典型"蜂鸟"征。

一、概述

1969 年，Graham 和 Oppenheimer 首次提出多系统萎缩（multiple system atrophy，MSA）的概念，是临床以自主神经衰竭、帕金森综合征（parkinsonism）及小脑性共济失调（cerebellar ataxia）为主要表现的散发性、进行性神经变性疾病，其临床表现受运动障碍类型、发病年龄、性别、自主神经障碍症状等多种因素共同影响。MSA 根据临床表现主要分为自主神经受累、小脑性共济失调症状（MSA-C 型）及帕金森症状（MSA-P 型）为主的三大类，或各症状并存，部分患者还伴有脑干、脊髓前角损伤等功能障碍。

MSA 病变范围广泛，中枢神经系统及周围神经系统均可累及，病变主要累及黑质、纹状体、蓝斑、壳核、小脑浦肯野细胞、下橄榄核、脊髓中间外侧柱等部位。少突胶质细胞包涵体（GCIs）主要分布在脑干、基底节、小脑和大脑皮质的白质中，通过免疫组织化学方法可分离和提纯 GCIs，在电子显微镜下观察，GCIs 是直径 10～15nm 由微丝包裹的小体，应用多聚丙烯酰胺凝胶电泳可将 GCIs 分离出多种蛋白带，其中主要含有 α- 突触核蛋白（α-synuclein）、αB- 微晶（αB-crystallin）、微管（tubulin）和泛素，这些蛋白质均为细胞骨架蛋白，GCIs 的变性作为神经元变性的一种现象，可作为诊断 MSA 的特殊标志。

二、临床表现

MSA 起病隐匿，进展缓慢，常由单一系统向多系统发展，各种症状可先后出现，也经常相互重叠和组合。可有眼震、意向性震颤、行走不稳等小脑性共济失调表现；部分患者以四肢强直、肌张力增高呈铅管或齿轮样、表情少、行动缓慢等帕金森综合征为主，与帕金森难以鉴别。临床上自主神经症状与许多其他神经变性疾病叠加，包括：①原发性直立性低血压，体位变化或活动中可有头晕、视物模糊，亦可有晕厥、全身无力等症状。直立时收缩压/舒张压显著降低可达 30mmHg/20mmHg 以上，且心率无显著改变。②括约肌障碍及性功能障碍，最早可出现尿频、夜尿多，可能与加压素分泌紊乱有关，也可先有性欲减退或阳痿，以后尿频、尿潴留或尿失禁，可便秘、腹泻等。③非运动特征，如自主神经功能障碍、呼吸系统疾病或睡眠障碍等。

三、影像学表现

（一）CT

可以观察到 MSA 患者壳核、小脑中脚、脑桥或小脑萎缩，但对锥体外系及自主功能障碍性症状的诊断缺乏特异性，多需与临床症状相结合做出诊断。

（二）MRI

平扫以脑桥"十字征"为最典型征象，在 T2WI 可见脑桥基底部和小脑中脚呈高信号及壳核呈低信号。根据脑桥横断位 T2WI 改变可以进行如下分期：0 期，无改变；I 期，垂直高信号开始出现；II 期，垂直高信号清晰可见；III 期，水平及垂直高信号开始出现；IV 期，十字征清晰可见；V 期，水平线前方的脑桥腹侧出现高信号或脑桥基底部萎缩。壳核外缘可见 T2WI 加权线样高信号，可同时伴随壳核低信号和壳核萎缩，与外囊组织间隙增大，壳核边缘 DWI 呈等信号，ADC 图呈高信号改变。T1WI 脑干正中矢状位示中脑上缘萎缩平坦或凹陷。

（三）头部 FDG PET

PET 作为代谢显像技术的代表，可以灵敏地检测脑组织代谢功能变化，可在脑形态结构发生变化之前检测到病变，更有利于疾病的早期诊断。目前 MSA 的 PET 研究大多只从总体上探讨脑部葡萄糖变化模式，即 MSA 相关模式（MSA-related pattern，MSARP），表现为皮质弥漫性低代谢，可累及额、顶、颞叶，且双侧纹状体呈对称低代谢改变。同时，MSA 患者主要表现为壳核低代谢，病情进展累及锥体外系，共济失调的患者可发现小脑低代谢，而帕金森病（PD）早期的重要表现是基底节代谢增加，随着疾病进展，其代谢表现正常，之后表现为低代谢，这是 MSA 与 PD 鉴别的典型表现。不论病程长短，MSA 均有双侧中央旁小叶、中央前回、中央后回、楔叶、楔前叶及双侧纺锤状区葡萄糖代谢增高。病程

1年以上的患者还会出现以双侧海马和双侧海马旁回为主的颞叶内侧皮质高代谢。

四、鉴别诊断

（一）进行性核上性麻痹

进行性核上性麻痹（progressive supranuclear palsy，PSP）又称 Steele-Richardson-Olszewski 综合征，临床表现为站立或行走中身体突然向后倾倒，逐渐出现视物模糊、双眼垂直性注视麻痹、步态不稳、步距增宽、肢体震颤、言语含糊和吞咽困难，可合并认知功能障碍，部分患者认知功能保留。神经影像学检查提示中脑顶盖部和四叠体区明显萎缩；神经病理检查可见神经元皱缩和丢失，主要位于苍白球、丘脑底核、中脑导水管周围灰质和黑质，皮质可见与 Alzheimer 病相同的神经原纤维缠结。MRI 表现为选择性中脑损伤和运动皮质萎缩。

（二）帕金森病

MSA 与帕金森病（Parkinson's disease，PD）临床症状相似，它虽有帕金森样症状，但以强直为主而少有震颤，且对多巴胺类制剂几乎无反应。MRI 罕有壳核萎缩；黑质致密带变窄，网状带增宽，皮质萎缩，双侧苍白球和壳核 T2WI 低信号。FDG PET 表现为纹状体代谢相对保留，丘脑、苍白球及脑桥小脑脚代谢增高，额叶运动前区及顶叶皮质代谢减低。

（三）原发性直立性低血压

原发性直立性低血压（primary orthostatic hypotension，POH）在体位变化或活动中可有头晕、视物模糊，亦可有晕厥、全身无力等症状。直立时收缩压/舒张压显著降低可达 30mmHg/20mmHg 以上，且心率无显著改变。主要分为：特发性（合并有自主神经系统症状）、继发性（继发各种神经系统疾病），以及体位调节障碍（血管抑制性晕厥），一般不合并膀胱和直肠功能障碍。

（四）皮质基底节变性

皮质基底节变性（corticobasal degeneration，CBD）好发年龄为 60～80 岁，临床表现有不对称性的帕金森综合征、构音障碍和智力减退等，查体除认知功能障碍和帕金森综合征外，还可见失用、肌张力不全、肌阵挛、强握反射和异己（alien）手征，头颅 CT 和 MRI 提示为非对称性的皮质萎缩，病程 6～7 年。

（孙洪赞）

参考文献

[1] Coon EA, Sletten DM, Suarez MD, et al. Clinical features and autonomic testing predict survival in multiple system atrophy[J]. Brain, 2015, 138(Pt 12): 3623-3631.

[2] 朱静, 李胜. 多系统萎缩自主神经功能障碍研究的新进展[J]. 临床神经病学杂志, 2016, 29(4): 315-317.

[3] 郎森阳. 多系统萎缩的临床和神经病理研究进展[J]. 中华神经科杂志, 2001, 34(2): 116-119.

[4] Jecmenica-Lukic M, Poewe W, Tolosa E, et al. Premotor signs and symptoms of multiple system atrophy[J]. Lancet Neurol, 2012, 11(4): 361-368.

[5] Broski SM, Hunt CH, Johnson GB. Structural and functional imaging in parkinsonian syndromes[J]. Radiographics, 2014, 34(5): 1273-1292.

[6] DeArmond SJ, Dickson DW, DeAmond B. Degenerative diseases of the central nervous system. In: Davis RL, Robertson DM, Eds. Textbook of Neuropathology[M]. 3rd ed. Baltimore: Williams & Wilkins, 1997, 1063-1178.

[7] 尚琨, 卢洁, 苏玉盛, 等. 18F-FDG PET/CT 脑显像鉴别帕金森病和多系统萎缩的临床价值[J]. 临床和实验医学杂志, 2017, 16(21): 2095-2098.

病例五　肺癌性骨关节病

病史：患者于 2 个月前出现胸痛伴咳白痰，偶有胸闷气短、发热盗汗，行胸部增强 CT 示右肺上叶前段占位，恶性可能性大。患者近期体重明显减轻，影像检查见图 10-5。

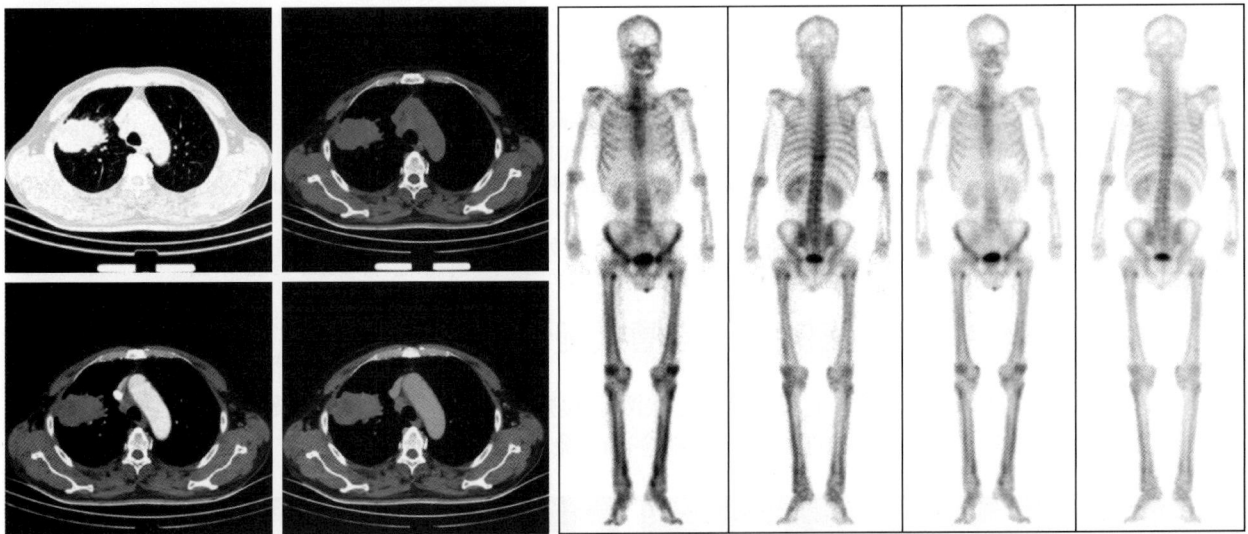

图 10-5　肺癌性骨关节病影像表现

增强 CT 可见右肺上叶分叶状肿块,边缘细毛刺,右肺上叶尖段支气管截断,肿物周围强化明显,中央强化不明显,纵隔及右肺门多发肿大融合淋巴结,不均匀强化,右上肺动脉局部包绕,变窄,右侧第 10 椎体及右侧椎弓根骨质破坏;
全身骨静态扫描于 ANT 位(前位)、POST 位(后位)可见四肢长骨皮质对称性弥漫性放射性分布略浓聚,呈"双条征",第 10 胸椎局部放射性分布浓聚。

一、概述

肺癌性骨关节病属于继发性肥大性骨关节病(hypertrophic osteoarthropathy, HOA)。90%HOA 继发于胸腔内恶性肿瘤,因此,继发性 HOA 亦称为肥大性肺性骨关节病(hypertrophic pulmonary osteoarthropathy, HPO)。HOA 分为原发性和继发性两种。原发性 HOA 一般有家族史,病因不明,好发于男性,可能与遗传有关。HPO 为肺部肿瘤引起骨骼系统的副综合征,其中 80% 继发于肺癌,其机制目前尚未完全阐明,目前已知与几方面因素有关:①肿瘤产生具有生物活性的蛋白质或多肽物质,如促肾上腺皮质激素(ACTH)、甲状旁腺激素(PTH)、促性腺激素,异位生长激素等,还可产生生长因子、白介素、细胞因子、前列腺素、胚胎蛋白等;②肿瘤引起的自身免疫反应或免疫复合物及免疫抑制引起的结果;③某些肿瘤细胞产生的异位激素,或肿瘤细胞释放的活性激素产物,具有竞争性抑制正常激素的作用;④血液、循环障碍,缺氧,神经递质异常等因素。病理表现为慢性增生性骨膜下骨炎改变。

二、临床表现

HPO 是一种因肺部疾病而导致全身性骨关节及软组织异常的临床综合征,包括以下部分或全部表现:骨膜下新骨生成,主要是远端肢体长骨;四肢长骨对称性骨膜增生;慢性骨痛;关节及关节周围软组织对称性关节炎样改变,主要见于踝、膝、腕、肘;关节粗大和关节痛;关节滑膜渗出、积液;肢体远端 1/3 皮下软组织增厚,手足神经、血管改变,常合并杵状指(趾);一些病例头面部皮肤增厚和皱纹增多;面部皮肤增厚、粗糙,鼻唇沟变深,手足多汗等。

三、影像学表现

X 线检查特异性高,早期 X 线表现不明显,易被忽视;进展期长骨端可见骨膜增生;后期关节周边软组织肿胀,对称性骨膜新生骨形成;由于病变程度的差异及所处不同阶段,骨膜新生骨的表现形式是多样的;晚期可出现骨间膜韧带广泛骨化、关节边缘增生及脊柱强直。

核素骨显像敏感性高,能反映全身骨受累情况,表现为四肢长骨(尤其下肢骨)皮质对称性放射性浓聚呈"双条"征;四肢长骨呈不均匀对称性放射性浓聚;关节周围对称性放射性浓聚。

(辛　军)

参考文献

[1] Callemeyn J, Van Haecke P, Peetermans WE, et al. Clubbing and hypertrophic osteoarthropathy: insights in diagnosis, pathophysiology, and clinical significance[J]. Acta Clin Belg, 2016, 71(3): 123-130.

[2] Izumi M, Takayama K, Yabuuchi H, et al. Incidence of hypertrophic pulmonary osteoarthropathy associated with primary lung cancer[J]. Respirology, 2010, 15(5): 809-812.

[3] 苏彩云. 全身骨显像在肺性肥大性骨关节病的临床应用[J]. 中外医疗, 2017, 36(25): 193-195.

病例六　沟槽状慢性胰腺炎

病史：患者男，41 岁，因"间断上腹痛 3 年，饮酒后腹痛 3 天"入院，有吸烟及大量饮酒史，外院 CT 提示十二指肠壶腹部占位。我院 PET/CT 及病理检查图像见图 10-6。

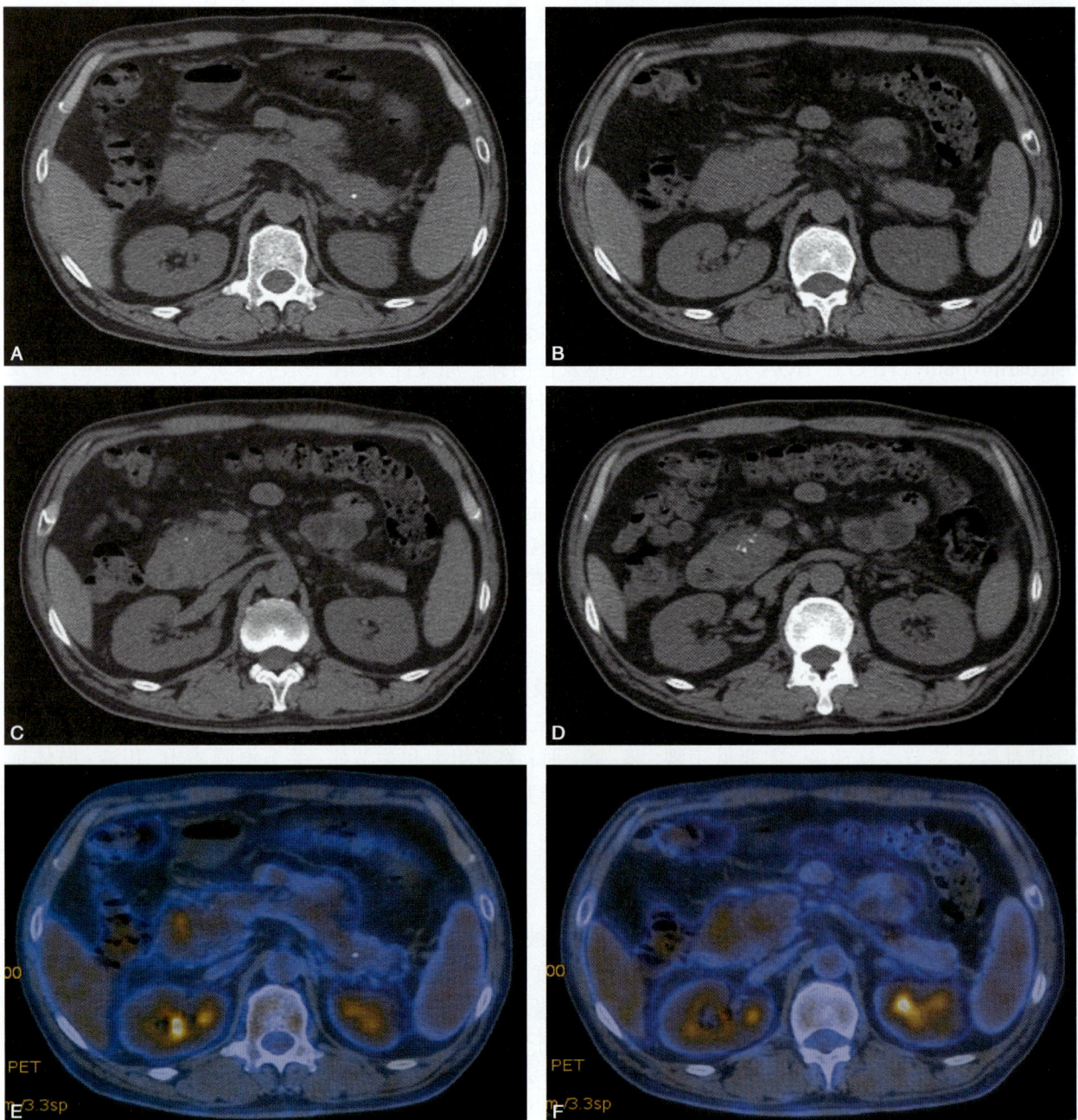

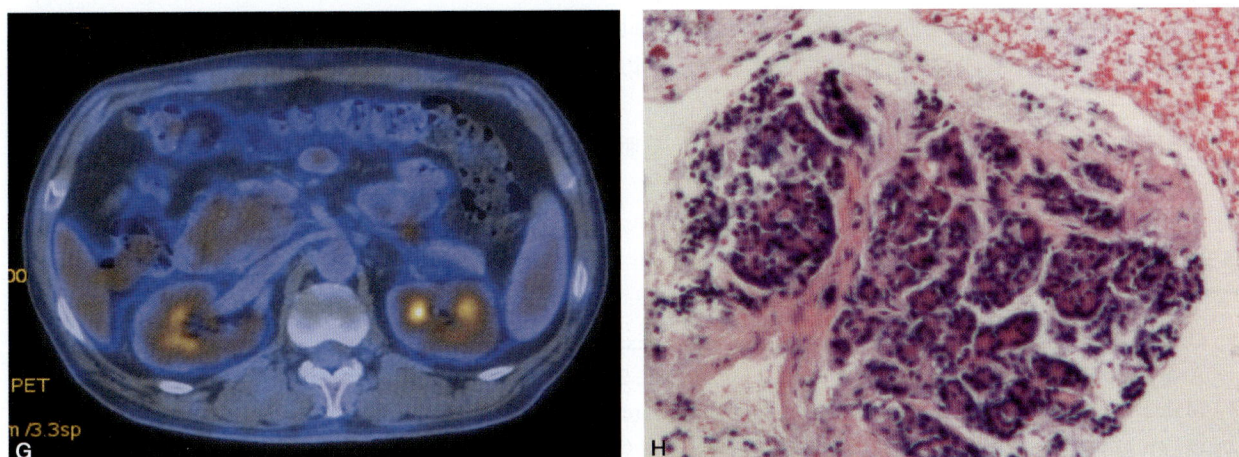

图 10-6　沟槽状慢性胰腺炎 PET/CT 及病理检查图像

A～D. CT 图像：胰腺头部肿胀，与邻近十二指肠降段分界不清，内见沙砾样钙化；E～G. FDG 图像：病变代谢略高于周围胰腺组织；H.病理：导管上皮无明显异型性，局灶纤维组织增生，细胞变形，少许炎性细胞浸润。

一、概述

沟槽状慢性胰腺炎（groove pancreatitis）是一种慢性节段性胰腺炎，影响胰头背部、十二指肠和胆总管下段之间的解剖区域。多隐匿起病，常因持续的慢性炎症导致胰头部局限性肿大。临床上极易误诊为胰头癌，比较少见，确切的发病率不清楚，占因治疗慢性胰腺炎行胰十二指肠切除术的 19.5%～24.4%。

二、临床表现

沟槽状慢性胰腺炎的临床表现包括在数周至数年内由十二指肠狭窄引起的上腹痛、餐后恶心和呕吐、体重减轻等，但是黄疸少见，无明显的内、外泌功能障碍。

三、影像学表现

（一）CT

十二指肠降段腔壁增厚。胰腺区肿块，可伴钙化，由于病变内纤维成分较多，增强 CT 表现为早期弱强化，晚期强化延迟。

（二）MRI

胰腺沟槽区域团块灶，T1 加权像信号比胰腺实质低，T2 加权像上可以比胰腺低、等同或稍高，T2 加权像的这种变化是由于疾病种类不同，亚急性疾病由于水肿表现为高信号，慢性病由于纤维化表现为低信号；增强图像显示为延迟和渐进性不均匀强化，反映了组织的纤维化特征。

（三）^{18}F-FDG PET

病变区域可表现为片状或肿块状稍高代谢。

四、鉴别诊断

（一）胰腺癌

胰腺癌患者大多没有长期过量饮酒史，而沟槽状慢性胰腺炎患者多有过量饮酒史；沟槽状慢性胰腺炎以薄层团块出现，而胰腺癌表现为圆形不规则团块；胆管狭窄在沟槽状慢性胰腺炎是渐进性且长，但在胰腺癌是突然中断且短；FDG PET 图像胰腺癌病变区域通常呈显著高代谢。

（二）自体免疫性胰腺炎

除了与沟槽状胰腺炎相似，超声、CT 和 MRI 上可以发现胰腺导管呈弥漫性/节段性/局灶性管腔狭窄外,自体免疫性胰腺炎通常伴有胆管的狭窄。此外,和沟槽状胰腺炎不同的是,自体免疫性胰腺炎胰腺实质呈弥漫性/节段性/局灶性的腺体肿大,可以发现"腊肠样胰腺"。

(三)十二指肠错构瘤

错构瘤导致十二指肠肠腔狭窄和息肉样变,无典型胰腺炎表现。

（辛　军）

参考文献

[1] Oza VM, Skeans JM, Muscarella P, et al. Groove Pancreatitis, a Masquerading Yet Distinct Clinicopathological Entity: Analysis of Risk Factors and Differentiation[J]. Pancreas, 2015, 44(6): 901-908.

[2] Malde DJ, Oliveira-Cunha M, Smith AM. Pancreatic carcinoma masquerading as groove pancreatitis: case report and review of literature[J]. Journal of the pancreas, 2011, 12(6): 598-602.

病例七　甲状旁腺功能亢进性骨病

病史:患者女,36 岁,自诉 2 个月前无任何诱因出现双侧髋部疼痛,行走活动受限,曾于当地医院就诊,按腰椎间盘突出症治疗,给予针灸等保守治疗,病情无缓解。骨盆 CT 示髋部肿物,以"双侧髋部肿物"为诊断入院,检查结果见图 10-7。

一、概述

原发性甲状旁腺功能亢进症是由于甲状旁腺增生、腺瘤或腺癌导致的甲状旁腺激素分泌过多所引起的一种疾病。甲状旁腺素的主要功能是调节体内钙的代谢并维持钙和磷的平衡,它促进破骨细胞的活性,使骨钙(磷酸钙)溶解释放到血液中,当发生甲状旁腺功能亢进时,可出现骨吸收及高血钙、低血

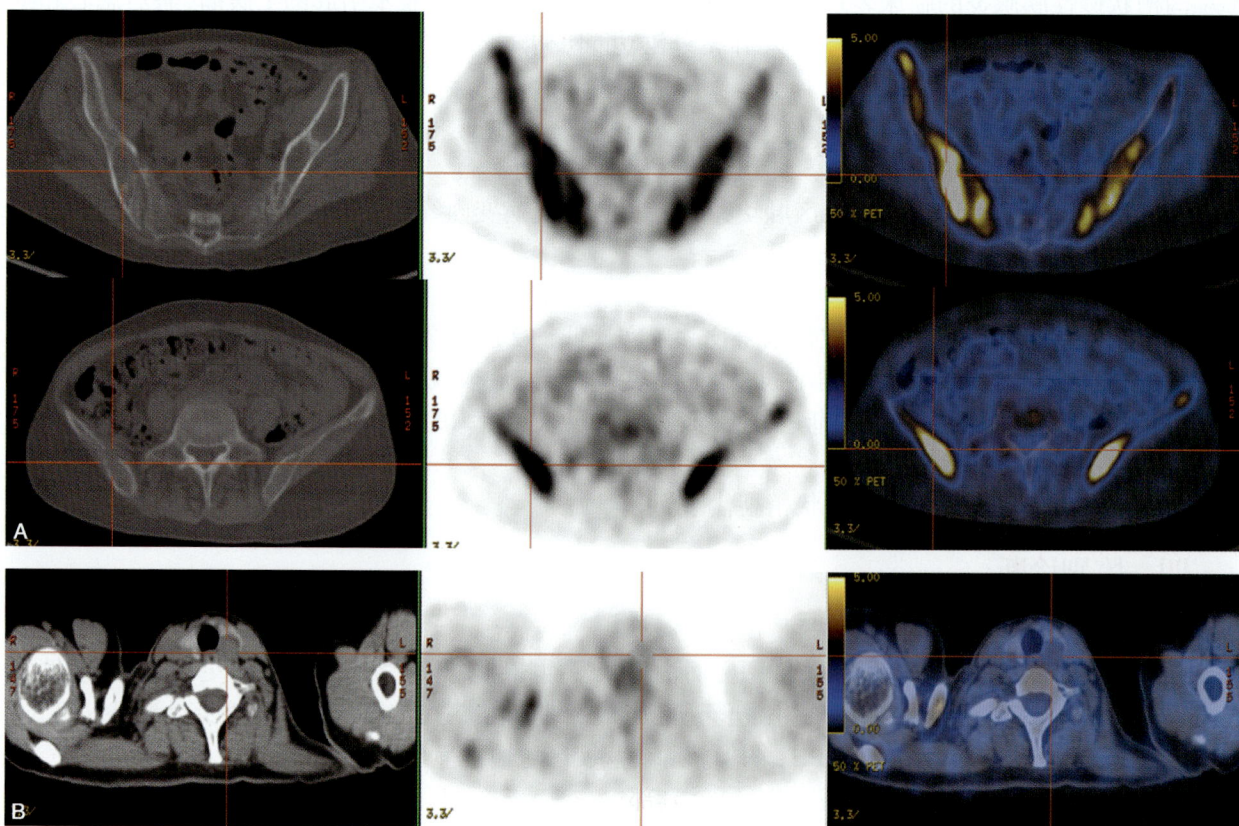

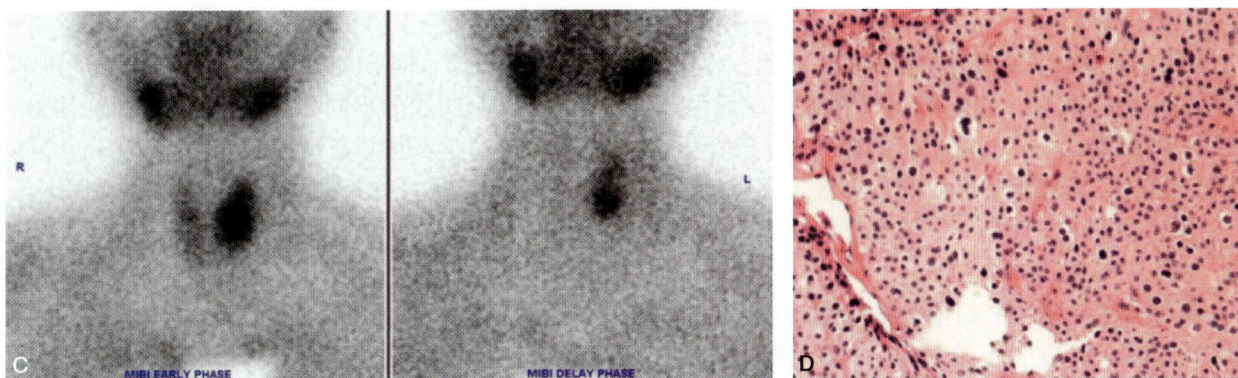

图 10-7 甲状旁腺功能亢进性骨病影像表现

A. 全身 PET/CT 检查显示全身骨骼骨质密度减低,胸骨、双侧肩胛骨、肱骨、股骨、多根肋骨、部分椎体及附件、骨盆等多部位骨质吸收破坏伴 ^{18}F-FDG 代谢增高,SUV$_{max}$ 为 10,骨质破坏主要表现为边界清楚的囊性低密度,少部分骨质破坏灶呈 FDG 代谢减低改变;B. 全身 PET/CT 甲状腺左叶下极后方可见稍低密度结节,边界清楚,密度均匀,大小约 2.4cm×1.9cm,CT 值约 40Hu,^{18}F-FDG 摄取轻度增高;C.ECT(发射计算机体层显像)^{99m}Tc-MIBI(双时相法)甲状旁腺显像示甲状腺左叶处放射性浓聚灶,符合甲状旁腺增生或腺瘤改变;D. 病理检查结果证实为甲状旁腺腺瘤。

磷等改变。实验室检查血甲状旁腺激素(parathyroid hormone,PTH)、血钙、尿钙升高,血磷减低及碱性磷酸酶升高。

甲状旁腺功能亢进症(HPT)引起的骨病可累及任何骨骼,以骨形成及骨吸收皆较快的部位为著,增高的甲状旁腺激素(PTH)刺激破骨细胞增生,吸收骨质,同时胶原纤维在髓腔中沉积;随后骨小梁被破坏,髓腔被疏松结缔组织、巨噬细胞、出血和反应性编织骨填充,出现修复性纤维化和不成熟新骨,髓腔、松质骨间隙内血管及纤维组织增生代替了正常骨组织,即纤维囊性骨炎;当继发黏液性变和出血可形成囊腔,囊腔内的出血、含铁血黄素和增生的血管,使其大体标本呈现出棕色,故称之为棕色瘤。

二、临床表现

原发性甲状旁腺功能亢进症以 30～50 岁多见,女性发病率为男性的 2～3 倍。主要症状为难以忍受的骨关节疼痛、乏力、行走困难,骨痛为多发性,可有不同程度的高钙血症和尿路结石,以及由高钙血症导致的一系列神经生理症状,如全身无力、易疲劳、食欲不振等。实验室检查有不同程度的高血钙、低血磷及尿钙升高。

三、影像学表现

甲状旁腺功能亢进性骨病(棕色瘤)常累及髂骨、股骨、胫骨及手指,并可见骨膜下骨吸收等征象。

(一)X 线片

棕色瘤可发生于全身各骨,病变可位于骨皮质内,也可位于髓腔内,为单发或多发局限性囊状透亮区,边界清楚无硬化,皮质膨胀变薄,可突破骨皮质,病变周围无骨膜反应,还可见骨质疏松、骨皮质变薄、骨膜下/软骨下骨吸收等征象。

(二)CT

CT 上表现为单发或多发的囊性破坏区,病变周围骨皮质可连续或消失。常沿骨干长轴生长,表现为膨胀性溶骨性破坏区,病变范围常较局限,其内呈明显高于骨髓的均匀软组织密度,部分病例病变内可见骨嵴及磨玻璃样密度。棕色瘤 CT 平扫时密度较高,可见分层征象。增强扫描时,可见棕色瘤内部显著强化,较小病变表现为显著的均匀强化,而面积较大的病变呈现不均匀边缘强化。当棕色瘤发生囊变时,CT 可清晰显示液-液平面,CT 在显示其部位、内部结构和骨髓是否受累及受累程度方面优于平片。

（三）MRI

MRI 对骨皮质的显示能力较差，因此，对骨皮质吸收显示不佳。但 MRI 对棕色瘤及其病变周围的软组织和髓腔内病变显示较好。根据棕色瘤内纤维、囊变及出血的成分不同，可表现为 T1WI 低信号、T2WI 和 PDFS（质子密度加权抑脂序列）高信号，类似囊变样信号区；也可表现为 T1WI、T2WI 和 PDFS 均呈低信号，类似陈旧出血的信号区。棕色瘤囊变产生液 - 液平面时，MRI 可清晰显示。棕色瘤周围无软组织肿块形成，这是一个较为有特征的征象。

（四）PET/CT

PET/CT 中的 CT 扫描可准确发现全身各部位的骨质改变、骨质破坏及其程度，如骨质疏松、骨膜下骨皮质吸收、软骨下骨吸收、局限性囊状骨质破坏（纤维囊性骨炎或棕色瘤）、骨质软化、关节软骨钙化等。由于棕色瘤发病率不高，有关 PET/CT 报道不多，Kuwahara 等报道了首例原发性甲状旁腺功能亢进症导致的棕色瘤，但原因不完全清楚，一般认为可能的机制是其含巨细胞及巨细胞内葡萄糖摄取异常增多，同样有些破骨细胞样含巨细胞的良性病变 FDG 摄取也会升高，如巨细胞修复肉芽肿、动脉瘤样骨囊肿和巨细胞瘤。所以在 ^{18}F-FDG PET/CT 扫描上棕色瘤一般表现为 SUV_{max} 升高。本例病例部分病灶 ^{18}F-FDG 摄取不高，可能与棕色瘤不同时期成分不同有关，这也可能是棕色瘤区别于其他骨骼多发病变，如转移瘤的特点，具体机制还需要进一步研究。PET/CT 全身扫描的优势还在于能够发现甲旁亢的其他表现，如钙化、结石，并能够准确定位甲状旁腺的病变，为临床治疗提供更好依据。

四、鉴别诊断

（一）多发骨转移瘤

一般具有恶性肿瘤的病史，表现为多发溶骨性骨皮质破坏，范围较广，具有软组织肿块，且与周围软组织分界不清，于其他部位可发现原发病变。^{18}F-FDG 代谢显像骨转移瘤常为多处骨质破坏并糖代谢异常增高，而棕色瘤常是边界清楚偏心性的骨内病灶或为皮质性病灶，偶表现为膨胀性骨质破坏，部分病灶棕色瘤形成后 FDG 代谢可以不高，所以 PET 显像可以存在 FDG 高代谢和 FDG 代谢不高病灶并存的显像，这些与骨转移性病变不同，同时 HPT 患者常伴多发结石、软组织钙化及钙磷代谢异常等改变。

（二）多发性骨髓瘤

多见于老年人，多骨发病，但多发生于躯干部和四肢长骨近端，呈点状或圆形穿凿样溶骨性破坏，颅骨可见弥漫多发圆形、虫噬样破坏，边界清楚，无骨膜下骨吸收，常伴骨质疏松表现，^{18}F-FDG 代谢增高程度低于棕色瘤，尿中可见本周蛋白，血生化检查无异常。

（三）骨纤维异常增殖症

多骨发病，病变局限，未受累骨骼正常。病变局部扩张呈囊状变形，密度呈磨玻璃样或丝瓜瓤样，骨皮质变薄。血尿生化检查正常。

（辛　军　徐微娜）

参考文献

［1］钱占华，白荣杰，闫东，等. 原发性甲状旁腺机能亢进性骨病影像学表现［J］. 中华医学杂志，2013，93（1）：30-33.

［2］Miyakoshi M, Kamoi K, Takano T, et al. Multiple brown tumors in primary hyperparathyroidism caused by an adenoma mimicking metastatic bone disease with false positive results on computed tomography and Tc-99m sestamibi imaging：MR findings［J］. Endocr J, 2007, 54（2）：205-210.

［3］Bai RJ, Cheng XG, Yan D, et al. Rabbit model of primary hyperparathyroidism induced by high-phosphate diet［J］. Domest Anim Endocrinol, 2012, 42（1）：20-30.

［4］Cicconetti A, Matteini C, Piro FR. Differential diagnosis in a case of brown tumor caused by primary hyperparathyroidism［J］. Minerva Stomatol, 1999, 48（11）：553-558.

［5］Hong WS, Sung MS, Chun KA, et al. Emphasis on the MR imaging findings of brown tumor：a report of five cases［J］. Skeletal Radiol, 2011, 40（2）：205-213.

［6］Su AW, Chen CF, Huang CK, et al. Primary hyperparathyroidism with brown tumor mimicking metastatic bone malignancy[J]. J Chin Med Assoc, 2010, 73(3): 177-180.

［7］Joyce JM, Idea RJ, Grossman SJ, et al. Multiple brown tumors in unsuspected primary hyperparathyroidism mimicking metastatic disease on radiograph and bone scan[J]. Clin Nucl Med, 1994, 19(7): 630-635.

［8］Mian N, Kovarik J, Woloszczuk W, et al. Multiple myeloma and primary hyperparathyroidism[J]. Blut, 1985(2), 50: 117-119.

［9］Kuwahara K, Izawa S, Murabe H, et al. Increased ^{18}F-fluorodeoxyglucose uptake in a brown tumor in a patient with primary hyperparathyroidism[J]. J Clin Endocrinol Metab, 2007, 92(7): 2408-2409.

［10］Demir H, Halac M, Gorur GD, et al. FDG PET/CT findings in primary hyperparathyroidism mimicking multiple bone metastases[J]. Eur J Nucl Med Mol Imaging, 2008, 35(3): 686.

［11］Hermoye A, Malghem J, Lecouvet F, et al. F-18 FDG PET/CT as a noninvasive diagnostic and follow-up tool in brown tumors due to secondary hyperparathyroidism[J]. Clin Nucl Med, 2009, 34(5): 330-332.

［12］Sager S, Aliyev A, Halac M, et al. Positron emission tomography/ computed tomography imaging of brown tumors mimicking multiple skeletal metastases in patient with primary hyperparathyroidism[J]. Indian J Endocrinol Metab, 2012, 16(5): 850-852.

病例八 结 节 病

病史：患者女，48岁。1年前无明显诱因出现刺激性干咳，无发热，无胸闷气短，无胸背疼痛，1周前症状加重，出现右侧胸部不适，行胸部CT检查提示双肺多发结节。影像检查及病理见图10-8。

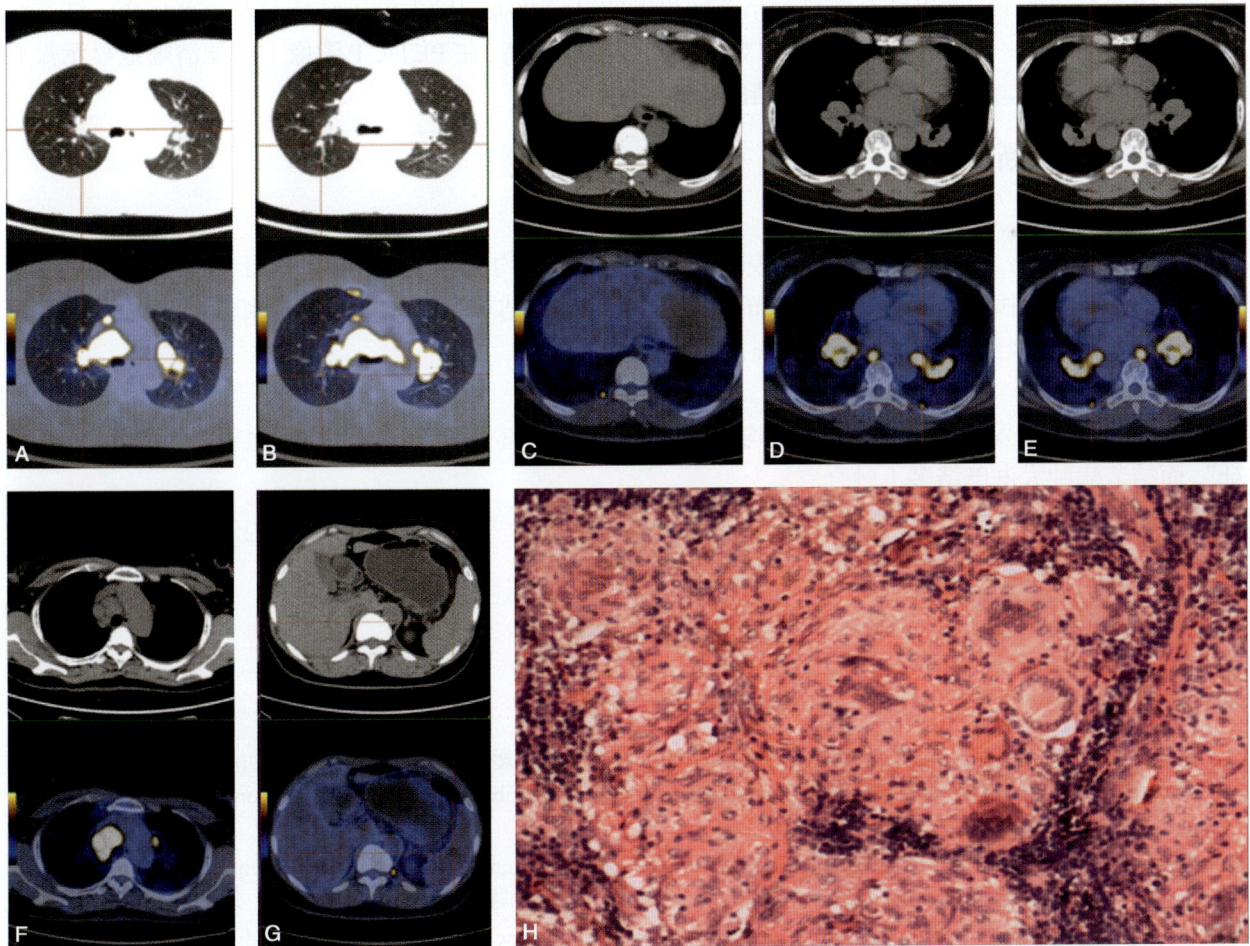

图 10-8　结节病 ^{18}F-FDG PET/CT 及病理图

^{18}F-FDG PET/CT 扫描：A～F. 右肺内、双侧胸膜多发 ^{18}F-FDG 高代谢结节，双肺门、纵隔多发 ^{18}F-FDG 高代谢肿大淋巴结；G. 脾内稍低密度结节，[18]F-FDG 代谢增高；

病理活检：H.（右肺下叶、纵隔淋巴结、叶间淋巴结、胸膜结节）肉芽肿样病变，结节病可能性大。

一、概述

结节病是一种多系统受累的肉芽肿性疾病,可累及全身所有器官。以胸部淋巴结受累最为常见。其病理特征是一种非干酪样、类上皮细胞性肉芽肿。目前病因未明,欧美人发病多于亚洲和非洲,美国黑人最高、白人最低,中青年多发,40岁以下多见,女性发病略高于男性。X线与CT等常规检查有时不易与结核或淋巴瘤及转移瘤鉴别。部分病例有自限性,大多预后良好。糖皮质激素对结节病治疗有效。

二、临床表现

近半数结节病患者无临床症状,结节病的临床表现缺乏特征性,呈多样化,以咳嗽、气喘、胸闷等呼吸道症状为主,也有部分病例是于体检中发现的,给临床诊断增加了很大的难度。临床症状常表现较轻,而影像学表现非常明显。

三、影像学表现

结节病的典型影像学表现是纵隔及双侧肺门淋巴结对称性肿大,累及肺内时,则表现为双肺弥漫性小结节、磨玻璃斑片状及片状实变灶,若病情进一步加重,可发展成肺间质纤维化或蜂窝肺。

多项研究表明PET/CT能有效显示结节病患者的纵隔及肺门肿大淋巴结情况及肺部病变。结节病的淋巴结密度均匀一致,边界清晰,同时对 ^{18}F-FDG 摄取增高,在PET/CT图像上更能清晰地显示没有明显融合的淋巴结,这也是结节病淋巴结的特点。

四、鉴别诊断

(一)结核

临床上有盗汗、乏力、低热等临床表现;淋巴结密度欠均匀,可有点状钙化灶或中心干酪样坏死区;粟粒性肺结核中的小结节是随机分布的,而结节病的小结节是沿支气管血管束、小叶间隔、叶间裂和胸膜下分布,以及结合相关实验室检查,可予以鉴别。

(二)淋巴瘤

表现为全身多发淋巴结肿大,明显均匀摄取 ^{18}F-FDG,部分融合,压迫周围血管,形成血管"淹没征",而结节病肿大淋巴结多不融合。

(三)转移瘤

多有原发病灶,并且淋巴结大小不等,可相互融合。

(辛　军)

参考文献

[1] 魏君培.64层螺旋CT在肺部结节病影像学诊断中的价值[J].医学影像学杂志,2012,22(8):1317-1319.

[2] Abehsera M, Valeyre D, Grenier P, et al. Sarcoidosis with pulmonary fibrosis: CT patterns and correlation with pulmonary function[J]. AJR, 2000, 174(6):1751-1757.

[3] Guleria R, Jyothidasan A, Madan K, et al. Utility of FDG-PETCT scanning in assessing the extent of disease activity and response to treatment in sarcoidosis[J]. Lung India, 2014, 31(4):323-330.

[4] Ji C, Zhang B, Zhu W, et al. Evaluation of 18 F-fluorodeoxyglucose uptake in enlarged mediastinal lymph nodes in patients with lung cancer[J]. Int J Clin Exp Pathol, 2014, 5(1):8227-8234.

[5] Agrawal K, Chawla YK, Bhattacharya A, et al. Fluorodeoxyglucose positron emission tomography/computed tomography findings in nodular hepatic and splenic sarcoidosis[J]. World J Nucl Med, 2014, 13(2):144-145.

病例九　结节性硬化症

病史:患者女,59岁,乏力伴间断右侧腰痛1年余。无肉眼血尿,无尿频、尿急、尿痛,无恶心、呕吐;查体面部可见多发丘疹样改变,入院后常规检验血清胱抑素C略增高,余无异常。既往左肾良性肿瘤切除术后9年,自幼年始间断癫痫发作多次,影像检查见图10-9。

一、概述

结节性硬化症(tuberous sclersis complex,TSC)也称布纳维尔病(Bourneville disease),于1862年由Von Reckinghausen首次报道,是一种相对少见的常染色体显性遗传性疾病,约60%的病例散发,40%具有家族遗传性。患病率各家报道不一,为1/15 400～1/6 000,男女之比约为1.44∶1。本病可归类于神经皮肤综合征(亦称斑痣性错构瘤病),其基本病变为源于外胚层的器官发育异常所致全身性错构瘤样发育障碍,病变可累及神经系统、皮肤和眼,也可累及中胚层、内胚层器官如心、肺、骨、肾和胃肠等。

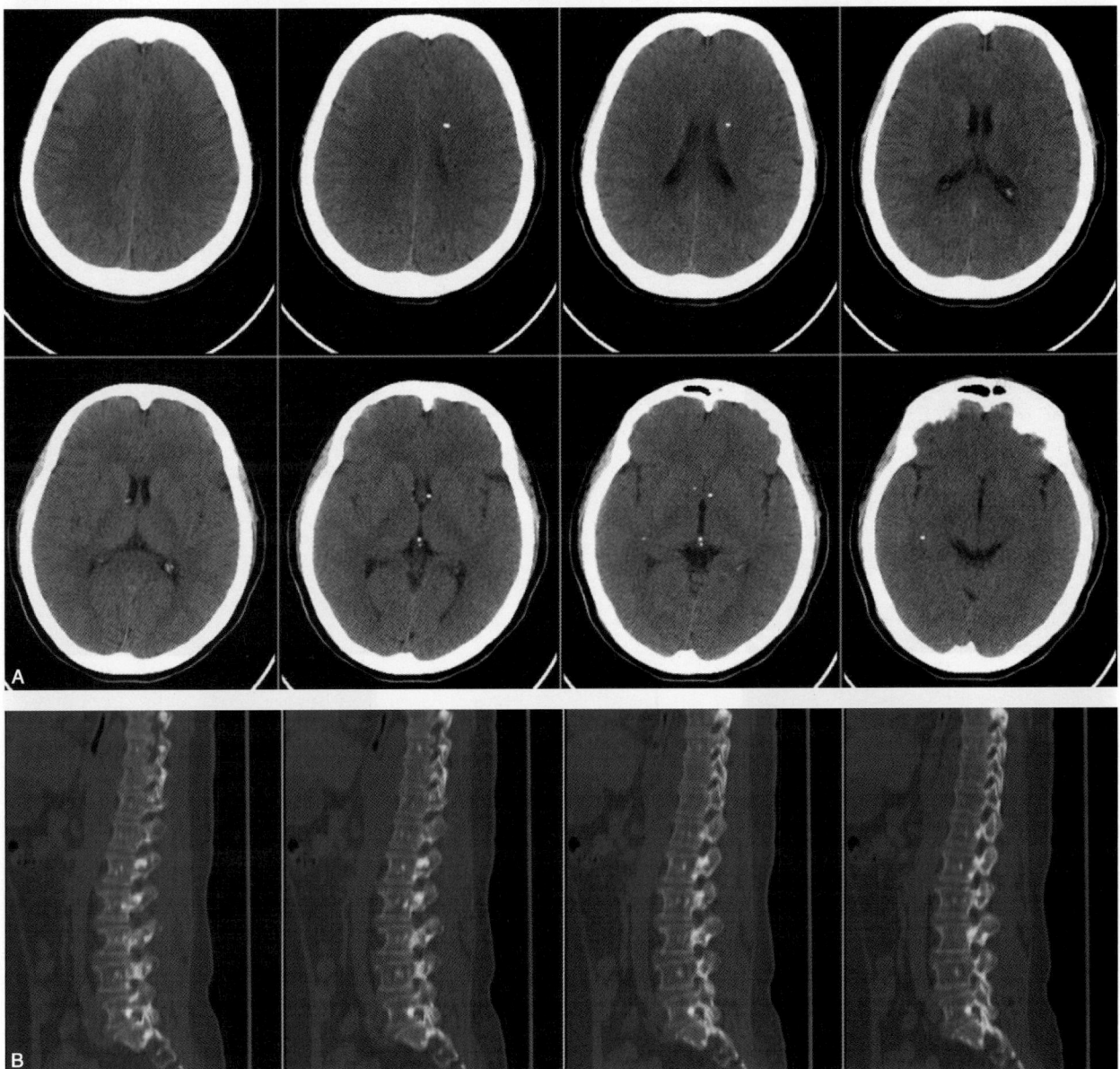

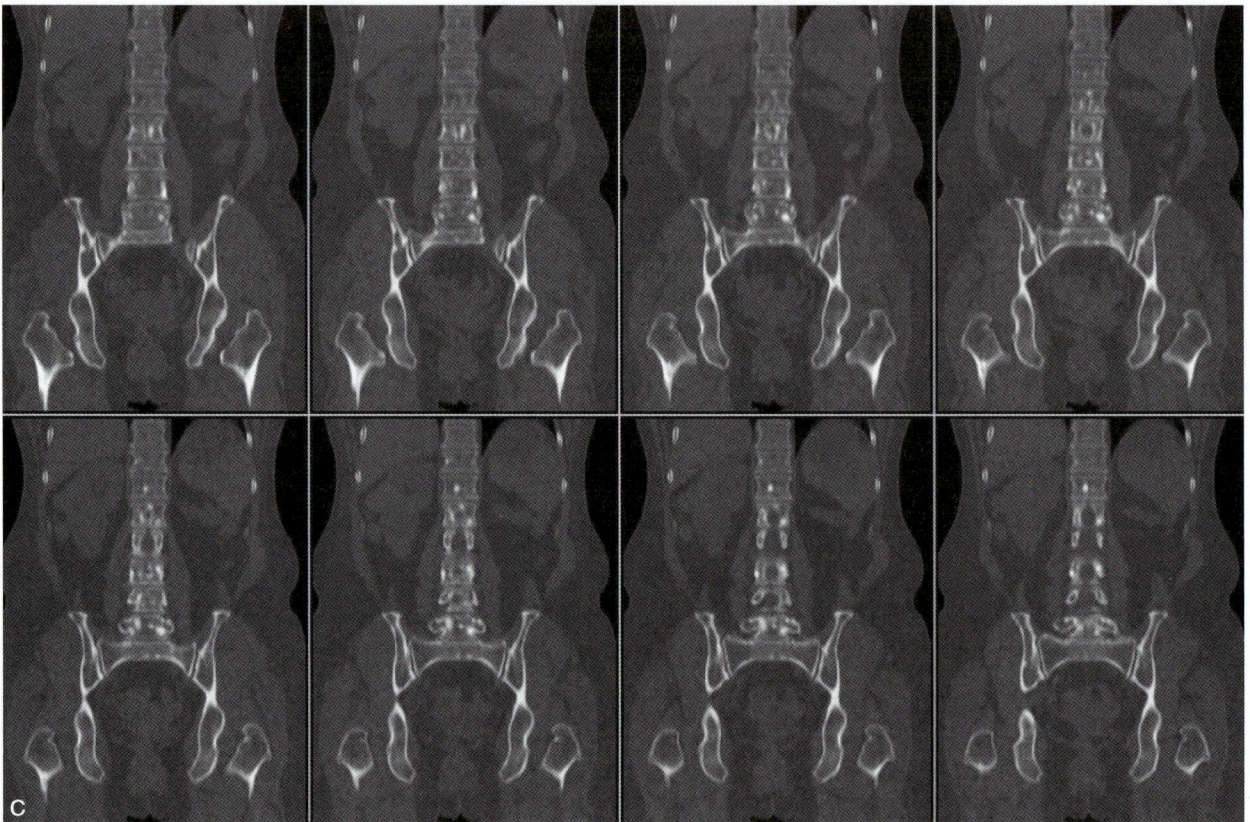

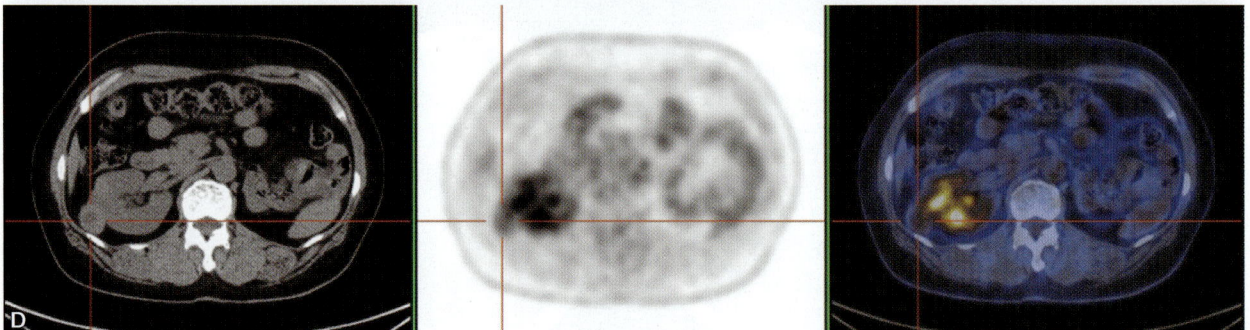

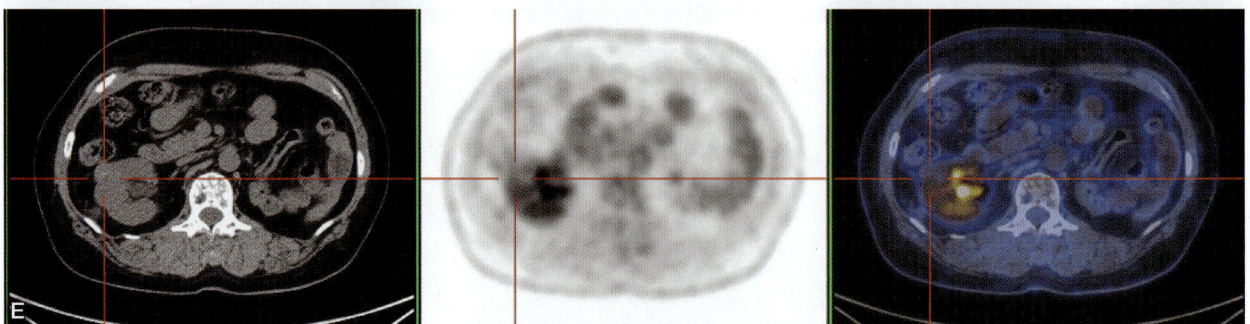

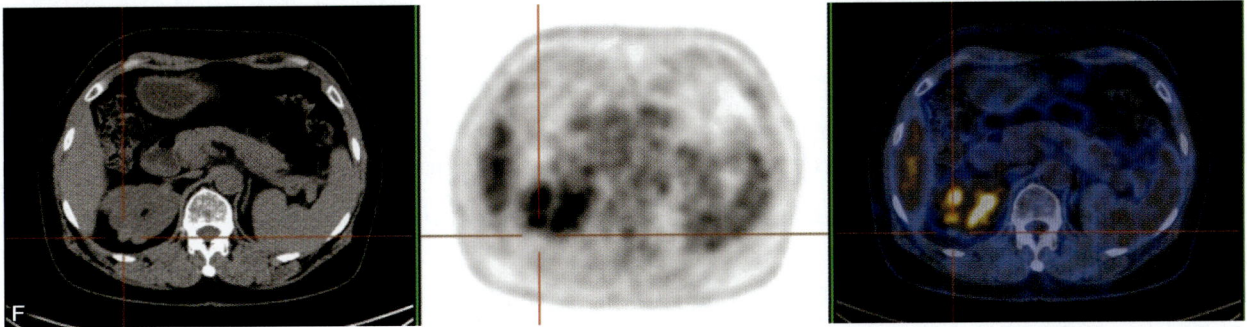

图 10-9 结节性硬化症影像表现

A. 头部 CT 显示颅内侧脑室旁多发点状高密度灶；B. CT 矢状断层面显示椎体及附件多发点片状高密度；C. CT 冠状断层面显示椎体及附件多发点片状高密度；D、E. CT 右肾多发含脂占位，FDG PET/CT 代谢显像放射性分布未见显著浓聚；F. CT 右肾稍高密度结节，FDG PET/CT 代谢显像放射性分布缺损。

二、临床表现

由于本病为一全身性疾病，可侵犯多个脏器及组织，临床表现可因受累部位不同而复杂多样。典型临床"三联征"表现为癫痫、智力障碍、面部皮脂腺瘤（现认为是血管及结缔组织组成的血管纤维瘤），但实际临床统计中"三联征"出现率不足一半。

（一）皮肤症状

皮肤损害最常见，约 90% 的患者有皮脂腺瘤，近来有文献指出，"皮脂腺瘤"属名词误用，病理研究证实其为错构瘤（血管纤维瘤）。通常在 5 岁前出现，至青春期因生长迅速而更为显著。通常分布于双颊及下颌部、前额、眼睑、鼻部，对称散发，少部分可出现颈部、腰背部，为淡红色或红褐色坚硬蜡状丘疹，无瘙痒、疼痛感，按之可褪色，大小可由针尖至蚕豆大。85% 患者可见色素脱失斑，儿科患者更高，为叶形、卵圆形或不规则形白斑，躯干及上下肢均可出现，在紫外线下看得更为明显。20% 的患者可见有绿色颗粒状皮斑，多见于腰及下背部的皮肤，局部增厚而粗糙，略高出皮肤，为灰褐色，直径自几毫米至 5～6 厘米。指（趾）甲下纤维瘤发生于青春期，自甲沟长出，有时为本病唯一的皮肤损害。此外，鲨鱼皮样斑、牛奶咖啡色素斑以及皮肤纤维瘤等均可见到。

（二）神经系统症状

通常表现为癫痫发作及智力低下，是本病的特征之一。癫痫发作可在疾病的早期，皮肤损害或颅内钙化之前几年即已出现。癫痫可表现为任何发作形式。起初可能表现为婴儿痉挛症，以后转变为全身性发作或部分性发作。有些患者可仅有癫痫发作而无其他临床表现。60%～70% 患者有不同程度的智力减退，常在 2～3 岁即出现，甚至更早。有智力障碍者几乎均有癫痫发作，智力正常者则约 70% 有癫痫发作。发生癫痫年龄早者更易出现智力减退，极少数患者仅表现为智力减退而无癫痫发作，亦有表现为人格和行为异常、情绪紊乱和精神异常者。偶尚有肢体瘫痪、共济失调、不自主动作等症状。少数患者因室管膜下小结节阻塞脑脊液循环通路而发生脑积水及颅内高压。

（三）其他表现

本病常合并有其他脏器的肿瘤，如骨肿瘤、肺淋巴管平滑肌瘤病、心脏横纹肌瘤、口腔纤维瘤或乳头状瘤以及视网膜错构瘤等，临床疾病晚期可出现相应继发肾功能衰竭、心力衰竭、呼吸衰竭等并发症。

三、影像学表现

（一）颅内改变

主要表现为室管膜下多发钙化结节和/或非钙化高密度结节，具有特异性诊断价值，颅内钙化结节可先于皮肤病变。CT因为对钙化显示较好而通常作为首选检查。钙化灶大小不一,直径多介于2～5mm之间,边界清楚,位置基本对称分布。室管膜下结节常见于侧脑室体部外侧壁和侧脑室前角前部、尾状核头部、孟氏孔后方、侧脑室颞角等处。此外,也可见皮质或皮质下结节及脑实质内斑片状钙化灶、白质区脱髓鞘的低密度区、灰质异位以及阻塞性脑积水或脑发育不良所致颅内改变。室管膜下结节可发展演变为巨细胞星形细胞瘤,多在室间孔附近,组织学表现介于错构瘤和巨细胞肿瘤之间,属良性肿瘤,生长缓慢偶可恶变。钙化结节均不能强化,而未钙化结节则可被强化。

(二)骨骼改变

约50%的TSC患者出现骨骼病变,一般均无症状,绝大多数表现为全身广泛骨骼斑点状及斑块状硬化结节,累及胸腰椎椎体及附件、肋骨、胸骨、肱骨头、肩关节盂、锁骨、髂骨、蝶骨、额顶骨、下颌骨等。少部分可出现指(趾)骨囊肿。

(三)肺部改变

结节性硬化症可伴肺淋巴管平滑肌瘤病,表现为肺部弥漫性囊状改变。有的患者出现自发气胸或乳糜胸。

(四)肾脏改变

结节性硬化患者中40%～80%并发肾血管平滑肌脂肪瘤,主要表现为肾脏含脂肪密度占位。与一般的肾血管平滑肌脂肪瘤相比,伴结节性硬化症者发病年龄轻,多在5岁后开始出现,肿瘤一般较大,常为多发且多累及双侧。此外,结节性硬化症患者发生肿瘤增大、破裂出血及出现症状的可能性远高于单纯肾血管平滑肌脂肪瘤。肾囊肿是结节性硬化症患者继血管平滑肌脂肪瘤之后最常见的肾脏病变,囊肿出现时间早于血管平滑肌脂肪瘤,部分患者的囊肿可随年龄增长而消失,囊肿一般为双侧、多发。

四、鉴别诊断

目前,结节性硬化症诊断主要根据典型的皮肤及神经系统临床表现,根据全美结节性硬化症协会1998年修订的新诊断标准(包括11项主要特征及9项次要特征),符合2条主要特征或1条主要特征加上2条次要特征者即可诊断为结节性硬化症。针对单个部位的典型表现,如果影像医生能够了解本病的临床表现以及进行进一步的查证,则有利于做出结节性硬化症的早期诊断。PET检查为全身性检查,可以一次检查提供多部位影像学资料,更增加了影像医生诊断本病的信心。

单部位影像学改变如颅内钙化结节在CT上应与其他颅内钙化性病灶鉴别,如脑囊虫病、甲状旁腺功能减退、Fahr病、先天性宫内感染的弓形体病、巨细胞病毒脑炎、动静脉畸形(AVM)、斯德奇-韦伯综合征病(Sturge-Weber syndrome)及脑白质异位鉴别。甲状旁腺功能减退所致的脑内钙化多为对称发生,钙化的范围与病情、病程有关,严重时可合并脑萎缩,临床以神经症状为主,化验可发现高血钙、低血磷。Fahr病为一种家族性特发脑血管亚铁钙沉着症,影像上有脑内广泛分布、较为对称的钙化灶,无甲状旁腺功能减退表现,血清钙、磷正常。脑弓形体病是母体病原体经胎盘传染给胎儿的先天性疾病,颅内钙化、脑实质低密度和脑积水是本病常见的影像表现,临床诊断主要依靠弓形体抗体的血清免疫学检查。

肾脏平滑肌脂肪瘤需要与肾脏其他占位相鉴别,主要鉴别点为其内含脂肪密度,双侧多发平滑肌脂肪瘤者需要结合临床及其他部位影像学表现考虑为病变可能。

全身骨骼多发高密度结节需要与骨转移瘤鉴别,特别是伴有不典型肾脏占位的患者,多发高密度结节好发于椎体及附件,弥漫性改变,骨扫描及PET一般无异常是其有别于转移瘤的特点。

(辛 军 于树鹏)

参考文献

[1]张增俊,黄明侠,谌天华,等.结节性硬化的CT诊断价值[J].中国医学影像学杂志,2005,13(1):1-2.

［2］Bernauer TA, Mirowski GW, Caldemeyer KS. Tuberous sclerosis. Part Ⅱ. Musculoskeletal and visceral findings［J］. J Am Acad Dermatol, 2001, 45（3）: 450-452.

［3］Casper KA, Donnelly LF, Chen B, et al. Tuberous sclerosis complex: renal imaging findings［J］.Radiology, 2002, 225（2）: 451-456.

［4］刘从涛, 孙昊, 姜相森, 等.结节性硬化症伴肾血管平滑肌脂肪瘤的 CT 表现［J］.医学影像学杂志, 2017, 27（7）: 1288-1290.

［5］Hyman MH, Whittemore VH. National Institutes of health consen-sus conference: tuberous sclerosis complex［J］. Arch Neurol, 2000, 57（5）: 662-665.

病例十　巨大慢性肺动脉血栓栓塞

病史:患者女,49 岁,因胸闷气短 10 年,加重 1 周入院。查体未见异常。心电图示窦性心律,T 波倒置,ST 段下移≥0.05mV,影像检查见图 10-10。

一、概述

肺栓塞(pulmonary embolism, PE)是指肺动脉主干及其分支被内源性或外源性栓子堵塞后发生肺循环功能障碍的疾病。常见栓子来源于下肢深静脉血栓、风湿性心脏病发生的血栓和原发于肺动脉本身的血栓。慢性肺栓塞(chronic pulmonary embolism, CPE)是急性肺栓塞(acute pulmonary embolism, APE)或肺动脉原位血栓形成的长期后果,由于血栓不能完全溶解,血栓机化,肺动脉内膜慢性炎症并增厚,发展为慢性肺栓塞,最终导致慢性肺动脉高压和肺的通气或血流灌注失衡,进一步发展会出现呼吸功能不全、低氧血症和右心衰竭。

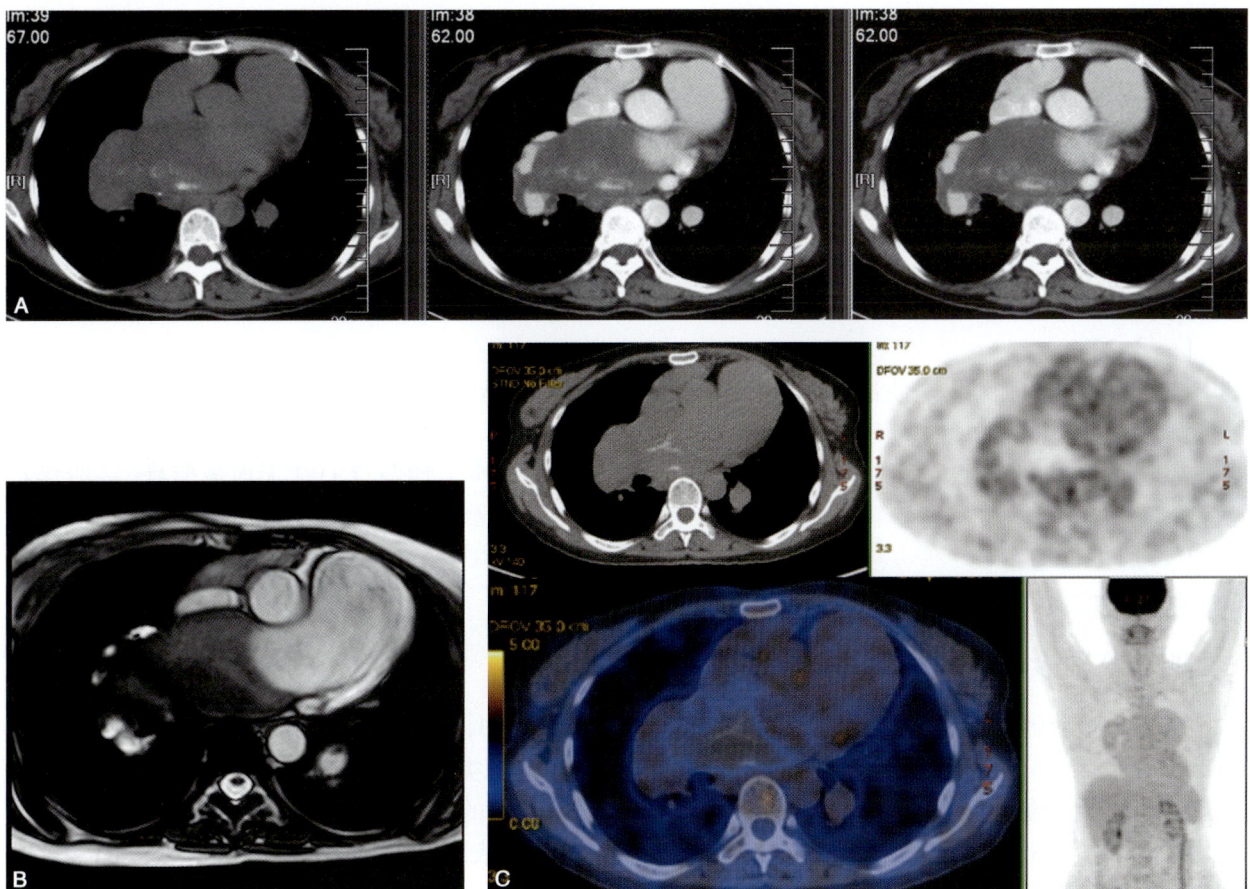

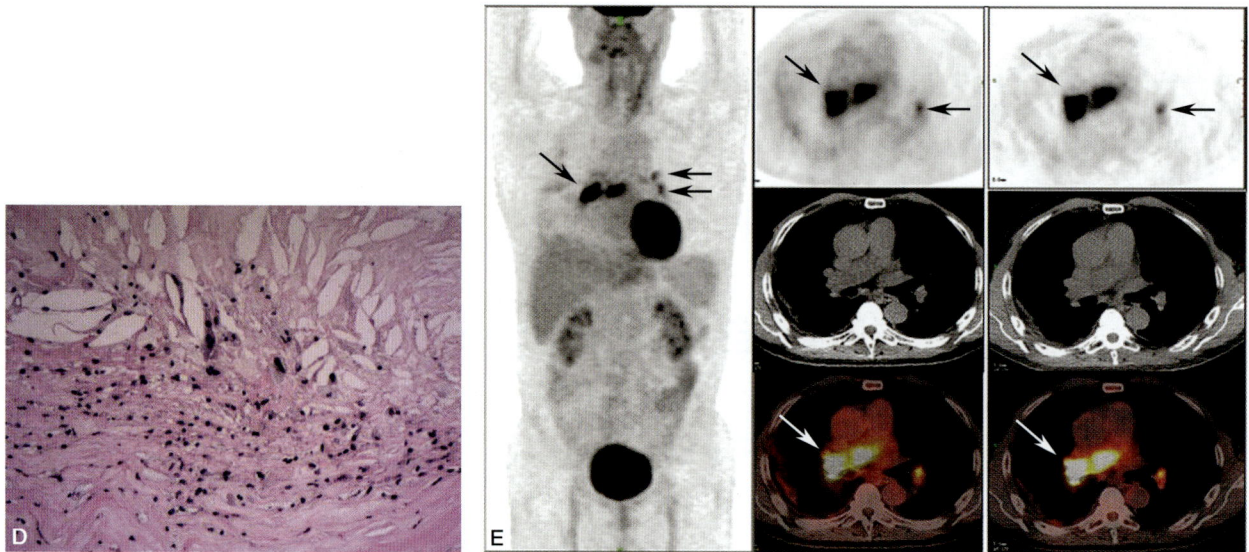

图 10-10 巨大慢性肺动脉血栓栓塞影像表现

A. 胸部增强 CT：中纵隔肿块，混杂密度，包绕右肺动脉主干，延续至右肺下动脉，增强扫描未见强化；B. 心脏 MRI：心包内见短 T2 团块灶，包绕右肺动脉主干及远端，与肺动脉管壁关系密切，其外膜似与肺动脉管壁相连；C. PET/CT 显像：肺动脉内肿块呈放射性分布稀疏、缺损改变；D. 病理图：动脉壁内膜增厚，纤维组织增生变性伴局灶钙化，局灶见淋巴细胞浸润，血管腔内大量纤维素间见少量红细胞（HE，×400）；E. 肺动脉肉瘤患者 PET/CT 显像图：肺动脉内稍低密度肿块，放射性分布异常浓聚，右肺动脉病变与肝脏 FDG 摄取比值，早期 5.1（14.3/2.8），延迟 7.25（17.4/2.4），增加 42%。

二、临床表现

肺栓塞临床表现差异较大，无论是急性还是慢性肺栓塞，症状体征都是非特异性的，轻者仅有胸闷，重者可发生呼吸循环衰竭，甚至猝死。临床常分为急性肺心病、肺梗死、难以解释的呼吸困难及慢性反复性肺血栓栓塞 4 个症候群，其中慢性肺栓塞多是末梢型血栓在肺血管反复堵塞导致血灌注减少，逐渐出现肺动脉高压。实验室检查患者血浆 D-二聚体及血浆 N 末端脑钠肽浓度升高。

三、影像学表现

（一）CT

CPE 多表现为肺动脉分支减少或者管腔阻塞、中断；肺动脉或者分支可见圆形或卵圆形、偏心或附壁半圆形充盈缺损；血管内壁不光整。

超声心动图：肺动脉内可探及低回声团块或暗区，内部回声欠均匀，CDFI 无血流信号，一般伴右心室壁增厚，全心增大。

（二）PET/CT

FDG 代谢显像可见肿块呈异常增高摄取。

四、鉴别诊断

CPE 与肺动脉肉瘤（pulmonary artery sarcoma，PAS）相鉴别，原发性肺动脉肿瘤是原发于肺动脉主干或肺动脉瓣组织的肿瘤，多数为恶性肿瘤，发展迅速，其病理类型多样，其中包括肺动脉恶性间叶瘤和肺动脉纤维肉瘤。PAS 起病隐匿，病情进展缓慢，缺乏 PTE 的突发性，亦有个别如上述病例病情进展缓慢情况。PAS 患者多有发热、食欲减退和体重下降等全身表现。PAS 患者一般缺乏引起 PTE 形成条件及栓子来源等。PAS 患者影像学检查多表现为主动脉及左、右肺动脉甚至右心室流出道内较大肿块，导致主动脉或左、右肺动脉主干几乎闭塞。多由主肺动脉向远端肺动脉延伸，累及双侧肺动脉，病变程度重,可见主肺动脉及近端肺动脉完全性或大部分充盈缺损,肿块边界不规则,可见分叶或分隔现象,病变段肺动脉明显扩张,失去正常比例,充盈缺损的密度(或信号)不均匀,多有胸腔积液和心包积液等。PET/CT 表现:在 CPE 患者中表现为 ^{18}FDG 摄取阴性,而在恶性肿瘤患者则表现为 ^{18}FDG 摄取明显增高,为最具优势检查项目,有助于疾病的鉴别。

（辛　军　张　倩）

参考文献

［1］刘开薇,任卫东,何欢,等.巨大慢性肺动脉血栓栓塞1例[J].中国医学影像技术,2016,32(4):639.

［2］刘义,郭广春,代岩,等.双源CT对慢性肺动脉栓塞的诊断价值分析[J].现代医用影像学,2015,24(2):243-245.

［3］Juan L, Qian Z, Lirong He, et a1. Primary pulmonary artery sarcoma on Dual-time point FDG PET/CT imaging[J]. Clin Nucl Med, 2016, 41(8): 656-658.